Linguagem do Corpo 3

A Cura pelo Amor

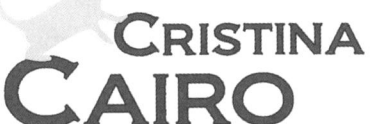

LINGUAGEM DO CORPO

1ª edição • 6ª reimpressão • 2025

Copyright texto ©2016 Cristina Cairo
Copyright edição ©2016 Cairo Editora
A 1ª edição desta obra foi publicada em 2012, pela Barany Editora
Todos os direitos reservados. Nenhuma parte deste livro pode ser reproduzida ou transmitida em qualquer forma ou por qualquer meio, eletrônico ou mecânico, incluindo fotocópias, gravação ou qualquer armazenamento de informação, e sistema de cópia, sem a permissão escrita da editora.

Todos os direitos desta edição reservados à

Cairo Editora • A Chave da Vida
Rua Pelotas, 98 - Vila Mariana
04012-000 - São Paulo/SP - Brasil
Telefones: 55 (11) 5083-8948 / 5574-9010
Atendimento@cairoeditora.com
www.cairoeditora.com

Cairo Editora Internacional • A Chave da Vida
12 St. Joseph's Avenue, Clonsilla
Dublin, Ireland - D15 C82X
Phone: +353 87 2566765 / +33 7 49680285
contact.us@cairoeditora.com
www.cairoeditora.com

Direção Editorial: Luiz Cairo Neto

Direção Editorial: Luiz Fernando Cairo & Luiz Roberto Cairo

Revisão: Francisco Cairo
Assessoria editorial/revisão final: Carmen Barreto
Projeto gráfico e diagramação: Tatiana Pessoa e Kauan Fonseca Caetano
Fotos internas do livro: acervo pessoal Cristina Cairo e Luiz Cairo

Dados Internacionais de Catalogação na Publicação (CIP)
(Câmara Brasileira do Livro, SP, Brasil)

Cairo, Cristina
  Linguagem do Corpo 3: A cura pelo amor / Cristina Cairo. – 1. ed. – São Paulo : Cairo Editora, 2016.

  Bibliografia
  ISBN: 978-85-69381-01-3

  1. Amor 2. Autoconsciência 3. Cura mental 4. Doenças - Causas 5. Emoções 6. Manifestações psicológicas de doenças 6. Programação neurolinguística I. Título

12.10802   CDD - 158.1

Índices para catálogo sistemático:

1. Doenças : causas emocionais : Psicologia aplicada 158.1
2. Emoções como causas de doenças : Psicologia aplicada 158.1
3. Razão e emoção : Equilíbrio : Psicologia aplicada 158.1

Conteúdo

Como ler este livro 10
Abertura - Minha filha 12
Agradecimentos 16
Prefácios 18
Introdução 29
    Paracelso (1493-1541) 32
    Estatuto da Sociedade Brasileira de Filosofia Médica 33
    Medicina Quântica e a Física 35
    Exercícios de visualização transformam o nosso corpo e nosso ambiente 40
    O amor fortalece o organismo 42
    Do jornal "O Globo" (03-09-2003) 44
    Relatos do amor que cura 45
        Primeira história 45
        Segunda história: A força do amor de minha mãe 46
        Terceira história: A força do amor 48

1 Como acabar com os vícios 50
    Álcool 51
    Maconha 52
    Cocaína e metanfetamina 52
    Cafeína e nicotina 53
    Viciados são catalisadores da casa 54
    Como os drogados eram tratados na antiga Grécia 56

2 As Leis Universais 60
    A lei dos semelhantes que se atraem 60
    A lei da projeção 61
    A lei de causa e efeito 63
    A disciplina mental transforma o seu destino 68

3 Conheça através das fases de desenvolvimento da sua infância as consequências e as profissões que você terá 73

4 Fases do desenvolvimento infantil: Uma síntese da psicanálise com espiritualidade oriental e egípcia 78
Fase Oral – de 0 a 2 anos 78

Exemplos negativos de mães durante a fase oral 81
Exemplos de condutas negativas geradas na fase oral mal resolvida (para a infância e para a vida adulta) 81
Exemplos de sublimação (profissões) da fase oral (mamada) interrompida bruscamente 82
Fase Anal – de 2 a 3 ou 4 anos 86
Exemplos de condutas negativas após a Fase Anal mal resolvida 87
Exemplos de sublimação (profissões e condutas positivas) da Fase Anal 88
Fase Fálica Edipiana – de 3 a 7 anos 91
Resumo da história de Édipo, segundo a mitologia grega 92
Exemplos de condutas negativas após a Fase Fálica mal resolvida 105
Exemplos de Sublimação da Fase Fálica (Profissões ou atividades positivas para a sociedade): 115
Fase de Latência – período da exploração e da iniciativa – de 6 a 11 anos, aproximadamente 116
Pais que cumprimentam seus filhos na boca 119
Fase da Liderança – de 7 a 12 anos 120
Fase Genital a partir dos 12 anos início da adolescência 125

5 Pensamentos, palavras e intenções influenciam a água do corpo e do planeta 126

6 Os quatro medos básicos da Humanidade 129

7 Emoções produzem químicas que geram vícios em nosso organismo 137

8 Significados psicológicos das doenças 140
Aborto e dificuldade para engravidar 140
Aftas 146
Alergia 146
Alopecia e calvície 150
Amigdalite 152
Amnésia 154
Anemia 155

Aneurisma 157
Anorexia 160
Ansiedade 162
Apendicite 165
Apneia 167
Arteriosclerose 169
Asma 171
Bulimia 173
Cãibras 176
Cálculos renais 177
Cárie 180
Catapora 181
Cirrose alcoólica e hepática 182
Coceiras 184
Cólicas menstruais 187
Corcunda e ombros caídos 188
Dentes 189
    Dentes moles (periodontite ou piorreia) 193
    Dente incluso 195
    Dentes do siso 195
    Dentes caninos 196
    Dente de leite 197
    Dentes separados 198
    Pré-molares e molares 200
    Problema de canal 201
    Tártaro 202
    Dentes pequenos e dentes grandes 203
    Especificações sobre os dentes – colaboraçãodo Dr. Luiz Torloni Biocibernética Bucal – Odontologia Sistêmica ou Odontologia psicossomática 204
    Dor de dente 205
Doença de Crohn 205
Dislexia 205
Ejaculação precoce 208
Endometriose 210
Enfisema pulmonar 212
Enurese – urinar involuntariamente 214
Erisipela 216
Escabiose – sarna humana 217

Esclerose múltipla 218
   Primeiro Exercício.. 221
   Segundo Exercício 221
   Terceiro Exercício 222
Escotoma 224
Esquizofrenia 226
Estrias... 229
Faringite 232
Fibroma.. 234
Fibromialgia... 236
Fístula 239
Flatulência 241
Flebite 243
Fotofobia 244
Frigidez.. 245
Gagueira 249
Gânglio.. 251
Gangrena 252
Gengivite 254
Glaucoma.. 257
Hanseníase 258
Hemofilia... 260
Hemorragia 262
Hemorroidas 265
Hepatite... 266
Hérnia 268
Hérnia umbilical.. 273
Hérnia de disco 274
Hidrocefalia... 276
Histeria 277
HPV 279
Icterícia 280
Inchaço 283
Incontinência... 284
Infecção e inflamação.. 285
Intoxicação.. 287
Lábio leporino 290
Laringite 292
Linfoma 292

Lordose 295
Lúpus 297
Luxação 299
Mandíbula 301
Meningite 303
Metástase ou cancro 305
Micose 307
Narcolepsia 309
Necrose 310
Neurose e psicose 310
Nevralgia 315
Nutrição avançada 317
Olhos 319
   Olhos Azuis 322
   Olhos Verdes 322
   Olhos Camaleônicos – mudam de cor 323
   Olhos Castanhos 324
   Olhos Negros 325
   Olhos Cor de Mel 326
   Olhos Violeta 326
   Olhos Cinza 328
   Olhos Amarelos 328
Osteoporose 330
Otite 332
Palpitação 334
Paralisia 336
Peyronie 339
Pés e formas de caminhar 340
O modo como pisa 341
   Pés com odor ou oleosidade 345
   Pés com bolhas ou pé de atleta 347
   Pés – calcanhares 348
   Pés – calos 349
   Pés cavos 350
   Pés chatos (planos) 351
   Pés doloridos 352
   Pés com escamas ou ressecados 353
   Pés com esporão 353
   Pés frios ou quentes 354

Pineal (glândula) 356
Pituitária (glândula) 359
Plaquetas sanguíneas 361
Pneumorragia 362
Poliomielite 363
Pólipo 365
Psoríase 367
Pulmões 368
Púrpura 370
Queimadura 370
Queloide 371
Quistos 372
Raquitismo 373
Ressecamento dos olhos (xerofitalmia e xerose) 375
Rins 376
Síndrome de Cushing 379
Síndrome de Down 380
Síndrome metabólica 381
Síndrome de Sholder 383
Síndrome do túnel do carpo ou LER 383
Sarampo 385
Seborreia 385
Sonambulismo 386
Sopro cardíaco 388
Sudorese 389
Taquicardia 390
Tártaro 392
Tendão de Aquiles 392
Tensão 393
Tétano 395
Tifo 396
Traqueíte 397
Triglicérides 398
Trombose 400
Urticária 401
Varíola 403
Vertigem 404
Vitiligo 405
Xerostomia 407

Orações 409
    Oração do Perdão 409
    Oração de São Francisco de Assis 410
    Oração do Amanhecer 410

Relatos de Leitores e Ouvintes 411
    A cura do câncer de mama 411
    Professora e mãe curam criança 411
    A cura das plaquetas salva feto 412
    O poder da autocura de um acidente no pé 413

Conclusão 414

Indicação de livros 415

Indicação de profissionais 418
    Terapeutas 418
    Médicos metafísicos 421
    Alimentação saudável 422
    Fontes de algumas fisiologias 422

Bibliografia 422
Obras da autora Cristina Cairo 423
Livros 423
DVD 423

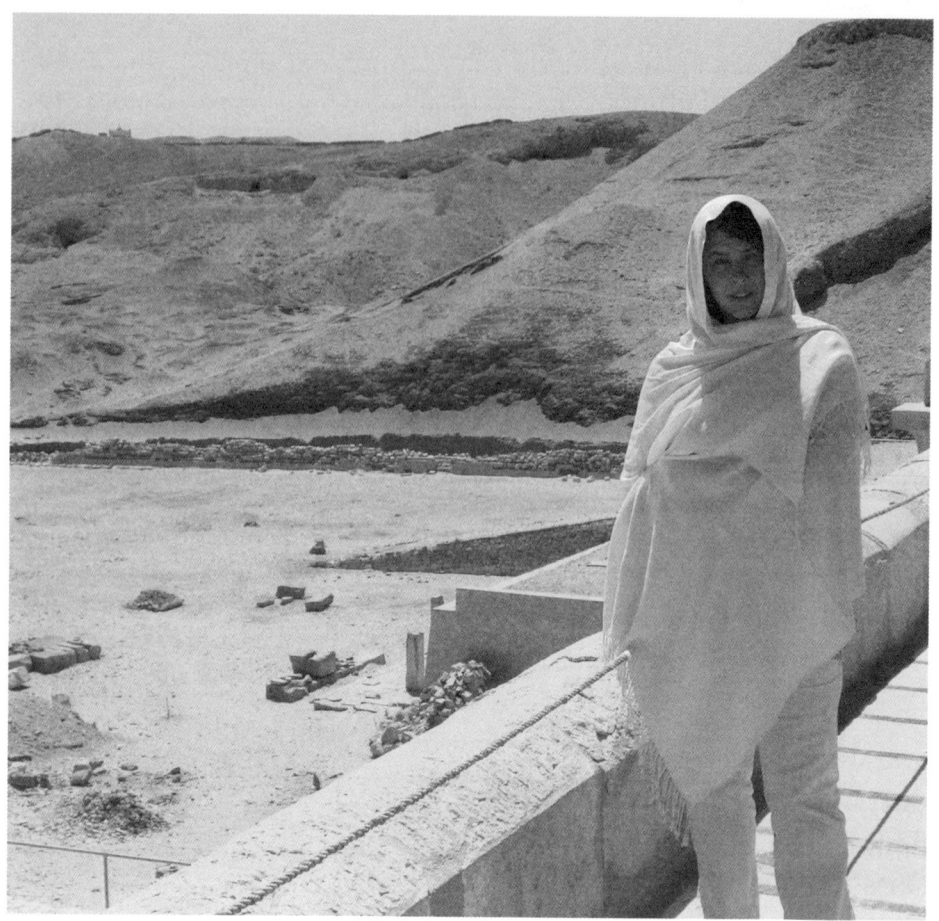

Como ler este livro

Além de escritora, sou também leitora como você e sei que a ansiedade ou a curiosidade faz com que folheemos um livro para ler somente o que nos interessa. Porém, este livro precisa ser compreendido desde o seu início para que suas respostas sejam eficientes na cura das doenças e dos problemas educacionais.

Leia somente até a página 137: *Emoções produzem químicas que geram vícios em nosso organismo* e, em seguida, sinta-se à vontade para ler somente o que lhe interessa sobre a Linguagem do Corpo.

Esta obra foi desenvolvida de forma simples e fácil de pesquisar, em ordem alfabética. No final, você verá as indicações de médicos e terapeutas, em todo o Brasil, caso deseje fazer consultas pessoais, de livros ou queira buscar algum tipo de orientação.

Saiba que para quebrar o paradigma das crenças materialistas e convencionais você precisará estudar com interesse todos os tópicos antes de chegar aos significados psicológicos das doenças.

Este livro traz uma ciência profunda que alcança o mundo espiritual e esclarece a diferença entre misticismo e a ciência dimensional.

Amigo e amiga, desejo com a força do meu coração que você encontre o que necessita para se curar e ajudar outros a se curarem também. O amor será a base do nosso convívio durante a sua leitura e eu estarei com você em cada letra, em cada dúvida e até em seus momentos de incredulidade pelos temas abordados aqui.

Leia sem preconceito e acreditando que toda a verdade do mundo está escondida no poder do amor e não nas diferenças entre os mestres, escritores, cientistas, professores e religiosos.

A melhor maneira de ler este livro é com seu coração: ele saberá guiá-lo nesta jornada tão audaciosa e ao mesmo tempo tão pura e otimista.

Boa sorte, queridos irmãos do planeta Terra!

Dedico este livro a você que deseja mudar a sua vida acreditando no poder do amor e do perdão.

Com amor,

Cristina Cairo

OBS.: Leia também os volumes 1 e 2 desta coleção. Lá você encontrará o que precisa saber sobre outros significados das doenças e problemas estéticos, para a cura e o rejuvenescimento. Para outras referências de médicos e terapeutas pelo Brasil, acesse o site www.linguagemdocorpo.com.br.

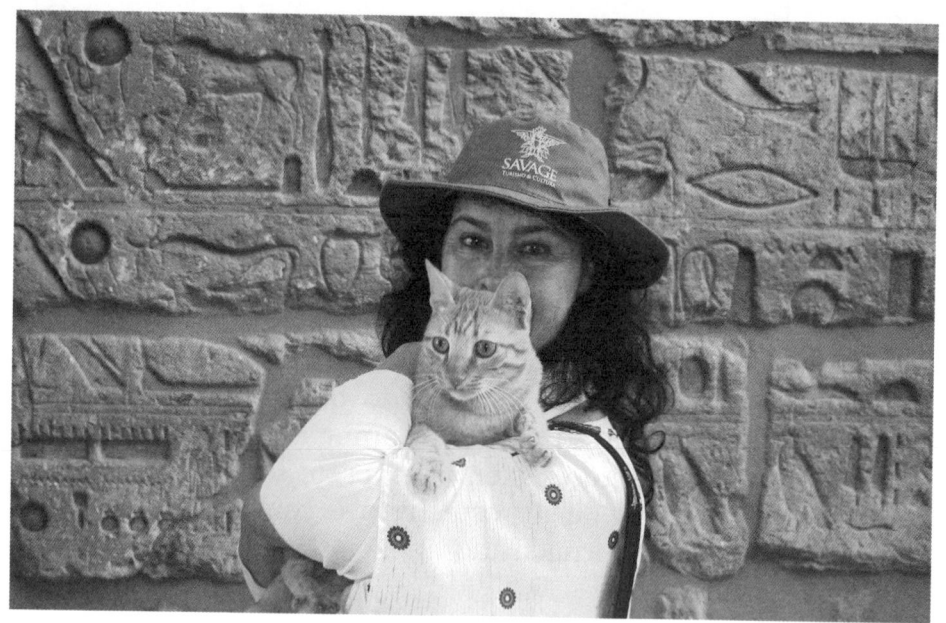

Abertura - Minha filha

Quando a Cristina manifestou a intenção de iniciar o terceiro livro da série *Linguagem do Corpo – A Cura pelo Amor*, cuja revisão ficaria sob minha responsabilidade, ela me surpreendeu, novamente: "Pai, você vai fazer o prefácio inicial, antecedendo os prefácios dos meus convidados".

Foram longos meses de "põe e tira" durante a revisão, preocupado com a nova ortografia e com extremo cuidado para não alterar o pensamento da Cristina (e não levar puxões de orelha, obviamente). Mas, fomos avançando etapa por etapa.

Confesso que, ao transpor cada parte do livro, eu me perguntava: "Caramba, como é possível minha filha conhecer tão profundamente cada um dos temas focados nesta obra? E com tanto amor?"

Nesses momentos me reportava à sua infância e lá encontrava a resposta: Cristina era uma inquiridora insaciável. Queria saber tudo sobre tudo e, de vez em quando, com suas perguntas, me metia numa "saia justa".

Escritora mirim, já aos seus 8 ou 9 anos escrevia pequenos poemas e desenvolvia algumas dissertações provocando espanto e admiração na família e elogios das professoras.

Bonitinha (e vaidosa) desde garotinha, não perdia um concurso de beleza (e faturava quase todos!): miss caipirinha, miss Verão Peruíbe, segundo lugar de miss Capital (São Paulo), Rainha Estudantil, Garota Zona Sul de São Paulo, e outros mais.

Dona de um coração bondoso, Cristina sempre demonstrou uma grande preocupação para com os pobres e especialmente para com os animais.

Recordo-me de um fato inusitado (ela tinha 12 anos) quando, num fim de semana, estávamos passeando, o Ricardo, meu filho, ela e eu, na Cachoeira da Fumaça, em Juquitiba, local aprazível, muito verde e um imenso lago, frequentado por aficionados da pesca, ela aprontou uma boa: um dos pescadores (que se encontrava no mesmo barco em que estávamos) vociferava contra a Cristina.

– Santo Deus, filha, o que você fez com os peixes do homem? – perguntei.

– Ah, pai, eu os devolvi para a água, coitadinhos, lá é o lugar deles, ora! – me respondeu a danadinha.

Não preciso dizer que foi uma "barra" acalmar o coitado que passara o dia inteiro conosco no barco e, de repente, descobrira que todo o produto de seu trabalho foi, literalmente, por água abaixo.

Doutra feita, ainda movida pelo seu coração generoso, Cristina me aparece em casa com um mendigo maltrapilho e faminto e surpreende a Elza.

– Mãe, arranja uma roupa pra ele, vai! Coitado, ele também está com fome – implorava, com seus olhinhos lacrimejantes.

Elza, outro coração mole, comovida com a situação do rapaz, lhe dá algum alimento, uma camisa e uma calça seminovas ("Minha calça e minha camisa? Ai, meu Deus, outra vez não!").

Certa ocasião, num sábado muito frio e chuvoso, ela entra em casa com um velhinho que "achou" perambulando pelas ruas.

– Cristina, pelo amor de Deus, quem é esse senhor? – perguntou minha esposa, espantada.

– Ele está perdido, mãe, não se lembra do próprio nome. Ele se recorda apenas que estava num asilo e não sabe como voltar – respondeu Cristina.

Depois de alimentá-lo, colocamos o infeliz no carro e saímos à procura do tal asilo. Foi uma peregrinação exaustiva que durou praticamente o dia todo. Percorremos os quatro cantos da cidade sem qualquer resultado. O homem apenas balbuciava algumas palavras demonstrando desespero e vontade de colaborar.

Já caía a noite, quando perguntamos a uma senhora, num bar, se teria alguma informação sobre determinado asilo. Ela foi até o carro e, surpreendentemente, reconheceu o idoso, indicando para onde deveríamos, finalmente, levá-lo.

Com sua inocência e atitudes, às vezes minha filha também se expunha a situações perigosas. Lembro-me de um dia vê-la dirigir-se à cozinha à procura de algum alimento e sair correndo. Fui atrás e a vi entregando o que pegou a um rapaz sentado na calçada.

Aproximei-me e ainda pude ouvir que o camarada, ao invés de agradecer, estava dando uma "cantada" na menina com palavras obscenas. Mandei que ela se afastasse imediatamente daquele mau-caráter.

Enfim, esse comportamento era a sua marca registrada.

Já mocinha, se virava como podia para arrecadar alguns trocados: aprendeu até a fazer bonecas de corda para vendê-las. Uma parte do que arrecadava acabava doando aos pobres.

Após vencer o concurso Garota Zona Sul de São Paulo, Cristina foi levada para a televisão (SBT) a fim de participar de vários programas, como jurada do Show de Calouros do Sílvio Santos, pegadinhas de rua, novela (fez curso de teatro, patrocinado pela própria emissora, profissionalizando-se como atriz), principalmente do programa humorístico *A Praça é Nossa* onde permaneceu por quase quinze anos. Teve, também, seu próprio programa (*Mexa-se*) na Rede Mulher de Televisão, como professora de Educação Física.

Bacharel em Psicologia, passou a estudar a mente humana, uma de suas grandes preocupações. Para se aprofundar ainda mais em suas pesquisas, sintetizou a filosofia da Seicho-No-Ie (de origem oriental) que já estudava desde adolescente. Aos 21 anos, buscou novos conhecimentos através da Ordem Rosacruz – fraternidade para o desenvolvimento do potencial interior do ser humano – e tornou sua meta inabalável.

Eterna buscadora e frequentadora assídua das Pirâmides do Egito onde vai, periodicamente, engrandecer seus conhecimentos, além de viagens e vivências no Peru, Cristina, hoje, compartilha com seus alunos e com o público de um modo geral, através de palestras, *workshops*, livros, programas em rádios e entrevistas na TV, tudo que assimilou ao longo dos anos, em termos de experiência mística, científica e espiritualista, inclusive com estudos sobre todos os livros sagrados.

Logo, diante de tudo que "revelei" sobre a Cristina, não há porque repetir aquela minha expressão de espanto no início desta exposição: "Caramba, como é possível minha filha conhecer tão profundamente cada um dos temas focados nesta obra?".

Hoje eu compreendo porque ela tem, além dos alunos, uma legião de seguidores e admiradores que participam, até repetidas vezes, de suas palestras e cursos sobre Meditação e Linguagem do Corpo e Leis Universais.

Honestamente, até agora não sei quem se mostrou mais emocionado: se o revisor deste seu novo livro ou o pai coruja, diante da nobreza e da abnegação com que essa moça se doa ao próximo. E como ela o faz com um profundo amor espiritual.

Obrigado, filha, por você existir. Muito obrigado!

Francisco Cairo

Agradecimentos

Agradeço a Deus por me inspirar e por ter me enviado a essa família maravilhosa. Sou eternamente grata pelo apoio dos meus pais. Meu pai Francisco sempre cuidando dos meus livros e da Escola Brasileira de Linguagem do Corpo e Psicanálise Cristina Cairo, com amor e perseverança. Minha mãe Elza sempre cuidando de mim, da minha casa e das minhas gatas, devido às minhas viagens constantes. Está sempre pronta para orar e me ajudar. Meu irmão Ricardo que admiro profundamente por sua sabedoria e sua proteção. À minha querida cunhada Maria Figueiredo Cairo, por ter me ajudado a organizar toda a bibliografia deste livro e por estar sempre disposta a me ajudar. Agradeço a um grande homem que Deus colocou no meu caminho para ser meu companheiro de todas as jornadas. Cuida de boa parte da empresa, da minha vida pessoal, além de também ser um grande palestrante, ajudando a humanidade. Luiz Cairo, meu primo, companheiro, assessor e alma gêmea. Que Deus o abençoe sempre!

Agradeço aos meus queridos amigos da cidade de Andradina que sempre me proporcionam tranquilidade em suas casas para que eu escreva meus livros na margem do rio Paraná. Gercino Dias Guimarães e Dina Occhicci Guimarães sempre atenciosos, nunca se esquecem de levar à casa do rio o meu "leitinho da vaquinha feliz" e Diná nos alimentando e fazendo nos sentir em casa.

Aos meus amigos amados Magda Tandelo e Nic (Pascoal de Carvalho Gomes) de Andradina que sem eles não teríamos conhecido o Gercino e a Diná.

Escrevi boa parte deste livro em sua casa tranquila, ficamos à noite no quintal vendo estrelas e conversando sobre assuntos maravilhosos sob a luz do luar.

Agradeço à querida amiga Ana Maria Simões que carinhosamente me passou informações sobre fitoterapia para a saúde e está sempre orando por nós.

Agradeço ao meu amigo irmão Wellington Pinheiro, da agência Savage Turismo, que nos conduz ao Egito todos os anos em nossa expedição, com seu amor e sua espiritualidade.

Sou grata ao garoto cristal e maravilhoso "Lucas", que criou uma página no Facebook em meu nome e a administra com responsabilidade e respeito.

Obrigada à Júlia Bárány, por sua dedicação enquanto fui autora de sua Editora Barany.

Agradeço aos meus amigos queridos Renato Caldo e Cristiane Adadd Caldo, sempre nos oferecendo o apartamento da praia para eu escrever meus livros e descansar. Amigos sinceros, divertidos e sempre prontos para colaborar.

Agradeço também aos queridos amigos irmãos Achiles Brito e Dora Gonçalves Sobrinho pelo amor, dedicação e orações, para me fortalecer nesta jornada. Obrigada, meus guardiões.

Agradeço a uma amiga muito importante, Sueli Gallego, que iniciou comigo as organizações dos cursos e palestras antes de eu fundar a Escola Brasileira de Linguagem do Corpo e Psicanálise Cristina Cairo. Amiga, leal, fiel e guardiã da luz, muito obrigada.

E agradeço a todos os alunos, leitores, ouvintes e colaboradores dessa jornada rumo à grande fraternidade na Terra. Muito obrigada.

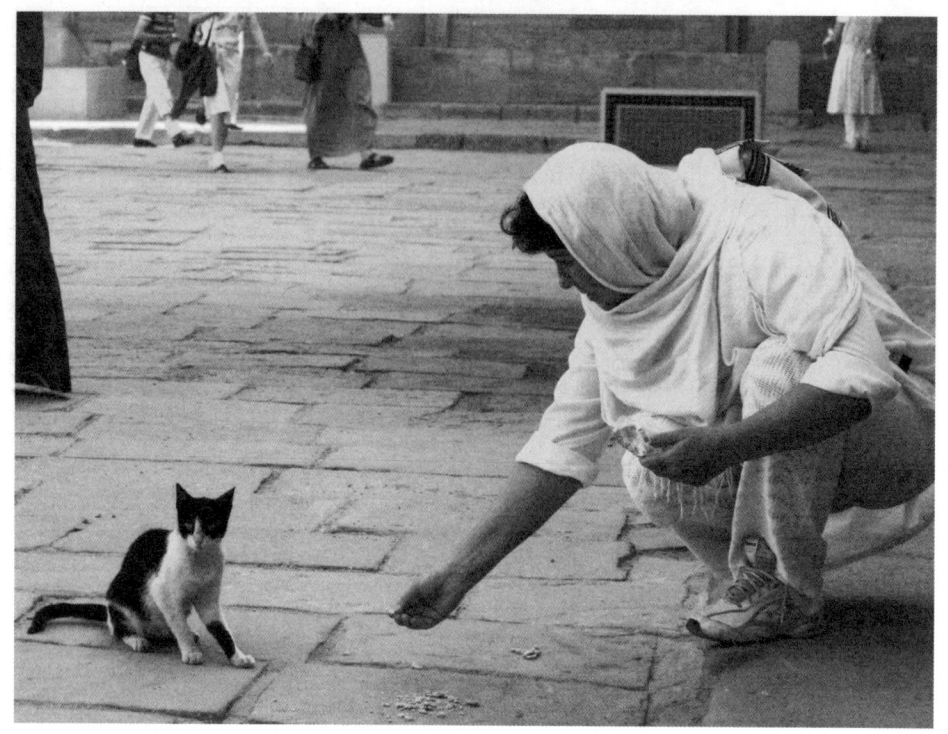

Prefácios

Quando fui convidado por um amigo para conhecer o trabalho da Cristina Cairo, perguntei a ele: "O que ela faz? Afinal de contas ela é minha prima e faz muitos anos que eu não a vejo." Respondeu-me ele: "Ela trabalha com a Linguagem do Corpo, é muito interessante." Não entendi muito bem, mas fui assistir para acompanhar o meu amigo. Ao chegar ao local, vi que estava lotado, quase não havia lugares vagos. Acomodei-me num lugar bem no fundo do salão e pensei com meus botões: "O que será isso que ela fala?". Iniciou-se então a palestra, e eu, leigo, escutava aquilo com desprezo e pensava "Quanta besteira que minha prima fala", "De onde ela tirou isso?" e a palestra continuou e eu rindo com as "besteiras" dela.

Terminada a palestra, nos encontramos no salão, nos cumprimentamos, apresentei-lhe meu amigo, trocamos telefone, nos despedimos e fui embora. Mas o Universo não "brinca" em serviço e logo nos fez entrar em contato, para nos ajudarmos mutuamente. Eu tinha acabado de ficar desempregado, lembrei-me que talvez ela pudesse de alguma maneira ajudar-me em alguma coisa. Para minha surpresa, ela também estava precisando de alguém para ajudá-la em seu trabalho. Comecei minha jornada com ela, fiz seus cursos, fiz meu mapa astrológico e aos poucos fui entendendo o verdadeiro significado do trabalho dela, que na verdade não é um trabalho e sim uma Missão dada por Deus. A Linguagem do Corpo com suas Leis Universais é um instrumento divino, pelo qual aprendemos que nós mesmos somos os "vilões" de nossas doenças, do formato do nosso corpo e de tudo que atraímos ao longo de nossa vida terrena, ou seja, pessoas, acidentes, tragédias e perdas. Aprendi que tudo que acontece conosco é a história de nossa vida, aliada ao carma, antepassados e vidas passadas. Pude constatar em nossas viagens ao Egito, berço da humanidade, que a Linguagem do Corpo é milenar e sagrada. Conhecimentos esses que foram fragmentados pela Guerra Santa, Inquisição e pelo medo. O ser humano não se conhece, não sabe de suas reais capacidades. O autoconhecimento é fundamental para o crescimento interno e a Linguagem do Corpo mostra com simplicidade onde você está errando consigo mesmo, criando doenças e incapacidades físicas. Deus em sua infinita sabedoria colocou Cristina Cairo em meu caminho como seu primo, amigo e companheiro. Ela me mostrou o verdadeiro rumo a seguir, nomeou-me seu guardião físico e espiritual, e eu me juntei a ela em sua missão de mostrar e conscientizar o ser humano ao autoconhecimento, para a cura e uma vida melhor. Por isso, hoje, sou estudante de Psicanálise, da Linguagem do Corpo e ministro palestras.

Nós vivemos num mundo cheio de dogmas, crenças e guerras. Afastamo-nos de Deus, nos desligamos do Sagrado, para vivermos somente da matéria. Esquecemo-nos da caridade, do amor ao próximo e da harmonia. Cristina Cairo, em sua simplicidade, nos mostra onde estamos errando e como devemos fazer para corrigir nossa conduta para nos reconciliarmos com o Universo. Que Deus ilumine esse ser de Luz, Estrela Solitária e a proteja em sua jornada, que não é fácil, cheias de espinhos, barreiras e desprezo. Eu agradeço a Deus por fazer parte de sua vida em tudo e compartilhar esse conhecimento milenar e sagrado, com milhares de pessoas amigas que fazem parte do Grupo Avançado, criado por ela para difundir a saúde e a Paz Mundial.

Muito obrigado, Cris, minha alma gêmea.

<u>Luiz Cairo Neto</u>
Primo, Guardião e Gerente de Relações Pessoais da escritora e palestrante Cristina Cairo.

Apresento a seguir, um médico otorrinolaringologista, amigo e irmão, que Deus colocou em meu caminho quando precisei fazer uma cirurgia. Dr. João Vicente Dorgan, uma alma pura, que não olha só a "máquina humana" e sim o todo. Pediu-me que eu fizesse meu trânsito astrológico para saber a melhor data para a cirurgia, que tinha que ser numa lua minguante, para não ter o perigo de uma hemorragia. A cirurgia que levaria muitas horas durou apenas duas horas e meia. Mãos que foram guiadas por Deus, pelo coração e pelo amor à profissão.

Muito obrigado, Dr. João Vicente Dorgan. Agora é com você.

Médico otorrinolaringologista

As definições da palavra medicina convergem sempre em um tema consoante: o estudo para tratar e prevenir doenças do ser humano e assim foi feito ao longo deste e dos séculos anteriores nas grandes universidades mundiais.

No lado ocidental do nosso planeta demos ênfase ao detalhamento do corpo humano através da rica anatomia; os potentes microscópios transformaram as células do nosso corpo em universo particular. A maneira de o corpo agir e reagir veio através da fisiologia e seguimentos específicos de cada sistema do nosso corpo.

Atravessamos barreiras inimagináveis como o projeto Genoma (mapa genético do Homem), conseguimos enxergar todos os órgãos em três dimensões, mesmo os mais profundos. Encantamo-nos com as feições das crianças no útero materno em poucas semanas de vida e definimos mecanismos de funcionamento da própria mente relacionando inclusive as mudanças que os sentimentos causam em nosso cérebro.

Então, com toda esta tecnologia, por que não conseguimos responder determinados quadros clínicos que chamamos de patologias ou doenças?

Os tratamentos são instituídos, mas alguns pacientes mesmo, com a avançada farmacologia e descobertas de medicamentos desenvolvidos na biologia molecular não respondem aos tratamentos descritos nos livros.

Neste livro, Cristina Cairo nos oferece mais uma vez seu trabalho sobre a Linguagem do Corpo e Leis Universais que complementam seus ensinamentos anteriores e nos dão acesso a respostas tão esperadas por cada um de nós em determinados momentos de nossas vidas; as relações de nossos sentimentos, pensamentos, energias que definem a nossa saúde e a nossa felicidade, a capacidade de mudar nossa vida através do pensamento, usando uma ferramenta que está viva dentro de cada um de nós: o Amor.

Obrigado, Cristina, pelos ensinamentos e pela chance de dividir com os leitores os caminhos do coração e da alma através das páginas deste livro que se transformam como lentes para enxergar além do que muitos chamam de limite.

Que o Amor em sua infinita força esteja com todos vocês.

Dr. João Vicente Dorgan
Médico Otorrinolaringologista
(Indicado no final deste livro)

Médica cardiologista

A oportunidade de ler o livro *Linguagem do Corpo 3* foi um verdadeiro presente e um convite à autorreflexão. Durante o exercício da medicina, ao longo dos anos de prática clínica, sempre me deparei com desafios que despertaram meu sexto sentido em buscar novas etiologias para as queixas trazidas pelos pacientes. Trabalhar em diversos níveis de atendimento à saúde (consultório, emergências e unidades de terapia intensiva) me permite participar junto dos pacientes em seus diferentes processos como descoberta da doença, cura, tratamento paliativo, atitude frente às doenças crônicas e casos que têm a morte como desfecho. Não há regras ou padrões já descritos que não nos tragam surpresas, desde dores de causas desconhecidas, passando por quadros de debilidades graves e desenganadas que evoluem para a cura, até doenças aparentemente simples com finais não tão felizes. Afinal, o que determina "o que" e "como" vai ser? Há muito mais por trás de uma doença do que cada pessoa é capaz de verbalizar...

Desde a época da faculdade ouvia mestres afirmando que a maioria dos pacientes não precisa de remédios e sim de alguém que os escute, que lhes dê atenção; muitas pessoas "se curam" apenas por passar por consulta médica. E se, de repente, tivéssemos a oportunidade de descobrir, por nós mesmos, a causa e um caminho para sanar as nossas aflições? E se pudéssemos nos tornar capazes de participar ativamente do nosso processo de cura, sem depender exclusivamente de conselhos e medicações dados por pessoas que não têm oportunidade de nos conhecer integralmente e também as nossas experiências individuais em consultas que, não raras vezes, acontecem em 15 a 30 minutos quando, às vezes, nem chegam a isso... Começar nossa recuperação de dentro para fora...

Cristina Cairo, em sua nobre missão de despertar consciências, nos traz em sua nova obra um convite ao autoconhecimento e nos incentiva a tomar as rédeas de nossas vidas. Para tanto, nos revela de forma clara e simples o quanto as nossas questões psicológicas e emocionais interferem em nosso equilíbrio físico e mental, podendo ainda incluir aqui a esfera espiritual. Cristina tem buscado se capacitar e encontrar embasamentos técnicos e científicos para presentear seus leitores com conhecimentos em diversas áreas, permitindo-lhes o acesso à informação que os tirem de sua zona de "conforto/sofrimento" e lhes facilitem trilhar um novo caminho, com novos e melhores resultados. Incentiva-nos à modificação dos pensamentos e nos deixa com a alma mais serena e confiante no processo de cura (pessoal e de nossos relacionamentos), além da saborosa curiosidade em querer aprender mais e, porque não, auxiliar também as pessoas as quais amamos.

Espero que esta leitura possa ser para vocês tão esclarecedora e gratificante como foi para mim e que possamos enfrentar nossos medos a fim de dar mais um passo em direção à cura e à felicidade.

<u>Dra. Simone Soares de Moura – CRM/SP 118. 723</u>
Médica cardiologista, com título de especialista pela Sociedade Brasileira de Cardiologia, pesquisadora na área de tratamento contra o tabagismo.
(Indicada no final do livro).

Médico, Doutor em psicologia da saúde

A maior recompensa em nosso trabalho é a cura do paciente. Promover o equilíbrio entre a mente, o corpo e o espírito, traz de volta a saúde, a alegria de viver e coloca o homem de volta em seu curso evolucionário.

Com grande satisfação recebo, em primeira mão, mais uma grande obra de uma pessoa que, reencontrando seu caminho na evolução, tem se dedicado a estudar, a aprender e, mais importante, a dividir seu conhecimento com todos aqueles que são chamados a superar suas atribulações. Nesta obra o leitor assiste o desenrolar de um grande número de mecanismos que minam o desenvolvimento humano.

Na comunicação, o mais importante é aquilo que o ouvinte entende mais do que as palavras usadas por aquele que fala. Habilidade rara e pouco valorizada em nosso mundo, porém uma grande dádiva presente em Cristina Cairo. Assim, ao se fazer entender pelo leitor, proporciona a alavanca para mudança rumo ao equilíbrio, promovendo a saúde e a alegria de viver.

Toda matéria é energia. Compreendendo que a comunicação entre as células, tecidos, órgãos, corpo, mente e espírito se faz através de modificações na vibração destas energias, Cristina Cairo nos traz muitas informações, as quais se traduzem na modificação necessária para buscar o equilíbrio em direção a uma vida saudável e plena de realizações.

No fundo, o homem anseia por crescer e evoluir, sempre! Quando se vê impedido de continuar sua evolução, adoece.

Com relação à espiritualidade, podemos escolher qualquer religião, todas ensinam o bem. Quando escolho uma religião que me impede de navegar pela vida é como vestir uma roupa apertada, a qual limita os movimentos e gera desconforto. Resolvo, então, acreditar em algo que me propicie maior liberdade de movimentos.

Imagine lá nos primórdios dos tempos, quando nada existia, nem o Universo, apenas uma Energia. Esta Energia é a única coisa que existe, não tem forma, intenção, nada, simplesmente existe, é o Todo. Em determinado momento, esta Energia deseja algo e, para que se cumpra sua vontade, emana de si uma parte com o objetivo de realizar este desejo. Esta parte, agora, tem forma e objetivo; existe para cumprir o desejo do Todo, de onde surgiu. Nas religiões esta fração é Deus. Para que se cumpra o desejo daquela energia primordial, esta fração agora existente (Deus) emana de si duas novas frações: uma parte é uma energia que nas religiões é denominada *espírito* e a outra parte é a *matéria*. O desejo é que a *energia/espírito* penetre na outra fração de energia, a matéria, e surja algo diferente – uma matéria animada: o homem. O espírito, quando surge, tem um *quantum* de energia e, para animar a matéria, perde um pouco de sua energia ao realizar este trabalho. Agora temos o homem, um ser com um *quantum* de energia que busca aquela fração perdida pelo espírito ao permear a matéria, ou o corpo.

Este é o anseio do homem, é a busca do paraíso, é voltar a ter toda aquela energia perdida, é a sua busca pelo equilíbrio à volta do todo. O corpo humano, em sua maior parte, é formado por estruturas que favorecem viver na matéria, na Terra. Os órgãos dos sentidos, para perceber o ambiente. Os músculos para realizar os movimentos, o cérebro que vai gerenciar o conjunto todo e a mente que tenta entender tudo isso. Um corpo que precisa existir para que o espírito recupere a energia perdida.

Muitas doenças existem, quando o espírito tem dificuldade em manter seu curso rumo à sua elevação.

O leitor, ao longo das páginas que seguem, encontrará informações que ajudarão muitas pessoas a encontrar o seu caminho.

Cristina Cairo, estou feliz por sua humildade em dividir conosco a grandeza de sua existência!

Dr. José Álvaro da Fonseca
Médico psiquiatra e Homeopata, Psicólogo, Mestre e Doutor em Psicologia da Saúde.
(Indicado no final do livro).
Obs.: *O Dr. José Álvaro foi (e será sempre) o professor-mestre que me ajudou a reencontrar o meu caminho.* Cristina Cairo

Cientista e professor de genética humana

Como cientista e pesquisador em genética humana e molecular sempre questionei na proporção direta de meus estudos o chamado determinismo genético. Será que somos produtos apenas dos nossos genes?

Em épocas remotas, nossos ancestrais tinham um conhecimento muito rudimentar da natureza. Naquele tempo, qualquer indivíduo era um biólogo e o mundo, uma sala de aula. Muitos estudiosos acreditam que os povos primitivos não viam conexão entre ato sexual e reprodução, pois os nove meses entre a concepção e o nascimento eram mais do que suficientes para confundir o mais brilhante dos representantes da Idade da Pedra. Fez-se a luz quando os animais começaram a ser domesticados –

os ciclos reprodutivos tornaram evidente o acasalamento numa estação e o nascimento noutra. "Juntamente com tudo isso, desenvolveu-se princípio de que semelhante produz semelhante – a primeira ideia realmente genética e que hoje a estudamos como a Lei da Atração".

Os hindus observaram que algumas doenças podem ocorrer em certas famílias e acreditavam que crianças herdavam todas as características de seus pais. "Um homem de vil descendência jamais escapa de suas origens" dizem as Leis de Manu...

O genoma humano foi decodificado há poucos anos e agora já dispomos dos meios e do conhecimento necessários para decifrar o corpo humano. Apesar de inicialmente termos acreditado que, ao decifrar o código genético, entenderíamos o mistério da vida, se torna cada vez mais evidente que a vida não é algo tão simples.

O estudo da regulação dos genes nos mostra que é pouco provável que esse fantástico nível de organização ocorra por mera coincidência. Deve haver algo maior responsável pela harmonia existente no mundo. Apesar de essa força ser sutil aos nossos sentidos, meu trabalho me levou a uma forte consciência de sua existência.

Os nossos genes não são imutáveis e têm suas expressões alteradas em resposta a diversos fatores, como o ambiente e a atitude mental. Aprender como ativar genes benéficos e desativar genes prejudiciais pode abrir infinitas possibilidades de expansão do potencial humano.

É preciso mudar o conceito equivocado de que a mente e o corpo funcionam separadamente. Enquanto isso não acontecer, será difícil erradicar doenças usando apenas os métodos científicos convencionais. É exatamente nessa temática que Cristina Cairo concentra seus esforços.

Chegamos à Era de Aquário, o que significa que essa mudança não poderá mais ser procrastinada. Vejo que a ciência finalmente está aderindo e associando os conhecimentos necessários para um maior entendimento da regulação da vida. O mundo verificou essa união em outubro de 2004 quando Sua Santidade o Dalai Lama convidou o renomado geneticista Dr. Kazuo Murakami para um simpósio em Dharamasla onde foi debatida a interação entre mente/corpo e genes, focalizando a relação entre emoção positiva e regulação genética.

O *Institute for the Study of the Mind-Gene Relationship* (Instituto para o estudo da relação mente-gen), no Japão, trabalha para a hipótese de que a felicidade, a alegria, a inspiração, a gratidão e a oração podem ativar os genes benéficos.

Até poucas décadas atrás, o termo *hereditariedade* era quase sinônimo de carma ou destino. Afirmações como "essa doença é genética, logo não há cura" expressam o conformismo diante do inevitável. Acreditava-se, por exemplo, que filhos de músicos deveriam ser abençoados com o dom da música, ao passo que os nascidos em uma família de obesos teriam maior probabilidade de desenvolver obesidade. Acredito na Lei da Hereditariedade, na medida em que acredito na Lei da Atração: pais atrairão filhos com comportamentos semelhantes e vice-versa e por isso os quadros patológicos se repetirão na família. Mas não devemos esperar passivamente que essa convicção saia do campo hipotético.

Os experimentos conduzidos pelo Dr. Murakami e por outros cientistas com pacientes diabéticos colocam o ambiente e o plano psíquico no rol de estímulos externos que influenciam o funcionamento dos nossos genes.

A asseveração de que tudo isso esteja intimamente relacionado com nossos genes ainda está no campo experimental, porém várias evidências circunstanciais dão suporte a essa ideia. Márcia Angel, a primeira mulher a tornar-se editora chefe do *New England Journal of Medicine* e atual professora da Escola de Medicina de Harvard, tem escrito desde 1985 artigos mostrando que as doenças são reflexos da psique e William F. Fry Jr., professor da Universidade do Oregon, desde 1992 relata os efeitos fisiológicos benéficos do bom humor, da alegria e da risada.

Muitos outros pesquisadores se dedicam ao estudo da risada e da felicidade como agentes causadores de saúde, dentre eles Arygle, M., da Escola de Kaohsiung (China); Martin, R. A., da Universidade de Ontário (Canadá); May McCreaddie e Sally Wiggins, da Universidade de Edimburgo (Reino Unido); Hudak, D. A., da Universidade de Allegheny (EUA); Wender, R. C., da Universidade Thomas Jefferson (EUA); Bennett, H. J., da Universidade George Washington (EUA); Wilkins, J., da Universidade de St. Cloud (EUA); Dantzer, C., da Universidade de Savoie (França); Swendsen, J. e Maurice-Tison, S., da Universidade de Bordeaux (França).

Já os trabalhos de Martin, R. A., publicados no *International Journal of Psychiatry in Medicine*, e de Berk, L. S. e colaboradores, publicados no *Alternative Therapies in Health and Medicine*, mostram resultados fantásticos sobre o bom humor como agente regulador da síntese de imunoglobulinas e modulador dos sistemas endócrinos e neuroimunológico.

Os autores citados acima representam uma parcela muito pequena do esforço científico mundial no estudo experimental da Linguagem do Corpo. De 1945 até a presente data foram registrados no principal banco de literatura científica – o Pubmed – 38.577 trabalhos sobre medicina da mente-corpo, 37.758 sobre terapia da mente-corpo, 333 sobre terapia do riso e 347 sobre bom humor e saúde.

Na minha busca particular por entendimento, tive a felicidade de conhecer várias pessoas maravilhosas. Sinto gratidão especial a Cristina Cairo, alma iluminada que me orienta há vários anos e aproveito essa oportunidade para expressar-lhe meus sinceros agradecimentos.

Cristina Cairo escreveu essa obra de forma simples e precisa, com linguagem exclusiva de quem domina o conhecimento, tecnologia e conceitos de grande complexidade para apresentar ao leitor uma forma clara e acessível, na medida exata, o cenário do autoconhecimento e da pacificação das emoções para uma elevação espiritual, libertação do coração e a cura das doenças.

Segundo o ditado japonês, "A doença começa na mente", mas "ao erguermos a vista, não vemos fronteiras". Acredito que esse seja o principal objetivo dessa obra: inspirar, surpreender, maravilhar e compartilhar conosco a maneira de aplicar algumas dessas percepções em nossas vidas. O conhecimento de Cristina Cairo nos ampara e nos assegura do caminho que temos a percorrer.

Cristina Cairo nos convida, nesse livro, a fazer uma reflexão sobre as fases de desenvolvimento da infância, sobre os medos básicos da humanidade e sobre o significado psicológico das doenças. Mostra-nos também como nos tornarmos nosso próprio salvador, transformando nosso destino pela disciplina mental e pensamentos assertivos.

Uma obra que sem dúvida o auxiliará no fortalecimento de seu organismo através do amor e que fará você, leitor, perceber que o perdão é o perfume que a erva exala para aqueles que a esmagam.

Cristina, a você foi dada a primeira semente e a missão de plantá-la no solo da mente do homem para que abra seus olhos para novas possibilidades. Que Deus a abençoe para que possa continuar a servir a humanidade onde quer que seja necessário.

Daniel Siquieroli Vilas Boas
Graduado em ciências biológicas pela Universidade Santa Cecília.
Especialista em biologia celular e molecular pela Universidade Federal de São Paulo.
Mestrado e doutorado em genética humana pela Universidade Federal de São Paulo.
Professor Titular das disciplinas de biologia celular, molecular e genética humana na Universidade Santa Cecília.
(Indicado no final deste livro)

Médico dermatologista

Dentre os maiores desafios do ser humano está o de poder encontrar a realização e a felicidade. Mas, para alcançar tal objetivo, nada melhor que alimentar o corpo e a alma com LUZ! É isso que nossa irmã Cristina Cairo nos inspira em cada texto, em cada gesto ou palestra e em seus exemplos... e nesta obra brilhante.

Nos volumes anteriores, verificamos tratar-se de uma descoberta de que aquilo que denominamos doença, nada mais é senão a alteração das energias mentais, comportamentais, emocionais, alterando o perfeito equilíbrio do nosso corpo físico.

Quem é o principal responsável por estas alterações a não ser nós mesmos?

"O que fortalece a alma não são técnicas complexas, mas sim a simplicidade, a tranquilidade, a vontade de buscar o interior e nos curar das doenças."

Desta maneira, contempla brilhantemente e alerta a verdadeira etiologia das nossas doenças! Quebra protocolos, carinhosamente apontando sobre a educação de crianças. Convida o leitor a se interiorizar, a meditar, alcançando o estado de felicidade tanto almejado. Trilhando a nossa verdadeira missão: atingir a evolução de nossa ALMA.

Rogério A. Santos
Dermatologista
(Indicado no final deste livro)

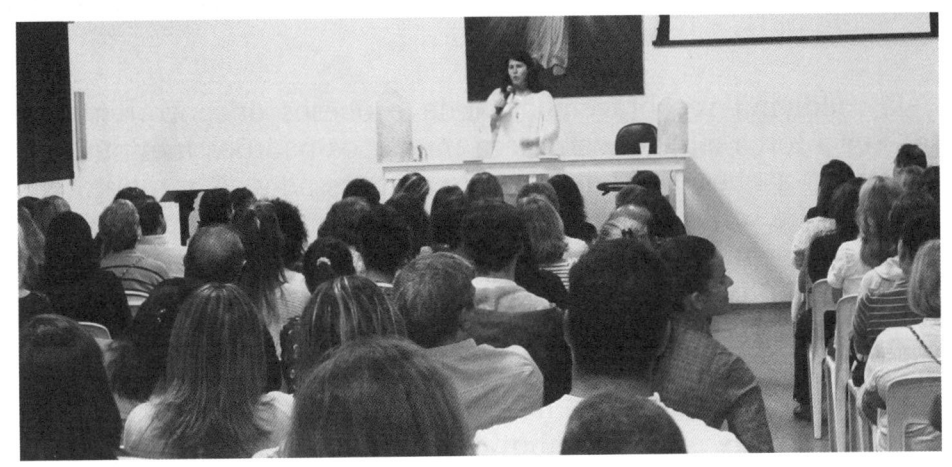

Introdução

Desde o lançamento do meu primeiro livro, *Linguagem do Corpo*, meu ritmo de vida mudou. Antes eu trabalhava em academias de ginástica, atuava em televisão há mais de vinte e cinco anos como atriz de programas que realmente faziam muita gente rir. *A Praça é Nossa* foi praticamente o último programa em que trabalhei e tenho muita saudade dos meus amigos de lá e principalmente dos meus queridos diretores Carlos Alberto de Nóbrega e Marcelo de Nóbrega.

Não me afastei porque quis, mas porque centenas de pessoas passaram a solicitar minha presença em palestras, cursos, atendimentos, simpósios, convenções, entrevistas, viagens por todo o Brasil. Ainda apresento um programa de rádio toda semana.

Sempre pensei em ajudar as pessoas a se curarem, assim como eu me curei, mas meu consciente nem imaginava que a proporção deste trabalho ia ser tão grande e gratificante no sentido de tantas curas. Sempre fui uma buscadora, mesmo durante os trabalhos que eu realizava como professora de Educação Física, nas aulas de bioenergética e neurolinguística. Após dez anos da minha formatura, ingressei na faculdade de Psicologia, pois vi que precisava me aprofundar mais na mente humana. Foi uma linda e difícil jornada, entre estudos da medicina chinesa, até a física quântica que, sem dúvida, clareou em minha mente dúvidas que faculdade nenhuma pode responder.

É impossível, em nossa dimensão, explicar a beleza de ver pessoas voltando a ser felizes, pessoas com deficiências perceberem a magia da vida e começarem a praticar o conhecimento espiritual a fim de ajudar outras pessoas. Pessoas desenganadas pela medicina recobrarem a saúde e obesos encontrarem em seu ser a força e a coragem para mudar os padrões mentais que causaram a obesidade, desde seus antepassados. E também ver pessoas que sofriam magoadas conseguirem perdoar os autores de seus ressentimentos, através dos conhecimentos das Leis do Universo. Sinto que meu coração enxergou o verdadeiro amor por conviver, diariamente, com esses seres maravilhosos. Se antes eu achava que amava, hoje eu posso garantir que a energia do Amor jamais cessa de crescer em nossa alma.

Quanto mais me empenho em mostrar ao mundo que para todos os problemas existe uma saída, mais eu mergulho nas soluções, pois cada pessoa que cruza o meu caminho me mostra uma saída, sem perceber.

Todos nós possuímos alguma resistência inconsciente, mas a resistência também está à espera do Amor, e não há técnica alguma que esteja acima Dele.

Depois de mais de seis mil palestras em nove anos, sobre o conteúdo de meus livros, decidi, a pedidos de meus leitores, dar continuidade às explicações dos significados psicológicos de outras doenças, acidentes, problemas com a educação dos filhos, drogas e muitas situações que aparentemente estão sem solução.

As soluções existem sempre, mas o medo das mudanças, de renúncias, de desapegar-se de suas próprias opiniões, medo de andar com suas próprias pernas, medo de perdas, medo da rejeição e do abandono, medo de começar tudo de novo e muitas outras fraquezas fazem com que muitas pessoas se agarrem ao sofrimento por não saberem lidar com a felicidade. São padrões enraizados no inconsciente muito antes de nascermos e que até os grandes sábios da antiguidade provavam pela astrologia que o ser humano sempre foi e será dirigido por energias do bem e do mal até que descubra, dentro de si, a força do Amor, que quebrará todas as influências dos carmas negativos.

Os conhecimentos que os egípcios, essênios, indianos, tibetanos, chineses e outros orientais possuíam há milhares de anos, e que influenciaram as vidas de muitos avatares e mestres ascensionados, precisam continuar sendo resgatados por todos, independentemente de sua religião, pois suas crenças e seitas também foram influenciadas pela mesma fonte. É o mesmo Amor que permeia todas as religiões.

Portanto, escrevo novamente para que você, querido leitor,

possa somar às suas buscas mais conhecimento e sintetizar, com liberdade, o caminho para a sua felicidade.

Este livro foi escrito de uma forma prática, a fim de facilitar os seus estudos sobre a Linguagem do Corpo e entender a origem de muitos males do corpo e da mente.

A Linguagem do Corpo aponta causas, mas a cura só existe quando você transforma os padrões negativos da sua personalidade em padrões positivos.

No decorrer desta obra, você sentirá o que deve ser mudado em você mesmo, quanto a relacionamentos, pensamentos, palavras, atitudes e até mesmo crenças que nunca o ajudaram a ser uma pessoa livre, para ser cada vez melhor.

Tenho imenso prazer em escrever sobre as Leis do Universo também, pois quanto mais pessoas praticarem essas Leis, mais cedo nos livraremos de guerras, transtornos da Natureza, conflitos nas relações, doenças, problemas estéticos, pobreza material e espiritual e poderemos finalmente garantir a nossa juventude que faz parte da verdadeira evolução humana. A velhice é uma crença coletiva do Ocidente e é essa crença que tem o poder de envelhecer as pessoas.

Procure se ver e acredite que o movimento dos seus pensamentos em direção a novos padrões já estará movendo outras mentes que convivem com você, sem que precise implorar pela mudança de seus familiares, amigos, funcionários, patrões e até mesmo pessoas estranhas à sua consciência.

Que o Deus do seu coração ilumine sua busca do saber e que Ele o ajude a praticar as Leis do Universo, com coragem e determinação. Lembre-se sempre da frase dos antigos monges japoneses: *kofuko wa anata no kokoro*, ou seja, "conquiste a felicidade com a sua mente".

Antes de entrarmos nos tópicos da Linguagem do Corpo, pretendo mostrar aos leitores o quanto a ciência e a medicina convencional pesquisaram e comprovaram o poder da mente sobre a energia vital.

A energia vital é responsável por todas as curas e, por mais que se usem remédios ou qualquer terapia, se não a estimularem corretamente, nenhuma cura poderá existir.

Portanto, nos próximos tópicos, transcreverei palavras de físicos e médicos, para mostrar a veracidade do conteúdo desta obra.

Paracelso (1493-1541)

Philippus Aureolus Theophrastus Bombastus von Hohenheim, nascido na Suíça, estudou medicina na Universidade de Viena aos 17 anos de idade. Foi médico, alquimista, físico, astrólogo e astrônomo, precursor da bioquímica e da homeopatia. Viajou para o Egito, Brasil, Jerusalém, Hungria, Tartária, Constantinopla, Arábia e Polônia para se aprofundar nos conhecimentos milenares dos antigos sábios. Praticava os ensinamentos herméticos e de Pitágoras e aprendeu com seu pai (grande mago e alquimista da época) a manipular ervas e conhecer os significados das plantas para a saúde. Era contra a medicina de Hipócrates que dizia: "As doenças são o mau funcionamento dos fluidos do corpo humano, como sangue e outras secreções". Paracelso afirmava que a doença é o desequilíbrio da energia mental, espiritual e do invisível sobre o corpo físico. Os quatro pilares da medicina, para ele, são: Astronomia, Ciências Naturais, Química e o Amor.

Na Idade Média, criou o tratado da assinatura que mostrava o micro e o macrocosmo se correspondendo pela natureza, ou seja, que tanto o corpo físico quanto as plantas e os astros mostram sinais que podemos ler e interpretar para identificação e diagnóstico das doenças. Nesse tratado, ele mostra a ciência da quiromancia, da fisiognomonia (estudo do caráter através da leitura do rosto), a linguagem do corpo, ensinando que "o hábito, e as proporções do corpo inteiro assinalam os costumes, o juízo e até os pensamentos mais secretos do nosso coração", e que os astros têm sua representação em cada planta e em cada corpo na Terra.

Ele era o médico dos pobres e se considerava um cigano, pois não tinha residência fixa e levava esses conhecimentos para todas as cidades e países. Disse: "Que ciência, a nós mortais, não nos viria e não nos chegaria de Deus? (...) O médico é o executor e o administrador da Vontade de Deus nas enfermidades mortais. Portanto, sua ciência há de vir de Deus. A medicina, como a arte do médico, não nasce do médico, senão de Deus".

Paracelso recebeu esse apelido de seu pai e significa "superior a Celso (médico grego)", pois era considerado um médico milagroso e melhor que os médicos de sua época. Foi perseguido e preso por incitar conhecimentos considerados bruxaria e magia, abominados pela Inquisição. Fugiu e continuou ensinando seus discípulos e curando doenças por onde passava. Ele era com certeza muito avançado para sua época e não foi aceito pelas mentes materialistas que corrompem até hoje os conceitos sagrados e mágicos dos grandes sábios do passado. O médico Paracelso, ainda hoje, é considerado louco e místico por muitos estudantes da medicina moderna, pois preferem não olhar para a grandiosidade de suas obras com medo de descobrir que não são capazes de compreender o poder da Natureza sobre o mundo e sobre o Universo. Procuram condenar ao invés de conhecer e experimentar e deixam claro que a Inquisição ainda tem seus seguidores.

No tratado da assinatura de Paracelso encontramos ensinamentos precisos sobre a assinatura da Natureza, das doenças e dos pensamentos no corpo humano. Foi traduzido para o alemão por Johann Hiskias Cardilacius, em 1684, e em 1670, para o inglês, sob o nome de *Royal and Pratical Chemistry, In Three Treatises*, junto com *Practice of Chemistry*, de Johann Hartmann. Graças ao seu discípulo Oswaldus Crollius, que estudou e desenvolveu seus sistemas terapêuticos e de medicamentos naturais, podemos encontrar alguns dos seus conhecimentos e continuar praticando a cura pela natureza e pelo amor.

Palavras de Paracelso: "Ponderei comigo mesmo que, se não existissem professores de medicina neste mundo, como faria eu para aprender essa arte? Seria o caso de estudar no grande livro aberto da Natureza, escrito pelo dedo de Deus. Sou acusado e condenado por não ter entrado pela porta correta da arte. Mas qual é a porta correta? Galeno, Avicena, Mezua, Rhazes ou a Natureza honesta? Acredito ser esta última. Por esta porta eu entrei, pela luz da Natureza, e nenhuma lâmpada de Boticário me iluminou no meu caminho."

(*in* Revista da Sociedade Brasileira de Filosofia médica. SBFM, Brasília, V. 1, N. 1, jan/jun. 2000. E enciclopédia Wikipedia.)

Estatuto da Sociedade Brasileira de Filosofia Médica

Capítulo 11- Dos Objetivos
Artigo 5:
• O principal objetivo da SBMF é congregar todos os médicos que queiram, voluntariamente, trabalhar pelo resgate dos valores filosóficos da Medicina.

Artigo 6 – Por valores Filosóficos da Medicina entende-se:

- Buscar uma forma de conduta médica que inspire ao paciente o amor pela vida;

- Encontrar e viver valores que justifiquem a vida mesmo quando gravemente enfermos;

- Abandonar todo dogmatismo que nos faz dedicar mais tempo ao desenvolvimento de técnicas de tratamento do que ao desenvolvimento de nossa capacidade de amar o ser humano;

- Fazer da cura dos pacientes a principal fonte de prazer, alegria e felicidade, de forma que nenhum outro valor pessoal seja preferível diante da enfermidade de um paciente;

- Pesquisar, conhecer e desenvolver a maior quantidade possível de terapias e recursos disponíveis para curar e aliviar a dor dos pacientes. Dando preferência, primeiro, às terapias que atuam de forma preventiva; segundo, às menos agressivas e, só em último caso, àquelas que colocam em risco a continuação da vida do paciente de forma saudável e digna;

- Entender que a saúde não é uma virtude que depende somente do corpo, mas também da saúde psicológica e espiritual do paciente, sendo que a capacidade de amar é o alimento mais adequado para garantir a saúde da psique; e a capacidade de compreender e viver os mistérios do Universo, o alimento mais adequado para a saúde do espírito.

- Entender que a maior virtude do homem não é a saúde física, mas sim a perfeição da alma, que se expressa na capacidade de ser justo, de amar e de tornar o mundo mais belo e saudável, enfim na capacidade de criar um mundo novo e melhor.

Com este estatuto quero marcar o propósito deste livro e convidar todos os leitores a reaprender a Linguagem do Corpo que foi fragmentada, distorcida e quase apagada da medicina e do nosso direito de nos autocurar pelo autoconhecimento. Avalie, observe e perceba em si mesmo os efeitos no seu corpo após tristezas, raiva e indignações. Comprove você mesmo, de coração aberto, a verdade milenar das doenças e da cura, para que juntos possamos espalhar sobre a face da Terra o verdadeiro poder do Amor.

Medicina Quântica e a Física

Ao estudar apenas algumas páginas sobre os pensamentos de Einstein, me identifiquei plenamente, pelo menos a princípio, com suas teorias. Quando encontrei a sua famosa equação $E=MC^2$, pela qual ele comprova que *toda energia transforma-se em matéria e toda matéria transforma-se em energia*, comecei a ficar agitada para estudar Física. Digo agitada, porque não consigo sossegar enquanto não encontro provas científicas sobre tudo o que vejo e sinto em meu coração quanto à Linguagem do Corpo. Passei a estudar mais um pouco e encontrei um dos pensamentos de Platão que diz que tudo é divisível, não apenas o átomo, mas o próton, o elétron e até o *quark* (subpartícula nuclear), num processo infinito e que tem de ser algo tão mínimo que não ocupe lugar no espaço.

Existem muitos conflitos de opinião entre os próprios físicos, porque lidar com o invisível primordial que deu início a tudo realmente não é fácil.

Se mantiver o raciocínio fixo e preso a cálculos infalíveis, não se chegará a lugar algum. Os estudiosos da Física sabem que tudo está em constante movimento e que é impossível deter qualquer movimento atômico em laboratório. O que se consegue estudar é momentos que se tornam passado a cada segundo.

A partir da Teoria Quântica ou Mecânica Quântica, como também é chamada (teoria de que tudo no Universo está interligado e que não existe tempo nem espaço e, portanto, qualquer ponto do Universo pode se comunicar com o passado, o presente e o futuro, devido à energia quântica, que torna esse Universo um jogo de espelhos), formulada em meados do século passado pelos físicos Albert Einstein, Paul Dirac, Max Planck, Niels Bohr, Louis de Broglie, W. Heisenber, W. Pauli e E. Schroedinger, muitos conflitos surgiram entre essa nova teoria e a teoria da Física tradicional. Os próprios físicos que desenvolveram a Teoria Quântica sofreram o preconceito da sociedade e de outros físicos, deixando por escrito seus sentimentos a respeito.

Einstein, por exemplo, disse: "Todas as minhas tentativas para adaptar os fundamentos teóricos da Física a esse novo tipo de conhecimento fracassaram completamente" e "Era como se o chão tivesse sido retirado debaixo de meus pés, e não houvesse em qualquer outro lugar uma base sólida sobre a qual pudesse construir algo". (in Medicina Quântica, Dr. Victor Mattos).

Veja que a partir do momento em que perceberam que o Universo é interligado e não mais um espaço repleto de objetos separados, tornou-se difícil a sua aceitação para as mentes mais concretas. Para essas mentes é difícil entender que somos uma projeção cósmica, ou seja, somos a imagem e semelhança do Cosmo, ou do Universo, ou de Deus.

Essa nova teoria de que o Universo é um modelo de um processo Cósmico, já era conhecida há milhares de anos pelos astrólogos egípcios e babilônios.

Eles observavam o movimento das estrelas de tempos em tempos e percebiam que a personalidade das estrelas e dos planetas correspondia à personalidade das pessoas que nasciam no momento em que esses astros estavam em trânsito.

O medo de que suas teorias e descobertas se tornem vulgarmente místicas faz com que muitos cientistas retardem aceitações do óbvio que o Universo está lhes mostrando.

As partículas que existem por todo esse espaço, não visíveis ainda para muitos, é o que faz a ponte entre o Macro e o Microcosmo, ou seja, o que os psicólogos junguianos chamam de inconsciente coletivo, os parapsicólogos chamam de telepatia, os astrólogos chamam de influências planetárias e até o que Jesus disse: *Tudo quanto pedirdes, orando, crede que o recebereis e o obtereis.* (Mc. 11,24), faz parte do processo quântico.

As religiões brigam entre si e muitas repudiam conhecimentos holísticos, mas não percebem que estão praticando a telepatia e a psicologia com seu Deus.

Parte da medicina convencional também nega a existência da força quântica da mente sobre o corpo e não se permite aceitar que, se tratasse seus pacientes, de uma maneira que os torne autônomos de sua própria energia, a cura seria mais rápida e integral. Muitos médicos esqueceram o que estudaram sobre receptores do organismo e não percebem que eles estão sendo ativados em seus pacientes, positiva ou negativamente, cada vez que os desenganam ou os incentivam à vida. Os médicos conhecem os pontos receptores comuns do coração e do cérebro e que, a cada emoção, o cérebro reage sobre o corpo, mas ignoram esse fato diante da emergência de socorrer centenas de doentes suplicando uma cura imediata e milagrosa.

Logo, os conhecimentos técnicos e químicos tomam a frente para sanar dores, mal-estares, hemorragia etc., esquecendo-se de tratar o emocional dessas pessoas.

Dr. Deepak Chopra, médico e filósofo, radicado nos EUA, de reputação internacional, diz em seu livro *A Cura Quântica*: "O cérebro e o coração têm muitos pontos receptores em comum; e, o que é mais importante, compartilham o mesmo DNA, o que significa que a célula do coração pode se comportar como uma célula cerebral, uma célula do fígado ou qualquer outra do organismo.

"Após cirurgias cardíacas em que é feito o corte do tórax, é comum pacientes sofrerem crises psicóticas e começarem a ter alucinações. A explicação para isso é que eles, subitamente, começam a ver homenzinhos verdes passeando pelo lençol, porque ficam deitados de costas no vazio estéril da unidade de tratamento intensivo, embriagados pela falta de oxigênio no cérebro. Mas, por acaso, não seria possível responsabilizar o coração por essas alucinações? Simplesmente, o trauma da cirurgia poderia fazer o coração pensar que a realidade enlouqueceu, comunicando tal notícia ao cérebro."

A Medicina Quântica, por sua vez, também vê o homem como um todo, ou seja, de uma forma holística e não mais como uma peça que o tempo destruirá. Vê que o ser humano possui as mesmas partículas do planeta e do Universo e que tem as mesmas possibilidades de mudanças.

O Dr. Sérgio Felipe, neurologista e médico holístico da clínica Pineal Mind, do bairro da Aclimação, em São Paulo, muito bem conceituado no meio médico, afirma que através da nossa glândula pineal, os contatos com outras frequências dimensionais são realizados.

Ele explica que temos bolas de cristal no centro da cabeça, ou seja, dentro da glândula pineal, que tem o tamanho de uma ervilha. E que a formação desses cristais ocorre nas mitocôndrias, que o quarto estado da matéria é o plasma de baixa energia que circula nas mitocôndrias; é o ectoplasma que dá energia ao indivíduo. O sistema nervoso controla a pineal e forças sutis realizam um "link" mitocôndrias e pineal, que dá energia ao corpo.

Essas forças sutis são vistas e provadas pelas fotos eletromagnéticas do Dr. Kirlian e Dr. Korotkov, ambos russos. Eu mesma fiz diversas experiências em meu corpo com essas fotos, utilizando cristais antes e depois da experiência, e posso garantir que a formação molecular do cristal interfere integralmente em nosso campo vibracional ou eletromagnético, ou aura. Com isso, podemos entender como a glândula pineal faz de nós transmissores e captadores de energias em potencial.

No final desta obra, você encontrará o contato do cientista Nelson Donisete, que realiza trabalho com a foto Kirlian na Escola Brasileira de Linguagem do Corpo e Psicanálise Cristina Cairo.

Quanto à Medicina Ayurvédica, por exemplo, quando ela promove em seu paciente o estímulo para a meditação, é para que ele alcance o estado da bem-aventurança. Neste estado, ele está trabalhando a energia da glândula pineal e renovando as energias corporais, pois o sistema nervoso equilibrado permite nosso contato com o quarto estado da matéria, no qual resgatamos a energia.

O Dr. Victor Mattos, doutor em fisiologia pela universidade de Sorbonne, bioengenheiro e neuropsicólogo da Faculdade de Medicina da Universidade do Brasil, hoje UFRJ, criador e principal divulgador dos conceitos de Medicina Quântica Integral, diz na página 11 de seu livro *Medicina Quântica* que "Não passamos de um conglomerado de fenômenos atômicos, cuja proximidade e densidade aparentes nos fazem percebê-los como objetos. Se nos fosse possível entrar no âmago da matéria, constataríamos que, na verdade, esta é constituída de moléculas e átomos livres ou combinados, situados a grandes distâncias uns dos outros. Concluindo: em termos de Física, nós não existimos". E "O que vemos são reflexos e reemissões.

"A sensação táctil proporcionada pelo contato com o que chamamos de objetos tem como causa a diferença de frequências oscilacionais dos átomos que os compõem. A luz, seja qual for a sua cor (frequência) é absolutamente invisível, pois dela só vemos o reflexo, ou seja, vemos os fótons (a menor partícula da luz) refletidos pelos objetos sobre os quais incide. Assim e por esta razão, a realidade como se nos apresenta é um produto da nossa mente. O Universo é mental."

Vemos então, que toda Filosofia Oriental possui o conhecimento empírico da ciência dos homens, pois há milhares de anos prega que somos aquilo que pensamos ser e que tudo é projeção da mente. E na própria Bíblia está escrito: "Porque como imaginou no seu coração, assim é". Provérbio 23:7 ou "Pois como imaginou na sua alma, assim é". Prov. 23:7 da Bíblia viva.

Procurei transcrever citações simples de alguns médicos e cientistas, pois a linguagem da Física Quântica é bastante complexa. Mas posso afirmar que não é necessário conhecer os complexos cálculos matemáticos da Física Quântica para entendermos que o Universo se move quando pensamos e que nos transformamos quando o Universo pensa, pois somos Um no Universo.

Para encerrarmos este tópico, transcreverei uma breve explanação sobre o Instituto Brasileiro de Metodologia Quântica (IBMQ), de seu fundador Dr. Victor Mattos: "... representa um avanço conceitual e um aumento considerável do nível de exatidão diagnóstica e terapêutica".

"A MQI (Medicina Quântica Integral) incorpora os conhecimentos de bioquímica e biofísica moleculares, conceitos fundamentais de oligoterapia catalítica, homeopatia e homotoxicologia, além de conceitos relativos à nutrição ortomolecular e terapias bioxidativas. Propõe uma atuação em vários níveis de interferência, tais como atômico, molecular e intracelular.

"Está voltada para novos paradigmas, que simplificam enormemente a abordagem dos quadros clínicos, principalmente os crônicos nos quais a atuação terapêutica convencional é nitidamente limitada ou insuficiente."

Espero que, com este apanhado de informações, você tenha percebido que o trabalho quântico é um movimento total do ser e que todas as formas invisíveis da vida influenciam o mundo material e vice-versa. Portanto, é importante frisar que a mente é responsável por todos os acontecimentos no seu corpo e no seu ambiente, pois é através dos pensamentos e das emoções que permitimos a ruptura de nosso campo vital e de conexões com seres visíveis e invisíveis para o nosso bem ou para o nosso mal.

Acredito que somos regidos por várias formas de energia e que elas, muitas vezes, dominam nossa razão, mas também acredito que, com a nossa evolução espiritual ou expansão da nossa consciência, a energia do AMOR será o nosso escudo para a saúde e para a paz, pois o domínio da mente consiste em mantermos firmes pensamentos de alegria, perdão e otimismo, para que nosso cérebro envie mensagens elevadas a todas as nossas células do corpo e também ao nosso corpo etérico.

A paz e a saúde dependem de quanto elevamos as nossas frequências vibratórias, e a única forma que temos para alcançar essa evolução é pela força de vontade para pensar somente em coisas boas e afastar, convictamente, qualquer pensamento de tristeza, indignação, ira, medo, críticas, controle sobre a vida das pessoas, ciúme, inveja, vingança e apego a posses.

Esses são os grandes desafios que o ser humano encontra em seu caminho e que muitos já venceram. Portanto, querido leitor, lance esse desafio para você mesmo e conheça a sua grande força interna para transmutar.

Exercícios de visualização transformam o nosso corpo e nosso ambiente

A visualização, ou seja, criar um pensamento ou uma história na mente, produz no corpo e no ambiente aquilo que foi pensado. Mesmo que você não se dê conta dos pensamentos passageiros do dia a dia, eles estão interferindo no seu destino ou carma.

Por vezes, até mesmo pessoas espiritualizadas, que acreditam nas Leis do Universo, ficam confusas ou incrédulas devido a acontecimentos em suas vidas, que dizem nunca terem pensado, portanto não poderiam ter criado tal situação. Acredito que para as pessoas mais concretas em seus pensamentos seja absurda a afirmação de que o que se pensa acontece em nossa vida. Por isso é que precisamos conversar mais detalhadamente sobre a mente humana e mostrar que nem tudo o que se pensou pode ser lembrado. Somente através de hipnose, terapia de regressão à infância ou meditação é que se pode afirmar se a pessoa pensou ou não em tal situação.

Os hindus sabem o que você pensou no passado olhando para seu corpo no presente, pois seus pensamentos estão registrados no formato e na qualidade de seu corpo.

Deepak Chopra afirma: "Se quiser saber como será seu corpo no futuro, veja seus pensamentos de hoje", e que: "... nosso corpo é a imagem física, em 3D, do que estamos pensando. Esse fato notável escapa de nossa observação por vários motivos. Um deles é que o contorno físico de nosso corpo não muda tão drasticamente a cada pensamento. Mesmo assim, é evidente que o corpo projeta os pensamentos. Literalmente, podemos ler a mente de outras pessoas pela mudança constante de suas expressões faciais; quanto a nós mesmos, ainda que sem notar, também registramos os milhares de gestos da linguagem do corpo como sinal de nosso estado de espírito e das intenções das pessoas para conosco. (...) Em segundo lugar, não vemos nossos corpos como pensamentos projetados, porque muitas mudanças físicas que eles causam são imperceptíveis. Elas envolvem alterações mínimas da química celular, temperatura do corpo, carga elétrica, pressão sanguínea e assim por diante. Nosso corpo é suficientemente fluido para espelhar qualquer evento mental. Nada se move sem movimentar o todo".

"As últimas descobertas da neurobiologia reforçaram ainda mais a ideia dos universos paralelos da mente e do corpo. Quando os pesquisadores prosseguiram além do sistema nervoso e do imunológico, começaram a descobrir os mesmos neuropeptídios (células transmissoras dos neurônios) e seus receptores em outros órgãos, como os intestinos, rins, estômago e coração (...) isso significa que nossos rins podem 'pensar', no sentido de que podem produzir neuropeptídios idênticos aos encontrados no cérebro."

O pensamento, a personalidade e o temperamento de uma pessoa podem mudar até os efeitos de um remédio, bem como os nutrientes de um alimento. Portanto, pessoas que sofrem do estômago, por exemplo, deveriam relaxar mais e deixar de se preocupar exageradamente com situações que podem ser divididas com outras pessoas ou serem colocadas em segundo plano.

Quando você diz ou pensa em felicidade, suas células também pensam como você, devido aos neuropeptídios semelhantes. Pessoas que sofrem de doenças do sangue, por exemplo, é porque se sentem muito tristes e infelizes com a vida que estão levando. As células de seu sangue sentem a mesma tristeza e não conseguem metabolizar corretamente a glicose para transformá-la em energia corporal.

Cada doença tem uma correspondência direta com um pensamento e, consequentemente, com uma emoção. Portanto, para termos saúde, devemos aprender a pensar e a sentir.

Nossas emoções foram aprendidas desde a infância, no contato que tivemos com as primeiras pessoas de nossa vida. Daí todas as nossas reações perante os problemas, medos, perdas, traições, etc., são frutos de crenças que estão instaladas em nosso inconsciente, até mesmo de um passado mais longínquo que guardamos em nossas células. O passado de nossos pais também está impresso em nossos genes e esta afirmação, além de científica, também está registrada na Bíblia: *Eu verei o mal dos pais, nos filhos, da terceira até a quarta geração...* (Êxodo 20,5 e Ezequiel 18). Mas isso não significa que somos escravos de um destino imutável. Estamos nesta vida para evoluirmos e aprendermos a reorganização de nossa alma e nossas crenças que foram deturpadas pelas épocas de baixa vibração do nosso planeta.

Persista num pensamento saudável, sem medo, sem julgamento e sem ansiedade e você comprovará em sua vida que seus pensamentos possuem ligações com os pensamentos de outras pessoas, que trarão até você o que você visualizou. O inconsciente coletivo, comprovado pela psicologia junguiana, permanece vinte e quatro horas no ar e você deve aprender a navegar pela sincronicidade desse universo mental, para conquistar uma nova situação em seu cotidiano.

O tempo traz até nós tudo o que tememos e tudo o que desejamos de bom e, se muitas vezes acontece de coisas boas não chegarem até você, é porque seus pensamentos diários ainda não estão em completa harmonia e serenidade com as energias sutis. Será que o que você anda querendo não faz parte apenas de sua vontade rígida? Vamos aos poucos, durante a leitura desta obra, eliminando as pedrinhas de suas crenças inflexíveis, até você poder caminhar em direção ao que é realmente essencial para sua jornada. O Universo atende aos bons e também aos maus porque, para o Cosmo, todo pensamento é força criadora. Então, cuidado com as formas-pensamento, que você tem criado por hábito.

O amor fortalece o organismo

Como eu disse anteriormente, o Amor é o nosso maior escudo para a saúde e para a paz, pois a frequência vibratória do Amor está numa oitava muito acima dos outros sentimentos ou emoções. **Amar humanamente é integrar-se** aos outros seres, sentindo em sua própria alma as dores e as alegrias tanto de pessoas íntimas quanto de pessoas estranhas. O Amor vê a essência de todas as pessoas e não sente paixão nem posse.

Você, meu querido leitor, pode ser que ache esse tipo de Amor uma utopia, mas acredite, até você O possui em sua alma. Pode ser que você tenha sido atingido pela vida e sinta mágoas tão profundas que a ferida não lhe permite enxergá-lO. Mas acredite, você pode curar-se dessa dor ou dessa doença com seu próprio Amor que vive escondido num pedacinho do seu coração. Esse Amor não tem limites e não pode ser destruído por nada, apenas pode ser escondido, temporariamente, pela ilusão de sua mente.

Sinta-se mais seguro agora e descanse suas ansiedades e medos, pois o Amor está sempre dentro de você, esperando que um dia você O veja, O sinta em toda sua grandeza, para transformar seus carmas em festa no seu coração.

"Numa pesquisa sobre doenças cardíacas realizada na Universidade de Ohio (EUA), na década de 1970, coelhos foram alimentados com uma dieta muito tóxica e com alto índice de colesterol, para o bloqueio das artérias, procurando duplicar-se o efeito que esses alimentos exercem sobre as artérias humanas. Em todos os grupos de coelhos começaram a surgir os resultados esperados, menos em um, que estranhamente apresentava 60 por cento a menos de sintomas. Nada na psicologia dos coelhos podia explicar sua alta tolerância à dieta, até se descobrir, por acaso, que o estudante encarregado de alimentar aquele grupo gostava de coelhos e os agradava. Ele carregava cada animalzinho durante alguns minutos, antes de lhe dar a comida; por mais incrível que seja, isso bastou para que os bichos tolerassem a dieta tóxica. Experiências repetidas, em que um grupo de coelhos recebia tratamento neutro e outro recebia amor, demonstraram os mesmos resultados. Vemos mais uma vez que o mecanismo que causa tal imunidade é completamente desconhecido. É espantoso pensar que a evolução dotou a mente do coelho de uma reação de imunidade que pode ser desencadeada pelo carinho humano." (Dr. Deepak Chopra, in *A Cura Quântica*).

Quando você está emanando Amor para alguém, à distância, esse alguém, por mais que o odeie, não consegue lhe emanar ódio. Muitas experiências foram feitas com pessoas nas minhas aulas e a uma delas pedi que pensasse com carinho em alguém, que eu sabia que não gostava dela, já que ela desconhecia o fato de que tal pessoa a odiava, então emanou muita vibração de amor e, enquanto isso, instiguei a outra pessoa a fazer comentários livres sobre a primeira e, para minha confirmação, ela curiosamente falou bem e não a criticou como costumava fazer na minha presença.

Quando vierem lhe contar que alguém não gosta de você ou que quer o seu mal, desconsidere esse comentário e não queira saber. Será que a atitude de quem veio lhe contar não pode ser considerada também uma afronta para a sua paz?

Existem situações que você precisa saber para poder mudar seu rumo, mas permitir que lhe contem coisas que só servem para envenená-lo e deixá-lo perturbado é ser curioso e masoquista. É melhor em alguns casos você manter sua inocência para continuar emanando amor e elevando o nível de seu campo vibracional.

Esteja certo de que, quanto maior o seu amor, maior será o número de pessoas influenciadas por você e lhe querendo bem.

Quero finalizar este tópico repetindo que o Amor verdadeiro não vê interesses no que o outro possui de bens materiais, de fama ou de *status*, mas vê o ser humano como um passageiro neste planeta, que nada levará após sua transição, a não ser o nível de evolução espiritual que ele conquistou nesta vida.

Sua saúde, juventude e felicidade dependem do quanto você se permite amar, perdoar e soltar pessoas e situações dos seus pensamentos e do seu coração. Ame muito sua vida e ame a vida de todos os seres deste planeta e de outros também.

O Amor de um homem neutraliza o ódio de milhões. (Mahatma Gandhi).
A resposta branda desvia o furor, mas a palavra dura suscita a ira.
(Prov. 15:01, Bíblia).

Do jornal "O Globo" (03-09-2003)

"Estudo comprova que sentimento negativo diminui resistência à doença.

"Vacina contra a gripe teria menos efeito em pessoas tristes e deprimidas.

"Nova York: A maioria das pessoas aceita a ideia de que o estresse e a depressão podem reduzir a capacidade do corpo em combater doenças. Porém, muitos cientistas duvidavam da tese de que a mente poderia exercer influência direta sobre o sistema imunológico. Recentemente, porém, estudos têm mostrado que pessoas que sofrem de depressão correm maior risco de doenças cardíacas e que ferimentos em mulheres que cuidam de pacientes com mal de Alzheimer levam mais tempo para cicatrizar.

"Mas uma pesquisa divulgada esta semana mostrou as primeiras provas concretas de que, de fato, o humor afeta o sistema imunológico. Pesquisadores da Universidade de Wisconsin verificaram que a ativação de regiões do cérebro associadas a emoções negativas e à depressão enfraquece a resposta do sistema imunológico à vacina contra a gripe. O organismo dessas pessoas produz menos defesas (anticorpos) quando estimulado pela vacina.

"Essa é a primeira vez que realmente flagramos o cérebro e podemos relacionar esse tipo de atividade ao enfraquecimento do sistema imunológico – disse Richard J. Davidson, diretor do laboratório de Neurociência da Emoção da Universidade de Wisconsin e principal autor do estudo.

"A pesquisa foi publicada na revista *Proceedings of the National Academy of Sciences*.

"A parte do cérebro estudada pela equipe americana foi o córtex pré-frontal, associado à depressão. Durante a experiência, pessoas que apresentavam maior atividade no córtex pré-frontal direito, quando solicitadas a relembrar momentos de sua vida particularmente tristes ou deprimentes, tiveram uma produção de anticorpos muito menor em resposta a uma vacina contra a gripe, dada logo em seguida.

"Em contraste, pessoas que demonstraram uma elevada atividade no córtex pré-frontal esquerdo quando se lembravam de eventos felizes, desenvolveram uma concentração muito maior de anticorpos. O nível de anticorpos foi medido seis meses depois da experiência.

"Num trabalho anterior, Davidson e seus colegas já haviam descoberto que regiões do córtex pré-frontal direito entram em atividade quando uma pessoa experimenta emoções negativas, como raiva, medo ou tristeza. Já o córtex pré-frontal esquerdo parece se tornar mais ativo quando passamos por emoções positivas.

"'Essa é a melhor prova da relação entre o estado emocional e as defesas do organismo. Nosso estado de espírito tem muito a ver com o que nos acontecerá quando formos atacados por um vírus ou bactéria' disse Janice Kiecolt-Glaser, uma especialista em estresse e imunidade da Faculdade de Medicina da Universidade de Ohio.

"Na pesquisa, os cientistas analisaram dados de 52 mulheres, de 57 a 60 anos." Jornalista Erica Good.

Relatos do amor que cura

Primeira história

Esta história foi muito conhecida por médicos e pessoas próximas do casal. Foi o próprio casal, Piraci e Leda (nomes reais) que me relatou este grande acontecimento. Fiquei tão emocionada que lhes pedi permissão para contá-lo em meu livro e assim poder ajudar mais pessoas a acreditar que o Amor cura.

Piraci já havia sido operado do coração por diversas vezes e os médicos o haviam alertado de que ele não suportaria mais uma cirurgia. O tempo passou e corria tudo bem, quando de repente, ele enfartou. Não havia esperança. Ele entrou em coma e permaneceu na UTI.

Leda, que sempre foi muito espiritualizada, procurou o médico responsável por seu marido e lhe pediu autorização para entrar na

UTI e ficar com Piraci. O médico negou e explicou que ninguém poderia permanecer na unidade de terapia intensiva e ainda disse que somente um milagre poderia salvá-lo.

Leda insistiu muito: "Já que ninguém poderá fazer mais nada pelo meu marido, deixe-me ficar com ele e eu prometo que vou curá-lo."

O médico, que já a conhecia pela sua fé, embora contrariado, quebrou o protocolo hospitalar e permitiu sua permanência junto ao marido na UTI.

Durante noventa dias, Leda falava mentalmente com o marido em coma: "Meu amor, volte para nossa família, nós o amamos muito, meu querido, e eu não vivo sem você. Volte para casa, nós precisamos de você e do seu amor. Eu te amo, querido, volte para mim e me perdoe por tudo o que eu tenha feito de errado para você. Eu também te perdoo, apesar de você sempre ter sido um marido maravilhoso. Volte, meu amor..."

Leda acreditava que Piraci estava ouvindo o que ela dizia e sentia em seu coração que ele estava apenas confuso e indeciso em voltar. De repente, o milagre aconteceu! Piraci acordou do coma e olhou para sua esposa. O médico estava presente quando Piraci, com muita dificuldade expressou que quem salvou a sua vida foi sua própria esposa, que ficou conversando com ele todos os dias. Piraci ouvia os apelos de Leda o tempo todo e ainda contou que ele estava numa sala branca com algumas pessoas que o chamavam para passar por uma porta e sua esposa apareceu nesse local e pedia para ele voltar, dizendo que o amava demais. Piraci confessou que estava indeciso, mas que, ao mesmo tempo, se sentia tão amado que não poderia deixar de atender à sua esposa querida.

Hoje, sua saúde continua forte e pude ver a alegria e a simpatia desse casal, que esteve em uma de minhas palestras em 2002.

Este caso fez parte de um Congresso Médico realizado na cidade de Campos do Jordão no ano 2000.

Segunda história: A força do amor de minha mãe

Em 1984, eu cursava a faculdade de Educação Física na antiga OSEC, hoje FEFISA. Também trabalhava na emissora SBT, no programa *Novos Talentos* com o apresentador Murilo Neves. Era uma verdadeira correria em meu dia a dia: da faculdade para as gravações e das gravações para casa e para os compromissos pessoais.

Uma manhã, quando eu saía da faculdade, atrasada para uma gravação externa com o diretor e amigo Homero Sales, intuitivamente não convidei, como de costume, colegas de classe que dividiam a gasolina comigo para as caronas diárias. Parece que eles também intuíram, pois um deles, antes que eu dissesse alguma coisa, falou que naquele dia ficaria até mais tarde na faculdade.

Saí correndo com meu carro e logo atrás vinham os meus três amigos de classe em outro veículo. Naquele ano, a velocidade máxima geral permitida era de 80 km/h. Correndo pela Av. Robert Kennedy, Interlagos, um carro de bombeiro atravessou na minha frente e, num reflexo, puxei o volante para sair de trás dele. Fiz vários zigue-zagues para desviar de outros carros naquela emergência, mas a areia do asfalto me pegou. Não adiantou eu ser piloto de *raid* e me achar boa no volante... capotei.

Meus amigos, Maradei, Jorge e Geraldo, que vinham logo atrás, viram aquela cena horrível e não puderam fazer nada. Disseram que meu carro capotou umas sete vezes e quando meu veículo voador resolveu aterrissar, eles não me viram dentro do carro e então correram para me ajudar.

Graças às nossas aulas de primeiros socorros na faculdade, eles me socorreram corretamente e sou grata até hoje. Mas o grande acontecimento foi quando, na chegada ao hospital, os médicos e enfermeiras constataram que eu tinha tido uma grave lesão no crânio. Minhas costas estavam cobertas de cacos de vidro e eu estava inconsciente.

Minha mãe, ao chegar ao hospital junto com meu pai, que já estava me procurando devido às notícias que correram, percebeu que nos poucos *flashes* de minha lucidez, eu não me lembrava de ninguém. Perdi a memória, e nem de meu irmão eu conseguia lembrar. Meu namorado da época e seus pais maravilhosos também correram para o hospital, além de minhas primas.

Foi quando eu ainda estava na maca que o milagre aconteceu devido ao amor de minha mãe. Quando as enfermeiras vieram tirar os cacos de vidro de minhas costas, minha mãe, com todo seu fervor, colocou a sutra sagrada da Seicho-No-Ie entre as mãos e orou sem cessar. Cada caco de vidro que era tirado, todos podiam ver com seus próprios olhos que a pele se fechava em seguida, não derramando sangue e nem deixando qualquer marca.

Também minha cabeça estava inchada e cheia de coágulos e, em poucos dias, o meu organismo absorveu-os. Minha mãe permaneceu comigo no hospital durante uma semana e orou todos os dias ao meu lado, num pequeno e desconfortável sofá de hospital. Sua fé e seu amor me levaram para casa muito antes do esperado e também não permitiram qualquer sequela.

Meu pai orava em silêncio, no trabalho, na rua e onde quer que ele estivesse, para somar seu amor ao amor de minha mãe, nessa cura maravilhosa. Fiquei sem memória por muito tempo, mas talvez eu estivesse precisando daquelas férias. Hoje, minha memória é até boa demais, graças a Deus.

Como eu disse antes, o amor não tem limites e nem pode ser destruído por nada. O amor atravessa qualquer obstáculo e transforma o coração dos homens.

Acredite no Deus do seu coração e queira sentir, pelo menos um pouco, o sabor desse amor incondicional e cure sua vida em todos os planos.

Terceira história: A força do amor

Esta história é verídica e por ser tão comovente, pedi à Tati, da Rádio Nativa FM, a gentileza de me enviar essa mensagem transmitida por eles em novembro de 2007 e, com sua permissão, incluí-la no meu livro.

Agradeço à Nativa FM por ter nos enviado esse e-mail:

"Quando Karem soube que um bebê estava a caminho, fez todo o possível para ajudar o seu outro filho, Michel, com três anos de idade, a se preparar para a chegada.

"E então, todos os dias Michel cantava perto da barriga de sua mãe. Ele já amava a sua irmãzinha antes mesmo de ela nascer... A gravidez se desenvolveu normalmente. No entanto, surgiram algumas complicações no trabalho de parto... Depois de muito sacrifício e empenho dos médicos, a irmãzinha de Michel nasceu. Só que ela estava muito mal... Os dias se passaram. A menininha piorava. O médico disse aos pais: 'Preparem-se para o pior. Há poucas esperanças.'

"Enquanto isso, Michel todos os dias pedia aos pais que o levassem para conhecer a sua irmãzinha. 'Eu quero cantar para ela', dizia ele. Na segunda semana de UTI, esperava-se que o bebê não sobrevivesse até o final da semana... Michel continuava insistindo com seus pais para que o deixassem cantar para sua irmã, mas crianças não eram permitidas na UTI... Entretanto, Karem decidiu. Ela levaria Michel ao hospital de qualquer jeito.

Ele ainda não tinha visto a irmã e, se não fosse naquele dia, talvez não a visse viva... A enfermeira não permitiu que ele entrasse e exigiu que ela o retirasse dali. Mas Karem insistiu: 'Ele não irá embora até que veja a sua irmãzinha!'

"Vendo que não teria jeito, a enfermeira liberou a entrada dos dois e Karem levou Michel até a incubadora. Ele olhou para aquela 'trouxinha' de gente que perdia a batalha pela vida.

"Depois de alguns segundos olhando, ele começou a cantar, com sua voz pequenininha, a mesma música que cantava para ela enquanto estava na barriga de sua mãe... Dizendo que ela era seu Sol que não poderia se apagar essa Luz que fazia o mundo tão feliz.

"Nesse momento, o bebê pareceu reagir. A pulsação começou a baixar e se estabilizou... A respiração difícil do bebê foi se tornando suave... O bebê começou a relaxar... Todos começaram a chorar... No dia seguinte, a irmã de Michel já tinha se recuperado e em poucos dias foi para casa. Os jornais chamaram essa história de 'o milagre da canção de um irmão'. Os médicos chamaram simplesmente de milagre... O milagre do amor."

Karem

Quando você encontrar neste livro os termos subconsciente e inconsciente, estou me referindo à parte não consciente da mente, sendo que o primeiro vem dos estudos dos psicólogos e parapsicólogos e o segundo dos psicanalistas. Lembrando que busquei o máximo de simplicidade para que todos possam compreender a leitura, por isso não usei termos técnicos mais profundos da ciência da mente.

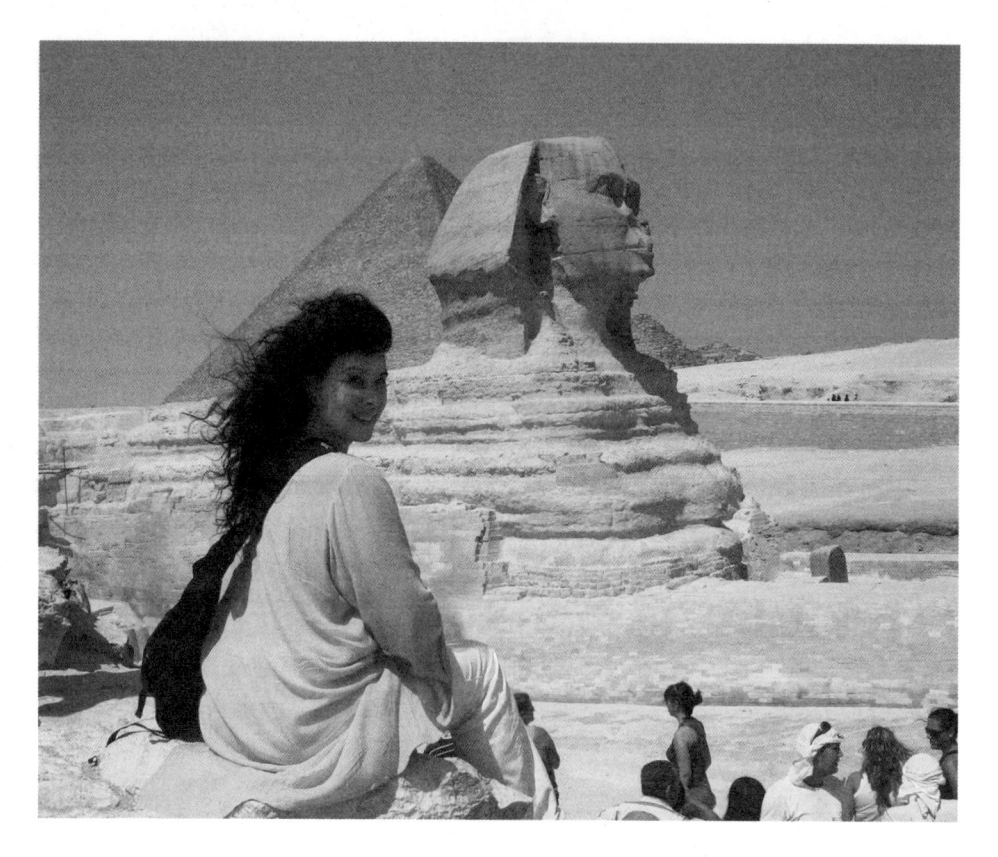

❶ Como acabar com os vícios

Este é um assunto que realmente merece muitas páginas desta obra, pois todo tipo de vício causa desordens ou até tragédias nas famílias, nas empresas e, consequentemente, na sociedade.

O mundo luta contra as drogas, mas elas sempre existirão, pois são substâncias encontradas na natureza e que, industrializadas, tornam-se medicamentos, materiais para escritórios e marcenarias, combustíveis em geral, condimentos para a cozinha e muitas outras finalidades, que a natureza coloca ao nosso dispor. Porém, muitas pessoas transformam essas substâncias em drogas nocivas.

O que precisa ser compreendido pelo ser humano é que temos inteligência suficiente para transformar todos os minerais e vegetais naquilo que precisamos para nosso corpo e nossa mente. Portanto, cada pessoa, instintivamente, se alimenta ou se medica conforme o que o seu cérebro está exigindo.

O viciado em drogas mostra uma necessidade de conhecer mais sobre suas próprias capacidades mentais, físicas e espirituais. É uma forma de desligar-se do presente insatisfatório e atingir sensações diferentes ou mais elevadas. O próprio viciado não percebe que está fugindo de si mesmo, mas acredita que está mergulhando em seu eu.

Muitas pessoas, que tomam apenas o seu drinquezinho diário, não suportam quando alguém lhes diz que elas estão viciadas, pois consideram normais e inofensivos esses momentos de descontração.

O cérebro possui as mesmas químicas que qualquer droga e, por isso, estas se identificam e se atraem quando o cérebro não está fabricando aquelas enzimas. O Dr. Daniel G. Amen, neurologista e psiquiatra da Califórnia, diz que até o famoso cafezinho é uma forma de se automedicar.

Tanto o cigarro, quanto aperitivos caseiros, cafezinhos, achocolatados, certos chás, quanto LSD, cocaína, maconha, ópio e outras drogas têm a finalidade de trazer a pessoa ao equilíbrio emocional ou levá-la a uma situação interior melhor, porque atuam diretamente na química do cérebro como um remédio, porém a destroem em seguida.

Em seu livro *Transforme seu cérebro, Transforme sua vida*, Dr. Daniel G. Amen (Editora Mercuryo, São Paulo, 2000, páginas 236-249) mostra como as drogas funcionam no cérebro. Colocarei a seguir vários itens deste livro para que você possa conhecer melhor os efeitos de cada droga no cérebro. Lembrando que ao conhecer seu eu verdadeiro e seu poder pessoal através de terapias e da busca pela espiritualidade profunda, a necessidade de se drogar desaparecerá automaticamente. Saiba que as pessoas que têm autoestima não são viciáveis.

Álcool

"O abuso do álcool está associado a anomalias no fluxo sanguíneo do cérebro. Pequenas doses de álcool produzem ativação cerebral, enquanto doses mais altas induzem à vasoconstrição cerebral e a um decréscimo geral da atividade do cérebro. O alcoolismo crônico é associado com o fluxo sanguíneo reduzido no metabolismo do cérebro, especialmente nas regiões temporais. O SPECT (aparelho que registra o cérebro em atividade, com mais detalhes que o eletroencefalograma) foi usado para estudar 17 voluntários saudáveis e uma amostra de 50 pacientes dependentes de álcool, sem outros problemas físicos ou mentais. Os estudos de SPECT foram anormais em 34 pacientes. A principal anomalia era um decréscimo de atividade por todo o córtex. A vulnerabilidade genética ao álcool era uma suspeita no estudo, porque as anomalias detectadas eram mais frequentes em pacientes com histórico de problemas de bebida na família. "O abuso crônico do álcool também diminui a tiamina (uma vitamina B essencial para a função cognitiva) e coloca os pacientes em risco de ter a síndrome de Korsakoff (SK). A síndrome de Korsakoff é uma doença de amnésia, na qual a incapacidade de registrar novas lembranças frequentemente leva à confabulação (mentir para compensar a informação perdida)..."

Maconha

Quanto à maconha, o Dr. Daniel diz: "Realizando muitos estudos de SPECT em viciados em maconha, percebi uma diminuição na atividade do lobo temporal (...) Nossas descobertas mais novas mostram que problemas de memória e motivação muitas vezes encontram-se associados com o uso da maconha (...) O uso frequente e de longo prazo da maconha tem o potencial de mudar o padrão de perfusão do cérebro, enquanto estudos anteriores mostram um decréscimo global na atividade cerebral (...) problemas de memória, aprendizado e motivação."

Cocaína e metanfetamina

"A cocaína e a metanfetamina são rapidamente absorvidas pelo sistema de dopamina nos gânglios basais, provocando uma atividade cerebral de curto prazo. Com o tempo, os viciados em metanfetamina e cocaína apresentam defeitos de perfusão através de ambos os hemisférios do cérebro. Pela SPECT, parece ter havido miniderrames na superfície cerebral. Esses efeitos aparecem tanto aguda quanto cronicamente. Um estudo pesquisou o padrão do fluxo cerebral e do funcionamento cognitivo dos que abusam de cocaína. Os pacientes ficaram sem se envolver com drogas por pelo menos seis meses antes da avaliação. Todos mostraram regiões de hipoatividade significativa nas áreas frontais, temporais e parietais. Déficits de atenção, na concentração, no novo aprendizado, na memória visual e verbal, na produção de palavras e na integração visual-motora foram observados..." Dr. Daniel, comprova em seus estudos, que o cérebro entra em decomposição pelo uso da cocaína.

Cafeína e nicotina

"Eu sei que esta seção vai deixar muita gente pouco à vontade, mas eu tenho de contar como são as coisas. Pesquisas indicam que a cafeína, mesmo em pequenas doses, é um potente vasoconstritor cerebral (diminui o fluxo de sangue no cérebro). Minha experiência também sugere que isso seja verdade. Quanto mais cafeína você consome (a cafeína é encontrada no café, no chá, na maioria dos refrigerantes, no chocolate e em muitos remédios de gripe) mais hipoatividade ocorre em seu cérebro. Muitas pessoas, especialmente meus pacientes de DDA (déficit de atenção), usam cafeína como estimulante do cérebro. O problema da cafeína é que, ainda que a curto prazo ela possa ajudar, a longo prazo pode piorar tudo. Daí você começa a perseguir a hipoatividade causada pela cafeína com mais cafeína, piorando a já difícil situação no cérebro. O uso periódico da cafeína não é provavelmente um grande problema. O uso contínuo e diário (mais de três xícaras de café por dia) é um problema e precisa ser detido para manter um cérebro saudável. Cabe salientar que estimulantes do cérebro, como Ritalina ou Adderall, em doses terapêuticas aumentam a atividade do cérebro."

Estas explicações do Dr. Daniel deveriam ser suficientes para que qualquer pessoa viciada em drogas, de todas as espécies, parasse imediatamente com o consumo. Mas não é isso que acontece, pois o cérebro atua de uma forma compensatória, para se autoestimular para a vida.

Na verdade, quando o organismo reclama da falta ou do excesso de substâncias, como a nicotina, é porque a mente e não o cérebro está doente. Os hormônios endócrinos afetam a mente e quanto mais desorganizada a mente, mais hormônios estressantes são lançados no sangue pelas glândulas. A mente domina o corpo, como vimos no tópico da Medicina Quântica, e só podemos dizer que o corpo domina a mente quando este está impregnado de toxinas devido às emoções e aos pensamentos negativos que tivemos. Aí a mente perde o controle de perceber a realidade, pois está submersa em confusões psíquicas. Neste caso, a pessoa precisará de uma assistência profissional.

Por que certas pessoas são atraídas pelas drogas e outras não? Por que pessoas que aparentemente têm pais, amigos e estabilidade financeira se entregam às drogas? E pessoas que estão submersas em problemas de todos os tipos não procuram as drogas?

No próximo tópico, mostrarei de uma forma abrangente, ou seja, holística, muitas das causas e soluções para esse problema. Com certeza, você compreenderá e sentirá que pode ajudar também, não só a sua própria família, como a de outras pessoas.

Viciados são catalisadores da casa

Santo Agostinho disse: *Quanto maior o pecador, maior o santo.*

Os sanatórios e as casas de detenção são instituições que têm a finalidade de retirar, do meio social, indivíduos que não se enquadram na normalidade ou que têm um nível alto de periculosidade, colocando em risco sua própria família e de outras pessoas. Essas instituições foram criadas para tratar estas pessoas e devolvê-las à sociedade, mas nem sempre isto acontece. Sabemos que em muitas instituições psiquiátricas pessoas são abandonadas constantemente pelos seus familiares que chegaram ao limite da tolerância. Com isso acabam ocupando lugares e não têm para onde voltar quando recuperadas, mas, se deixadas sozinhas, sem controle médico, terão recaída e poderão causar danos a si próprias e aos outros. O que mais acontece, quando os familiares recebem de volta aquele membro, é não estarem preparados para lidar com ele. Muitos pais e irmãos não sabem se o tratam como um doente ou como um pervertido que poderá se rebelar inesperadamente.

Todos que perdem contato com a realidade devem ser tratados, mas será que julgando pelas evidências é possível avaliar as causas verdadeiras dessas "anormalidades"? Será que um sujeito desequilibrado não seria alguém muito especial, precisando canalizar sua força interna para um objetivo grandioso? O que quero dizer é que existem outras causas que não só a hereditária, o estresse, o ambiente ou os problemas da química do cérebro que impulsionam uma pessoa para as drogas.

Portanto, para podermos lidar com esse problema, se faz necessário expandir o conhecimento e explorar os métodos milenares de cura.

O Ministério da Educação se preocupa constantemente com formas de ensino, instituições escolares; o Ministério da Saúde, com hospitais, tecnologia médica, centros psicológicos e psiquiátricos e o fazem com qualidade. Contudo, não valorizam e nem oficializam matérias importantíssimas como a meditação e outras formas de cura que muitos médicos e cientistas já tiraram das mãos dos charlatões e aplicam com seriedade em seus pacientes.

Hoje, a maior parte dos conhecimentos que se diziam de "bruxos", já são estudados e comprovados como eficientes. Basta ler os livros dos médicos que cito em minha obra e você poderá ver o quanto já estamos adiantados em questão de conhecimento e, mesmo assim, muitos médicos e cientistas os rejeitam.

A máquina Kirlian fotografa o eletromagnetismo do corpo físico, ou seja, a aura, onde se lê as doenças que o corpo físico terá se não for tratada a energia vital, e também fotografa os vórtices de energia do corpo (chacras) e os meridianos onde a acupuntura atua com suas agulhas. Mesmo que ela seja rejeitada por alguns profissionais mal informados ou medrosos.

A acupuntura é oficializada pela medicina convencional, mas a máquina Kirlian, não. Chega a ser engraçado.

A aura, por sua vez, foi estudada por grandes físicos. Eles dizem que a aura é o conjunto de energias de cada vórtice ou chacra, ou seja, é a fusão de frequências vibracionais, formando o campo vital. Esse campo vital é o eletromagnetismo, capaz de receber ou doar outras energias.

Os viciados em drogas são um exemplo vivo de pessoas que estão com esse campo aberto ou desprotegido. Eles precisam de uma assistência especial além dos tratamentos convencionais. Seus vórtices de energia devem voltar ao equilíbrio e não será com tratamento de choque e nem com medicamentos fortíssimos que os chacras se reorganizarão.

Precisamos compreender, antes de mais nada, que pessoas que se viciam em drogas são seres sensíveis e catalisadores das energias da casa e das pessoas. Uma família pode parecer organizada e até pensar que não existem motivos para seus filhos, marido ou esposa se esconderem atrás das drogas, mas a verdade é que a família carrega em seu inconsciente raivas, ressentimentos, repulsas, medos, insatisfações consigo ou com o mundo e até queixas secretas contra pessoas íntimas ou estranhas. Isso é suficiente para os sensíveis energeticamente tornarem seu mundo interno um inferno.

Quem acha que pessoas drogadas são fracas e inúteis desconhece a força do carma.

Saiba que o maior "problemático" da família é sempre o mais evoluído espiritualmente, por isso catalisa a carga negativa da família. O próprio Santo Agostinho era conhecido por suas noitadas e bebedeiras. São Francisco de Assis vivia dos prazeres, dos divertimentos com mulheres e bebidas e era conhecido como "filhinho de papai". E para espanto de muita gente, até Moisés, no passado foi mau-caráter. Pelos estudos da frenologia (estudo do caráter pelo formato do crânio), que é utilizado por advogados e psicólogos, constatou-se tal evidência. Isso não quer dizer que todos que se drogam serão santos, mas que são pessoas de muita luz e precisam ser vistas com outros olhos.

É claro que foi escolha do viciado ter a droga como fuga e por isso sofre, pois quando escolher a luz como fuga das drogas, então tudo se transformará. A família precisa estar consciente de que ela também deve se tratar. Por mais que o viciado tenha mostrado ser o rebelde da casa, não significa que só ele esteja doente. Como eu disse, ele catalisa as energias e angústias do inconsciente das pessoas e não sabe como lidar com essas forças.

Quero salientar que muitas seitas religiosas e indígenas usam drogas ou ervas sagradas para alcançar a profundidade espiritual, contatar deuses, espíritos, realizar curas. Algumas pessoas usam drogas para entrar em meditação, mas isso é apenas uma escolha, pois nossa mente é dotada de capacidades naturais para alcançar os mesmos objetivos, basta treiná-la.

O Amor a que me referi no início do livro é o antídoto para todas as doenças e para se alcançar altitudes ilimitadas nas esferas espirituais. Portanto, para que esse Amor resplandeça em sua vida e na vida de seus familiares, explore a jazida dessa essência divina que mora na bondade, paciência, no perdão, na aceitação e na caridade.

Como os drogados eram tratados na antiga Grécia

Três mil anos antes de Cristo, a Grécia tinha uma visão humanista. Para os gregos, se algo existia, tinha sentido e era importante. Mesmo aqueles que tinham defeitos eram importantes, pois a mãe natureza os criou, então fazia sentido. Havia filósofos que eram psicólogos, arqueólogos, médicos, astrólogos, etc. Eles interpretavam os indivíduos desviantes (drogados, doentes mentais, deficientes físicos, delinquentes, etc.), como seres em desequilíbrio com a Natureza. Para que fossem curados, eram colocados de volta na Natureza, nos "sítios de recuperação", onde havia água e só se alimentavam de produtos que a natureza produzia. Era uma alimentação vegetariana, sem nenhum produto de origem animal, usavam medicamentos naturais, chás, xaropes da natureza. Havia monitores que se responsabilizavam por um grupo. A casa não possuía portas, para que todos se sentissem livres, e os homens dormiam em aposentos separados das mulheres.

Os monitores usavam os elementos da natureza para exercícios. Pediam para que todos, ao mesmo tempo, falassem alto para o vento, contando seus problemas. Assim, ninguém ouvia o que o outro dizia (elemento ar).

Depois, em silêncio, iam até o rio e ficavam sentados, só com a cabeça fora d'água (elemento água) enquanto o monitor tocava um instrumento relaxante, ou recitava, ou cantava. Mais tarde, iam para outro ponto do sítio e repetiam o ritual. Esse passeio durava uma hora.

Ao fazerem essa catarse (viver seus problemas e resolvê-los dentro de si pela compreensão ou aceitação), as pessoas iam mudando aos poucos o seu discurso.

Depois entravam num cômodo transformado em sauna pelo calor de uma fogueira acesa do lado de fora (elemento fogo), mergulhando em seguida no lago ou no rio.

Os alimentos ali elaborados eram o elemento terra.

Os sítios se localizavam numa cidade chamada SPA, onde existia uma clínica chamada Santa Genoveva.

A manutenção das casas desses sítios era feita pelos próprios membros que iam se tratar. Cuidavam do pomar, do jardim, da horta, até dos serviços internos da casa. A cada semana, um cuidava de um determinado lugar, como terapia ocupacional. Todos discutiam juntos para avaliar se alguém do grupo já estava curado ou não.

Esses indivíduos não eram estigmatizados pela sociedade, que os respeitava, além disso, eram livres para ir e vir, como também podiam desistir a hora que quisessem.

Como tudo era pago pelo Estado, tanto ricos quanto pobres se misturavam nesses SPAs humanistas.

Essa visão humanista durou aproximadamente de 3000 a 1700 a.C., porque a Grécia começou a receber influências de outras regiões e estava chegando o segundo momento da história desse país, com a visão "belo-estético" e a importância da perfeição.

Para a história da humanidade, foi ótimo no sentido das artes, roupas, corpo tratado, casas, templos, esculturas, vasos, adornos, etc. Houve um desenvolvimento social no equilíbrio belo.

O grande problema é que os indivíduos não belos eram inadequados e desviantes e os que frequentavam o SPA eram vistos como imperfeitos e, portanto, não importantes.

O SPA passou a ser pago, aumentou o número de pessoas, só que o tratamento mudou e recebia pessoas perfeitas que desejavam se manter ou buscavam a perfeição dos corpos.

Crianças com defeitos eram mortas e as pessoas doentes, desprezadas.

A história conta que os SPAs humanistas acabaram devido à influência da religião e também porque seus custos afetavam a economia do país. Com isso, as clínicas passaram a obrigar os indivíduos desviantes a se tratarem sem liberdade.

Mais tarde, chegou a visão bélica do Império Romano: armamentos, guerras e conquistas, que durou seiscentos anos.

Podemos ver pela história que as formas naturais de tratamentos, alimentos e curas foram sendo substituídas por novos pensamentos e o que tinha eficiência passou a ser ignorado pelas mentes vaidosas.

O interessante é que eu aprendi esta história com meu querido professor de Psicopatologia, Anderson Zenidarci da faculdade FMU e isso mostra que essa história é oficial e importante, pois, do contrário, ele não nos teria contado. Sei que muitos psicólogos e outros terapeutas adorariam ter um SPA como esse para trabalhar, mas se ninguém começar pelo menos em seus pequenos espaços a usar essa visão humanista novamente, jamais resgataremos o verdadeiro poder de curar. Graças a Deus existem muitos grupos que tentam trazer de volta esse conhecimento.

Nada é caro quando grupos juntam forças e ideais. O que precisamos é acreditar, investir e ver os bons resultados divulgados na mídia.

Precisamos que os ministérios da Saúde e da Educação nos deem a mão e criem uma instituição pública, oficializando essa visão humanitária, para que o mundo holístico, independentemente de religião, possa tratar o ser humano como um todo e livrá-lo de qualquer tormenta.

Também é importante que as faculdades abram as portas para novas matérias e pesquisas que estão sendo realizadas com sucesso, sigilosamente. Mas sem cortes nem censuras, como fizeram com uma faculdade de yoga, que foi implantado sem os quesitos principais da evolução do homem. Yoga não é educação física. Ocidentalizar o yoga é negar às pessoas o direito de saber a verdade profunda dos mantras, sons vocálicos, meditação, aberturas de chacras, expansão da aura, projeção astral ou desdobramentos e continuar a ver somente o mundo visível que não leva a nada.

Mas não existem culpados, existem mal informados bem intencionados.

Com tudo o que explanei acima, pretendo incentivar os terapeutas, os pais e principalmente os que vivem sob alguma dependência química, a verem em si mesmos um caminho para a liberdade interna, pois é fato que aqueles que se libertaram dos vícios realmente compreenderam e sentiram verter de si mesmos a força e a coragem de mudar suas vidas. Essa força existe em todos os seres e só pode ser explorada pela própria pessoa que sofre. Os outros membros da família também devem descobrir em si mesmos o Amor sereno, que neutralizará qualquer sentimento inconsciente de culpa, raiva, dó, medo ou necessidade de punir. Ser tolerante não significa ter compaixão e para ter compaixão é necessário conhecer as Leis do Universo que regem nossas vidas.

❷ As Leis Universais

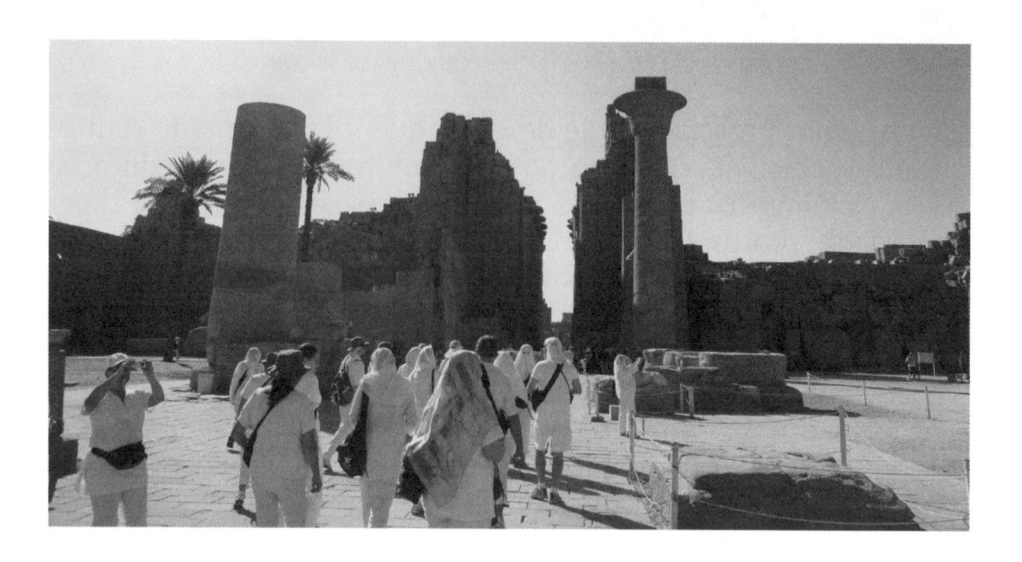

A lei dos semelhantes que se atraem

Quando digo que os semelhantes se atraem, muitas pessoas concordam porque entendem isso como um elogio. Dizem que realmente só se dão bem com quem pensa como elas. Isso é óbvio, mas quando começo a me aprofundar nas explicações dessa lei e digo que até aquela pessoa de quem você não gosta, ou que o faz sofrer, também é semelhante a você, então a conversa muda e a pessoa diz, perplexa, que isso é um absurdo, pois ela não tem nada a ver com tal pessoa. Porém, nosso inconsciente, de alguma forma, só se atrai pelas coisas familiares: ambientes, pessoas, relacionamentos, filhos, trabalho, cidades e países. Por isso é necessário rever-se e corrigir-se internamente para que pessoas desagradáveis ou transtornos se afastem naturalmente.

As frequências vibracionais semelhantes se atraem e frequência vibracional nada mais é que pensamentos, palavras e ações repetitivas que emanam certos graus de energia.

Quando criamos um campo áurico de amor pelas palavras carinhosas e sinceras, pensamentos de bons julgamentos e atitudes delicadas e generosas, atraímos, igualmente, os semelhantes dessa energia positiva.

Inconscientemente nos julgamos, por vezes, de forma negativa, criando assim um filtro mental que nos faz ver nos semelhantes nosso próprio caráter, a ponto de nos irritarmos com eles, sem sabermos o porquê. Essa é a *Lei da Projeção*.

A lei da projeção

Pela psicologia, e mais pela psicanálise, sabe-se que o ser humano se projeta constantemente em outras pessoas e até em animais. Por possuirmos uma mente que se divide em consciente e inconsciente, só compreendemos e aceitamos o que é consciente porque é visível. Aquilo que precisa de explicações não facilmente visíveis é considerado conjecturas ou teorias da Psicologia.

Projeção é o mecanismo de defesa que significa projetar nos outros seus próprios defeitos, devido à resistência inconsciente para lidar com aquilo que se tem dificuldade de mudar em si mesmo.

Normalmente não vemos nem metade do que somos, apesar de amigos, familiares e até estranhos falarem sobre nossos comportamentos negativos e positivos. Tendemos a repudiar as opiniões de quem nos revela nosso lado mal resolvido.

Nosso inconsciente nos protege de termos que lidar com a parte escura da nossa mente porque, na maioria da vezes, estamos despreparados psicologica e espiritualmente e o resultado de mexer nisso seria desastroso. Portanto, a pessoa se defende negando e muitas vezes, fugindo de quem lhe aponta suas falhas.

Nossos olhos são ludibriados pela nossa mente e vemos em certas pessoas aquilo que não queremos ver em nós.

Quando criticamos alguém, simplesmente estamos nos projetando, ou seja, nos identificando inconscientemente com aquele comportamento que abominamos. É difícil aceitar que uma pessoa que nos irrita tanto é semelhante a nós e, mais difícil ainda, é aceitar que nós também temos uma boa parte daquele comportamento repugnante.

Se você, caro leitor, se propuser a verificar o quanto se projeta, de duas uma: ou ficará com raiva de si mesmo ou perdoará rapidamente quem o feriu.

Saber lidar com seu mundo inconsciente é uma arte e requer desprendimento para ver, sentir e ouvir sobre sua "sombra", sem se deixar abalar ou repudiar.

É necessário nos permitirmos averiguar o quanto possuímos de características negativas, visíveis e invisíveis, para podermos trazer à tona da consciência os padrões que precisamos mudar.

Enquanto nos irritarmos ou nos magoarmos com certas pessoas, isso simbolizará que ainda possuímos o mesmo comportamento daquela pessoa. Entretanto, ao modificarmos a nossa forma de ver a nós mesmos e corrigirmos nosso caráter, não nos sentiremos mais afetados por aqueles que escravizavam nossa atenção e nossa paz, pois nossa mente inconsciente não se identificará mais com tais comportamentos.

Se você vive rodeado de pessoas complicadas ou problemáticas é um grande indício de que seu mundo interno precisa ser revisto e transformado.

Pare de tentar mudar os outros, pois ninguém muda ninguém, a não ser que a pessoa já esteja em processo de mudança.

Toda tentativa de mudar alguém evidencia a dificuldade própria de mudar a si mesmo. Pela projeção tentamos, inconscientemente, falar ao nosso coração tudo o que geramos desde a infância em nosso comportamento e que não podemos enxergar em nós mesmos, devido aos impulsos de autodefesa.

Os semelhantes se atraem inconscientemente, para um mostrar ao outro onde precisam melhorar e não para se destruírem.

Ser semelhante não significa estar fazendo literalmente o que o outro faz, mas manter em seu interior a mesma conduta rígida, crítica, negligente, folgada, de vítima, autoritária, possessiva, arrogante e competitiva que o outro possui. Se, por exemplo, uma pessoa se irrita profundamente com a outra que chega sempre atrasada para os compromissos, sendo que a primeira é pontual sempre, pela projeção, ela está se irritando devido à atitude interna semelhante que as duas possuem, ou seja, ambas detestam ser controladas ou dependentes.

Se você pretende ser feliz e não sofrer mais pelo que os outros fazem de "errado", procure se perceber, usando como espelho as pessoas das quais você reclama tanto. Isso lhe mostrará que a única responsável pelas suas tormentas é a sua falta de observação das Leis do Universo.

A força dessa lei vai além dos comentários acima, ela mergulha no inconsciente coletivo, trazendo até você pessoas estranhas que o prejudicarão de alguma forma ou o salvarão no momento em que você mais precisar. A sincronicidade do Universo, que mantém em movimento o jogo da vida, ultrapassa o tempo e o espaço dos homens e se funde à *Lei de Causa e Efeito*.

Na projeção também enxergamos nossas qualidades nas outras pessoas.

A lei de causa e efeito

"A Lei de Causa e Efeito é aquela em que o macrocosmo e o microcosmo se unem através da 'forma-pensamento', trazendo até nós o que criamos no passado pela nossa conduta interna e externa. Portanto, os semelhantes, de alguma forma já se conhecem de algum tempo e hoje precisam, juntos, encontrar, o Amor esquecido.

"O que hoje somos se deve aos nossos pensamentos de ontem, e são os nossos pensamentos atuais que constroem a nossa vida de amanhã; a nossa vida é a criação da nossa mente. Se um homem fala ou atua com a mente impura, o sofrimento o seguirá da mesma forma que a roda do carro segue o animal que arrasta. Se um homem fala ou atua com a mente pura, o gozo o seguirá da mesma forma que o faz a sua própria sombra." (Buda).

Quinhentos anos após a morte de Sakyamuni, "o sábio dos sakyas" (povo que habitava a fronteira entre a Índia e o Nepal), ou Buda, que significa aquele que é totalmente consciente, nascia Jesus.

Jesus, mais tarde, em suas pregações dizia: *Conforme semeeis, assim será a colheita.*

(Texto da enciclopédia *Mitos-Deuses-Mistérios* de Alistair Shearer, Editora Del Prado.)

A *Lei de Causa e Efeito* sempre foi confundida com a lei física de ação e reação. Na verdade, quando se fala na lei universal de causalidade, começamos a entrar num terreno que exige maiores observações e percepções sensoriais por parte de quem a estuda, pois ela não se limita ao que se pode ver de imediato num laboratório. Ela é percebida somente através dos acontecimentos do cotidiano e, mesmo assim, somente por pessoas que quebraram certas resistências de suas crenças e preconceitos, ou seja, pessoas que já notaram que quando seus sentimentos pelo mundo são suaves, atraem pessoas também suaves no comportamento e quando carregam tensões nervosas, atraem pessoas arrogantes, cínicas e também tensas.

Diversas pessoas se consideram inteligentes, cultas, intelectuais e sabem realmente resolver questões difíceis com rapidez e facilidade. Tornam-se grandes empresários, diretores, presidentes, líderes, mas quantas dessas personalidades conhecem e se utilizam das forças naturais do Universo?

Sabemos que o grande empresário Henry Ford acreditava nas leis invisíveis e as praticava com determinação e coragem. Ele sabia que sua dedicação ao trabalho não era suficiente, pois para ele a "mente positiva" é que o levaria ao sucesso.

Ninguém pode chegar a lugar algum acreditando que o ser humano é limitado e que o destino do homem depende da sorte. Sorte é sinônimo de causa e efeito, portanto, para aqueles que contam com a sorte, sem fazerem uma reforma íntima, resta colher o que semearam.

Quando lemos frases do evangelho, como por exemplo: *Empunhai o escudo da fé, com o qual podereis aparar todos os dardos ardentes do maligno*, entendemos que devemos ter fé para lutar contra o mal ou contra os inimigos, mas essa não é a verdadeira compreensão da frase do apóstolo Paulo. Wilson Lopes, diretor superintendente da Unisys Previ do Rio de Janeiro, teólogo e autor do livro *Evangelho e saúde*, em coautoria com sua filha Mônica Magnavita, jornalista de O Globo, O Estado de São Paulo, revista Exame e Gazeta Mercantil, explica essa frase e diz: "O escudo citado por Paulo, na época utilizado pelos soldados como proteção contra flechas inimigas, é a metáfora usada pelo apóstolo dos gentios para alertar sobre a necessidade de criarmos em torno de nós uma rede de proteção contra a atmosfera negativa e tóxica à nossa volta, resultante de sentimentos contrários à lei do amor. Ou 'dardos', como bem resumiu Paulo."

Se formos procurar nos livros sagrados informações sobre a *Lei de Causa e Efeito*, encontraremos constantemente frases como: *Não há árvore boa que dê mau fruto; nem árvore má que dê bom fruto.* (Lucas 6, 43) ou *Sempre temos que comer o fruto das palavras que semeamos.* (Provérbio 18-20) e também encontrei no livro sagrado dos árabes *O Alcorão*, (6ª surata-132) o seguinte: *Para todos haverá graus concordantes com o que houverem feito. Vosso Senhor não está desatento a tudo quanto fazeis.*

O que os grandes mestres do passado deixaram para nós foi a mensagem pura das Leis do Universo, captadas por suas mentes disciplinadas e atentas aos sinais da natureza. Leis que deveriam ser seguidas por toda a humanidade, como se fossem leis de trânsito. Tanto a *Lei Universal de Causa e Efeito* quanto a *lei de trânsito* promovem autuações por parte das autoridades, quando são burladas, mas a diferença entre essas punições é que a do trânsito é paga em dinheiro e a do Universo é paga com transtornos pessoais. De forma religiosa ou científica, como na Física Quântica, poderemos ver que os frutos do Universo interagem consciente ou inconscientemente, e todos os acontecimentos de nossa vida podem ser mudados para melhor, quando aprendermos a utilizar corretamente suas leis.

Wilson Lopes já citado diz: "Nosso planeta está envolto no que convencionamos chamar de fluido universal. Pelo pensamento, imprimimos a esse fluido uma determinada característica, positiva ou negativa, dependendo da qualidade de nossas criações mentais. Por essa razão, nossos desejos repercutem em nosso envoltório fluídico, tornando-o agradável, como o ar existente no campo, ou pesado como o que se respira em cidades poluídas.

"O cientista Harold Saxton Burr, da Universidade de Yale, concluiu que todos os seres vivos são moldados e controlados por campos eletrodinâmicos, os quais podem ser medidos e localizados por meio de voltímetros de uso comum, conforme citado em um trabalho do pesquisador Hernani Guimarães Andrade. 'Como os campos da física, os campos eletromagnéticos fazem parte da organização do Universo e são influenciados pelas vastas forças do espaço', diz Burr."

Acredito que para muitas pessoas seja difícil aceitar que precisam mudar ainda mais suas atitudes, pois pensam que já são corretas o suficiente e dizem:

"Não faço mal a ninguém, sou honesto, vou à igreja, ajudo as pessoas, cuido da família e, portanto, os meus problemas acontecem porque Deus quer assim."

Para essas pessoas, seus problemas existem porque de alguma forma elas precisam passar por eles e não conseguem perceber que suas mentes, condicionadas por crenças pós-Inquisição, lhes proíbem conhecer seu próprio poder interior.

Somente com pensamentos alegres, de compaixão, harmonia constante no coração é que poderemos deixar de atrair problemas complicados, pois mesmo uma pessoa que diz não fazer mal a ninguém pode estar frequentemente tendo pensamentos de crítica contra aqueles que não são como ela ou estar guardando mágoas de pessoas que a prejudicaram de alguma forma.

Mágoas, ressentimentos, medo de perder alguém, controle excessivo de pessoas, mesmo que seja para o bem delas, gera um organismo doente e um ambiente conflitante, devido à emanação de pensamentos negativos ou tensos.

A *Lei de Causa e Efeito* é o mesmo que a *Lei do Retorno*. Tudo que pensamos ou falamos e tudo que sentimos durante o dia a dia é registrado em nosso inconsciente como na memória de um computador. Nossos pensamentos parecem ser secretos para nós, mas, na verdade, fazem parte da gigantesca e infinita rede do inconsciente coletivo. Cada desejo, cada emoção e cada pensamento estão **sendo recebidos por outras mentes na mesma frequência** vibracional e se comunicando por códigos próprios do inconsciente. Nossa consciência é desprovida da capacidade de entender essas informações, devido à individualidade regida pelo nosso ego e, portanto, não tem condições de nos avisar sobre as consequências de nossos atos.

O próprio inconsciente tenta nos avisar durante os nossos sonhos, mas nem todas as pessoas sabem interpretar seus símbolos. Quando sonhamos, estamos realizando ilusoriamente o que está frustrado em nosso coração, e também nos comunicamos com o inconsciente coletivo, captando informações. Os sonhos premonitórios são a confirmação daquilo que criamos para nosso destino, com pensamentos, palavras e ações.

Obviamente, se todos aprendessem a ler seus símbolos, muitos problemas seriam evitados no decorrer do dia, pois, alertados daquilo que criamos com nossa conduta, teríamos mais cautela. Contudo, isso não evitaria elementos surpresas como acidentes e algumas doenças.

Para que possamos viver plenamente, sem infortúnios e sem ter que ficar interpretando sonhos todos os dias, é necessário transformar nossa mente e nossa forma de ver a vida. Precisamos gerar um amor que nos faça ter pensamentos e palavras de compaixão por todos os seres da Terra. Precisamos olhar para o motorista que dirige ao lado do nosso carro, sem guerrinhas de trânsito, mas ver no rosto dele um ser humano e não um inimigo.

Cada vez que você pensar com serenidade frente a algum problema ou alguma hostilidade contra você e tentar perceber que isso está acontecendo por causa da sua própria frequência vibratória, então você estará registrando em seu inconsciente uma frequência mais elevada, que o levará para fora desses conflitos e, aos poucos, você atrairá somente pessoas e situações semelhantes à sua nova forma de comunicação. Lembre-se de que os *Semelhantes se Atraem e a Lei de Causa e Efeito* está lhe mostrando, através de situações complicadas, aquilo que você tem vivido interiormente sem perceber.

Elogie mais as pessoas, ao invés de criticá-las e agradeça mais as pessoas pelas pequenas coisas que elas fazem de bom para você ou para o mundo. Isso fará você começar a sentir o gostinho de estar sendo mais querido por todos ao seu redor e verá que a harmonia traz paz de espírito, supre as carências, alegra o coração, e o corpo torna-se saudável como consequência da organização mental.

É desgastante e estressante lutar contra o mal que já está concretizado em seu ambiente familiar, profissional, social ou no seu corpo. Portanto, relaxe e solte o medo que ele lhe causa, pois você mesmo criou tudo isso com sua própria mente sem perceber e somente com novos pensamentos, palavras e atitudes é que será gerada, no universo do inconsciente coletivo, uma forma de acabar com os problemas.

Mesmo que o problema pareça não ter solução, sente-se ou se deite em silêncio e comece a criar uma historinha na sua cabeça. Como se fosse uma criança que sonha livre e sem medo. Pense com detalhes na nova situação que você gostaria que estivesse acontecendo. Veja em sua mente, de olhos abertos ou fechados, um ambiente diferente, alegre, com todos se abraçando e se perdoando. Coloque cores nesse pensamento e sinta-o como se fosse uma lembrança e não uma criação sua.

Com isso, sua mente se responsabilizará, para que tudo aconteça do jeito que foi pensado, deixando para você apenas a tarefa de manter a serenidade e a compreensão do poder das Leis do Universo. Você se surpreenderá com os resultados e aprenderá, enfim, a fazer de sua mente uma máquina geradora do seu destino, utilizando-a de forma correta, ou seja, tendo pensamentos de amor, emoções controladas pela inteligência, sentimentos e atitudes firmes, mas dóceis e entendendo que todos os seres humanos interagem no inconsciente coletivo, atraindo-se mutuamente, conforme a vibração dos semelhantes.

Tenha medo apenas de você mesmo, pois seus pensamentos e atitudes é que "chamam" os problemas ou as alegrias. Cuide de seu cérebro e procure ajuda de um profissional, se for necessário, mas jamais se permita ter pensamentos tristes, deprimidos, de ciúme, raiva, mágoas, vingança ou mesmo de vítima, pois essas sensações fazem parte de uma vibração muito baixa, e "atolam" sua força de vontade consciente, tirando-lhe a coragem.

Procure ajuda de um psicólogo, um psiquiatra, terapias holísticas, meditação, yoga, autoconhecimento por testes psicológicos, um astrólogo que lhe mostre seu mapa cármico, para que você possa saber por onde começar sua reforma interna, pois quando estamos no escuro, torna-se difícil caminhar.

Sua vida cabe em suas próprias mãos, portanto, você é responsável pelo que lhe acontece, desde um passado longínquo, e de nada adiantará culpar pessoas ou Deus pelas suas dores. Comece a limpeza de si mesmo agora, aí mesmo onde você está, lendo este livro, e comece já a olhar ao seu redor com mais amor e alegria, por pouco que seja. Transforme seu destino naquilo que você sempre quis, mas com sua mudança interna e não com a dos outros.

A disciplina mental transforma o seu destino

Quando se fala em disciplina, pensa-se logo em educação ou regime a ser adotado por uma família, escola ou grupo. Mas a disciplina que coloco neste tópico se refere à reorganização interna de uma pessoa, sem autoridade alheia.

Em nossa infância aprendemos a nos disciplinar conforme as exigências de nossos pais ou protetores, para que sejamos dignos na escola, no trabalho, na sociedade, na construção de uma nova família, no esporte e até para educarmos outras pessoas. Mas o ocidental ignorou a disciplina que leva o ser humano para dentro de si mesmo, em busca de seu equilíbrio psíquico.

Nos países orientais, como Índia, China, Japão, Tibete, grande parte da população pratica os ensinamentos antigos de seus antepassados, com disciplina e persistência, como yoga, meditação, danças sagradas, artes marciais e orações, porque sabe que o ser humano é parte do Universo e precisa estar conectado a Ele para ter saúde, alegria, equilíbrio financeiro, harmonia nas relações humanas, talentos paranormais e metafísicos.

Sabemos que nem todos os orientais que praticam essa filosofia estão conectados à energia do Universo. São pessoas que seguem uma disciplina imposta pela família ou pelas próprias cobranças de seu superego. O superego é uma parte do inconsciente onde fica registrada a autoridade dos pais e torna-se uma fonte de autocensuras na vida adulta. Inconscientemente, nos forçamos a realizar aquilo que nossos pais achavam correto e nos reprimimos quando nossas vontades contrariam as deles.

Quando a educação é baseada na repressão e no controle, dificilmente a criança ou o adulto terá prazer em cumprir com o que se colocou como regra e não se dedicará com amor e paciência, nem corretamente, pois não teve tempo de sentir se concorda ou identifica-se ou não com a verdade do outro.

A disciplina mental espontânea normalmente ocorre na terceira idade, devido às mudanças de valores que a maturidade e as experiências de vida trazem. Isso não significa que um adolescente não possa despertar naturalmente a vontade de sentir o êxtase espiritual, através da meditação. Entretanto, para que haja disciplina mental, é necessário se permitir conhecer, sem resistência e sem medo, o poder que temos em nossa mente.

Vemos com frequência pessoas que se dizem céticas a respeito das forças invisíveis com as quais a nossa mente se conecta, mas é evidente que elas, inconscientemente, sabem do poder que possuem e apenas não estão preparadas para torná-las conscientes.

Há muitos anos, quando eu via uma pessoa desrespeitando o silêncio de uma igreja ou do templo de meditação que frequento, sentia-me invadida e irritada, pois a julgava menos espiritualizada do que eu. No templo de meditação da Ordem Rosacruz informa-se a todos, antes de entrar, que se mantenham em postura de respeito e silêncio em frente ao portal, antes de sua abertura, mas muitos discípulos ainda não compreendem o porquê desse pedido dos guardiões, por isso distraem-se em conversas paralelas e risadas, como se a fila de entrada do templo fosse a fila de um teatro ou cinema. Com o tempo, pude perceber que não devemos julgar ninguém pelos seus atos, pois aprendi que eu apenas me projetava naquelas pessoas, devido ao meu comportamento indisciplinado com as regras familiares e sociais.

Quando descobrimos que a disciplina mental leva à ascensão espiritual, começamos naturalmente a nos corrigir em todos os setores de nossa vida, pois passamos a entender que a base da felicidade está em nos manter firmes na honestidade, na determinação dos objetivos, no desapego, no amor e perdão a todas as pessoas, na força de vontade para acabar com a postura de vítima do mundo, também no autocontrole, sabendo que a *Lei de Causa e Efeito* jamais falha.

Hoje, quando estou na fila de entrada do templo, não tenho tempo para olhar o que os outros estão fazendo, pois a minha disciplina mental me carrega para dentro de mim mesma, levando-me a meditar antes mesmo de entrar pelo portal.

Cada pessoa tem seu tempo e sua maturidade espiritual e de nada adianta criticar, reprimir, julgar, isolar e entrar em conflito com os outros, pois qualquer dessas atitudes apenas está confirmando a *Lei dos Semelhantes que se Atraem* e a *Lei da Projeção*. Elevar-se significa ter compaixão sem julgamento e compreender que uns estão na pré-escola e outros na faculdade da vida, mas todos estão caminhando na mesma direção, apenas em tempos diferentes.

Disciplina mental significa dedicar-se persistentemente, com prazer e vontade firme de alcançar graus maiores de conscientização, ou seja, continuar treinando um novo comportamento, uma nova conduta e uma nova maneira de se colocar frente aos mesmos problemas, acreditando nas leis e aguardando com tranquilidade o retorno positivo da colheita de sua nova plantação mental.

Quanto mais o ser humano se distancia dos estudos e comprovações das Leis do Universo, menos disciplina tem para transformar a si mesmo, pois a mente precisa de motivações visíveis e concretas para se dedicar a algo.

Vejo a mídia popular apresentar reportagens sobre dietas, remédios, tratamentos de doenças, problemas relacionados ao ECA – Estatuto da Criança e do Adolescente –, crimes de toda espécie, mas sempre encerrando essas reportagens deixando uma pergunta ou dúvida na cabeça do público, como se nunca tivessem uma resposta para esses problemas apresentados.

Muitos programas de televisão, de grande audiência, divulgam que cientistas estão pesquisando remédios para a cura de certas doenças e até sobre vida em outros planetas, enquanto em outra emissora, outros cientistas já pesquisaram e descobriram há muito tempo que doenças se curam através de terapias, da hipnose e de regressões, que interrompem o processo e revertem o quadro de volta à saúde, mesmo sendo hereditário. Isso me fez por várias vezes desligar a TV ou mudar de canal.

Se existem tantos livros, tantas convenções médicas e científicas que tratam desses assuntos com profunda seriedade, como é possível, ainda, canais de televisão retrógrados e desatualizados, fazerem política ao invés de acelerarem a conscientização do público para a Verdade. Quem está ganhando ao manter o público desatualizado?

Estou tentando alertar, pelo menos meus leitores que, para que haja disciplina mental, é necessário desconsiderar certas reportagens que sugestionam negativamente o subconsciente de quem os assiste com frequência.

O poder da imprensa falada e escrita tem forte impacto sobre a nossa mente inconsciente e mesmo que alguém "esperto" diga que não está se influenciando por certos programas, ele nem imagina o quanto seu subconsciente está registrando essas informações que o manipulam de uma forma subliminar.

Com certeza, pessoas que assistem a programas de violências, de mortes constantes, doenças "incuráveis", simulações de crimes reais, novelas trágicas, agressões e lamúrias, não são pessoas que conseguem praticar yoga, meditação, relaxamento e muito menos disciplina mental para sua mudança comportamental, pois é evidente que carregam em seus corações as mesmas vibrações que os programas que assistem com frequência.

Estar bem informado quanto ao que acontece na cidade ou no mundo não significa ficar curtindo programas doentios.

Como você vai conseguir acreditar nas Leis do Universo, ouvindo e vendo constantemente tantas explicações sobre os porquês desses crimes, por pessoas que não reconhecem que o Universo está em movimento e que a *Lei do Retorno* está para todos?

Devemos ter compaixão por todos que sofrem, mas devemos compreender que nada acontece por acaso.

Precisamos trabalhar nossa mente, para que possamos progredir espiritualmente, independentemente do que está acontecendo no mundo, pois somente assim é que poderemos nos tornar verdadeiramente fortes e sábios, e ajudar a humanidade.

Quanto mais você entra na frequência das reclamações, críticas, fofocas, medo de como está vivendo nosso planeta e medo de como será o nosso futuro, menos você consegue disciplinar-se mentalmente para sair dessa frequência negativa, pois o que nos move são nossas crenças.

Cada um de nós deve, em primeiro lugar, entender que é responsável por tudo o que acontece em nosso planeta, pois estamos interligados através do inconsciente coletivo, desde problemas com nossa floresta, até problemas familiares de nossos vizinhos. Tudo o que pensamos, tememos, odiamos, falamos e agimos, fica impregnado em nossa aura ou em nosso campo vital e daí, cada ser humano leva consigo, para onde for, essa nuvem.

Nosso inconsciente atravessa o tempo e o espaço para manter-se conectado a todas as mentes, já que ele sabe que somos todos Um na criação cósmica. Portanto, emanamos energia positiva ou negativa, mesmo sem sair de casa.

Devemos, sim, empenhar-nos em construir ideias boas e concretas, para solucionar os problemas sociais e não apenas ficar assistindo pela televisão reportagens que nos revoltam.

Como você pode ajudar? No mínimo, tente olhar os programas com seus olhos e não com os olhos de quem escreve programas sensacionalistas. Julgue com mais amor as cenas que você vê e pare de fazer caras e bocas de horror, pois chega a ser hipocrisia de sua parte.

Sentiu-se agredido por mim? Pois então perceba que você carrega em seu coração resistência em querer modificar seu modo de ver a vida. Ajude a humanidade começando pelo seu lar. Tenha vontade de elogiar mais as pessoas que vivem com você e não permita que cenas pesadas entrem em sua casa. Proteja a energia da sua família e de seus amigos, pelo menos.

Se não for para ajudar a mudar os problemas sociais, então evite sentir tanta curiosidade por acontecimentos trágicos. Cure sua alma dessa doença e pratique a caridade com sinceridade.

Querido leitor, disciplina mental se começa negando convictamente o mal em seus pensamentos e atos para, em seguida, compor novos pensamentos e atitudes, mais generosos, amistosos, bem-humorados e dinâmicos na direção da paz interna e externa. Mesmo que seja difícil no começo, insista, pois as leis invisíveis estão atuando sem que você as veja e com certeza você terá o seu retorno.

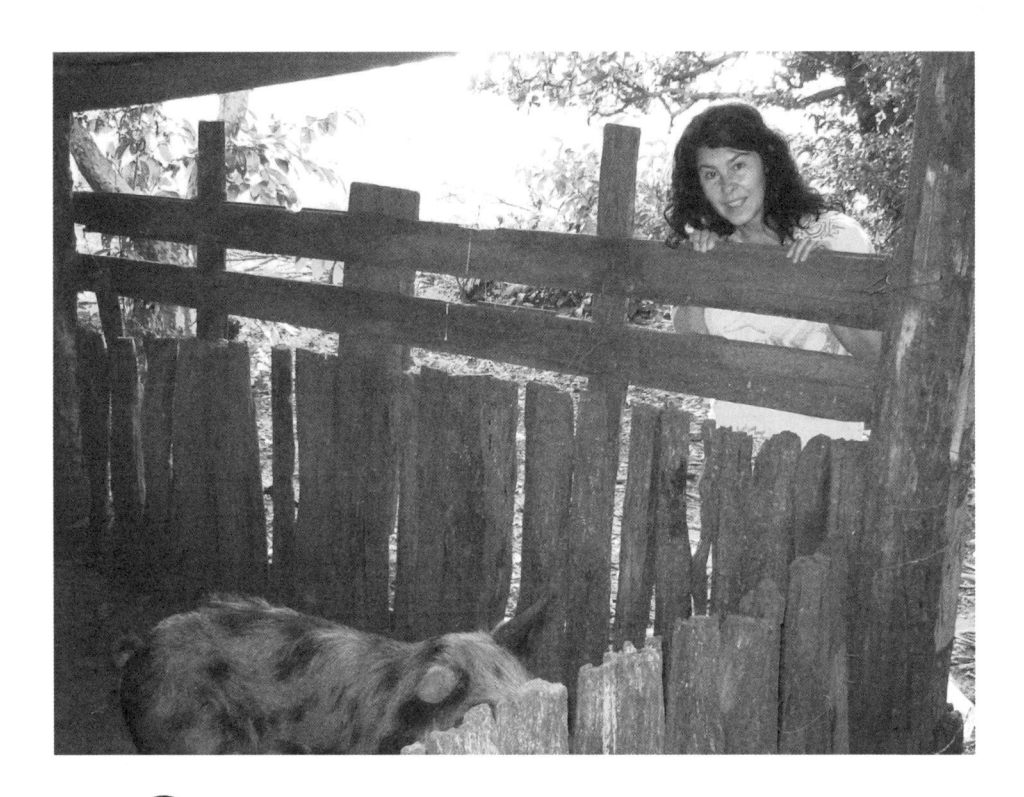

❸ Conheça através das fases de desenvolvimento da sua infância as consequências e as profissões que você terá

Na ciência da Psicologia sabemos que os primeiros anos da nossa vida são cruciais para o bom ou o mau desenvolvimento do nosso caráter.

Além da Psicologia, a milenar Astrologia dos grandes sábios do passado nos mostra nossa vida inteira – passado, presente e futuro – matematicamente calculada e cientificamente comprovada, com noventa e dois por cento de acerto. Na Alemanha é uma profissão reconhecida.

Muitas pessoas me perguntam se é a educação, o ambiente ou a genética que gera as condutas do ser humano ou se realmente o destino já está pronto e devemos viver aquilo que está escrito nas estrelas.

Partindo do princípio esclarecedor da principal *Lei do Universo de Causa e Efeito*, e também de milhares de trabalhos de regressões hipnóticas realizados por psiquiatras, psicólogos e cientistas da mente humana, incluindo as descobertas dos físicos quânticos quanto às outras camadas dimensionais além da nossa, podemos afirmar que nossa psique não está no cérebro, mas num dos corpos sutis que intermedeiam todas as dimensões, que são o corpo físico, etérico, mental, emocional, astral, espiritual até o infinito. Esses corpos são influenciados pelos nossos pensamentos, palavras e ações, e esses são influenciados por forças internas: traumas da infância, genética, crenças, medos instintivos e emoções mal resolvidas das vidas passadas; e forças externas: acontecimentos do dia a dia, atraídos pela *Lei do Semelhante que atrai Semelhante*, ambiente familiar, escolar, que também estão em nossas vidas pela *Lei da Atração Espiritual (afinidade)*, pela nossa cultura e principalmente por energias vindas do espaço sideral (corpos celestes, asteroides, nebulosas que, de tempos em tempos, impregnam nosso planeta de fluidos negativos ou positivos).

Sigmund Freud, pai da psicanálise, em suas primeiras pesquisas, acreditava que a psique estava no cérebro, mas ao se aprofundar em seus estudos, descobertas e experimentos, entendeu que a psique não está em parte alguma do físico e sim num corpo energético que permeia o cérebro.

Assim, respondo, para esclarecer as dúvidas mais comuns da humanidade, que somos seres complexos biopsicossociais e espirituais, por isso não podemos julgar somente a educação, o ambiente, a genética ou o mapa astrológico de uma criatura.

Trazemos também efeitos para esta vida causados pelos nossos antepassados e por nós mesmos, pela lei de nossa afinidade, enquanto seres pré-espirituais, ou mesmo de vidas pregressas.

Se formos considerar somente a educação dos pais, dos professores e do ambiente, estaremos sendo injustos, pois sabemos que todos nós, ao chegarmos à Terra, trazemos nossa bagagem genética e cármica (causa e efeito).

Quantas crianças criadas em orfanatos, em FEBEMs (atualmente Fundação Casa), albergues de jovens e até num ambiente hostil, tornam-se grandes homens estudados, espiritualizados e lutam pelo seu povo, chegando a governar um Estado ou um país? E crianças que foram criadas por pais ricos ou de classe média, estudaram, tiveram tudo do melhor, às vezes até amor dos pais e se tornaram vândalos, criminosos, viciados em drogas e violentos?

Por isso, precisamos entender que um bebê já trouxe seu

destino em sua malinha espiritual, e os pais que souberem disso e procurarem dirigi-lo com sabedoria e muito amor e ensinar-lhe o autoconhecimento, conseguirão desviar os acontecimentos trágicos e nocivos da vida dessa criança.

O grande Pai do Universo espera de nós essa compreensão e não a aceitação dos fatos como se fossem inevitáveis.

Deus mostra que, ao nos conhecermos profundamente, saberemos aceitar, elaborar, corrigir e remover dos nossos caminhos os acontecimentos tristes e destrutivos. Basta olhar a vida de muitos errantes que se transformaram em pessoas que salvam, orientam e curam outras pessoas, quando descobriram um caminho espiritual e de autoaceitação. Tudo pode ser mudado em nossas vidas quando descobrimos quem somos e o que viemos fazer na Terra.

Um dos caminhos que auxiliam a transformar a bagagem da *malinha espiritual* para melhor é o respeito a cada época do desenvolvimento, desde o feto até o fim da infância, no sentido psíquico.

Lamentavelmente, muitos conhecimentos da psicologia ficam trancafiados nos livros e nos consultórios dos psicólogos, por muitos deles acreditarem que não se deve ensinar aos leigos o que eles não saberão entender. É necessário ensinar toda a população que certos tratos na infância acarretam consequências graves para o desenvolvimento do caráter dos filhos. Devemos alertar, de forma simples, quais são essas consequências, para que os pais não sejam mais condenados. Afinal, qual o pai e a mãe que sabe psicologia para entender os processos de cada idade? Quem tem acesso aos conhecimentos que dirigem a humanidade no sentido mental e emocional? Será que os políticos, as igrejas e as escolas ensinam o que os psicólogos sabem sobre comportamento humano? E por que será que muitos psicólogos ficam enfurecidos comigo e dizem que não tenho ética quando revelo as fases do desenvolvimento do ser humano? Mesmo com muitos psicólogos que atendem gratuitamente a população, sempre existirão os preconceituosos contra os psicólogos que nunca procurarão ajuda. Com isso, muitas famílias continuam ignorando os perigos de educar sem psicologia.

Entretanto, todos os meus alunos e o público das minhas palestras são orientados, de forma simples, sobre os riscos, as consequências e os benefícios das fases de desenvolvimento das crianças de 0 a 14 anos. E graças a Deus, centenas de pais estão mudando o destino de seus bebês.

A seguir mostrarei quais as consequências de cada idade na infância, quando não se leva em consideração as necessidades psicológicas, físicas e espirituais até os 14 anos de idade.

Mas antes de você iniciar sua jornada junto a seus bebês, aceite que você também precisa conhecer-se, aceitar-se, perdoar-se e, acima de tudo, limpar seu coração de todos os ressentimentos (subconsciente) em relação aos seus pais.

Saiba que seus filhos são seus frutos e de seus avós e seus pais, por isso eles muitas vezes repetem os mesmos traumas, condutas e até atraem o mesmo tipo de vida (Lei do Atavismo).

Para saber lidar com as fases psicológicas da infância dos seus filhos, você precisa passar por um processo terapêutico e enfrentar suas próprias sombras e interromper as transferências dos seus problemas internos para suas crianças. Do contrário, você só estará nadando contra a maré, causando "maremotos" na educação dos seus filhos. Por mais que você tente ser um ótimo pai ou uma ótima mãe, lembre-se de que um cego não consegue guiar outro cego num terreno desconhecido.

Normalmente os pais não educam, apenas transferem seus medos e crenças, e às vezes pensam que ensinam de forma totalmente diferente daquilo que aprenderam com seus pais, dando uma educação nova e mais saudável. Ledo engano; estão apenas fazendo um laboratório e usando seus filhos como cobaias, pois só conhecerão os resultados no início da adolescência ou mesmo na vida adulta de suas crianças. No fundo, são riscos inevitáveis que os pais modernos vivem e, é claro, que a intenção é sempre a melhor. Porém, se não conhecerem as mudanças da psique dos seus filhos durante as passagens das idades, estarão cometendo os mesmos erros dos próprios pais. Pais conscientes compreendem que seus bebês chegam com impressões digitais diferentes das suas e que dependem apenas de um leme forte e flexível para dirigi-los até o rio da sua felicidade pessoal. Pais aptos e amorosos dirigem a vida de seus filhos levando em consideração a personalidade da criança e não a sua.

Pais sem conhecimento da psique humana apenas transferem gritos, críticas, surras, castigos, repressões, exigências descabidas para certas idades ou mesmo, no outro extremo, soltam totalmente e são condescendentes com as atitudes de seus filhos.

É necessário andar pelo caminho do meio, conhecer o mapa astrológico de seus filhos e intuir a melhor maneira de conduzi-los. Pais que não praticam a meditação perdem o controle, se estressam e pedem socorro para a *super Nani* (programa de televisão onde uma psicóloga especializada em crianças rebeldes ajuda os pais a corrigirem seus filhos). Para que vocês, pais, não cheguem a esse ponto, aprendam como agir no decorrer das fases da infância de seus filhos, através da psicologia básica e necessária para a humanidade, que mostrarei a seguir.

A idade referida às fases é aproximada, pois hoje em dia as crianças estão antecipando tudo.

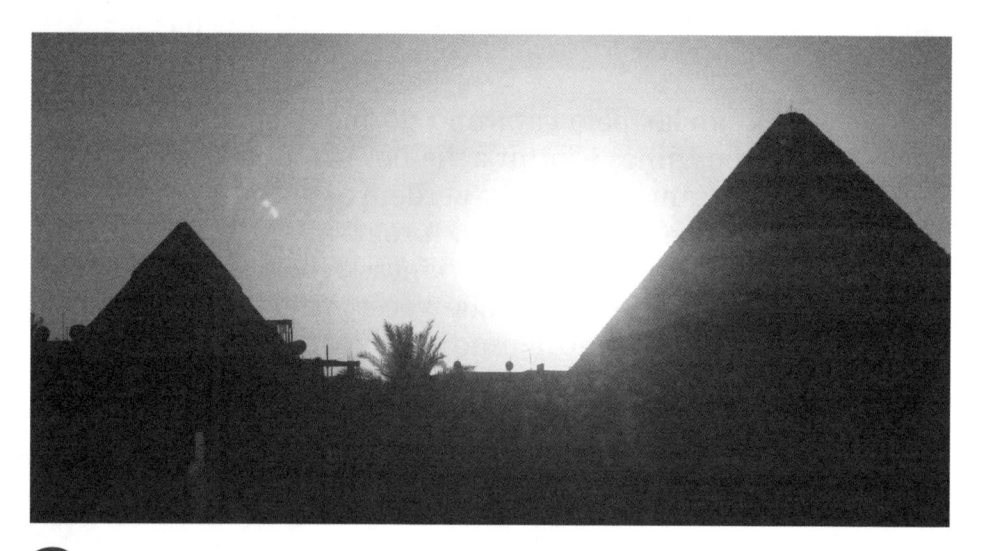

4 Fases do desenvolvimento infantil: Uma síntese da psicanálise com espiritualidade oriental e egípcia

Fase Oral – de 0 a 2 anos

Esta é a fase da mamada. Os primeiros órgãos pelos quais a criança sente prazer, conforto e satisfação são a boca e a língua. Estes são ligados ao sistema nervoso central onde suas células registram as impressões sensoriais e psicológicas dessa fase. Há uma hipersensibilidade na percepção da criança nessa época e tudo o que acontece ao seu redor e o tipo de relacionamento com sua mãe é gravado em seu subconsciente, inclusive o que sua mãe pensa ou sente, mesmo em segredo. É o seu primeiro aprendizado fora da barriga da mamãe, porque ela nasce já impregnada de ensinamentos bons e ruins conforme as palavras, sentimentos e atitudes da mãe durante a gestação; as perturbações emocionais da mãe, o tipo de vida dos pais, mágoas da mãe em relação ao marido e mesmo os pensamentos mais secretos dela causarão consequências psicológicas desagradáveis nas primeiras iniciativas da criança.

A fase oral é a mais importante depois da gestação, como falei. Na gestação ficam gravadas no subconsciente do bebê as emoções da mãe, porque emoções são substâncias químicas produzidas pela glândula hipotálamo, que circulam pela corrente sanguínea dos dois. Raiva, medo, agressividade, ciúme, mágoas, traumas ou alegria, paz e amor, circulam pelo sangue do feto, até que ele adquira as mesmas condutas (pela transferência sanguínea da memória das células da mãe), tanto na barriga quanto na infância.

Por isso, a fase oral seria a grande chance de amenizar ou curar as feridas da alma desse bebê, mas nem sempre é o que acontece, devido à falta de informação da maioria das mães de não saberem dos perigos e benefícios dessa fase. O desleixo, a negligência ou a falta de respeito com o desenvolvimento da estrutura da personalidade da criança trazem sérios problemas à criança e péssimo relacionamento entre pais e filhos, devido à rebeldia, agressividade ou falta de concentração por parte da criança que não teve uma boa formação em suas primeiras fases.

A criança precisa de total atenção e paz no ambiente na hora da mamada. Ela precisa se sentir segura e protegida nos braços da mãe para conseguir desenvolver a concentração e a direção em seu cérebro. A mãe precisa se isolar com sua criança e permanecer olhando nos olhos do seu filho enquanto ele mama. O olhar da mãe, ou da mulher que o alimenta nessa fase, é mais importante do que a própria mamada. O cérebro e o coração da criança sentem segurança, proteção e que é desejada, amada e confortada, através do olhar da mãe. Por isso jamais se deveria amamentar num ambiente com outras pessoas ou em frente à televisão ligada, pois a criança seria atraída pelas imagens e sons e perderia o contato com os olhos da mãe. Quando a criança é criada sem esse contato, tanto a mãe quanto a criança não desenvolvem a intimidade espiritual e psicológica para se entenderem pelo olhar, tornando-se verbalmente agressivas uma com a outra, por não conseguirem se compreender.

O peso da displicência de uma mãe ou de uma avó, ou mesmo da babá, só será conhecido na balança do peso corporal do seu filho na infância ou na vida adulta. Ao perder constantemente o contato com o olhar da mãe na hora da mamada, a criança não desenvolverá, na sua estrutura psíquica, a segurança e a proteção necessárias para levar à vida adulta. Isso acarretará diversos transtornos emocionais quando, na adolescência ou na vida adulta, tiver que enfrentar perdas, traições, desprezos, mágoas e desarmonias no dia a dia.

Esses transtornos provocam distúrbios hormonais, retenções de líquidos, compulsão alimentar ou inibições dos órgãos excretores (intestinos e bexiga). São pessoas obesas, ou com "tendência" a engordar. Muitas até crescem magras, mas, num determinado momento da vida, engordam.

Logo argumentam que é consequência da idade, hereditariedade ou que houve algum descontrole hormonal. Na verdade, essas pessoas passaram por algum problema de forte perda, traição, desconsideração, mágoa ou até um abandono repentino e doloroso. Isso apenas acionou a sementinha instalada no seu organismo na época da mamada. Se elas não tinham engordado ainda, era porque o profundo elemento desencadeador não tinha surgido com força em suas emoções ou porque viviam sob a proteção dos pais ou de outra pessoa. Ao perder a proteção da família em algum sentido, a pessoa precisará se virar sozinha com suas emoções e não encontrará dentro de si segurança e proteção para lidar com os problemas. Essa falta de proteção provoca insegurança, medo e ansiedade, fazendo com que a pessoa se alimente muito para preencher o vazio da alma pela boca, que representa a fase oral mal resolvida. Muitas pessoas fazem regime e mesmo assim engordam porque seu organismo está condicionado a reter ou segurar, assim como o comportamento do gordinho.

O magro teve o olhar da mãe, ou de outra pessoa, e, por isso, durante as tormentas da vida, encontra firmeza dentro de si para lidar com suas próprias emoções. Mesmo perdendo as "estribeiras", ele encontra rapidamente o equilíbrio interno para abandonar uma pessoa ou impor sua opinião. Às vezes toma atitudes nem sempre aprovadas pela família ou pela sociedade, porém o magro descarrega suas emoções e seu corpo não retém nada de que não precise, igual ao seu comportamento sem culpa.

É incrível como ainda existem pessoas que ignoram as explicações dos psicólogos e acham que tudo isso é "besteira".

Enquanto os pais não aceitarem esses ensinamentos e não entenderem o funcionamento do cérebro em cada fase do ser humano, os distúrbios emocionais continuarão, muitas vezes chegando a tragédias familiares e sociais.

A fase oral, ou seja, o tempo de desenvolvimento de uma das estruturas da personalidade é de 0 a 2 anos. Mesmo que a mãe queira interromper a mamada no peito e passar para a mamadeira, deverá ser gradativamente e não repentinamente, nem colocando pimenta no bico do peito para o bebê desistir de mamar. Existem mães que agridem o prazer da criança para conseguirem o que querem dos seus filhos, porém esse tipo de atitude causará na criança um trauma e, quando adulta, ela acreditará que não tem direito aos prazeres, gerando até raiva de pessoas que se divertem e gozam a vida.

Mesmo que uma mãe olhe para os olhos do seu filhinho na época da mamada, mas interrompa repentinamente a mamada no peito e passe para a mamadeira, sem esperar a elaboração cerebral da criança, ocorrerão diversos distúrbios de conduta. Essa criança não engordará, pois sua mãe olhou em seus olhos, porém terá vários comportamentos negativos, indicando que sua fase oral foi incompleta ou traumática.

Exemplos negativos de mães durante a fase oral

- Ansiosa
- Magoada
- Possessiva
- Gênio forte
- Submissa
- Anulada
- Atribulada
- Mau relacionamento com o pai da criança
- Mãe que morreu cedo
- Distraída
- Vulgar
- Nervosa
- Fofoqueira
- Briguenta
- Orgulhosa
- Carente
- Autoritária
- Arrependida de ser mãe
- Patologias: esquizofrênica; bipolar (mudança de humor repentina: ora alegre e feliz, ora deprimida ou agressiva), paranoica e depressiva.

Exemplos de condutas negativas geradas na fase oral mal resolvida (para a infância e para a vida adulta)

- Pessoa que não tem "papas na língua": fala mal dos outros, grita e solta palavrões
- Reclusa, calada ou tímida

- Cleptomania (impulso mórbido para o furto) e mania de levar para casa *souvenires* de festas
- Agressiva
- Tendência a morder tudo, inclusive pessoas
- Compulsão alimentar
- Bulimia
- Chupa o dedo ou objetos
- Fala alto demais
- Fala baixo demais
- Alcoolismo
- Todos os vícios pela boca: cigarros, cachimbos, charutos, maconha, doces
- Fetiche por sexo oral
- Mau hálito
- Logorreia ou Verborreia (necessidade de falar sem parar)
- Morde os lábios
- Fala mal de tudo e de todos
- Resmunga demais
- Chantagista emocional
- Fofoqueira
- Briguenta
- Invejosa
- Insegura
- Indecisa

Exemplos de sublimação (profissões) da fase oral (mamada) interrompida bruscamente

O termo *sublimação* em psicologia significa *transformar a conduta negativa em conduta positiva*, ou seja, transformar seus desvios internos em algo produtivo para a sociedade.

Quem conseguiu se reequilibrar pela maturidade, ou pela terapia, descobriu que tinha inclinação para profissões orais. Seu inconsciente lhe mostrou que sua energia acumulada (da fase oral) abria portas para ocupações úteis ao invés de viver atacando pessoas e a si mesmo. É claro que não está na consciência e a pessoa, na verdade, é impulsionada pelo inconsciente para querer estudar e praticar algo que tenha a ver com ela.

Vamos ver agora quais são as profissões que surgem pela fase oral:
- Advogado
- Juiz
- Cantor
- Compositor
- Professor
- Palestrante
- Pastor
- Padre
- Missionário
- Ator
- Radialista
- Locutor
- Mediador
- Pacificador
- Músico de instrumento de sopro
- Dentista
- Degustador
- Telefonista
- Radioamador
- Fonoaudiólogo
- Otorrinolaringologista

Enfim, todas as ocupações ou profissões que se utilizam os aparatos da comunicação. Mas isso não significa que a pessoa deixará de roubar (caso tenha essa tendência), de gritar, etc., se seguir essas profissões. Apenas seu subconsciente estará fazendo uma compensação e se utilizando da energia dos prazeres orais para realizar algo útil.

Para eliminar a conduta negativa, a pessoa precisará de uma imersão espiritual, praticando meditação, yoga, tai chi chuan, exercícios de autoconhecimento e a prática do amor na caridade não mecanizada.

Nosso cérebro funciona como um computador programado e a única forma de reprogramá-lo é fazendo com que ele ressignifique o que aprendeu, mostrando-lhe que nada acontece por acaso, e que tudo que nos é dado pela vida é para crescermos e sermos pessoas melhores e mais felizes. Os profissionais da PNL (programação neurolinguística), por exemplo, possuem técnicas para reprogramar o cérebro através das mudanças de paradigmas e crenças. É gravada no cérebro uma nova história do seu passado, fazendo com que sua mente reaja positivamente por meio de novas compreensões daquilo que vivenciou na infância, adolescência e na vida adulta.

A pessoa se sente melhor com ela mesma e já não somatiza mais doenças geradas pela culpa inconsciente ou por alguma frustração ou remorso. É visível a mudança comportamental de quem conseguiu se reprogramar, seja por algum tipo de terapia ou pela imersão espiritual. A pessoa que gritava e dramatizava fica mais calma e raciocina antes de responder a uma ofensa ou perda, porque agora conhece o poder do seu interior e se sente em paz.

Vamos agora confundir um pouco a sua cabeça, querido leitor, para em seguida a reorganizarmos.

Se você fizer o mapa natal (astrológico) de um bebê recém-nascido, e o astrólogo disser à mãe que sua criança tem talento para ser advogado, passe a reparar como a mãe se comporta na época da mamada. Ela provavelmente, sem saber, terá tendência de interromper a mamada abruptamente. Não importa por qual razão a mãe interromperá bruscamente a nutrição do seu bebê do peito passando à mamadeira, apenas é o "destino" fazendo com que seu filho tenha motivos psicológicos para cumprir com seu mapa: ser advogado.

Nada acontece por acaso e, no fundo, nenhuma mãe ou nenhum pai será totalmente responsável pela conduta dos seus filhos. Existe algo maior movimentando o Universo de nossa dimensão e todas as circunstâncias. Existe a *Lei de Causa e Efeito* desde antes de nascermos, e o que podemos fazer é perceber isso, aceitar e tentar caminhar insistentemente pelas trilhas do amor e do perdão, para evoluirmos e modificarmos o destino para melhor. Se seu filho veio ao mundo para ser advogado, então que seja justo, honesto, generoso e trabalhe com a verdade e com as Leis do Universo acima das leis dos livros.

O que chamamos de "carma" (ação), são apenas as energias das polaridades do Universo agindo pela *Lei de Causa e Efeito*.

Nosso nascimento aqui na Terra, nossos pais, nossa casa, nossos amigos, nossos vizinhos, nossos patrões ou nossos funcionários, a escola em que estudamos, os professores que tivemos, colegas da escola ou do trabalho, relacionamentos amorosos, casos, casamentos, filhos e até pessoas estranhas que cruzam nossos caminhos, tudo faz parte de um sincronismo. Ao percebermos isso, estaremos entendendo as regras do jogo universal e nada mais nos surpreenderá e sim nos causará alegria por termos sido escolhidos para a grande turnê. Saberemos que a *Lei do Retorno* está atuando em nossas vidas, já há muito tempo, e que temos todos os instrumentos e ferramentas para mudarmos o rumo dos acontecimentos. As ferramentas de que dispomos são simples, porém precisam ser usadas com sabedoria e determinação, pois funcionam perfeitamente e nunca apresentam defeito. Somos nós que as usamos de forma inadequada quando não conhecemos as regras do jogo. Podemos mudar ou sublimar o nosso destino através dos nossos pensamentos, nossas palavras e ações. Esses são os instrumentos que a Natureza nos deixou, desde o começo do Universo, assim como o próprio Deus se utilizou do Verbo para sua Criação.

Portanto, quando sabemos quem somos e o que queremos, nada nos perturba, pois sabemos exatamente como usar as ferramentas.

Crie seus filhos com amor calmo, ternura, atenção, olho no olho, rosto firme e sereno, e dê exemplo de bom caráter pelos seus próprios atos e palavras, para que ele possa copiar você. Seja honesto, pense honesto, pois a honestidade é questão de inteligência e mente expandida, porque conhece a *Lei do Retorno*. Resista às tentações e se agarre no Deus do seu coração. Seja alegre, divertido, responsável, otimista e assuma o hábito de ler bons livros na frente dos seus filhos, para que eles possam se interessar em ler também. Com certeza seus filhos, mesmo que tenham trazido um gene desonesto, criminoso ou de fracasso, tenderão a imitar o seu ídolo querido em casa e não os líderes do mal que se encontram facilmente nas ruas, escolas, festas, no trabalho ou em viagens. Faça seus filhos serem imunes às tentações negativas, mostrando-lhes as vantagens de serem bons e honestos. Ao verem seus pais felizes e amorosos, com o comportamento impecável, eles também serão impecáveis.

Fase Anal – de 2 a 3 ou 4 anos

É a fase em que a criança está sendo ensinada a controlar as fezes e a urina. Nesta fase a criança é constantemente corrigida na hora de fazer cocô ou xixi e sua mente fica focalizada no movimento anal, para o controle dos músculos. É quando a criança percebe o seu bolo fecal como seu primeiro produto. Qualquer experiência frustradora ou prazerosa nessa fase, em relação ao seu cocozinho, ficará registrada em seu subconsciente e, assim como na fase oral, também deixará consequências psíquicas para sua vida.

Essa fase é muito importante para o desenvolvimento da autoestima e a prosperidade na vida adulta. Trata-se de uma região do corpo considerada porta de saída das excreções ou substâncias que já não servem mais para o corpo. Pela linguagem egípcia do corpo, é a porta de saída do passado, das mágoas antigas, do controle das emoções e das indignações de ambientes e pessoas que vivem de tramoias e injustiças. É a porta de saída das profundas mágoas nos relacionamentos profissionais, familiares e sociais no sentido das disputas e concorrências materiais.

Se porventura os pais não souberem da importância dessa fase e menosprezarem, humilharem, repreenderem, zombarem da sujeira que a criança faz com seu cocô, estarão decretando para seu filho uma personalidade possessiva, controladora, de baixa autoestima e até extremista e egoísta, como um pequeno nazista, num mecanismo de defesa inconsciente.

Para a criança, nessa fase, seu cocô é maravilhoso, pois foi ela mesma que o gerou. Por diversas vezes, ela pega o seu cocô com as mãos e leva de presente para seus pais pela casa.

Muitos pais, por não terem sido instruídos em como lidar com a criança nessa hora, castigam ou fazem caretas de nojo, humilhando o seu presentinho. Essa criança terá sua primeira frustração quanto ao que ela criou e carregará em seu subconsciente a ideia de que seu primeiro produto não foi aceito. Assim poderá levar para o futuro uma conduta negativa e pessimista em relação a todos os seus trabalhos de escola, faculdade e carreira, sempre achando que seu produto não é bom o suficiente ou que não é aceito por ninguém. Inclusive poderá ter intestinos presos, representando a ideia inconsciente: "já que ninguém gosta do meu cocô, não o soltarei mais", ou "já que ninguém gosta dos meus produtos, nunca os terminarei".

Pessoas pirracentas normalmente têm intestinos presos, representando o controle que quiseram ter, quando crianças, sobre seus pais, na fase anal. Toda criança sabe que segurar o seu cocô no intestino deixa os pais nervosos, então faz pirraça segurando os músculos anais quando os pais não fazem o que ela quer. Por isso, quando se torna adulta e a vida a contraria ou ela se sente comandada por alguém autoritário ou que tenha poder emocional sobre ela, automaticamente seus intestinos prendem, por condicionamento psicológico.

Toda pessoa que não quer se desfazer do passado – casa, família que não deu certo, carreira, objetos, sua cidade, casamento ou namoro que acabou –, "segura" inconscientemente os intestinos, como sinal de medo ou pirraça contra o destino ou contra aqueles que representam o novo em sua vida. O novo é assustador e não tem laços com o passado. Isso faz com que muita gente permaneça, sem perceber, lembrando, falando ou pensando nas situações ou pessoas do passado, para sentir-se amparado por algo que conhece, mesmo sendo um passado dolorido.

Por isso é importante elogiar e conduzir a criança alegremente, cada vez que ela "produz" seu cocozinho ou faz farra com seu "barrinho". Ela precisa acreditar que sua criatividade a levará para um futuro melhor e assim não crescerá apegada no passado.

Exemplos de condutas negativas após a Fase Anal mal resolvida

- Avareza
- Mania de limpeza
- TOC (Transtorno Obsessivo Compulsivo)
- Colecionar coisas inúteis
- Juntar objetos que raramente usa ou nunca usa
- Acumular coisas em gavetas, armários, guarda-roupas, em caixinhas
- Complexo de superioridade como autoafirmação
- Complexo de inferioridade por não se sentir importante
- Perfeccionista
- Impor regras rígidas à família, no trabalho e no lazer
- Comportamento de *sargento* (autoritário)
- Apego exagerado a pessoas ou a suas coisas

- Rígido em suas opiniões
- Autocobrança constante
- Não gostar de mudanças em geral
- Não gostar de dormir na casa dos outros
- Ficar enfezado com facilidade (espírito de *velho rabugento*)
- Ter nojo de quase tudo
- Menosprezar-se diante das pessoas para testar seu valor
- Achar-se sujo o tempo todo
- Sentir necessidade de tomar vários banhos no mesmo dia
- Problemas com as hemorroidas
- Somatizar doenças nos intestinos ou na bexiga
- Sentir adoração por perfumes fortes ou rejeitar qualquer perfume
- Possuir a conduta de quem nega o fluir das energias da vida e da natureza

Exemplos de sublimação (profissões e condutas positivas) da Fase Anal

- Maquiador
- Artista Plástico
- Pintor
- Pedreiro
- Pizzaiolo
- Piloto de *off-road* (barro)
- Artesão
- Cozinheiro
- Doceiro
- Proctologista
- Cirurgião Plástico
- Massagista
- Agrônomo
- Pecuarista
- Jardineiro
- Apicultor

Afinal, seu subconsciente o fará ganhar dinheiro ou se divertir com o que simboliza seu "cocô", pois o inconsciente trabalha por associação de ideias.

Lembre-se de que, em todas as fases da infância, o cérebro estará estruturando uma parte da personalidade da criança.

Se você tem filhos adultos ou você mesmo se identificou com uma ou mais dessas facetas acima, tome a decisão de incentivar seus filhos ou você mesmo a caminhar em direção a essas sublimações. Saiba que o inconsciente se reequilibra quando percebe que uma energia parada começa a se movimentar e a ser útil de alguma forma para o planeta.

Seus pais, ou você mesmo, dificilmente se lembrarão de terem agido corretamente ou não em todas as fases do desenvolvimento da infância. Por isso não se culpe nem culpe seus pais ou quem o criou. Afinal, quem tem todos esses conhecimentos dentro de casa, não é mesmo?

Além do mais, nada acontece por acaso. Apenas tome a decisão de sublimar seus desvios de caráter ou de comportamento, fazendo o que seu subconsciente quer. O inconsciente é uma energia mais profunda e ao que estiver registrado negativamente nele nem sempre temos acesso fácil, por isso recorremos ao subconsciente que intermedeia nossa consciência com ele. Quanto mais insistirmos em fazer a coisa certa e nos dedicarmos a agir de maneira sublimada, mais o subconsciente despejará novas informações no inconsciente, até convencê-lo a ressignificar todo o aprendizado do passado.

Como disse anteriormente na fase oral, faça seu mapa astrológico, calculado matematicamente por um verdadeiro astrólogo e você constatará que seus talentos eram esses citados acima e que, estranhamente, seus pais agiram "negativamente" na sua fase anal, para que seu destino se cumprisse.

Se os pais agirem corretamente durante as fases de desenvolvimento da criança, ela poderá se direcionar ao seu compromisso com o planeta Terra sem que ocorram desvios de caráter e sofrimentos. Mas sabemos que muitas pessoas chegam nesta vida sem enxergarem quem são ou o que devem fazer e ainda se rebelam quando alguém tenta orientá-las. Por isso, muitos pais, intuitivamente, agem de maneiras às vezes cruéis, para que os filhos amadureçam. Acredito que um dia todos saberão encontrar novos caminhos para educar pelo amor e não mais pela dor.

Veja o caso de Adolf Hitler. Ele deve ter sofrido abusos e violências em sua fase anal, pois se tornou controlador ao extremo, nazista e ainda ordenava que as mulheres no campo de concentração defecassem em sua boca para excitá-lo. Consta que ele teve todas as fases da infância deturpadas e não conseguiu sublimá-las. A raça ariana, por exemplo, que ele queria criar é um processo da fase anal, pois significa perfeccionismo e a criação de corpos como se fossem "barro". Se Hitler tivesse sublimado suas fases da infância, com certeza teria sido um cientista de *ciborgs* ou o cirurgião plástico mais famoso do mundo, ou talvez um arquiteto melhor do que o Niemeyer e até um astronauta, disposto a construir uma nova civilização em outro planeta. Se ele tivesse sublimado seu grande poder de criar, teríamos hoje as mesmas descobertas e grandes realizações para a humanidade, sem guerra.

Querido leitor, pense! O que você acha que cada pessoa poderia ter como profissão ou entretenimento, se tivesse sublimado uma das fases da infância? É interessante e intrigante, mas isso é científico e perigoso se for mal interpretado.

Lembre-se de que papai e mamãe são apenas instrumentos do Universo e não totalmente responsáveis pelo futuro de seus filhos.

Os pais precisam entender que são o porto seguro de uma alma que já sabe o que veio fazer e que precisa apenas ser lembrada, estimulada e dirigida para sua tarefa nesta vida.

Cada um de nós trouxe um talento para somar benefícios neste planeta. Cabe a nós, aos pais, professores, pastores, médicos, padres e políticos mostrar a força que existe em nosso interior, nossas capacidades e como transformar o lado negativo e sombrio em positivo e construtivo. Carregamos os dois lados de uma mesma moeda, mas não podemos mais jogar ao léu a informação que corrige nosso leme. Não podemos mais, simplesmente, jogar a moeda para o alto e esperar a cara ou a coroa. Podemos escolher qual das energias do destino queremos usar e colocar em prática a busca do autoconhecimento.

Como é bom ter um manual de instrução para educar, não é mesmo? Mas claro que esse manualzinho dependerá da dedicação, paz, bondade, caridade e prática da meditação por parte dos pais, para que ele funcione. Os pais precisam antes se conhecer, se amar e se curar dos sofrimentos da alma, do contrário tudo continuará como sempre tem sido.

Vamos continuar com as fases do desenvolvimento da criança.

Fase Fálica Edipiana – de 3 a 7 anos

A palavra fálica significa (falo = pênis). Nessa fase começa a desenvolver-se o interesse instintivo na sexualidade. Chama-se fase fálica, pois o pênis é o principal objeto de interesse para a criança de ambos os sexos. É a fase da organização libidinal infantil. O complexo de Édipo começa nessa idade.

Quando os psicólogos explicam essa fase para os pais, imediatamente ocorre uma resistência contra essa informação por preconceito e vergonha.

Assuntos sobre sexo sempre causam constrangimento devido à cultura puritana. Mas é importante esclarecer sobre o início da sexualidade, para que a criança seja bem dirigida, orientada e que seu futuro sexual seja equilibrado e feliz.

Todos os casos de distúrbios sexuais – frigidez, ejaculação precoce, medo ou obsessão por sexo, estupro, prostituição, homossexualismo afetado, doenças genitais e nos órgãos reprodutores, problemas de alergias, enxaquecas e até complexo de inferioridade ou superioridade sexual –, vêm da fase fálica, porque é a fase em que os pais deveriam ser criativos, sem preconceitos, cautelosos e atenciosos com as manifestações sexuais ou maliciosas de suas crianças. Mas devido à cultura e a educação reprimida que os próprios pais tiveram, não sabem como lidar com os filhos nessa fase, acabam fingindo que não veem ou ficam tão desconcertados quando a criança faz perguntas sobre sexo ou como nascem os bebês, que mentem ou se esquivam, ou são inescrupulosos.

Por isso, deixarei claro que as crianças na fase fálica precisam de pais equilibrados e sem falso puritanismo, que encarem a realidade e sejam inteligentes o suficiente para entender que a criança está apenas se descobrindo em seus pontos erógenos (áreas do corpo que provocam a excitação sexual, devido à sensibilidade neural) e que sentem curiosidade natural em saber como as coisas acontecem no mundo.

Quando o pai ou a mãe veem seus filhos brincando de médico ou de marido e mulher, se tocando ou tocando os órgãos sexuais de outra criança, terão que ter muita sabedoria para desviar a atenção da criança para um brinquedo ou um passeio que lhe dê muito prazer, sem que ela perceba que está sendo arrancada dos seus primeiros prazeres. A criança não pode ver que você viu. Mas isso se aplica somente nos primeiros anos da fase fálica.

Ao chegar aos 5 aninhos, os pais terão que interromper ou não dar espaço para que isso aconteça, apresentando jogos coloridos e divertidos e estando sempre perto das crianças quando estão trancadas num quarto, por exemplo. Jamais dê bronca por elas estarem se descobrindo sexualmente, pois provocará um trauma. Jamais dê risada quando pegar seu filho mexendo no seu próprio pênis, pois isso estimulará que ele se toque mais vezes para agradar aos pais. Desvie a atenção das crianças para sons engraçados, filmes coloridos, instrutivos e de movimentos constantes. Os pais poderão inventar brincadeiras na sala ou no quintal, onde os adultos tenham que fazer o que as crianças querem e depois o jogo se inverte e as crianças passam a fazer o que o adulto quer. Isso criará uma atmosfera de harmonia e equilíbrio entre pais e filhos.

A maioria dos pais desconhece as consequências causadas por uma educação repressora ou liberal na fase fálica, por isso vou tentar fazer com que as famílias transformem a forma de educar e novas gerações cresçam com maior grau de espiritualidade, sem traumas, fobias, manias ou desvios e transtornos da personalidade.

Para que se possa compreender melhor o poder da fase fálica, resumirei a longa e complexa história de Édipo. Assim muitos pais poderão se preocupar em buscar mais informações com profissionais da psicanálise e aprender a lidar com seus filhos em seu desenvolvimento sexual. A história de Édipo é dramática e já foram realizadas peças teatrais e filmes a respeito, por ser tão rica em detalhes e em fortes emoções que prendem a atenção do público. Peço desculpas aos meus leitores por ter que ser cruelmente resumida, mas a verdadeira história é longa e maravilhosa. Quero apenas, neste tópico da fase fálica, mostrar as consequências quando os pais desconhecem o poder do complexo de Édipo. Sugiro que o leitor leia, pela internet ou em livros, a verdadeira história de Édipo na mitologia grega, não só para estudar este tópico da psicologia, mas como cultura. Vale a pena.

Resumo da história de Édipo, segundo a mitologia grega

Como disse antes, peço desculpas aos leitores, por ter que resumir e estilizar a verdadeira e maravilhosa história de Édipo, mas necessito ser breve para não fugir do propósito a que me propus de alertar os pais e educadores.

A mitologia nos conta que Jocasta, uma linda rainha, teve um filho com seu rei Laio, de Tebas. Levaram-no ao oráculo para saber se ele seria um bom rei ao crescer, e foram surpreendidos por uma trágica revelação: "Ele se tornará um lindo rapaz, se apaixonará pela própria mãe e matará o seu pai, casando-se com sua mãe". Essa notícia os deixou transtornados e tiveram que tomar a triste decisão de mandar matar a criança. Então, aos prantos, entregaram-no a um servo e pediram que o eliminasse longe dali. O criado compadecido não teve coragem de matar o bebê e apenas amarrou-o pelos pés, de ponta-cabeça, numa árvore. Um pastor caminhante avistou aquele menino amarrado e o retirou de lá. Com carinho o chamou de pequeno Édipo, que significa "pés inchados". O pastor entregou Édipo a um casal de reis estrangeiros de uma cidade bem distante, que o adotaram e o educaram como se fosse seu filho.

Édipo cresceu simples e feliz, longe da cidade de seus pais. Ele era forte, muito bonito e extremamente inteligente, acima da média do povo do local. Em todos os jogos era o vencedor e ninguém o vencia nas lutas amistosas de espadas. Era muito querido de seus amigos, mas tinha sonhos que o acordavam assustado, pois sempre se via matando um homem. Seus pais adotivos faziam de tudo por ele e desconversavam quando fazia perguntas sobre seu nascimento.

Um dia Édipo resolveu ir escondido ao oráculo da região para saber se ele seria um bom rei e lhe foi revelada a profecia de que ele mataria seu pai e se casaria com sua mãe. Édipo gritou revoltado que ia mudar o destino e jamais mataria seu pai e se casaria com sua mãe. O oráculo acrescentou que ele ficaria cego por um espinho que perfuraria seu olho. Desesperado, voltou ao seu castelo e planejou fugir para que a profecia não se realizasse.

Édipo esperou a noite chegar e então fugiu em seu cavalo por uma estrada que o levasse para bem longe. Viajou por muito tempo, dia e noite se lembrando das palavras do oráculo que o tornavam cada vez mais infeliz.

Certo dia, cansado, com fome e maltrapilho, deparou-se com uma grande esfinge no alto de uma colina que o ameaçou com suas charadas. Édipo não sabia que a esfinge era a causa do sofrimento do povo da cidade da qual estava se aproximando. Ela ameaçava todos que passavam por ali, dizendo que, quem não acertasse a resposta às suas charadas, morreria. E todos os viajantes que cruzavam seu caminho morriam.

Então a esfinge se impôs e perguntou: "O que é o que é, que de manhã anda com quatro pernas, de tarde anda com duas e à noite anda com três?"

Édipo corajosamente enfrentou a esfinge e gritou a resposta: "O ser humano! Quando nasce anda de quatro, quando cresce anda com duas pernas e quando fica velho anda com o apoio da bengala!"

A esfinge arregalou os olhos, em seguida os fechou e se jogou no abismo.

O príncipe Édipo saiu a cavalo rapidamente por uma estrada estreita e cheia de árvores com espinhos. A noite caiu e ele quase não enxergava mais o caminho. De repente, um espinho atingiu violentamente um de seus olhos. Com muita dor e confuso, lembrou-se do que o oráculo havia lhe avisado, mas continuou mesmo assim.

Na escuridão, ele escutou outro cavalo se aproximando e, sem ter tempo para ver quem era, foi atacado. Defendeu-se do inimigo e o matou com sua espada. Cansado, ferido, com fome e sede, chegou a Tebas, sem saber que acabara de entrar na cidade dos seus pais verdadeiros. Estranhamente o povo estava apavorado, correndo para um lado e para outro, gritando que um inimigo se aproximava da cidade para matar também a rainha, pois já havia matado o rei. A rainha foi obrigada a se esconder no meio do povo, disfarçada de mendiga, e fugir para a região mais pobre da cidade.

Édipo, desorientado, perdido no meio da multidão, fugiu com o povo que se escondia do inimigo, pois, afinal, ele era um príncipe e poderia ser morto também.

Depois de algum tempo, aquelas pessoas descobriram que Édipo havia matado a esfinge que tanto os oprimia e o proclamaram herói. Todos sabiam que quem vencesse o monstro, como prêmio, casar-se-ia com a rainha. Casou-se então com Jocasta, a rainha viúva, que se apaixonou loucamente por ele. Convicto de que a profecia havia se quebrado, viveu feliz com sua amada e eles tiveram quatro filhos. Tornou-se rei por amor ao povo, sem saber que seu grande amor, a rainha Jocasta, era sua própria mãe.

Depois de muito tempo, Édipo resolveu procurar o oráculo para saber como ajudar seu povo que caía em pobreza e sofrimento. A resposta foi que, para acabar com a maldição sobre aquela cidade, Édipo teria que descobrir o assassino do rei e matá-lo para purificar a cidade com esse sacrifício. Perguntando como o encontraria, o oráculo revelou que o rei foi morto na estrada por um viajante. Desesperado, saiu correndo e com ódio de si mesmo, pois entendeu que ele matara seu próprio pai e fez a profecia se cumprir, casando-se com sua mãe. Édipo furou o outro olho para se punir, pela culpa de ter feito a profecia se cumprir. Decidiu sair da cidade, mas Antígona, a filha mais velha o perdoou e pediu que ele ficasse. Então, ele se afastou de Jocasta, decidiu viver pela caridade, ajudando seu povo pelo resto de seus dias.

Querido leitor, essa história mitológica de Édipo serve para você compreender, "simbolicamente", o que acontece no subconsciente dos seus filhos, na fase fálica, se os pais não forem unidos e fortes para ensinar às crianças as diferenças de amores e para que e quando se utiliza o sexo. É necessário fazer a criança entender que existe tempo para tudo e que a sexualidade é como um fruto que só deve ser colhido em sua maturidade, pois do contrário, ela só servirá para amargar a sua vida, causar interpretações errôneas sobre o sexo, levando bloqueios para a vida adulta.

Aos 4 anos de idade, a criança investe grande parte dos seus pensamentos nas sensações corporais que descobriu tocando-se ou tocando os seios da mãe ou o pênis do pai. Passa, inconscientemente, a querer tomar posse da mãe e competir com o pai (o inimigo), que consegue o amor e a atenção dela (sua rainha Jocasta). Tanto o menino quanto a menina se apaixonam a princípio pela mãe, e se digladiam com os irmãos ou com o pai, disputando o trono do amor da mãe.

Os pais, quando notam os filhos se tocando ou com intenções de se masturbarem, repreendem ou riem admirados, ou pior, fingem que não veem. Quando as crianças brigam pela atenção da mãe e mostram profundo ciúme de alguém que tem a atenção dela, os pais precisam conversar e dividir a atenção por igual com todos, para evitar disputas até na idade adulta.

Analisando a história da Bíblia sobre Caim que matou Abel, os psicólogos diriam que o ciúme de Caim iniciou-se na fase fálica. Portanto, é necessário compreender que nessas horas as crianças estão ganhando terreno e os pais logo perderão o poder e o controle sobre seus filhos e sobre seu próprio casamento.

Um exemplo do poder de uma criança para acabar com a união sexual dos pais e conseguir a atenção exclusiva da mãe é quando ela chora para dormir na cama com os pais ou faz com que um deles durma junto com ela em sua caminha, alegando medo do escuro, ou que tem bicho, monstros e fantasmas em seu quarto.

Muitos pais ficam horrorizados quando digo que seu filho de 40 anos não se casou ou ainda mora com a mãe porque desenvolveu o complexo de Édipo no subconsciente, e que nunca dá certo com namorada, nem com esposa nenhuma, porque ele está inconscientemente casado com a sua própria mãe.

A verdade é que, se a mãe não souber guiar e libertar seu filho homem, ele sempre dependerá dela e, mesmo casado, magoará a esposa, comparando-a ou desprezando-a em suas opiniões. Essa é uma das causas do rancor que algumas noras sentem pela sogra. É como se a mãe fosse a esposa e a mulher que mora com ele fosse a amante.

Você quer isso para seu filho?

Pois é, tem muita mãe que quer, por isso costumo dizer que mães assim nunca foram felizes no amor e no sexo e usam o filho para substituir o homem da casa, que elas desconsideram. Não que elas saibam o que estão fazendo ou que conscientemente estão sendo cruéis por não ter ensinado o filho a crescer e criar uma nova família. Elas apenas seguem seus instintos, por carência afetiva, de segurar o filho por meio de desculpas.

Diversas mulheres tiveram ou têm maridos que viajam muito a trabalho ou são ausentes por outros motivos. Usam isso para argumentar que se sentem sozinhas e o filho dorme na sua cama para lhes fazer companhia. Muitas se ofendem e acham que as acuso de incesto. Elas se ofendem exatamente porque sabem, em seu inconsciente, que é errado o que fazem com o psicológico do seu filho. Provocam no menino uma maturidade antecipada, no sentido de que ele deve ser o homem da casa e o responsável pela vida da mãe. Sempre que um filho vê a mãe sem um homem que cuide dela, decreta-se seu marido e aí começa o complexo de Édipo.

Quando a mãe é independente e não lamuria sua vida sem um homem de verdade e ensina seu filho a ser independente, dormindo sempre em seu próprio quarto, os riscos dessa fase diminuem muito e o menino estará psicologicamente livre para encontrar seu caminho e construir uma família feliz e próspera. Ele estará livre da culpa de ter abandonado a mãe para se casar e se dedicará à esposa.

Infelizmente, muitas mães sentem prazer quando o filho briga com a namorada ou a esposa e volta para a casa dela. Ficam zangadas quando afirmo isso e negam que sentem alegria secreta. Inclusive dizem que querem que seus filhos vão embora logo e descubram os seus caminhos, mas no fundo, por mais que estejam realmente cansadas de eles dependerem delas, não querem admitir que elas mesmas geraram essa dependência por ter, de alguma forma, feito seu filho sentir-se dono delas.

Não podemos culpar a mãe ou o pai, muito menos os filhos, mas devemos sim aceitar que isso é um desvio de conduta e deve ser tratado, pois existe cura.

A criança, quando chega aos 4 anos de idade, deve ser ensinada com carinho e firmeza, da importância de dormir em sua própria cama e explicar que na cama do papai e da mamãe dormem só eles. Nem que tenha de dizer que o anjinho da guarda dele só fica na sua caminha e se ele não dormir lá, o seu anjinho não poderá protegê-lo.

Quando uma mãe ou um pai me diz que tem dó de mandá-lo para sua caminha, logo explico que eles sofrerão muito mais no futuro se não educarem corretamente, e que os pais é que estão precisando de terapia.

Muitos dos casais que permitem que seus filhos durmam na mesma cama com eles, sabemos que estão mal resolvidos em sua sexualidade e "usam", inconscientemente, os filhos como pretexto para manterem-se separados.

Casal que se ama e que gosta sinceramente de sua relação sexual sempre dá um jeitinho para que seus filhos durmam em suas caminhas.

Após os 4 anos de idade, os pais não podem mais permitir que seus filhos os forcem, lhes imponham ou os chantageiem para dormir na cama com eles. Por nenhum argumento e por desculpa alguma da mãe, como por exemplo: "Meu marido viajou e fiquei conversando com meu filho até tarde da noite em minha cama e pegamos no sono. Qual o problema?".

O problema é que o seu filho, ao dormir na cama com você, está percebendo que o seu homem (companheiro) não está presente e, consciente ou inconscientemente, ele assume o papel do pai ou do marido, para protegê-la. Ou seja, ele se torna o homem da casa, às vezes aos 4 ou 5 anos de idade, dá ordens ao pai quando chega em casa, começa a ter ciúme doentio da mãe, não deixando que ela use determinadas roupas.

Quando o menino sabe que a mãe não tem marido, ele se casa com ela psicologicamente, na tentativa de ser importante para ela. Esse casamento é simbólico, está apenas na alma dele, mas logo vemos o reflexo em suas atitudes: nunca namora ninguém, ou namora várias garotas para provar à mãe que nenhuma é mais importante do que ela. Às vezes se casa, mas leva a mãe com ele ou abandona sua nova família para voltar para a casa da mãe.

Acontece também de o filho se apaixonar por outro homem, para nunca ter que traí-la com outra mulher.

Encontrei diversos homens que, por carregarem o complexo de Édipo, agem como na história do mito: "abandonam seu reino", ou seja, perdem total contato com a mãe ou batem de frente com ela constantemente quando tentam conversar sobre qualquer assunto, muitas vezes dizendo que não gostam do jeito da mãe. Esses homens, normalmente, são estúpidos com suas namoradas, com a própria esposa ou as traem com outra para sentirem-se livres da tormenta interna. Transferem seus problemas mal resolvidos com a mãe para suas mulheres e não percebem que estão fazendo essa transferência. É evidente apenas para aqueles que observam de fora e que entendem um pouco de psicologia. Existem homens cujas mães até já faleceram, mas continuam vendo-as nas mulheres, inconscientemente.

Parece cruel ensinar aos pais sobre como lidar com as fases do desenvolvimento das crianças, mas mais cruel é não ensinar sobre as consequências negativas que citei acima. Essas são apenas algumas das consequências. O assunto é muito mais complexo do que parece.

Nossos primeiros anos de vida definem nossa vida adulta, seja no amor seja nas finanças e até na saúde.

Continuarei a explicar o comportamento do menino e, em seguida, explicarei o da menina.

No início da fase fálica, tanto o menino quanto a menina se apaixonam pela mãe e procuram ter seu amor só para si. Se a mãe for firme, bondosa e estiver vivendo bem com seu marido ou namorado, acontecerá um conflito interior nas crianças que será benéfico para o futuro delas.

Quando o filho percebe que a mãe divide seu amor com outro homem (marido), ele tenta afastá-los, quebrando coisas do pai, dormindo entre eles na cama, ficando doente e não obedecendo ao pai. Quando percebe que todo seu esforço foi em vão e que a mãe continua amando e se dedicando àquele homem, então ele usará outra estratégia para conquistar a mãe: tentará ser igual ao seu rival (pai) e vai idolatrá-lo para mostrar à mãe que ele tem o mesmo poder. É quando o filho fala grosso com o pai, como se estivesse conversando de homem para homem, veste as roupas do pai e imita o jeito dele de andar e de falar. O menino usa a estratégia: "Quem não pode com ele, junte-se a ele". Enfim, se os pais continuarem se amando, unidos, em harmonia e tratando o filho com respeito e amor, então acontecerá o desligamento da competição e ele fará, instintivamente, transferência para alguém fora da família. O filho entenderá que o amor dos pais é inabalável e o que os pais sentem por ele é outro tipo de amor. Assim, o menino, ou a menina, buscarão fora de casa o amor sensual. Tentará encontrar alguém para se apaixonar e se libertará do complexo de Édipo ou de Electra (no caso das meninas).

As meninas passarão pelo mesmo processo que os meninos em suas tentativas de conseguir o amor exclusivo da mãe, sofrerão os mesmos impactos e farão as passagens da mãe, depois para o pai e então para fora de casa. Entretanto, quando acontecem fixações em uma dessas passagens, através da desarmonia dos pais ou pela ausência ou arrogância da mãe, a menina tentará conquistar o amor da mãe a qualquer custo e passará da hora de viver a passagem pelo pai. Isso acarretará uma paralisação perturbadora da fase edipiana, transformando-se em fase de Electra, ou seja, o subconsciente da menina buscará eternamente o amor impossível da mãe e nunca o do pai. Com isso, sua transferência para fora de casa será para outra mulher (lesbianismo). Quando a menina consegue passar para a fase do pai e tenta ser parecida com ele para sua mãe amá-la, e acontece de o casal não ser unido, então a fixação será com o pai e ocorrerão comportamentos futuros na menina como vestir-se sempre como homem, mesmo sendo heterossexual ou nunca conseguir ser feliz no amor ou ficar sozinha sem companheiro por muito tempo. Várias mulheres não conseguem ter filhos, pois carregam mágoas inconscientes de seu pai (a origem). O pai é considerado pelo inconsciente, como o *start* da criação e quando existem situações mal resolvidas com ele, mesmo que a mulher não lembre, suas criações ficam bloqueadas, como gerar filhos, ser feliz com um homem e até ter prosperidade. A mente humana é magnífica, mas perigosa se não soubermos semeá-la corretamente.

Você está percebendo a profundidade da fase fálica? Você viu como é importante respeitar o processo sexual da criança e entender as diversas passagens de cada idade?

Quem pensa que a criança não entende nada do que os adultos estão conversando ou fazendo está muito enganado e desatualizado. Se as crianças de antigamente já entendiam tudo, quem dirá as de hoje?

Pais que não querem ver esta verdade continuarão a jogar na sociedade homens e mulheres que sofrem no amor e não conseguem criar uma nova família e um lar feliz.

Quase a maioria dos pais conformistas acha que os filhos herdaram a infelicidade no amor, mas isso mostra que a psicologia está falhando em não orientar gratuitamente pais e professores nas escolas e nos lares. Sei que existem psicólogos conscientes que fazem campanhas para ajudar a sociedade, mas não recebem ainda o apoio que precisam das instituições, escolas e empresas que poderiam patrocinar palestras abertas ao público.

Nosso cérebro é um computador extremamente elaborado para se desenvolver através de estímulos, e todo talento, dom ou mesmo desvios de conduta são estimuláveis ou freados conforme as crenças sugestionadas pela sociedade, família, escola e mesmo pela mídia. As consequências futuras nem sempre são vistas como erros na educação e muitos preferem argumentar dizendo que são registros na genética ou mesmo desígnios divinos apenas.

Tudo vem do Deus do Universo, mas podemos mudar para melhor todos os acontecimentos que são criados negativamente pela mente humana distorcida. Encontrar o amor em cada ser vivo já é um começo.

Na antiga Grécia, as orgias eram comuns e pessoas de todas as idades participavam, inclusive crianças.

Se Freud vivesse naquela época, teria enlouquecido, pois a psicanálise assume um papel muito importante na sexualidade infantil e na prevenção de futuras perversidades desencadeadas pela sexualidade prematura.

A Grécia era conhecida pelos seus grandes guerreiros sanguinários e, hoje, a psicologia explica que eles foram preparados desde sua infância por meio das orgias.

Toda pessoa que desenvolve sua sexualidade antes dos 14 anos torna-se violenta e agressiva, principalmente antes dos 7 anos de idade, quando os hormônios ainda estão em formação. Os hormônios, como expliquei antes, movem o humor e, se o processo hormonal for acelerado pelo sexo ou pela excitação sensual, as enzimas antiestresse, desenvolvidas pelos hormônios, não terão tempo de serem fabricadas pelo organismo. Daí os guerreiros sanguinários da antiga Grécia serem homens estressados.

Proteja seus filhos contra brincadeiras sexuais, malícias verbais, filmes pornográficos, fotos sensuais, estupros, molestações, internet e até das gargalhadas dos familiares e amigos quando a criança faz gracinhas com seu próprio órgão sexual. Os órgãos sexuais são sagrados perante o Universo e deve-se respeitar o tempo certo para gozá-los.

Muitas vezes vejo pais estimulando o filho a mexer e mostrar seu pênis para as visitas, como se fosse um troféu dos pais. Essa ignorância fará com que seu filho, ao se tornar adulto, negue a sexualidade ou coloque seu pênis acima de todos os outros valores da vida. Será um homem insuportável, de comportamento reprimido ou exibido.

Não é fácil educar para quem é religioso ortodoxo ou materialista, pois seus conceitos sobre sexualidade são baseados nos extremos. O religioso fanático foi ensinado que o sexo é sujo e pecaminoso e o materialista acredita que o sexo é para ser usado com liberdade total, até como terapia para acabar com o estresse. O sexo não acaba com o estresse. O que acaba com esse estado negativo químico do corpo é fazer amor e não apenas transar por transar. Os hormônios que destroem o estresse são fabricados apenas pela sensação de estar sendo amado e não de estar sendo usado ou usando. A competição na cama aumenta o hormônio cortisol do estresse e da raiva.

Existem princípios e regras espirituais do desenvolvimento do ser humano que religiosos e materialistas não conhecem. Felizmente, algumas religiões estão se dedicando a conhecer e ensinar a psicologia para as famílias, pois perceberam que orações não funcionam para os que foram criados em famílias desarmônicas.

A antiga crença de o pai iniciar o filho, criança ou adolescente, na sexualidade, levando-o a um prostíbulo, é ainda um eco dos antigos gregos e romanos. Pensavam que, com isso, o filho aprenderia a ser um homem de verdade. Mas o que sempre resultou foram filhos perturbados, inquietos, magoados e muitas vezes complexados.

A sexualidade é um instinto que deve ser dirigido pelo amor e não há necessidade de ensinar como fazer sexo, e sim como amar e respeitar uma mulher.

As antigas sacerdotisas egípcias ensinavam aos homens prestes a se casarem como amar sua esposa na cama e construir um grande amor pelo carinho e pelo conhecimento do corpo da mulher. Ensinavam o que realmente a mulher deseja e o que a faria feliz na cama e em outros momentos do relacionamento.

Muitos garotos que foram iniciados com prostitutas adultas e experientes desenvolvem manias ou fetiches de achar que namoradas não podem fazer o que as prostitutas fazem na cama com eles e criam uma vida dupla: a sua mulher casta em casa e, na rua, outra mulher para satisfazê-los em seus desejos sexuais. Outros se fixam no fetiche de sua namorada ou esposa ter que usar lingeries das prostitutas ou fazer tudo o que elas faziam com eles na cama em sua iniciação quando garotos. E ainda existem homens que precisam ver suas esposas tendo relação sexual com outro homem ou com outra mulher para conseguir saciar-se.

Nem sempre as esposas estão preparadas ou admiram esses pedidos de seus maridos e não cedem, com isso, se iniciam a desarmonia e as mágoas por parte dos dois. Muitos maridos se frustram quando descobrem que se casaram com uma dona de casa apenas e não com uma prostituta particular, como também mulheres se frustram quando descobrem que se casaram com um maníaco sexual e não com um príncipe romântico.

Mesmo homens que não foram iniciados pelas prostitutas podem ter essas fantasias, por ter assistido a relação sexual dos seus pais quando crianças ou uma família ou escola que não respeitou o tempo certo do desenvolvimento da sexualidade.

Nunca se deve estimular a curiosidade sexual da criança na fase fálica. Ao contrário, deve-se ter paciência e jogo de cintura, sem mentiras, para desviar a atenção da criança para outras alegrias e prazeres, sem que ela perceba.

A repressão verbal e as surras, quando pais rígidos surpreendem seus filhos se masturbando ou se tocando, com aquela carinha de quem está fazendo algo errado, só traumatizarão sexualmente os filhos que poderão se tornar masoquistas ou até sádicos no futuro. O masoquista sexual precisa apanhar para não sentir culpa ao gozar e o sádico precisa bater para mostrar como o masoquista é malvado e impuro. É a velha punição contra um pecado imaginário no subconsciente de quem não foi ensinado com amor em seus primeiros momentos sexuais na vida. Tudo isso se torna fantasia sexual sem saber que foi gerado na primeira infância. Não estou desestimulando as fantasias sexuais, apenas as estou classificando dentro da psicologia, para as pessoas saberem sua origem e tentar equilibrá-las, caso os fetiches e fantasias estejam criando infelicidades amorosas, morais e até desenvolvendo doenças.

Não adianta tentar mudar uma pessoa que cresceu e fixou

crenças negativas ou doentias sobre o sexo. Somente o sofrimento emocional – ciúme, apego, medo de perder, sofrimento físico – é que levará uma pessoa a buscar ajuda com psicólogos e tentar elaborar sua mente sofrida para se libertar dos excessos e finalmente encontrar a paz interior. Se você quer ajudar alguém que sofre na área amorosa e sexual, tente ao menos mostrar-lhe que perdeu a paz e a tranquilidade mental e emocional porque se distanciou da bondade e do amor incondicional no dia a dia. Isso já será um princípio para o sofredor perceber que sua vida está precisando de um reajuste.

Este livro foi escrito para que as pessoas possam tirar as suas angústias e não para causá-las em si e em outras pessoas, apontando seus desvios. A psicologia é muito profunda e séria e clareia na mente humana a origem dos sofrimentos para poder neutralizá-los ou arrancá-los do coração de quem sofre ou faz pessoas sofrerem.

O amor leve, calmo e bondoso tem o poder de transmutar todos os desvios psicológicos do ser humano. Portanto, leia e releia esta obra para assimilar o poder do amor em suas crenças.

A psicologia é muito mais complexa e profunda do que estou transmitindo, mas preciso tentar orientar os leigos e até os estudiosos da psique humana, para a importância de ensinar, de forma simples ou técnica, a educação correta para o desenvolvimento harmonioso nas novas gerações, e trazer luz para os que sofrem hoje na vida adulta.

Somos seres muito importantes para o grande Universo e devemos sempre e eternamente tentar mostrar que todos os sofrimentos, não só os amorosos e sexuais, ocorrem pelo distanciamento do amor bondoso e do contato com a natureza.

Coloque seus filhos em contato com os animais, as árvores e a terra e os faça sentir amor e gratidão pelo nosso planeta azul. Isso já é um grande começo para elevar as vibrações deles e do seu lar e acabar com traumas e medos em todos os sentidos.

A seguir colocarei, como curiosidade, respostas de pais para seus filhos, relacionadas a sexo, em diferentes décadas. Essa pesquisa foi feita pela revista VEJA:

"Observe como mudaram as explicações dos pais, quando os filhos fazem a pergunta derradeira: *Como eu nasci?*

As explicações mudam com o tempo:

Anos 1930 – fase rural: *Você nasceu na horta dentro de um repolho.*

Anos 1940 e 50 – fase animal: *Você veio no bico de uma cegonha.*
Anos 1960 – fase romântica: *Você é fruto do amor do papai e da mamãe.*
Anos 1970 – fase técnica: *Papai colocou uma sementinha na mamãe.*
Anos 1980 – fase científica: *O esperma do papai fecundou o óvulo da mamãe.*
Anos 1990 – *Você nasceu da transa do papai com a mamãe.*
Ano 2000 – fase ultramoderna: *Filho, quando você for transar e se esquecer de usar a camisinha, vai saber como nasceu."*

Como você ensinou seus filhos?
Como ensinaram você?
Você está percebendo, agora, as consequências que hoje vive, devido à falta de respostas corretas que precisou para crescer e formar opiniões pessoais? É claro que o que citei acima cai como uma brincadeira e não iria afetar a vida adulta por causa dessas respostas na infância, mas pais normalmente não sabem o que responder às crianças porque também não lhes ensinaram a verdade e não têm naturalidade para lidar com o sexo ou com assuntos relacionados a ele.

Crescer sexualmente antes da hora ou não crescer causa tormentas, medos, complexos contra seu próprio corpo, inseguranças, obesidade, magreza excessiva e muitos outros desvios.

Homens mulherengos e volúveis foram meninos criados por várias mulheres como mãe e avó ou mãe e irmãs, etc. O seu subconsciente conviveu com um modelo de vida que eles levaram para o futuro.

Em meu livro A Lei da Afinidade, explico que o Universo foi criado e se recriará eternamente somente por duas polaridades: *yin* e *yang*, negativa e positiva respectivamente, e assim, tanto o dia quanto a noite, as plantas, os animais e os seres humanos só estão em plena harmonia com a natureza e com Deus quando permanecem equilibrados no *yin* e no *yang*, ou seja, na fidelidade.

O autoconhecimento, a prática da meditação, as psicoterapias, o yoga, o tai chi chuan e a prática da caridade "fora de casa" elevam o espírito e corrigem os desvios psicológicos. Conhecer-se e doar-se alegremente estão na frequência vibracional do amor incondicional e não dos instintos e posses que escravizam sua vida. Por isso curam desvios.

Procure ser flexível para ler os exemplos abaixo e entenda que são estudos científicos e não suposições.

Exemplos de condutas negativas após a Fase Fálica mal resolvida

São condutas como consequências que a própria pessoa não percebe estar agindo assim. É inconsciente.

Perversões

Anomalia, transtorno – Termo utilizado de maneira ampla para designar comportamentos humanos que comprometem normas morais, sociais e sexuais estabelecidas em uma determinada sociedade.

A partir de Freud, a problemática da perversão passa a ser examinada no contexto do desenvolvimento sexual. À luz da psicanálise, a perversão seria um desvio do ato sexual "normal", do coito, na direção da busca do orgasmo através de outros objetos sexuais, de outras zonas corporais ou ainda de certas condições extrínsecas. Assim, o sadomasoquismo, o coito anal, o fetichismo, a cleptomania, a necrofilia, são consideradas perversões.

(Grande Enciclopédia Larousse Cultural – fl 4572)

Masoquismo

A pessoa precisa sentir-se mártir em todos os setores da vida – no lar, no trabalho, no sexo e até nos trabalhos de pregação religiosa.

Muitas donas de casa se enquadram no masoquismo. São aquelas que repetem sempre a frase: "Eu me sacrifico pela casa e pela família". Elas fazem questão de mostrar que não têm vida pessoal nem tempo para divertimentos. É uma forma de autopunição por culpas inconscientes. Essas culpas não são perceptíveis e sim resultados de alguma censura perversa vinda de seus pais em relação ao sexo. Se, porventura, essa dona de casa sai para se divertir, no dia seguinte pode até ficar doente com dores no corpo ou atrai uma situação desagradável para entrar em atrito com alguém da família e acabar com sua própria alegria. São aquelas que acreditam que quando se ri demais num dia, chora-se no outro dia.

Acredito que pessoas masoquistas criaram essa superstição.

Deturparam as frases sagradas do Evangelho e com certeza distorceram o que Lucas disse (cap. VI, v. 24 e 25): *Mas, ai de vós, ricos, porque tendes vossa consolação neste mundo! Ai de vós que estais saciados porque tereis fome. Ai de vós que rides agora porque sereis reduzidos ao pranto e às lágrimas.*

Jesus se referiu aos materialistas, não a todos os ricos ou a todas as pessoas.

Outro exemplo: pessoas que precisam apanhar durante a relação sexual para, inconscientemente, se livrarem da culpa de alcançar o gozo (prazer).

São todas as pessoas que fogem de prazeres da vida, divertimentos, reuniões de amigos, férias, relações sexuais tranquilas e românticas, escolher o melhor lugar para se sentar ou deixar de pedir o que deseja, incluindo religiosos que se autoflagelam para purificar seus "pecados da carne" são masoquistas.

O masoquista sente prazer em sofrer e ser visto como um sofredor para tentar sempre alcançar a compaixão e o perdão dos outros. Na verdade, nem sabe do que precisa ser perdoado.

Sadismo

O sadismo é o companheiro do masoquismo. É uma dupla inseparável. O que seria do masoquista sem o sádico? Essa é uma união doentia na qual os dois dependem um do outro para manter a perversão. Um maltrata e o outro sofre e nada nem ninguém os separa, mesmo que eles lamuriem para outras pessoas, não seguem conselhos de se afastarem e sempre têm uma desculpa para estar com a pessoa que os maltrata. Isso acontece muito com mulheres que apanham do marido, mas sempre o protegem contra a prisão ou contra injúrias. Alegam dificuldade financeira ou filhos para não se separarem. No fundo, essas mulheres estão doentes desde a infância e precisam ser tratadas para recuperarem a autoestima e a coragem para recomeçar suas vidas.

Um bom exemplo de sádico e masoquista são as famosas personagens o primo rico e o primo pobre do antigo programa de humor *Balança, mas não cai*. O primo pobre sempre visita seu primo rico, mesmo sabendo que será humilhado.

Existem muitas pessoas que insistem em telefonar ou procurar pessoas que não as querem mais no relacionamento amoroso. Sofrem, mas não desistem, pois o alvo da paixão é sádico e nutre uma sutil esperança no coração do masoquista, mesmo sabendo que nunca voltará.

São tantos exemplos que deixarei novamente você refletindo e se lembrando das vezes em que foi masoquista ou sádico em suas relações de amor, de trabalho, etc. Lembre-se de que tudo que faz alguém chorar ou viver dependente de você é sadismo, como por exemplo, o marido machista que não permite que sua mulher se realize profissionalmente ou em seus sonhos pessoais. Essa perversão é derivada do complexo de superioridade e da necessidade doentia do poder e da tirania. De alguma forma o masoquista se sente protegido e acolhido pelo sádico que o observa sempre.

Exibicionismo

O exibicionista é aquele que mostra tudo o que comprou ou vai comprar, fala muito sobre suas viagens e precisa sempre mostrar o corpo em qualquer ocasião.

Na relação sexual, possui a fantasia de outras pessoas assistirem à sua transa, e alguns casais contratam pessoas para ficarem assistindo, sem tocar, a sua relação sexual.

O exibicionista coloca suas melhores roupas até para ir a lugares simples, às vezes veste roupas completamente fora dos padrões sociais ou pouquíssimas roupas, para seu corpo estar sempre em evidência. Muitas vezes perde o senso do ridículo, pois prefere passar frio a cobrir o corpo no inverno. Precisa sempre estar se mostrando de alguma forma, mesmo sendo inconveniente. Um exemplo é chegar sempre atrasado em festas, reuniões, aulas, trabalho, cinema ou passeios com amigos ou encontros amorosos. Essa pessoa é aquela que, quando criança, lhe "bateram palminha" quando fazia alguma gracinha em público ou na família, com seu pintinho ou com sua calcinha. Ela acreditou que a exibição de seus dotes merece aplausos e que terá sempre a atenção e a afeição de todos quando chamar a atenção de alguma forma. Aquele que chega atrasado chamamos de IT, ou seja, *In Time*, pois por mais que se programe para chegar no horário certo, seu subconsciente dá um jeito de atrair uma situação para chegar atrasado. Essa pessoa está programada a ter que ser o centro das atenções. Mas tranquilize-se porque isso tem cura através de PNL, terapias de reprogramação e ressignificação das histórias de sua infância.

As mulheres exibicionistas, por sua vez, foram meninas que rebolavam mostrando a bundinha em público ou em reuniões de família ou na hora de tomar banho, os pais tocavam ou falavam admirados com sua vaginazinha tão bonitinha, seu bumbunzinho ou suas tetinhas.

Acredito que muitos leitores, neste instante, estão passando mal ou indignados com o que estou escrevendo, porém essa é uma verdade dolorida para muitos pais que, sem maldade ou malícia, transformaram seus filhos em exibicionistas porque não souberam a medida certa dos elogios ou o tempo certo de parar de fazer festa com a sexualidade da criança.

Numa festa, a exibicionista é sempre aquela que está com roupa bem decotada ou transparente ou com grife famosa e cara, fazendo questão de falar sobre a roupa.

Lamentavelmente muitos exibicionistas se enrolam em peles de animais para mostrarem que são ricos, mas para mim eles só estão vestindo suas próprias peles, pois eles é que são os animais.

Você já assistiu apresentadores de televisão ou de rádio que, ao entrevistarem um convidado, falam mais do que o entrevistado e ainda o interrompem todo tempo para fazerem piadinhas ou contar suas histórias em cima do que o outro está tentando falar? Pois é, esse é um exibicionista: quer aparecer mais do que o convidado.

Sabe, numa reunião de amigos, aquela pessoa que só fala e não deixa ninguém falar? Ainda por cima, interrompe todas as frases ou conversas das outras pessoas para dar sua opinião. Esse exibicionista não tem amigos.

E aquele que não fala nada, mas fica fazendo barulho com o corpo, derrubando coisas, faz *click click* com a caneta, ou atende celular e fala alto? E para chamar a atenção, fica se levantando e andando quando alguém está falando ou ministrando uma aula ou palestra.

Você deve estar rindo a essa hora, pois se lembrou de algumas pessoas do seu convívio que são assim ou até se percebeu fazendo esse tipo de coisas, não é mesmo?

É engraçado, mas o exibicionista irrita muita gente e interrompe pensamentos nas conversas dos outros. É desagradável mesmo, principalmente quando as pessoas estão dormindo e algum exibicionista carente de atenção acorda falando alto, abrindo janelas, liga o rádio ou a televisão e acha que o mundo tem que vê-lo e aceitá-lo. Acha que todos têm que acordar no mesmo horário que ele!

Esses são apenas alguns exemplos do que o ego necessita fazer para mostrar que somente ele existe.

A maturidade e a espiritualidade fazem com que a pessoa perceba em si mesma essas perversidades e, nesse instante, passa a se policiar e tentar ser mais discreta e equilibrada. Ela compreende que para ser amada e respeitada é necessário respeitar o momento das outras pessoas.

Voyeurismo

Voyeur é aquela pessoa que apenas olha os prazeres, divertimentos ou o sucesso dos outros, mas não toca e não luta para conseguir seus próprios prazeres e sucessos. São pessoas que sentem prazer em assistir às relações sexuais de outras pessoas, sem participar. Aqui está mais uma dupla inseparável: o *voyeur* e o exibicionista – um mostra, o outro só olha.

Existem pessoas que nunca compram o que gostam, mesmo tendo boas condições financeiras, pois preferem ficar olhando na vitrine.

Muitos homens e mulheres vivem amores platônicos porque preferem sonhar de longe, mesmo que a pessoa amada seja descomprometida. Não sentem prazer em ter e sim em desejar sempre. Todos nós conhecemos pessoas que lutam para conquistar o amor de alguém e, quando conseguem, não querem mais, pois perdem o desejo.

O *voyeurismo* inicia-se quando a curiosidade sexual da criança fica sem resposta e ela mesma tenta descobrir, olhando pelo buraco das fechaduras, levanta o cobertor dos pais quando eles estão dormindo, levanta a saia da amiguinha da escola e, hoje, acessa a internet nas sessões sexuais, como se fosse adulta.

Todas as perguntas das crianças precisam ser respondidas, sem drama, com calma e sempre falando a verdade simples. Elas precisam sentir que não precisam ter medo nem culpa quando desejarem algo ou alguém e sim terem coerência e equilíbrio.

O *voyeurismo* é acelerado na psique da criança também quando os pais compram brinquedos para seus filhos, mas não os deixam brincar por ter custado caro. Deixam apenas a criança olhar para o carrinho ou a boneca em cima de um armário. Parece loucura, mas isso é comum em muitas famílias de classe média e pobre. Aqui está se desenvolvendo mais um *voyeurzinho*.

As crianças de hoje são muito especiais e não há mais necessidade de mentir ou ocultar as verdades da vida. É preciso confiar e conversar com palavras simples e até mostrar livros de anatomia humana e animal, para que elas possam conhecer seu próprio corpo e comparar a procriação dos seres vivos. Explique às crianças, olhando em seus olhos, o tempo de cada coisa, mas responda às perguntas delas por mais assustadoras que sejam para você. Seja simples e paciente como um velho sábio conversando com seu discípulo.

Faça a criança tocar nos brinquedos e, se quebrar, explique que agora ela terá que esperar um pouco para ter outro. Assim ela tomará mais cuidado para não ficar sem brinquedo. A criança precisa querer ter e querer continuar tendo sem ansiedade. Ela deve aprender a tocar nas coisas e nas pessoas com carinho e respeito, mas deve tocar. Ensine-lhe a importância do abraço e do toque afetivo e quando ela tiver mais de 15 anos, poderá aprender a diferença do toque sensual, pois seus hormônios estarão querendo conhecer outro tipo de abraço.

Os pais precisam aceitar que seus filhos crescem, mas não devem acelerar o crescimento e sim, observar as necessidades surgindo e orientá-los a esperar um pouco para ter certeza das coisas.

Fetiche

Fetiche é uma fixação psicológica em partes do corpo, objetos ou fantasias específicas em todos os setores da vida.

São manias e ideias fixas que levam uma pessoa a não sair de casa ou não ter uma relação sexual se seu objeto ou fantasia não estiver com ela ou no ambiente.

Exemplos: homem que só faz sexo se a mulher estiver de batom vermelho; mulheres que só se excitam se o marido estiver vestido de algum super-herói ou outras roupas que supram suas fantasias; homem que não sai para trabalhar se não colocar o seu anel de formatura ou seu relógio preferido; homens ou mulheres que não se excitam se os parceiros não falarem palavras obscenas em seu ouvido ou não imaginarem juntos mais pessoas na cama deles, transando com eles; mulheres que não saem de casa se não acharem a fivela ou fitinha dos seus cabelos.

Fetiche é uma desvalorização do todo. A pessoa olha somente uma parte e sente prazer e dependência.

Existem homens que se excitam ao ver os pés de uma mulher ou só sentem prazer por uma parte do corpo dela – "loucos" por seios ou só pelo bumbum.

O fetiche pode ser encontrado em vários setores da vida e se inicia quando, na fase fálica, a criança ouve ou percebe comentários dos adultos como: "Aquela modelo é famosa só por causa dos seus lábios carnudos" ou muitos comentários que menosprezam partes do corpo e enaltecem outras partes. Famílias supersticiosas que ensinam as crianças a terem medo de certos objetos ou tipos de pessoas fazem com que seus filhos passem a acreditar em amuletos ou a depender de gurus para viverem.

Observem que fetiche se enquadra tanto para sexo quanto para manias e crenças em amuletos, ou seja, a pessoa aprende a fixar sua atenção, desejo ou medo em coisas específicas.

Pais que menosprezam uma parte do corpo de um de seus

filhos e elogiam as atitudes ou partes do corpo do outro filho estão gerando um complexado e outro exibicionista. Jamais se deve citar os defeitos ou partes não tão belas do corpo de uma criança e principalmente, na frente dos outros. A criança criticada acreditará profundamente que aquilo que os pais elogiam é que tem valor. Com isso, estará registrada uma ordem no subconsciente da criança e seu cérebro filtrará somente o que os pais gostavam.

Os fetiches mostram o que seus pais valorizavam mais, sem perceberem.

É necessário fazer os filhos valorizarem o todo e não apenas as partes.

Toda criança criada num ambiente de mistérios tentará a vida toda desvendar aquilo que seus pais escondiam ou mostravam apenas em partes. Uma mãe, por exemplo, que tem mania de comprar sapatos e sandálias para si e que muitas vezes ficam apenas guardados no armário, despertará curiosidade nos filhos homens, pois as filhas poderão usar, mesmo às escondidas, os sapatos misteriosos da mãe, enquanto os meninos apenas percebem que aqueles tais sapatos têm algo especial para ela. Se a mãe não conversar sobre porque ela gosta tanto de sapatos, o filho fixará a atenção nesse desejo misterioso dela e poderá levar para sua vida adulta um fetiche por pés de mulheres. O subconsciente gosta de fazer associações sem que a pessoa tenha consciência disso ou da causa na infância. Os fetiches surgem sempre pela âncora instalada na mente de uma pessoa em sua fase fálica.

O fetiche é um transtorno que impõe regras, limites e dependências, tornando a pessoa maníaca por determinados objetos, partes do corpo de uma pessoa e até do próprio corpo, como se pudesse sentir prazer ou dor apenas por essas coisas estabelecidas na mente.

As perversidades e as patologias psíquicas são muitas, porém todas elas podem encontrar uma saída para a sanidade e o equilíbrio quando os portadores se permitirem ser tratados, reconhecendo essas limitações em si.

É como um alcoólatra que, quando admite que está viciado, permite que a família e os profissionais o ajudem a se curar.

Você que é pai ou mãe tente perceber se não está causando situações limitantes para o futuro de seus filhos, por estar pouco disposto a conversar com eles sobre suas curiosidades, medos ou desejos. A criança tem sede de saber coisas que para os adultos são insignificantes, mas, para elas, são peças importantes do seu quebra-cabeça. Uma explicação calma e paciente sobre uma dúvida simples de um filho pode evitar grandes problemas no futuro. Pense nisso.

Homossexualidade

(Segundo Freud, a perversidade ocorre com os homossexuais psicológicos e não com os biológicos)

Por diversas vezes amigos e alunos homossexuais choram em meus braços por não saberem como lidar com o preconceito da sociedade e até com seu próprio preconceito. Uns assumem corajosamente, mas sempre com uma dose de agressividade ou ironia para poder sobreviver às pressões da família e das pessoas conservadoras e moralistas. Assim como qualquer egrégora, a homossexualidade aflora em seu meio e vive e morre dentro dos grupos que a aceitam.

Para a compreensão da tendência sexual, é necessário conhecer a psique humana desde o começo do planeta e sabermos que o sexo e o amor nem sempre moram juntos, mas podem se esbarrar e permanecerem unidos até que um dos dois busque outro caminho. A homossexualidade existe em sua faceta biológica ou psicológica e nem mesmo os homossexuais sabem se definir como biológicos ou psicológicos.

O homossexual biológico é aquele que nasce com os hormônios acentuando esse comportamento desde criança. Os pais percebem, mas acham que, com o tempo, o comportamento inverso ao sexo com que o filho nasceu voltará ao equilíbrio. Muitos pais, logo cedo, levam a psicólogos para tentar reajustar a suposta confusão psicológica do filho e se decepcionam quando essa criança não dá qualquer sinal de mudança e, ainda, com o tempo, resolve se assumir homossexual. Muitos pais conseguem fazer com que o filho forçadamente seja heterossexual e promovem até casamento com alguém do sexo oposto e assim acreditam que fizeram bem ao filho. Porém, o tempo passa e muitos destes casamentos se dissolvem porque o filho se apaixona fortemente por alguém do mesmo sexo e se sente mais compreendido e amado.

Muitos pais, por não compreenderem o que está acontecendo na cabeça do filho e como agir frente às suspeitas de ele ser homossexual, atacam os amigos do filho, culpando-os por levá-lo ao mau caminho e com isso se distanciam mais ainda da compreensão familiar. Existem pais que expulsam o filho de casa quando descobrem que ele está se relacionando com alguém do mesmo sexo e causam a desarmonia entre pais e filho justamente no momento que o jovem precisava de uma boa conversa com alguém que ele pensava que o amava. Normalmente o pai abandona o filho nessa hora e a mãe tenta contemporizar secretamente para não perder o marido também.

Pais mais flexíveis aceitam o filho, por amor, e sofrem junto com ele o preconceito social e muitas vezes são excluídos de certos convites familiares e de amigos, por não poderem ser apresentados a pessoas tradicionais ou religiosas rígidas.

O homossexual psicológico é aquele que nasce com os hormônios equilibrados para o sexo que trouxe ao mundo, mas por sofrer com a ausência do amor do pai ou da mãe, sem saber, fixa em seu subconsciente uma busca obcecada pelo amor dos pais, mesmo que seja simbolicamente, fora de casa.

Muitas vezes a menina se tranca em seu coração e não troca amor com sua mãe difícil ou ausente, por nunca compreender as faltas maternas, e isso a conduz a sentir segurança e amor nos braços de outra garota ou outra mulher mais velha, que simbolizará a mãe, seguido de outros prazeres físicos.

Durante os dois primeiros anos da vida de uma criança, os prazeres dos sentidos são saciados pela mamada. Se a mãe não ofereceu paz e conforto à sua filha nesses dois anos, e ainda a mãe não se dá bem com ela ou, num outro extremo, mima demais, mas não compreende a cabeça da menina, então a pequena logo se sentirá inclinada a conversar assuntos de prazer com alguma mulher que sacie suas dúvidas e carências.

Os garotos, por sua vez, buscam noutro homem o amor do pai que por alguma razão não conseguiram alcançar. Seja porque o pai era ausente, autoritário, conservador austero ou mesmo porque não esteve presente nos momentos mais difíceis desse jovem.

De qualquer maneira, as tendências à homossexualidade iniciam-se por volta dos 4 anos de idade, quando os pais não conseguem lidar com as primeiras manifestações de sexualidade da criança ou não têm equilíbrio na sua própria sexualidade. Pais que negam amor e carinho um ao outro ou vivem o outro extremo de se acariciarem sexualmente na frente das crianças, geram conflito na formação sexual dos filhos.

O carinho afetuoso entre os pais é necessário ser demonstrado com equilíbrio na frente dos filhos, mas insinuações sexuais ou mesmo toques ousados entre eles jamais deveriam ser expostos às crianças, principalmente de 0 a 14 anos.

A homossexualidade precisa ser vista com respeito e compreensão, para que os psicológicos reencontrem o seu caminho para a vida heterossexual e para que os biológicos possam viver em paz e cumprirem com suas missões espirituais sem que tenham que ser afetados.

A rebeldia e vulgaridade que vemos em muitos homossexuais derivam do sofrimento interno e da falta de autoconhecimento. Quando eles se amarem e perdoarem seus pais e a sociedade ignorante, serão felizes com o caminho que escolherem. O exibicionismo vulgar de muitos homossexuais faz com que famílias tradicionais se escandalizem e se voltem contra eles para protegerem seus costumes. Para ser homossexual não há necessidade de tantos trejeitos ou mesmo de palavras agressivas e de frases erotizadas numa roda de amigos ou mesmo numa festa.

Saiba que tanto homo quanto heterossexual pode viver em paz com a sociedade e consigo mesmo se entender as Leis do Universo e o amor incondicional.

A guerra existe primeiro no coração e nos pensamentos e depois nas atitudes que provocam ira em outras pessoas.

Somente homossexual mimado é que faz escândalos e dramas para que o mundo o aceite. Na verdade, não tem capacidade de conquistar o amor das pessoas e por isso sente raiva, despeito e inveja de pessoas que conseguem viver com suas "tendências" sexuais em paz.

Grande parte da população do mundo é homossexual, mas somente uma minoria levanta a espada ferindo quem não a aceita.

Tenho centenas de amigos e amigas homossexuais que trabalham como terapeutas, enfermeiros, advogados, médicos, atores, professores, cabeleireiros, maquiadores, médiuns, reikianos e tudo o que ajuda a curar a dor da humanidade e nem por isso demonstram raiva ou exageros nos trejeitos.

São pessoas normais e evoluídas para o amor de Deus.

Os preconceitos nascem nos próprios renegados. O racismo começa da própria baixa autoestima de quem se considera rejeitado. Portanto, é necessário que todos os que se sentem excluídos de alguma maneira procurem ajuda com terapeutas ou pessoas espiritualizadas para aprender com elas outras formas de pensar e agir, até conquistar o coração da família, da sociedade e de toda a humanidade.

O Deus do Universo nunca errou em sua Criação, porque sabe o que precisamos aprender para evoluir e reconstruir o nosso planeta.

Querido leitor, seja você hetero ou homossexual, liberte do seu coração as amarguras e indignações. Procure ver dentro de você onde está sua parte mal resolvida e pare de criticar o comportamento das outras pessoas. Olhe para sua rigidez e não para a do outro. Olhe para seus defeitos secretos de caráter e não para o caráter de quem o incomoda.

Vamos juntos fazer a paz existir. Relaxe seus julgamentos e pergunte-se se eles são realmente necessários ou são apenas expressões dos seus recalques.

Faça a paz, sinta a paz e solte seu novo olhar para o horizonte.

Exemplos de Sublimação da Fase Fálica
(Profissões ou atividades positivas para a sociedade):

- Ginecologista
- Urologista
- Obstetra
- Parteira
- Sexólogo
- Dançarina (dança do ventre)
- Ator ou atriz
- Modelo fotográfico
- Manequim de passarela
- Professor de Educação Física
- Carcereiro
- Figurinista (principalmente de *lingeries*)
- Fotógrafo
- Apresentador de TV
- Autor de filmes e novelas
- Produtores e diretores artísticos
- Manicure e pedicuro
- Cabeleireiro
- Fisioterapeuta
- Médico

- Dermatologista
- Massagista
- Depiladora

Fase de Latência – período da exploração e da iniciativa – de 6 a 11 anos, aproximadamente

É neste período que a criança faz o deslocamento da libido da sexualidade para as atividades sociais e escolares. Ela passa a gastar sua energia com estudos, brincadeiras com os colegas de escola, etc.

É a partir dessa fase que deveria acontecer a sublimação da fase do Édipo. Os pais devem acostumar a criança a dormir em sua caminha a partir dos 4 anos de idade para quando chegar aos 6 anos, ela já se sinta um pouco mais desapegada da mãe e comece a explorar seu pequeno mundo: seu quarto, seus brinquedos, seus vizinhos, colegas de escolinha, etc.

Com 6 anos a criança ainda está na fase fálica, por isso é importante deixá-la descobrir o mundo ao seu redor para que ela se desprenda um pouco de si mesma. A criança de 6 anos é egocêntrica, ou seja, não consegue brincar em grupos. Ela é individualista e solitária, apesar de muitas vezes parecer sociável. Se você der papel e lápis de cor para um grupinho de crianças de 5 e 6 anos, com certeza, depois de alguns minutos, elas estarão isoladas cada uma num canto, entretidas com seus desenhos e rabiscos. Não se deve forçar a criança a trabalhar em grupo, ela precisa de privacidade. Nessa fase a criança precisa explorar o ambiente e os objetos e com certeza quebrará algumas coisas da casa ou do seu quarto só para saber o que tem dentro dos brinquedos ou o que acontece com um vaso quando ele cai no chão. A criança não está quebrando ou desmontando por maldade, está apenas fazendo suas pesquisas de física e ciências da vida. São os pequenos cientistas vasculhando, queimando, quebrando, montando e desmontando e deixando os pais desesperados quando não conhecem essa fase.

É claro que os pais não têm que deixar a criança quebrar tudo o que vê pela frente, mas é bom ter uma cota de brinquedos baratos e fáceis de serem consertados.

Não se deve bater nos filhos, gritar com eles ou castigá-los nessa fase. É importante explicar sempre o valor das coisas e a importância de preservá-las, mas os pais devem fazer antes exercícios respiratórios para se acalmarem e emanarem paz e firmeza no olhar e na voz. É nessa idade que a criança aprenderá a ser próspera, determinada e organizada para o futuro, mas, lembre-se de que ela necessita de uma certa tolerância dos pais para poder desenvolver suas próprias opiniões e decisões.

A chave para educar é a negociação, o acordo. Um exemplo: se a criança, sem sua permissão, se apropriar de um objeto, peça-o de volta e ofereça-lhe outro do qual ela também goste.

Pais que exigem dos filhos, nessa fase, limpeza, organização e perfeição estão gerando filhos sem iniciativas próprias. Serão adultos dependentes e comandáveis por amigos, patrões e até pelo cônjuge.

A criança precisa de certa liberdade para criar e inventar. Isso desenvolverá uma inteligência criativa, rápida, prestativa e eficiente na sua carreira e para buscar seus sonhos pessoais.

Os filhos nessa idade precisam andar descalços na terra, sujar a roupa e o corpo, montar objetos ou jogos e serem incentivados a saber o que querem sem que alguém decida por eles. A criança precisa ser elogiada cada vez que mostrar o que criou. Os pais podem até acrescentar ideias, mas nunca menosprezar a criação dela. Toda criança que foi "esmagada" por pais perfeccionistas ou professores despreparados quanto às fases de desenvolvimento das crianças, que exigiram que ela arrumasse sempre o quarto, as roupas, os brinquedos, os cadernos e nunca pôde se sujar nem se machucar, torna-se um adulto sem personalidade própria.

São aquelas pessoas que precisam ser cobradas o tempo todo de suas obrigações ou aquele tipo de garçom que só traz metade do que você pediu, porque não teve iniciativa de lhe perguntar e anotar tudo o que você deseja para sua refeição. Sabe, aquele empregado ou empregada, que faz mecanicamente o serviço e que não tem a iniciativa de fazer diferente, ou melhor, o seu trabalho? Pois é, esses foram crianças que aos 6 anos não puderam desenvolver a criatividade na fase fálica e nem foram escutadas em suas ideias, porque os pais estavam ocupados demais para poder ouvi-las e valorizá-las.

Fico imaginando o que o leitor, que não é psicólogo, está pensando depois que leu essas informações científicas. Sei que existem pessoas que acham tudo isso uma besteira e que a criança tem que ser criada no cabresto. Na verdade, pessoas que pensam assim são orgulhosas e infelizes, pois nunca abrem as portas do coração para a ciência psicológica e nem para a espiritualidade democrática. São esses tipos de pais que ainda jogam seres humanos despersonalizados e perturbados na sociedade e depois reclamam do governo e da educação.

Leve a sério a infância e se divirta na vida adulta. A cabeça da criança precisa ser respeitada em todas as suas fases, para que ela entre na adolescência e na vida adulta, estruturada. É na adolescência que o jovem tem que elaborar a perda da identidade infantil e dos "pais de sua infância", para assumir a identidade adulta, e olhar os pais como novos amigos.

Quando um adulto, em suas crises emocionais, grita, chora dramaticamente, bate, faz bico, pirraça e até se faz de vítima, transtornando suas relações, significa que deixou sua infância mal resolvida. Cresceu e trouxe junto a sua infância. Enquanto não elaborar sua criança interna (inconsciente), libertando-se das infantilidades, não conseguirá ter bons relacionamentos, seja profissional, amoroso, familiar ou com os amigos. Será sempre aquela pessoa que todos medem palavras para falar com ela devido ao seu conhecido pavio curto que explode por qualquer coisa e dramatiza qualquer assunto, sentindo-se sempre atacada, ofendida, criticada, menosprezada, humilhada e magoada. Não é fácil viver com um adulto assim, não é mesmo? Portanto, maridos e esposas precisam aprender a conversar sem crise sobre a educação dos seus filhos e procurarem, juntos, informações com psicólogos e especialistas em crianças. Mas lembre-se: de nada adianta tantas informações se os próprios pais não souberem conversar e brigam por qualquer coisa. Aprendam a se entender para poder entender e conversar com seus filhos.

Não podemos impedir que certas pessoas despreparadas tenham filhos, mas podemos alertar e ensinar sempre as consequências de uma infância sem apoio e sem amor. Se você, querido leitor, conhece pais despreparados, tente alertá-los sobre a ciência da educação, mas jamais imponha essa verdade. Tente apenas explicar como funciona o cérebro de uma criança e lembre-os de que eles também foram crianças. Peça para eles lerem esses tópicos sobre as fases do desenvolvimento das crianças e refletirem sobre suas próprias infâncias e a consequência em suas vidas hoje.

É claro que muitas pessoas desenvolvem um péssimo caráter,

mesmo tendo pais maravilhosos, mas o que é ser maravilhoso?

Jamais devemos culpar os pais, mas devemos sempre orientá-los com carinho e amor, pois talvez eles nunca os tenham recebido de seus pais.

Pais que cumprimentam seus filhos na boca

Jamais os pais devem beijar seus filhos na boca, como forma de carinho, pois os lábios são extensões dos órgãos sexuais e têm conexão com a região nevrálgica do aparelho reprodutor. Na década de 1970, quando houve a revolução dos *hippies* festejando a entrada da Era de Aquário, surgiu o festival de Woodstock em 1969, com músicas, alegria e motivação para que as pessoas se sentissem livres dos pudores. Foi um evento conhecido mundialmente, pois quase todos estavam nus para protestar e se libertar das repressões da educação e do governo. Também muitas pessoas distorceram as terapias de Reich que ensinava a liberar a energia da libido para acabar com doenças e problemas psíquicos nessa mesma época, e então, uma linha da psicologia surgiu ensinando que seria importante os pais se aproximarem mais dos filhos através do contato físico, com formas de carinho que gerassem uma sensação de estarem mais unidos e amados. Enquanto isso, as religiões e psicologias tradicionais, incluindo a psicanálise, lutavam contra essa liberação, devido às consequências futuras na psique das crianças. Isso tudo fez dividir opiniões da ciência da psicologia e hoje existem pais que beijam seus filhos na boca para mostrar pureza e intimidade e outros pais acreditam que esse ato é nocivo e vergonhoso para o bom desenvolvimento das crianças.

Na verdade os pais precisam buscar informações na psicologia e entender que todas as crianças, desde bebês até a adolescência, beijadas na boca pelos seus pais, serão adultos com problemas no relacionamento amoroso, pois estarão unidas demais com seus pais, além de estarem sob o domínio possessivo deles. Sempre que vejo um pai cumprimentando uma filha na boca, entendo que ele está, psicologicamente, "casado com ela" e com certeza tem ciúme quando a menina começa a namorar alguém. Da mesma forma, quando vejo uma mãe cumprimentando seu filho na boca, percebo que ela tomou posse dele e tem ciúme das suas namoradas. Essa aproximação íntima entre pais e filhos gera problemas também com rapazes e garotas que queiram namorar seus filhos, pois se sentem mal quando veem essa forma de carinho entre eles. Os tradicionais não aceitam estar com pessoas que foram criadas com tanta espontaneidade dentro de casa. Muitos filhos que foram acostumados a cumprimentar seus pais com a tal "bicotinha", os tratam claramente como maridos e esposas, com domínio sobre eles. Além disso, os pais sofrem quando a menina ou o menino começa a crescer e a se sentir mal com esses beijinhos, como se seus instintos estivessem alertando-os de que está na hora de parar com esse excesso de intimidade com os pais.

Mostrar amor e compreensão aos filhos é aceitá-los e orientá-los em todas as fases, abraçá-los, beijar seus rostos, suas testas e as mãozinhas. Olhar nos olhos para conversar e respeitar seus sonhos e esse amor não inclui o famoso beijinho na boca. Ao contrário, esse ato não educa e não prova o amor dos pais, apenas confunde a psique das crianças em suas fases de desenvolvimento.

Felizmente, as épocas das grandes repressões já não existem mais nos países ocidentais, mas, em compensação, a liberação da educação e a falta de informação dos novos pais lançam seus filhos para outros tipos de conflitos psicológicos e graves consequências em seus futuros relacionamentos amorosos.

Os pais precisam ser orientados e reeducados, pois estão sofrendo pelas consequências da educação liberal que adotaram em seus lares. Desconhecem que podem encontrar um caminho equilibrado para amar e dirigir seus filhos. O sentimento de culpa inconsciente dos pais faz com que tratem seus filhos com desigualdade, mimo, exageros, repressões e autoanulação. E muitos acreditam que certos tipos de carinho não prejudicarão em nada suas crianças.

Quando todas as pessoas adotarem dentro de casa o hábito de ler livros que ensinem a caridade, o amor incondicional, o perdão, a alegria e o autoconhecimento, aos poucos as famílias saberão como agir frente às surpresas da personalidade dos seus filhos, terão intuição para tomar decisões por mais difíceis que sejam e sentirão a forma correta e divina de educar.

Além disso, os pais eliminarão em si mesmos a carência afetiva que os leva a usar seus filhos para suprir seu vazio da alma e até, inconscientemente, sua realização sexual.

Fase da Liderança – de 7 a 12 anos

É nesta fase que deveria, definitivamente, ocorrer a sublimação da fase edipiana (complexo de Édipo). Aqui a criança estará no primeiro grau da escola, apesar de que hoje as escolas anteciparam os ensinamentos para 5 e 6 anos de idade. Fisiologicamente, a criança começa a se interessar pelo mundo social a partir dos 7 anos e, por isso, muitas crianças prodígios têm dificuldade de relacionamento na escola. Elas desejam se relacionar ao 7 e não aos 6 anos. Creio que toda criança em qualquer idade está pronta hoje para aprender antecipadamente, porém devemos ensiná-las respeitando suas necessidades de desenvolvimento pessoal e psicológico.

Enquanto uma criança de 5 e 6 anos necessita ter ensinamentos de forma privada e individualizada, a criança de sete anos mostra que seus valores estão voltados para o conhecimento do mundo, os valores da cultura e os trabalhos em grupo.

Aqui também é o momento em que a criança descobre seu talento para liderar e inicia sua autoridade sobre coleguinhas de escola, amigos da vizinhança, irmãos e até mesmo pais. Aos 7 anos, a criança precisa ter elaborado as outras fases, para que tenha um bom caráter na sua descoberta social. Do contrário, ela será arrogante, chantagista, autoritária e manipuladora.

Os pais precisam visitar a escola, sem avisar, e ver como os professores tratam seus filhos ou como seus filhos tratam os professores e coleguinhas.

Não adianta apenas ter a escola do seu filho conectada à sua rede de internet ou a satélites, marcando os passos das suas crianças, é necessário a presença do pai e da mãe para que os laços de amor se fortaleçam.

Existem escolas que proíbem a entrada dos pais em horário de aula ou do intervalo, exatamente para ajudar as crianças a se desapegarem dos pais e não se intimidarem com sua presença. Porém, é sempre bom dar uma incerta, assim como meus pais fizeram comigo e com meu irmão e descobriram que as professoras batiam em nós e nos castigavam sem deixar marcas no corpo. É claro que meus pais (meus heróis) e os outros pais que foram avisados fecharam aquela escola.

Não façam campana na vida dos seus filhos, confiem neles, mas fiquem "alertas" e atentos a seus comportamentos e principalmente ao olhar deles.

Às vezes eles têm medo de contar coisas desagradáveis para os pais devido às represálias tanto dos pais quanto daqueles que os machucam, molestam ou os ofendem.

A idade dos 7 anos é também o final de um ciclo energético

e psicológico, no qual a criança estava conectada, espiritual e eletromagneticamente, à mãe e está entrando agora para a frequência vibracional do pai com quem permanecerá conectada até os 14 anos e meio. É um momento dolorido e confuso para a criança, pois ela está perdendo o contato com seu próprio interior para interagir com o mundo racional e lógico. Nessa fase, os pais e professores precisam ensinar-lhe a prática da meditação, para que não saia totalmente de si. O mundo das emoções é vivido de 0 a 7 anos e meio, durante o convívio com seu lado *yin* (mãe) e o mundo racional é vivido dos 8 aos 14 anos e meio, no convívio do pai. Fisiologicamente, o hemisfério cerebral direito representa as emoções, a intuição, a aprendizagem, a interiorização, a propriocepção (sentir seu corpo e perceber suas próprias emoções), o ódio, a compaixão e todos os sentimentos físicos e espirituais. Esse hemisfério se desenvolve durante os primeiros sete anos da vida dos humanos e representa o lado feminino, portanto, a energia da mãe. Até 7 anos a criança sofre influência dos sentimentos negativos e positivos da mulher que a cria. Sofre acidentes ou adquire doenças pela vibração de uma mãe irritada, magoada, amargurada e perturbada emocionalmente, como também a criança se cura das doenças e se afasta intuitivamente de acidentes, quando a mãe é equilibrada, alegre, amorosa e feliz. O hemisfério cerebral direito é responsável também por enxergarmos as cores, e cores influenciam energética e psicologicamente as nossas emoções.

Em contrapartida, o hemisfério cerebral esquerdo representa a lógica, a razão, a expressão corporal, verbal, escrita, a aprendizagem, e todos os talentos artísticos aprendidos pelo lado direito do cérebro ou já latentes na pessoa, e é responsável por enxergarmos as cores neutras como o preto e o branco que influenciam o raciocínio e a lógica. Esse hemisfério se desenvolve dos 7 anos e meio até os 14 anos e meio e representa o lado masculino, portanto, a energia do pai. Neste período, o jovem sofre a influência dos sentimentos negativos e positivos do homem que o cria. Sofre acidentes ou adquire doenças pela vibração de um pai irritado, orgulhoso, reprimido, magoado, desequilibrado emocionalmente e até ausente ou autoritário. E igualmente o jovem se cura das doenças e escapa dos acidentes intuitivamente, quando o homem da casa é feliz, calmo, amoroso, firme em seus propósitos, flexível nas opiniões e companheiro amigo dos seus filhos.

Entenda que essas influências não são visíveis, mas são leis que funcionam sobre os filhos mesmo quando os pais estão longe de casa ou quando escondem o que sentem. É uma influência magnética e nada tem a ver com misticismo ou crenças. São entrelaçamentos de vibrações subconscientes dos pais com as dos filhos e potencializados pelas ondas energéticas emanadas pelos minerais do sangue impulsionadas pelas variações emocionais, mesmo que os pais não se deem conta do que estão sentindo.

A criança capta essas energias sem saber e, como citei antes, na Bíblia se afirma que Deus verá o mal dos pais nos filhos.

Os pais ou responsáveis pelas crianças de 7 anos precisam praticar meditação, sentir a paz que ela proporciona e ser capazes de transmitir o ensinamento adequado com sabedoria. De nada adiantará ensinamentos teóricos para esses pequeninos mestres, pois eles, espiritualmente, sabem muito mais do que os adultos que se distanciaram de suas próprias almas.

Nunca imponha suas crenças, deixe-os sentir o que é melhor para eles em questão religiosa ou alternativa, mas ensine-lhes que a prática da meditação é mais antiga que as religiões e até médicos aconselham silenciar a mente para desintoxicar o organismo. Com a calma que ela nos proporciona, podemos escolher caminhos que sempre nos farão felizes.

As crianças de 7 anos começam a perder de vista sua força espiritual, sua fé e, consequentemente, sua compaixão, por estarem numa fase de envolvimentos e curiosidades do mundo material. Os pais precisam saber manter o equilíbrio espiritual e material dos seus filhos, mostrando através dos seus próprios exemplos, ou seja, pais equilibrados desenvolvem filhos equilibrados. Teoria nunca ensinou ninguém a sentir a verdade da vida, principalmente em se tratando de educação.

Vamos criar uma nova geração de crianças que recorrem à meditação para sanar suas dores e dúvidas, para que elas nunca mais tenham que cair nas mãos de pessoas perigosas que se aproveitam de pessoas carentes e sofridas.

Vamos desenvolver uma educação completa que ensine as histórias reais do planeta e também o autoconhecimento que acabará com as angústias e as depressões dos futuros adultos. Já existem muitos grupos trabalhando para que um dia algum poder político legalize outros conhecimentos nas escolas e faculdades, que permita a liberdade de expressão e aprofundamento nos estudos ocultos da mente e do espaço sideral, com equilíbrio. A astrologia, por exemplo, deveria ser inserida como base dos conceitos matemáticos, já que ela é considerada uma ciência e não adivinhação, como alguns charlatões tentam ensinar. A astrologia e a astronomia eram "irmãs" há muitos milênios e, juntas, construíram grandes civilizações organizadas e harmoniosas, pois a astronomia apontava para as estrelas e a astrologia mostrava suas influências magnéticas sobre o nosso planeta, nosso corpo, nossas plantas, nossos animais e nossas marés.

Hoje as crianças sentem falta de um conhecimento que lhes proporcione se expandir para dentro de si e para o Universo não físico. Não tardará a acontecer a fusão dos conhecimentos, pois a nova era na qual entramos no ano de 2010, a Era de Aquário, regida por Urano, o planeta das transformações, obrigará os seres humanos a se render aos novos conhecimentos que as crianças estão trazendo para o planeta Terra. Muitos resistirão por um tempo, mas acabarão sucumbindo aos poderes da nova geração renovadora: as crianças índigo e cristais que precisam da nossa ajuda para se transformarem em Violeta, que é o poder transmutador de todos os DNAs.

Seus filhos são especiais e maravilhosos e precisamos cuidar para que, quando chegarem aos 7 anos, não percam suas conexões com o grande Pai do Universo.

O amor dos pais e dos facilitadores é mais importante que a própria educação, pois sem amor ninguém conseguirá ajudar as novas crianças a cumprir com sua missão de resgatar o equilíbrio do nosso planeta. Elas só precisam da sua confiança e do seu amor acima de tudo, pois são movidas pela energia taquiônica[1], emanada pelo puro amor incondicional das pessoas e dos pais.

A partir dos 7 anos e meio, encerram-se as fases de desenvolvimento da criança e se inicia a lapidação da personalidade já formada até o final desse ciclo de onze anos. Portanto, vamos amar muito as nossas crianças e protegê-las, para que cresçam saudáveis, alegres, inteligentes, tolerantes, bondosas e, acima de tudo, sábias, para ajudar a humanidade a reencontrar a felicidade.

---

1 *O amor incondicional vibra na mesma frequência que a pedra subterrânea chamada taquion, daí o nome "energia taquiônica". (N.A.)*

Fase Genital
a partir dos 12 anos início da adolescência

Há uma retomada dos impulsos sexuais para, inconscientemente, buscar fora da família um objeto de amor. Esta é a fase dos conflitos por não se sentir nem criança nem adulto. O jovem ou a jovem estará, automaticamente, elaborando a perda da identidade infantil para se desconectar parcialmente dos pais e encontrar dentro de si a emancipação e a identidade para uma vida adulta. É uma fase difícil para os adolescentes, pois se sentem reprimidos pelos pais e pela sociedade, mas não conseguem lidar com as próprias emoções exacerbadas dos conflitos desta época.

Os adolescentes de hoje têm muito mais condições de se expressarem do que os da década de 1980 para trás. A mídia favoreceu muito aos jovens uma expansão de conhecimentos e novas visões do mundo. Porém, a mídia também lançou para todas as idades conhecimentos negativos que prejudicaram o desenvolvimento natural das crianças. A censura se tornou relativa e deixou à responsabilidade dos pais permitirem que seus filhos assistam ou não a determinados programas de televisão. Mas a internet poucos podem ainda deter.

Conheço jovens de 16 anos que receberam medalhas de ouro em Astronomia, Física e outras categorias de estudos, e já se estabeleceram, bancando-se até morando sozinhos, como também conheço jovens que dependem totalmente de seus pais e ainda fazem manhas, chantagens emocionais e violências para conseguir algo das pessoas.

Todas as pessoas nascem dotadas de força, coragem, inteligência e amor para se desenvolver durante as fases da vida, porém essas energias só serão desencadeadas se os pais ou protetores souberem administrar corretamente os conhecimentos das fases do desenvolvimento da criança, nem que seja por intuição.

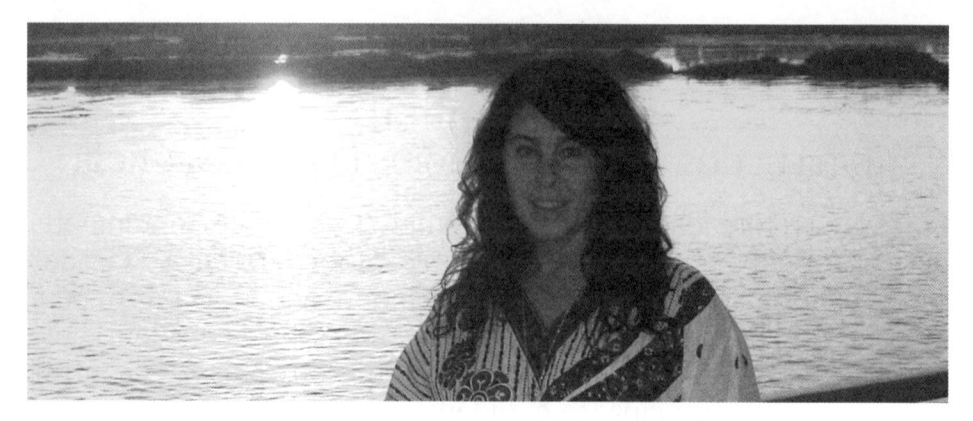

5 Pensamentos, palavras e intenções influenciam a água do corpo e do planeta

O Dr. Masaru Emoto é um grande pesquisador e descobridor do poder das palavras, pensamentos, intenções, vibrações de fotos e da energia da escrita sobre as moléculas da água. Em seu livro *As Mensagens da Água*, da editora Isis, 2004, podemos constatar, através de dezenas de fotos de moléculas de água, as surpreendentes transformações dessas moléculas conforme as influências que recebem das pessoas próximas, das emoções de grupos ou de uma população inteira e de músicas, nomes próprios e tudo que tenha vida ou teve vida sobre a Terra.

Emoto conta que se sentiu atraído pelos estudos da água quando conheceu pessoalmente o Dr. Lee H. Lorenzen, bioquímico da Universidade da Califórnia, em Berkeley. Lorenzen desenvolveu a água microestruturada ou água de ressonância magnética[2]. Por intermédio do Dr. Lorenzen, Emoto encontrou um aparelho chamado MRA (Analisador de Ressonância Magnética), que levou para o Japão. Com isso, se aprofundou em suas pesquisas e conseguiu demonstrar que as pessoas poderiam melhorar as condições físicas, modificando suas condições emocionais,

---

2 *Água microestruturada é uma forma específica de água, essencial nas principais funções celulares. A falta dessa água é responsável pelo envelhecimento celular e problemas celulares. Quando jovens, nossos corpos estão cheios de água microestruturada. Ao envelhecermos, essa água se prende a outras estruturas e não consegue mais se mover livremente através das paredes celulares. Ela é responsável por fornecer oxigênio, nutrientes, cadeias proteicas, enzimas e remove toxinas que se acumulam na célula. (N.E.)*

adquirindo novos hábitos musicais e procurando ter pensamentos e desejos mais saudáveis, alegres e amorosos consigo mesmas e com as pessoas e situações ao seu redor.

Colaboradores do mundo todo mandaram amostras de água de rios, lagos e torneiras de várias cidades, aldeias, centros metropolitanos, inclusive água do nosso rio Amazonas, para que Emoto pudesse fotografar as suas moléculas. Essas fotos são impressionantes e chegam até a assustar quem as vê em seu livro. Masaru Emoto viajou pelo mundo, coletando amostras de água e nos revelou a verdadeira frequência vibracional de cada região.

Aconselho ao querido leitor ver no livro citado, ou pesquisar no Google algumas dessas fotos, onde você poderá apreciá-las, constatando o quanto somos responsáveis por nossas condições físicas e o quanto precisamos aprender a dominar as nossas emoções para termos saúde e beleza.

A importância da meditação, do relaxamento, das práticas orientais de controle pessoal e das terapias torna-se cada vez mais necessária para sermos pessoas melhores, mais saudáveis, esteticamente bonitas, jovens, mas, acima de tudo, tranquilas e serenas.

A paz interna nos leva à paz mundial. Essa é a verdade que precisamos aceitar. Jamais encontraremos felicidade dentro da intranquilidade da alma e das crises nervosas a que o nosso instinto de sobrevivência se agarra para lutar, pois a felicidade não é desse Mundo.

O contato com a Energia Suprema do Universo nos revela, intuitivamente, soluções para os problemas diários, nos dá coragem para enfrentar o novo em nossas vidas, desapego às coisas e pessoas que criamos, nos acalma diante de um conflito e nos ensina novos caminhos para a felicidade.

Quando falo sobre desapego, muitos leitores sofrem imaginando que desapego seja abandonar quem amamos. Desapego não tem nada a ver com abandono e sim com autocontrole sobre o apego e a posse.

Muitas pessoas abandonam seres queridos, viajando ou se afastando fisicamente, para mostrar a si mesmas o quanto são desapegadas. No entanto, telefonam constantemente para aqueles dos quais se afastaram ou sofrem com a obesidade que acabam somatizando por não conseguirem lidar com a solidão. Muitas até pensam que se desapegaram, mas estão apenas transferindo seu apego para pessoas ou animais com quem convivem agora.

Desapego significa compreender que tudo na Terra é impermanente e transitório e que a *Lei Semelhante atrai Semelhante* nos mostra que a nossa permanência ao lado de certas pessoas acontece somente pelas frequências vibracionais semelhantes e não pela disputa ou pelas brigas e chantagens emocionais.

Muita história aconteceu antes de nascermos. Trazemos em nossos genes a crença de nossos antepassados, os medos e sofrimentos do ser humano mais antigo dessa história e, por isso, nossos sofrimentos mais profundos e constantes nos assombram devido à sua força sobre nós.

A solução existe, mas devemos nos conscientizar de que, independentemente de nossas vidas passadas ou da força dos genes sobre nós, podemos resgatar nossa força maior que mora em nossa essência.

Com as pesquisas de Masaru Emoto, Física Quântica, psicologia profunda, hipnose, neurolinguística e de muitos outros trabalhos sérios, podemos mergulhar cada vez mais fundo em nosso interior, sem medo e com alegria de encontrarmos, em nós mesmos, a paz, a verdade do Universo, o poder de transmutarmos e sermos os verdadeiros filhos da Luz.

Em meu livro *A Cura pela Meditação* mostro o poder que naturalmente possuímos, para transmutarmos em vida e evoluir a ponto de controlar, com harmonia e amor incondicional, este nosso querido planeta Terra.

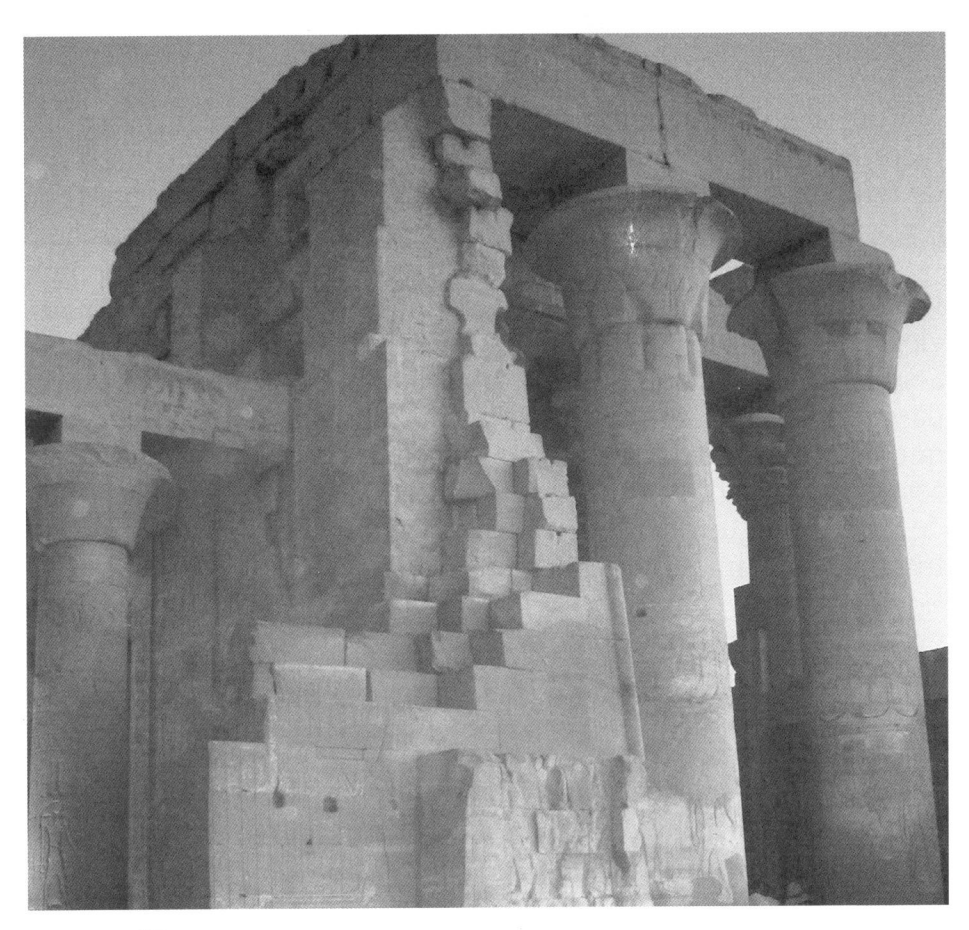

6 Os quatro medos básicos da Humanidade

Há aproximadamente onze mil anos, no Egito, o grande sumo sacerdote Imhotep, hoje conhecido como Hermes Trismegistus, filósofo, pai da medicina, arquitetura, matemática, astrologia, física, química, cerâmica, colorações em objetos e paredes e revelador das bases do funcionamento do Universo, criou a pirâmide de Saqqara, onde os iniciados aos mistérios do Universo se utilizavam da energia quântica e taquiônica – energia de maior frequência e vibração do Universo – para acelerar o processo de sua evolução espiritual.

Imhotep, que significa "o sábio que veio em paz", conhecia uma tecnologia muito avançada, inclusive para os dias atuais, com a qual desenvolveu técnicas para que seus discípulos pudessem verificar outras dimensões, contatar pessoas nessas dimensões e receber informações de mestres ascensionados.

Com seus conhecimentos, criou avenidas eletromagnéticas, que facilitavam a movimentação de grandes pedras para a construção de templos. Conhecia a rede eletromagnética que passa por todo o planeta e sabia que, em seus cruzamentos, a força gravitacional se altera, construindo então, Saqqara sobre um desses pontos. Esses encontros das redes eletromagnéticas são conhecidos pelos cientistas da NASA, como nódulos diamagnéticos, que promovem a supercondutividade, ou seja, o aumento ou a redução da força da gravidade. Os egiptólogos e estudiosos das pirâmides sabem que essa pirâmide é uma máquina quântica, desativada após o assassinato do último sumo sacerdote do Egito, morto por ordem de Ramsés II, que odiava os sacerdotes e não aceitava suas crenças. Imhotep era um sumo sacerdote da escola de mistérios *Olho de Horus,* na qual, com outros sacerdotes, possuía o poder real para preparar faraós e toda a civilização do Egito.

Os herdeiros desses sacerdotes continuaram, por milhares de anos, a propagar essas informações secretamente e, de tempos em tempos, construíam outros templos baseados em Saqqara.

Ao longo do rio Nilo, construíram templos, sendo que cada um dedicava-se a um ensinamento específico para o desenvolvimento espiritual de seus discípulos.

<u>O templo de Osíris</u>, em Abydos, dedicava-se a ensinar tudo sobre a reencarnação, bem como conhecimentos avançados em termos tecnológicos sobre aeronaves espaciais como as atuais.

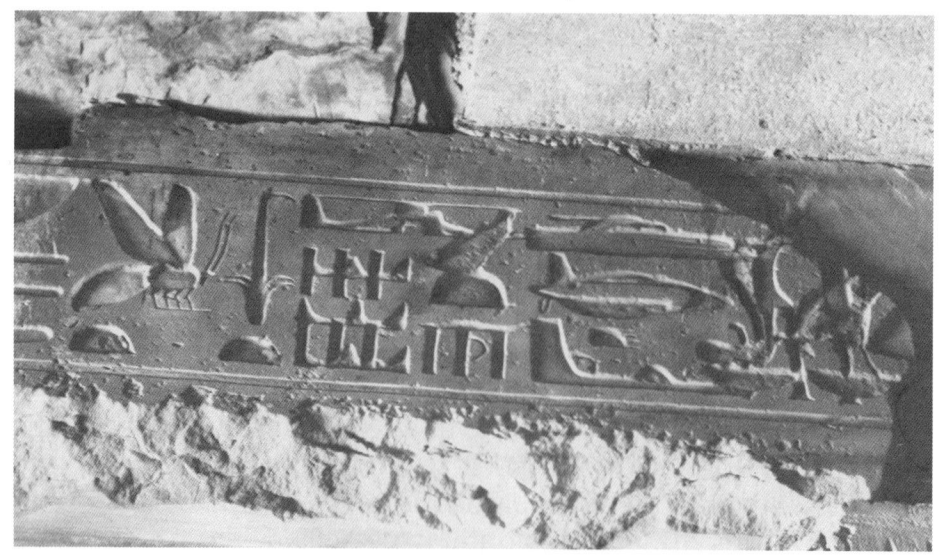

Naves espaciais no templo de Osíris.

O templo de Luxor, em Tebas, ensinava anatomia, fisiologia, linguagem do corpo e o domínio da mente sobre cada órgão interno. Ensinava aos seus discípulos a entrar em contato consciente com cada órgão e a controlá-lo com o pensamento.

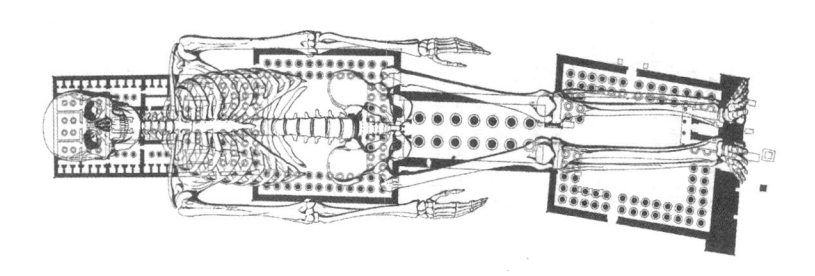

Planta baixa de Luxor (o esqueleto foi desenhado em cima da planta para mostrar a relação com o corpo humano).

O templo de Hathor, em Denderah, dedicava-se à gestação da vida pela astrologia.

O templo de Ísis, em Philae, ensinava o princípio feminino da vida.

O templo de Horus, em Edfu, revelava a existência da iluminação.

O templo de Karnak, em Tebas, se dedicava à evolução da consciência.

E finalmente, o templo de Kom Ombo, próximo a Assuã, onde aconteciam os treinamentos dos discípulos em direção à coragem, que funcionava, também, como hospital que atendia na área da maternidade, centro cirúrgico, veterinária e medicina tradicional.

Neste templo, ensinava-se aos iniciados a dominarem os quatro medos básicos da humanidade: medo do abandono, medo de perder, medo de enfrentar, medo da morte.

Esses medos fazem parte da vida terrena, devido à nossa energia densa que gera o apego e a crença na dor e no sofrimento.

Para os egípcios antigos, não existia o certo e o errado, nem o bem e o mal. Existiam apenas lições para serem aprendidas, com os resultados das próprias decisões de cada pessoa. Cada um deve aprender, pela dor ou pelo amor, com as consequências de suas próprias decisões, até encontrar dentro de si mesmo a sabedoria ou o *Olho de Horus,* como eles chamavam os que já haviam alcançado a compreensão de si mesmo e do Universo. *Olho de Horus* era o nome da escola de mistérios dos sumo sacerdotes, de onze mil anos atrás, baseada no olho do falcão que tudo vê.

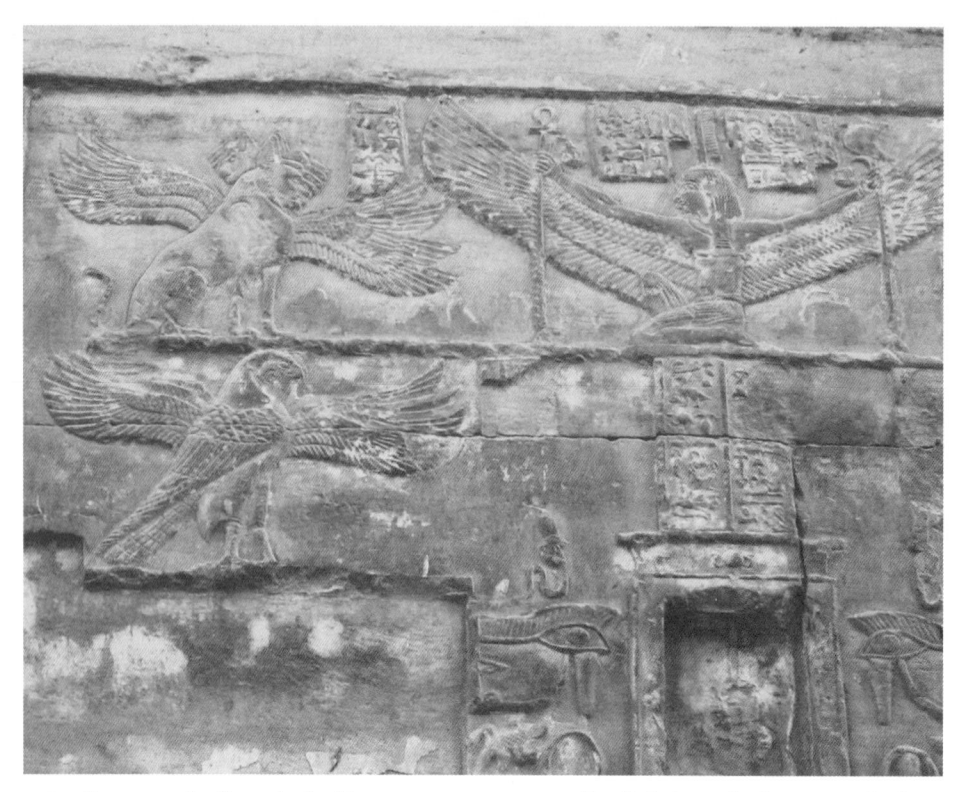

As figuras aladas simbolizam os quatro medos básicos da humanidade.

Todo sofrimento, de qualquer pessoa, em qualquer época, é devido aos quatro medos que carrega no coração, mas que nem sempre se apresentam para nós de forma declarada. Normalmente, não prestamos atenção na raiz de nossas dores e, portanto, costumamos dizer, que não temos medo de nada ou que não sabemos como eliminar esses medos da nossa mente e de nossas emoções.

Se você, querido leitor, sofre hoje com alguma situação que já tentou resolver de várias formas e, mesmo assim, nada mudou ou mudou muito pouco, pergunte ao seu coração, em qual desses quatro medos você está preso? Com certeza, seu coração lhe responderá. Talvez ele diga que você tenha um desses medos ou talvez diga que você tenha todos eles. Mas não se envergonhe de ter medo, pois o medo também mora nos grandes guerreiros.

A diferença é que eles o enfrentam, não é mesmo?

Como eu disse antes, os medos fazem parte da humanidade e mesmo uma pessoa orgulhosa ou detentora de algum poder na Terra está sujeita aos medos. Aliás, para conquistar sucesso, poder, fama, prosperidade, altos cargos numa empresa, ter seu próprio negócio, namorar, casar e ter filhos é necessário enfrentar vários tipos de medos internos. Se não os enfrentarmos, não sairemos do lugar e nada construiremos nesta vida.

Sei que não é fácil, mas, em alguns casos, devemos procurar ajuda de profissionais que nos mostrem novos caminhos ou que nos façam resgatar a força espiritual da nossa essência.

Se não enfrentarmos nossos medos e nossas inseguranças, seremos sempre dependentes de alguém ou de algum sistema e não poderemos reclamar com ninguém dos nossos sofrimentos porque, afinal, foi uma escolha nossa.

Como disse o sábio tio do Homem Aranha: "Quanto maior o poder, maior a responsabilidade". E é claro, quanto maior a responsabilidade, maior o medo de errar. Por isso devemos entender que ir avante, mesmo com medo, nos fortalece e nos torna seguros e confiantes.

Quantas vezes você pensou que não conseguiria fazer algo e sentiu medo de tomar a decisão de fazê-lo? E por necessidade, acabou tentando e percebeu que era capaz?

Quando você quis aprender a andar de bicicleta, de moto, de carro e sua cabeça via tudo complicado, não lhe parecia que seria difícil? Mas hoje, você aprendeu e até faz malabarismos. É claro que existem pessoas que nunca arriscaram aprender a dirigir um veículo e, por isso, são dependentes de várias situações desagradáveis.

Não importa o motivo que você escolheu para justificar a sua dependência financeira ou emocional, a verdade é que você teve medo de andar com as próprias pernas em sua vida e não pretende ir muito além do mundinho em que você acredita. Prefere sofrer humilhações, anulações, frustrações pessoais, obesidade e doenças, do que fazer uma terapia e descobrir que não precisa se amparar em ninguém. Na dependência emocional, está contido o medo do abandono, o medo de perder e o medo de enfrentar. O tempo vai passando, e a pessoa não percebe que seu Eu verdadeiro está escondido atrás das opiniões dos parentes, dos amigos, da sociedade e dos sugestionamentos da mídia.

O medo do abandono, muitas vezes, é gerado durante a gestação. Quando você está dentro da barriguinha da mamãe, percebe todas as emoções e medos dela. Acredita que esses movimentos internos da mamãe são seus e acaba aprendendo e absorvendo como se fosse seu tudo o que ela sentiu.

Existem pais que rejeitam uma filha quando nasce, porque queriam um homem, como também existem mães que rejeitam um filho ou uma filha na barriga, porque sentem medo de enfrentar a maternidade. Com isso, é gravada no inconsciente do feto essa sensação desagradável de não ter sido aceito e durante toda a sua vida carregará o medo de ser abandonado ou rejeitado pelas pessoas.

Essas crises emocionais sempre existiram em vários pais, desde o começo do planeta, pois o instinto de sobrevivência derrama medos para nos limitar e, ilusoriamente, nos protegermos do novo.

O medo do abandono também pode ser gerado por outros fatores na infância, mas o que importa agora não é descobrir quem foi o culpado, mas saber perdoar e entender que nada acontece por acaso. Nunca erramos a barriga da qual iremos nascer, pois *semelhante atrai semelhante* no Universo e, com certeza, é através desses pais que nos deram a vida que teremos que aprender a crescer.

Se você é uma pessoa que vive agradando os outros, deixando seus prazeres pessoais para depois, em prol das pessoas ou da família e se magoa quando não reconhecem sua dedicação e trabalho, então, querido leitor, sinto em dizer-lhe, mas você tem medo do abandono e não sabe lidar com a rejeição alheia. Ser simpático e atencioso não significa anular-se ou nunca poder dizer "não". Quando não dizemos o que pensamos ou sentimos, temos medo de não sermos amados ou aceitos, por causa da nossa dependência emocional.

Quando praticamos meditação, yoga, tai chi chuan e aceitamos algumas sessões terapêuticas com bons psicólogos, conseguimos transformar a dor em alegria e a nossa fé é resgatada da escuridão.

O medo de perder também nos submete a situações que não suportamos mais, gerando mágoas, frustrações, ciúme, raiva, dores físicas e doenças do coração.

Quando o medo de perder aquele que dizemos amar torna-se uma tortura, significa que o nosso medo de ficarmos sozinhos é maior do que o nosso amor. Uma mãe que tenha medo de perder um filho ou uma namorada que se apavora em pensar que seu namorado pode abandoná-la por outra, o medo de perder dinheiro ou tudo que construiu na vida, mesmo assim, o medo da solidão ou de recomeçar é maior que o amor por ter criado pessoas ou coisas.

O amor verdadeiro supera a morte, o abandono, as perdas, a dor da solidão e da traição, porque esse poderoso sentimento é absorvido diretamente do Cosmo, que nos acalma, nos protege dos medos e nos dá uma sensação de segurança e proteção.

Esse amor grandioso nos faz ver a verdade da vida, de que somos todos passageiros de um gigantesco barco no Universo e que as pessoas que cruzam o nosso caminho ou que nascem através de nós são ondas energéticas que vêm e que vão, assim como nós. Desapegar-se significa compreender essa maravilhosa força da Natureza e que não existem vítimas em nenhum ponto do Universo e sim ondas que vêm e vão, conforme o que cada um cria com seu poder do pensamento.

Jamais devemos nos culpar por não termos agido de tal maneira ou de não termos feito mais por determinada pessoa, porque, como disse antes, nada acontece por acaso e nada pode acontecer diferente do que você plantou com seus pensamentos, palavras e ações.

Quando, em algum momento de nossa vida, praticamos algo que fez alguém infeliz ou a nós mesmos, é porque acreditávamos estar fazendo a coisa certa e, por isso, nunca poderemos nos culpar por não termos agido da maneira certa. Naquela época, aquilo que fizemos era para ter sido feito daquela maneira, e hoje, a forma como nós estamos agindo frente a uma situação complicada é a melhor maneira que conseguimos encontrar para nos proteger dos medos conscientes ou inconscientes. Quanto mais a maturidade espiritual crescer em nós, tanto mais perceberemos maneiras mais sábias de agir, porque não sentiremos medo.

Pessoas mimadas não desenvolvem a sua autoconfiança porque nunca tiveram que lutar para conquistar seu espaço no mundo e adquirem a crença de que todas as pessoas, principalmente as mais íntimas, devem supri-las, atendê-las imediatamente, amá-las, desejá-las e nunca lidam bem com pessoas que não se submetem a elas.

Fazer um mimo para alguém não significa que você está estragando a personalidade dele, mas mimar sempre, desde a infância, não colocando limites e sempre fazendo o que ele quer, na hora que ele quer, você estará colocando alguém no mundo para atrapalhar o bom desenvolvimento do planeta.

Pelos meus estudos de astrologia, entendo que cada um veio para gerar algo de bom ou de tormentas, para que existam forças contrárias que produzam energia para o planeta. Mas isso não significa que tenhamos que abandonar a educação dos filhos. Devemos produzir energia para o planeta, com o poder criativo do amor e não nos acomodarmos com certas mensagens que pregam o contrário. Realmente, na dimensão em que vivemos, as guerras produzem crescimento na tecnologia e no desenvolvimento da ciência médica, devido às forças contrárias do bem, que geram dor e perdas, mas se imaginarmos um planeta onde todos trabalharam seus medos internos e aprenderam a lidar com sua espiritualidade, então não teremos pontos fracos para os opositores e a guerra cessará.

Muitos acreditam que se as guerras forem eliminadas e os conflitos caseiros terminarem, o planeta não se desenvolverá mais e tudo ficará estagnado. Essa crença deriva de pessoas e seres que, inconscientemente, necessitam alimentar o seu vício químico da ira. Neste mesmo planeta em que habitamos, existem diversas camadas dimensionais, com seus habitantes adequados ao seu tipo de energia e, em cada dimensão, a crença do bem e do mal diverge conforme a necessidade.

A Física Quântica nos mostra que estamos em vários lugares ao mesmo tempo porque somos energia. Nossa consciência rebate essa afirmação, por não poder ver, na velocidade da luz, para onde estamos indo e voltando. Os conhecimentos herméticos que comentei acima podem esclarecer esse jogo do Universo e nos fazer entrar no time, para jogarmos em harmonia e, juntos, criarmos novas formas de gerar desenvolvimento para a Terra.

Acredite sempre no amor e na paz, e procure ajuda para eliminar os medos mais profundos do seu coração. Só assim você conseguirá tomar a decisão certa para acabar com seus sofrimentos e os sofrimentos de quem você ama.

Lembre-se de que a paz mundial começa dentro de você, e se expande para o seu lar, seus vizinhos, parentes distantes, pessoas estranhas que cruzam o seu caminho, patrão, funcionários, amigos e todas as formas de vida. O que emanamos em silêncio é o que espalhamos para nosso querido planeta azul.

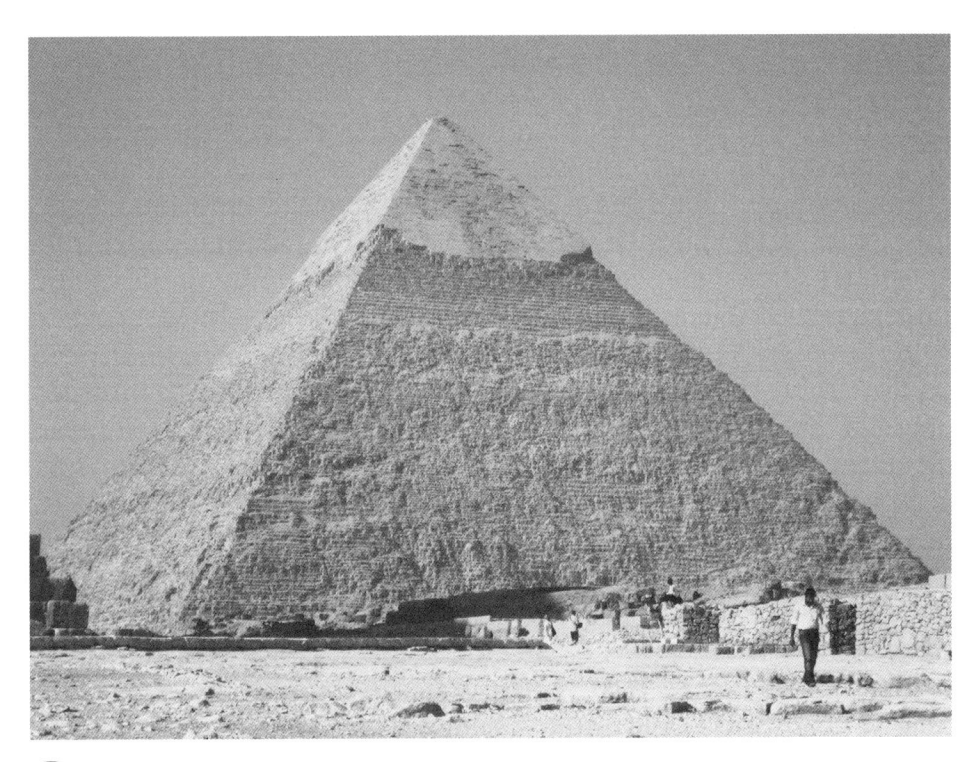

7. Emoções produzem químicas que geram vícios em nosso organismo

Em dezembro de 2005, o filme *Quem somos nós?* chegou ao Brasil gerando polêmica e críticas por pessoas que, provavelmente, não lidam bem com a verdade subjetiva.

A tendência humana é negar aquilo que sua consciência não consegue compreender, mas isso não significa que o assunto abordado não exista. Muito pelo contrário, o tema apresentado neste documentário já é conhecido e aplicado por milhares de cientistas, médicos e até religiosos bem informados.

Professores de física, médicos e cientistas reuniram-se para uma entrevista com o intuito de unir conhecimentos e harmonizar linhas de pensamentos e com isso, o grande evento aconteceu, gerando o documentário.

Um dos participantes, Dr. Joe Dispenza, graduado pela Universidade de Atlanta, na Geórgia, explicou a base do poder das emoções sobre o nosso corpo. Ele ensina que existe uma pequena fábrica no cérebro: a glândula hipotálamo. Nele são fabricadas pequenas cadeias de aminoácidos ou de proteínas, chamadas peptídeos. Esses peptídeos possuem a capacidade de se combinar com todos os tipos de materiais químicos que provocamos com nossas emoções. Ou seja, o hipotálamo fabrica materiais químicos que se combinam com as químicas das emoções, sendo que existe material químico para a raiva, mágoa, medo, ciúme, apego, tristeza, vitimização e para todos os tipos de emoções que pudermos sentir e até bons sentimentos.

No momento em que sentimos um estado emocional no corpo ou no cérebro, o hipotálamo combinará o peptídeo com a química daquela emoção e o liberará através da glândula pituitária, diretamente para a corrente sanguínea. No momento em que atinge a corrente sanguínea, ele encontra seu caminho e vai para diferentes partes do corpo.

Candace Pert, Ph.D. e docente de Medicina na Universidade Georgetown, USA, explica que essa química, ao cair na corrente sanguínea, vai em direção às células. Ela se encaixará na célula como se fosse uma chave e emitirá um sinal. A pessoa, então, reagirá conforme a química daquela emoção: raiva, mágoa, tristeza, vitimização, etc.

Dr. Joe continua sua explanação e diz que, quanto mais repetimos a mesma emoção, mais as nossas células se tornam viciadas nessa química e, automaticamente, provocamos ou atraímos situações para que tenhamos a mesma emoção. Com isso, nossas células estarão sendo saciadas em seu vício.

Dr. Joe ensina que as emoções negativas constantes atacam as nossas células e então, quando essas células quiserem se dividir e gerar a célula filha, elas virão com mais receptores para essas químicas. Todas as células do corpo possuem receptores externos, portanto, a cada emoção que nos permitimos sentir sem controle, estaremos drogando as nossas células e dificultando a nós mesmos, quando quisermos ter controle sobre nossas próprias emoções. Ele explica que a velhice consiste numa produção inapropriada de proteínas, devido às emoções negativas constantes.

Ramtha, mestra da escola Ramtha de Iluminação, diz que basta um só pensamento para que o corpo reaja e fabrique químicas do sexo. Explica que o mundo externo não tem poder sobre uma pessoa e o que acontece no corpo é reflexo do que está dentro da cabeça.

Willian Tiller, Ph.D., professor emérito de ciência material e engenharia da Universidade de Stanford, disse que devemos caminhar para a expansão do nosso interior e encontrar um novo território. E diz que "estamos todos aqui para desenvolvermos nossas intenções e aprendermos a ser criadores efetivos" e "todos nós um dia alcançaremos o nível dos avatares sobre os quais lemos na história: Buda, Jesus..."

Amit Goswami, Ph.D. e professor de Física Quântica na Universidade de Oregon, diz: "Reconhecer o ser quântico e o fato de que temos escolhas, e quando reconhecermos a mente, quando mudarmos a forma de ver as coisas, estaremos iluminados".

Dr. Joe diz que, se você não consegue controlar uma emoção, é porque está viciado nela. Quando alguém se pergunta: "Por que não consigo me controlar?" é porque a pessoa tem medo de perder o que esse vício lhe proporciona, ou seja, o vício na alegria de ter aquilo do que a pessoa está dependente e isto se torna um grande conflito no ser humano.

Somos todos viciados em peptídeos neurais e precisamos nos conscientizar disso, para que mudemos nossos pensamentos e possamos ter novas emoções e novos caminhos. O viciado precisa cada vez mais da droga para saciá-lo, até que ele mesmo tome consciência de que está sendo dominado por um círculo vicioso e comece a assumir uma nova postura frente à química.

Dra. Candace Pert diz que as reações químicas das emoções repetidas podem alterar o núcleo da célula e destruí-la.

E John Hagelin, PhD, professor de Física e diretor do Instituto de Ciências, Tecnologia e Política da Universidade Maharishi, diz que a meditação promove não só efeitos positivos no corpo físico, como também pode influenciar pessoas, ambientes e uma população inteira.

Para finalizar este tópico, quero reafirmar a importância da meditação em nossas vidas e estimular os meus queridos leitores a praticarem a meditação, mesmo que seja de uma forma simples e sem técnicas, pois o que nos fortalece a alma não são técnicas complexas e sim a simplicidade, a tranquilidade, a vontade de buscar o interior e curar-se das doenças da alma.

Meditar significa aquietar o corpo e a mente, porém, mantendo a consciência acordada e dinamizando a paz interior.

Em meu livro *A Cura Pela Meditação* você encontrará uma forma despreocupada das técnicas, empenhada em mantê-lo na paz e no desenvolvimento positivo de seu cérebro, sua mente, seu corpo e sua conexão com o poder Cósmico.

Lembre-se de que o pensamento é força criadora e você pode aprender a controlar seus pensamentos e, consequentemente, suas emoções.

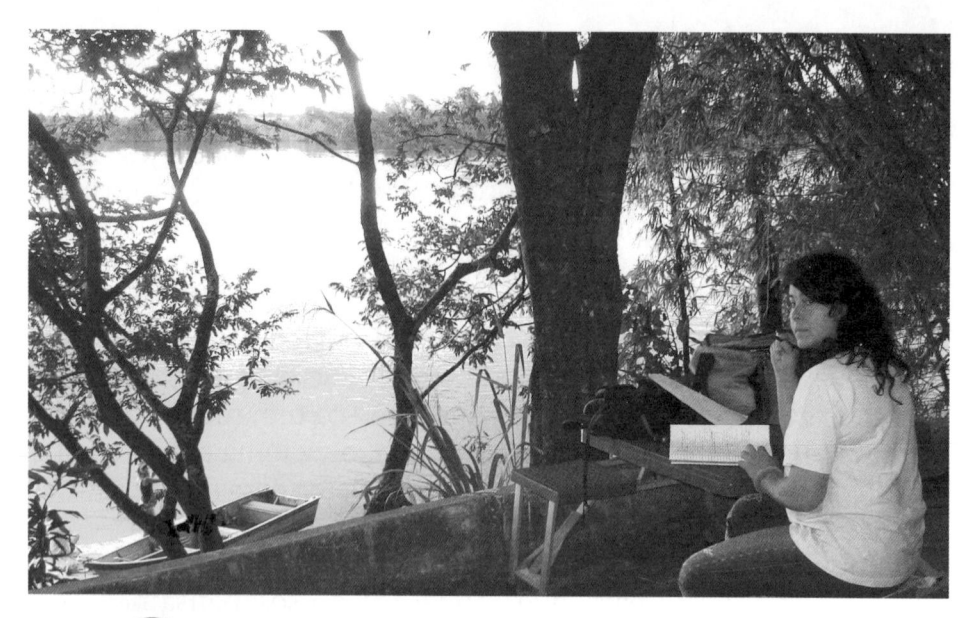

8 Significados psicológicos das doenças

Aborto e dificuldade para engravidar

Durante minhas palestras e cursos, muitos casais me procuram para contar sobre suas dificuldades para engravidar e muitas mulheres lamentam por abortarem espontaneamente seus bebês.

Explico a esses casais que engravidar faz parte da natureza, mas abortar é um sintoma do negativismo do ser humano.

O organismo produz tudo o que precisamos para viver e para nos reproduzir, pois é dirigido por uma Força Maior. Quando nosso corpo falha em alguma tarefa é devido às crenças e medos que carregamos em nosso inconsciente. Nossa mente é capaz de construir ou destruir células e órgãos inteiros, conforme a ordem que vem desse reservatório de informações (o inconsciente).

Quando um casal se une, não foi apenas uma escolha consciente deles, mas sim um conjunto de leis produzidas desde seus antepassados na mente de cada um. Ou seja, partindo do princípio da *Lei Semelhante atrai Semelhante*, podemos saber que um casal tem sempre aspectos psicológicos e espirituais muito parecidos. As ondas vibracionais que eles emanam atrairão outro espírito semelhante ou muito parecido ao dos futuros pais e o mesmo acontece com mulheres que provocam aborto espontâneo, sem saber que foi seu próprio coração que ditou as regras, justificando, inconscientemente: "Não está na hora"; "Tenho medo de enfrentar o que virá"; "Será que estou pronta?"; "Não quero parar de trabalhar ou de estudar"; "Será que amo meu marido?", etc.

Esses pensamentos ou sensações nem sempre são percebidos conscientemente, pois fazem parte de um mecanismo de defesa do inconsciente que quer nos proteger daquilo que não conhecemos ou rejeitamos sem saber.

Quando digo rejeição, estou sinalizando o fato de o casal ter coisas mal resolvidas e semelhantes de suas infâncias em relação ao pai.

O pai é considerado a origem e não a mãe, pois ele é *yang* ou doador e ela é *yin* ou receptor. Quando uma pessoa não consegue procriar, seja por qual explicação médica, é devido à rejeição inconsciente contra o pai, que pode ter sido autoritário, alcoólatra, ausente, submisso à esposa, mau-caráter ou que tenha falecido, abandonando a família num momento difícil. Independentemente do que tenha acontecido com o pai, está registrado no fundo do inconsciente do homem ou da mulher e eles muitas vezes não aceitarão esta explicação, pois não se recordam de fatos tão marcantes em relação ao pai.

Entretanto, quando o casal decide procurar a ajuda de um psicólogo ou psiquiatra que trabalhe com regressão e hipnose, é finalmente descoberto o bloqueio e sanado o problema.

Claro que não é tão simples assim, pois cada pessoa tem uma resistência particular a aceitar certos tratamentos ou mesmo a acreditar que isso possa reverter um quadro orgânico. Saiba que nada é impossível para uma mente que deseja sinceramente. O fato é que o casal sempre pensa que quer realmente o bebê, mas desconhece em si os medos inconscientes que possuem muito mais força do que o simples querer.

Costumo aconselhar a esses casais a prática da meditação e a oração do perdão para o papai, durante três meses, sem questionar e sem revelar a ninguém, e conversarem muito com a alma que pode querer vir através deles. Além disso, mostro outro aspecto para eles: a mulher precisa ser feminina, pelo menos na época em que quer engravidar e o homem deve ser masculino, tomando conta da casa no sentido dos consertos de encanamentos, fios, máquinas, etc. Você pode até achar que isto é um preconceito, mas a natureza reconhece o sexo feminino ou masculino pelos atos de cada um. Os hormônios reagem conforme o tipo de humor que cada um possui, pois como disse em outro tópico, eles movem o humor das pessoas.

Normalmente quando uma mulher faz o papel de homem em casa ou no trabalho, está mostrando que quer inconscientemente substituir o pai, e o organismo dela tenderá a produzir testosterona (hormônio masculino) ao invés de progesterona (hormônio feminino). Vou explicar qual é o comportamento de uma mulher que faz o papel do homem, ou seja, uma mulher *yang*. Ela dá ordens o tempo todo, é autoritária, não espera o marido para consertos e diz que ele é relapso dentro de casa, se preocupa excessivamente com contas a pagar, se veste, na maior parte do tempo, com roupas de homem e nunca tem tempo para usar um vestido e passar um batonzinho.

Claro que existem outras maneiras de se masculinizar e sei também que existem muitas mulheres que batalham sozinhas e são femininas, apesar de fazerem tudo o que um homem faz.

O que estou tentando dizer é que o organismo é sábio e não adianta querer enganá-lo.

O pior é que as pessoas nem percebem o comportamento que têm e saem falando cegamente que não agem de tais maneiras.

Engravidar depende de que se faça uma limpeza no inconsciente e rever sua própria história, para definir o que se quer realmente da vida.

A *Lei de Causa e Efeito* nos mostrará sempre o que fizemos no passado, pois nada acontece que não tenha sido causado por pensamentos, palavras ou ações.

Vejo tanta gente sofrer com esse problema de não engravidar ou de abortar espontaneamente e sei que depende mais da conscientização do casal, no sentido psicológico e espiritual, do que propriamente físico.

O fato é que poucos compreendem o que devem aprender com sua dor ou com suas dificuldades e persistem em tratamentos médicos doloridos e caríssimos, sem investir em sua alma que sofre dores da infância. Muitas mulheres têm o organismo perfeito para ter um filho, mas seus medos inconscientes as desviam de relacionamentos que podem lhes dar esse filho. Procuram sempre relacionamentos que jamais darão certo ou têm um tipo de trabalho que lhes toma tempo integral. Seja como for, ter filhos é um assunto cósmico e ninguém poderá tê-los enquanto não descobrir dentro de si sua verdadeira função na Terra.

Muitas pessoas escolhem não ter filhos para poder trabalhar, viajar a negócios, conhecer o mundo ou viver para ajudar a humanidade, e muitas vezes abortam propositadamente por entender que não estão prontas.

De qualquer maneira, deve-se compreender que a ansiedade e o medo bloqueiam todas as possibilidades. Lembre-se de que existem vários casos de mulheres que engravidaram após terem adotado uma criança. Isso, porque seu inconsciente entendeu que seus medos acabaram.

Quanto aos abortados, saiba que eles nunca foram suas vítimas, pois vibravam na frequência do aborto, pela *Lei do Semelhante que atrai Semelhante* e pela *Lei de Causa e Efeito* de sua própria almazinha. Portanto, faça suas orações para eles compreenderem que não foram destruídos, mas sim forçados a retornar ao mundo espiritual para novos aprendizados.

Fazer rituais para os mortos ou para os abortados é importante, mas viver se punindo porque matou ou abortou está fora do que Deus quer para nosso crescimento espiritual. Ninguém é vítima de ninguém, pois nada acontece nesse Universo que não faça parte do sincronismo das dimensões do Criador.

Sentimentos como culpa ou mal-estar do pecado são formas que a Igreja encontrou para redirecionar a humanidade para seus propósitos. Em hipótese alguma, esse condicionamento faz parte da verdade Divina. Jesus perdoou todas as pessoas e as fez levantar a cabeça para continuar a vida sentindo alegria. Nunca condenou nem puniu ninguém.

Isso não significa que se deva cometer o aborto, muito pelo contrário: lembre-se do Mandamento "Não matarás". Mas, se na sua ignorância espiritual você errou, se perdoe. Levante a cabeça também e aceite o fato de que existe muita coisa a ser compreendida sobre as leis da criação e sobre você.

Quanto a querer engravidar, sinta alegria e desapegue-se dessa teimosia obsessiva de ter filhos. Eles virão quando você menos esperar e quando seu coração estiver livre do radicalismo. Tudo tem sua hora para acontecer e não será a teimosia dos humanos que modificará um destino, mas sim o poder do amor e da compreensão que elevará as pessoas a um grau mais alto de sabedoria, transformando os rumos.

Pratique o amor à humanidade, faça trabalhos voluntários para colaborar com a sociedade e a população e evite viver somente para a família.

Pessoas que têm dificuldade para engravidar ou abortam

de alguma forma precisam entender que possuem talentos importantes em outras áreas da vida e não podem se afastar dessa missão. Verifique seus pensamentos e seu coração e pergunte a eles o que você poderia estar fazendo para ajudar no crescimento positivo da humanidade. Com certeza seu inconsciente ficará feliz em saber que você agora está olhando na direção certa.

Muitas pessoas vieram para a Terra com um poder especial de amor que não inclui somente a família e, por quererem seguir os padrões comuns da sociedade, se ferem ao produzir uma família. Elas estariam produzindo muito mais, se compreendessem que nasceram para se expandir e se envolver mais com o mundo, não tendo filhos.

No entanto, essas pessoas muitas vezes acabam tendo filhos com idade avançada, contrariando novamente a medicina materialista. Idade avançada não significa velhice, significa maturidade. O corpo é reflexo da mente e não pode ser destruído pelo tempo, a não ser que a pessoa tenha destruído com o tempo a sua juventude.

Pessoas que praticam ginástica, meditação, caminhadas e vivem uma vida dinâmica e produtiva, incluindo leitura, não envelhecem e permanecem saudáveis por toda vida.

A falta de saúde e de disposição física acontece em pessoas que não estão felizes com o tipo de vida que estão levando e não conseguem modificar aquilo que elas não suportam mais. O que você quer para a sua vida?

Fuja dos padrões de respostas comuns como: quero ser feliz. É claro que todos querem ser felizes, mas você precisa saber que felicidade deve ser especificada para a sua mente. Explique com detalhes para ela o que você quer e visualize com clareza o seu desejo. Só assim as coisas começam a tomar forma e se realizam.

Se você realmente quer ter um filho, faça trabalhos voluntários, como disse antes e se visualize com um belo filhinho ou filhinha, ajudando você nessa jornada social. Se você é essa pessoa que citei há pouco, que trouxe um amor especial para o planeta, então não queira ter um filho só para você, pois a alma que virá por você é especial também e desejará ajudar a humanidade, se desprendendo um pouco do sistema familiar. Seja desapegada se quiser compartilhar a vida de seu futuro filho.

A Era de Aquário se iniciou em 2010 e a força dessa era naturalmente só trará crianças índigo e cristal (crianças especiais que possuem enzimas a mais no cérebro e o DNA transformado, fazendo delas seres que leem os pensamentos, curam com as mãos, têm o sistema imunológico perfeito e têm o controle da mente sobre seu corpo e sobre coisas materiais) para este planeta. Leia mais a respeito delas nas páginas da internet e no meu livro *A cura pela Meditação*, e no livro *Além das crianças índigo*, de P.M.H. Atwater (Barany Editora), cuja apresentação no Brasil foi realizada por mim, para que você, querido leitor, aprenda a direcioná-las para o caminho correto.

Com isso, quero conscientizar os novos pais a aceitarem a forma com que o Universo está transformando a história da humanidade e tentar colaborar sendo pessoas que aceitam o diferente, adaptando-se a ele. Se você desejar ajudar o planeta a se curar, deseje ter um filho índigo e, com certeza, ele preparará você espiritualmente para recebê-lo.

Pense grande e relaxe. Solte seu futuro nas mãos da Nova Era e tenha sempre bons pensamentos, palavras e ações para gerar uma atmosfera de paz e alegria em sua aura. Deixe que os seres especiais vejam você receptivo para criar um mundo melhor. Deixe-os sentir que você está pronto para doar-se sem egoísmo e permita que eles tragam à Terra novas possibilidades para sermos felizes.

Seria lamentável você continuar insistindo com as ideias antigas de ter filhos para cuidar da sua velhice ou para não ficar sozinho no mundo. Essa forma de ver filhos é de um egoísmo muito grande e de ignorância espiritual, pois sabemos que várias pessoas que tiveram muitos filhos acabaram sozinhas e outras que nunca os tiveram, vivem sempre cheias de bons amigos e de pessoas queridas ao seu redor, até seu último instante dessa vida.

Se quiser filhos, que seja para eles serem felizes com o destino que lhes cabe e, principalmente, crie-os para o mundo e não para você. Muita gente se irrita quando falo assim, mas por que se irritar com a verdade? Solte seu coração e deixe de ver seus frutos com sentimento de posse, pois quando Deus quer, Ele leva embora. Afinal, de quem são seus filhos?

Transforme sua forma de ver seu pai e os costumes familiares e deixe a Era de Aquário lhe ensinar novos caminhos. Aceite sua vida com alegria e sem pressa e pare de escutar pessoas mal informadas que ficam lhe cobrando filhos devido ao tempo que está passando.

A idade para você ter filhos está escrita nas estrelas e não na sua idade e na quantidade de óvulos.

Pratique a quietude da meditação e ouça seu coração. Boa sorte!

Aftas
(ver Boca, no volume 1, ou Dentes, nesta obra)

Alergia

A pele é o maior órgão do nosso corpo. É o invólucro protetor dos nervos periféricos, das camadas dérmicas que protegem os músculos e ossos, e principalmente dos vasos sanguíneos. É a pele que recebe o primeiro impacto das doenças e inclusive podemos saber se uma pessoa está doente ou qual o tipo de doença que ela contraiu apenas observando a cor, a textura, a umidade e o brilho da pele.

A pele representa, na Linguagem do Corpo, "aquele que delata" ou " aquele que denuncia criticando".

Pessoas irritáveis com o comportamento alheio, que não conseguem perceber suas projeções sobre aqueles que as afetam, contraem doenças alérgicas internas ou externas em seu corpo. Inconscientemente, usam como pretexto qualquer substância química para justificar uma doença. Pela *Lei Universal do Semelhante que atrai Semelhante*, atuamos com as frequências vibracionais em que nos encontramos. Somos atraídos por químicas ou situações que, pela força magnética do inconsciente, realizarão doenças ou acidentes para nós. Com isso, nossa consciência não percebe a verdadeira causa, devido ao mecanismo de defesa do nosso inconsciente. Por não estarmos preparados para lidar com certas emoções ou velhos conflitos, escolhemos dizer, sem termos consciência, que somos vítimas de acidentes, contaminações e até de fatores hereditários.

A pele, então, denuncia o quanto uma pessoa não suporta mais ter que conviver com pessoas difíceis. Na verdade, a própria pessoa é difícil e por isso vê no outro, através da projeção "inconsciente", aquilo que ela não consegue ver em si mesma. Toda irritação ou ressentimento com outra pessoa, direta ou indiretamente, é uma forma de projeção por não estarmos maduros o suficiente para abrirmos mão de nosso ego orgulhoso.

A maturidade e a sabedoria fazem de nós pessoas calmas e sensatas, e não precisamos criticar o comportamento social ou de determinadas pessoas, pois estamos prontos para corrigir a nós mesmos e não mais aos outros. A correção de si mesmo requer renúncias e somente uma pessoa vivida e otimista consegue entender o funcionamento das leis mentais e espirituais, sem julgar ou criticar qualquer pessoa ou situação, pois sabe que tudo o que ela vive hoje foi ela mesma que atraiu com pensamentos, palavras e atitudes no decorrer de sua vida. A *Lei de Causa e Efeito* promove a ação do retorno, mais cedo ou mais tarde.

Eleve seus pensamentos para uma situação melhor em sua vida, na qual você, através da visualização, possa criar formas-pensamento de harmonia com todas as pessoas de seu convívio e também com todas as pessoas estranhas que cruzarem o seu caminho. Elevar os pensamentos significa ter compaixão pelas diferenças e principalmente compreender que você deve se olhar através das pessoas que o irritam ou o magoam e enxergar em si mesmo o que deve ser mudado em seu próprio comportamento e atitudes. Às vezes é necessário dar um basta numa situação que você arrastou demais em sua vida, seja por necessidade financeira, dependência emocional, medo de perder, medo da solidão, instinto maternal ou paternal ou até dó.

Alergia na pele significa "alergia de alguém", é a necessidade de arrancar de si mesmo a irritação e contrariedade que sente em relação a alguém.

Sinusite e rinite representam a rejeição de pessoas que o irritam muito. A personalidade de quem desenvolve essas doenças é autoritária e rígida.

Lembre-se de que todo tipo de alergia está denunciando sua insatisfação profunda com alguém do seu convívio e que está na hora de você rever suas próprias ações e libertar pessoas e fatos do seu coração. Liberte-as de suas cobranças e críticas e saia completamente desse papel de vítima. Sua infância com certeza foi sob um regime militar e isso fez você se proteger de invasões a vida toda.

Mesmo que uma situação se mostre complicada em sua vida e aparente jamais ter uma solução, acredite que tudo pode ser mudado. O que você vive hoje é consequência de suas atitudes do passado e, portanto, podem ser transformadas através de uma nova atitude mental sua.

Enquanto você mantiver a mesma postura frente ao mesmo problema, sua mente e o Universo lhe devolverão a mesma resposta de sempre. Você precisa mudar seu jeito de ver os acontecimentos e aprender com alguém outra maneira de se colocar nas situações complicadas. É claro que sempre existe uma saída, você é que precisa querer ver ou querer enfrentar o novo em sua vida.

Como eu disse antes: alergia interna ou externa no corpo significa resistência contra as diferenças alheias ou mesmo dificuldade para comunicação.

Será que não está na hora de você deixar cair a máscara e revelar a verdadeira pessoa que existe em você? Será que você perdeu de vista sua verdadeira identidade? Ou será que você ainda precisa cultivar esse desconforto na saúde, para conseguir alguma vantagem no seu dia a dia?

Você pode escolher. Você tem livre-arbítrio para decidir se esse "ganho secundário" que a doença lhe proporciona é mais importante do que assumir sua maturidade e independência emocional de certas pessoas.

Pessoa dócil possui pele suave e pessoa áspera no trato com outras pessoas possui pele áspera, manchada ou com espinhas e acnes. Mesmo que você se faça alegre e amável com os outros, se seus pensamentos são de críticas e lamúrias, sua pele não deixará por menos e o entregará, revelando o seu segredo.

Quero ressaltar que, quanto mais você procurar tipos de alergias, tanto mais encontrará situações diversas, que a medicina tradicional justificará através de uma causa orgânica, contagiosa ou mesmo hereditária.

Entretanto, pela Linguagem do Corpo, que estuda e explica as intenções do inconsciente, podemos dizer que qualquer tipo de alergia representa a irritação nervosa contra alguém do seu convívio ou com uma situação ameaçadora no lar ou no trabalho.

Muitas pessoas possuem resistência em perceber seus próprios sentimentos, dificultando os tratamentos psicoterapêuticos ou mesmo médicos. A resistência é um mecanismo de defesa do inconsciente, para proteger a pessoa daquilo com que ela ainda não está pronta para lidar.

Seria muito fácil resolver os conflitos internos e externos, se cada pessoa estivesse preparada para perceber a causa emocional mal resolvida no secreto do seu coração.

Normalmente, durante minhas palestras e cursos, muitas pessoas me perguntam por que elas sofrem tanto com uma doença ou um infortúnio, mas quando respondo, seus rostos se tornam rígidos querendo disfarçar a indignação. Elas não conseguem admitir que são elas mesmas as responsáveis por suas dores. Por exemplo, digo a alguém que sofre de sinusite, que o nariz representa o ego e que a pessoa é egocêntrica e muito fechada dentro de sua própria verdade, e ainda digo que suas crises de sinusite são devido à rejeição que ela sente em relação ao comportamento sufocante de certas pessoas com que ela convive e que, por projeção, ela é igual a essas pessoas. Penso que ela encara a minha resposta como se eu a estivesse chamando para briga, pois se sente acuada e fica zangada.

Entenderam porque não é tão simples assim curar uma doença?

Se essas pessoas já estivessem decididas a enxergar seus desvios de personalidade e prontas para começar uma disciplina de exercícios de novos comportamentos, então seria um pouco mais fácil.

Os ganhos secundários muitas vezes são muito mais valiosos para alguém do que os incômodos de sua doença. Lembre-se de que esse jogo do inconsciente em direção aos lucros não está visível na consciência e somente um bom observador perceberá as verdadeiras necessidades afetivas de uma pessoa que sofre.

Descobrir a causa significa admitir sua insatisfação com o tipo de vida que está levando e a partir daí, ter que fazer mudanças em suas relações, sem estar pronto para renunciar. Então, devido ao infortúnio que será gerado na pessoa, seu inconsciente nega-lhe a percepção e a memória da causa.

A doença é o caminho que o inconsciente escolhe, quando a pessoa não consegue decidir por ter medo de perder ou ser julgada. Com a doença, a pessoa não precisa se expor ao julgamento alheio e realiza seus desejos, sem ter que decidir.

Quanto à pele, como ela representa a comunicação, tente observar em si mesmo a forma com que você fala com outras pessoas e até como você se sente no seu silêncio quando não é compreendido ou correspondido.

Para ter pele bonita e saudável e acabar com qualquer tipo de alergia, por contaminação ou por fatores químicos ou orgânicos, seja mais bem-humorado e observe as qualidades das pessoas em geral. Seja mais calmo, sem ansiedade para se comunicar. Deixe os outros falarem bastante e seja tranquilo para esperar a sua vez de falar. Seja firme e objetivo para começar um assunto e não se irrite ao perder a vez de falar, pois ninguém é obrigado a ouvi-lo, e se seu assunto ou opinião for convincente, a natureza vai dar um jeito de todos voltarem a atenção para você.

Boa sorte, querido leitor, e tente sempre uma nova maneira de conversar e de se fazer entender, seja em que grupo for, e com certeza sua pele será tão bonita e saudável quanto sua maneira de se expressar ao mundo.

Nunca deixe de dizer o que quer e o que sente, para que seu corpo não precise "falar" por você através de alergias e outras doenças.

Alopecia e calvície

A alopecia é um termo técnico para queda de cabelos, não só na cabeça, como também em outras partes do corpo: sobrancelhas, braços, pernas e púbis. Por vezes, a queda de cabelos repentina é ocasionada pela escarlatina, mas explicarei agora a causa psicológica e somática dessas doenças.

A pele, como expliquei no tópico da Alergia, significa a forma de nossa comunicação precária com o mundo, como nos fazemos entender e como aceitamos as diferenças de opinião das outras pessoas. Doenças na pele mostram pessoas agressivas ou reprimidas com a sociedade ou com a família. Os pelos, por sua vez, representam o quanto escondemos ou expomos nosso interior às outras pessoas. O topo da cabeça representa nossos superiores ou pessoas que possuem autoridade sobre nós. Os cabelos representam a aceitação dessas pessoas ou a rejeição profunda da verdade do outro. As sobrancelhas representam, pela fisiognomonia (estudo do caráter e personalidade, pelas características do rosto), nossos braços quanto à força para o trabalho, esportes, sexualidade e agressividade.

Pessoas com alopecia mostram um inconformismo sério com as leis e com as regras impostas. Ao mesmo tempo, têm dificuldade para lutar sozinhas contra o sistema social, familiar, amoroso, político e escolar. Vivem conflitos secretos, que as levam à rebeldia ou à passividade sem nexo. Querem o poder, mas não se envolvem sinceramente naquilo que condenam, pois não se submetem às regras dos outros.

Quando queremos transformar algo, precisamos vivenciar em nossa alma as razões de quem implantou um sistema, para compreender a causa que levou a pessoa ou o grupo a essa regra ou opinião. Quando mergulhamos na razão do outro, encontramos sua lógica e, a partir daí, podemos gerar uma nova maneira de agir ou sugerir que leve aos mesmos resultados ou até melhores, sem que haja brigas, insatisfações, discórdias, perdas, medos ou tristezas.

Pessoas com alopecia carregam um forte orgulho no peito e, portanto, dificultam a sua própria cura, pois têm resistência para aceitar até o que eu estou explicando.

Com certeza, todos que perdem seus cabelos ou seus pelos viveram uma longa jornada de responsabilidades e pesares. Carregam uma bagagem de informações e experiências de vida que tiveram que encontrar sozinhos e pela dor. Por isso, compreendo quando um calvo me repreende severamente quando o exponho, revelando sua dor secreta. Na verdade, ele esconde a dor até de si mesmo, devido ao orgulho de não querer se mostrar um fraco. Na medicina convencional, explica-se a calvície como causa genética e ponto. Recentes estudos mostram que mesmo o hereditário pode ser transformado pelas químicas produzidas pela glândula hipotálamo, que sofre constantes influências de nossas emoções. As emoções movimentam a vida, a matéria e tudo o que existe de visível e invisível, porque a emoção produz química, e a química existe em todos os campos atômicos e subatômicos. O difícil não é fazer nascer cabelos, pois para o organismo copiar sua forma original do DNA é muito fácil, o difícil é eliminar a teimosia dos calvos em não aceitar que existem leis universais e que devem ser cumpridas, para que haja harmonia e sincronismo no micro e no macrocosmo.

Quando falo das leis universais, que abordei no começo desta obra, quero mostrar que o Universo é inteligente e como somos a imagem do Universo, não podemos fazer diferente daquilo que nós mesmos criamos com nossos pensamentos, palavras e ações.

Observe que o calvo é revoltado consigo mesmo, pois atraiu situações pelas leis e não consegue aceitá-las. Se é poder que você quer, então saiba que você é o próprio poder e que, no mundo material, você só conseguirá usar sua força mental para atrair coisas boas e os seus cabelos de volta, pela docilidade e humildade, pois essas atitudes equivalem às vibrações do amor e do poder do Universo. O que quero dizer é que o calvo esqueceu que ser filho de Deus não é ser submisso a Deus, mas sim ser o próprio Deus, que cria e reorganiza o Universo constantemente, por meio da frequência do amor. O calvo tem ojeriza à submissão, por isso combate-a e nunca abaixa a cabeça humildemente.

Você pode até encontrar pessoas cabeludas, rebeldes e inconformadas com o sistema, mas, com certeza, elas agem diferentemente de você. Elas condenam o externo, mas não se destroem por dentro como um calvo, que rumina pensamentos até o cérebro ferver.

Seja bondoso consigo mesmo e permita somente pensamentos doces e esperançosos, para que a química do seu organismo pare de destruir seus cabelos e pelos. Comunique-se com as pessoas de forma amorosa, sem se sentir desacreditado ou humilhado porque, afinal, ninguém tem o poder de nos fazer sofrer se estivermos em paz.

Quando você acreditar na sua verdadeira força interna, não precisará mais se desgastar tentando mostrar sua verdade àqueles que o rodeiam. O destino pode ser mudado pela *Lei da Causa e Efeito*. Isso é eterno e você tem toda a eternidade para brincar de mudar o destino, neste plano ou em qualquer dimensão em que você estiver. Desapegue-se da ideia de que existe somente este plano, pois a Física Quântica já está bem adiantada nesse assunto. Divirta-se mais e pare de acreditar que tudo e todos dependem da sua inteligência para existir. Você é nobre sim, mas lembre-se de ser sempre criança alegre e leve nas emoções. Fique em paz.

Amigdalite

Na área da garganta, temos o chacra laríngeo (vórtice de energia responsável pela criação e transformação). Este chacra vitaliza e faz funcionar, por eletromagnetismo, todo o aparato da comunicação como cordas vocais, glândulas tireoide e paratireoide, amídalas, mandíbula, dentes, língua, palato (céu da boca), lábios, nariz, septo nasal, olfato, orelhas, audição e o formato das bochechas. A criatividade e as realizações abrem os canais de energia de todo esse complexo, tornando-o saudável.

A amidalite representa a raiva por não poder se realizar ou fazer o que gosta. O medo de ir em frente com suas ideias, devido a repressões ou simplesmente pelo próprio medo de não ser aceito, faz da amídala um depósito de toxinas gerado pelas emoções pesadas engolidas.

Em crianças de 0 a 7 anos e meio, representa o que a mãe sente em relação à sua própria vida. A criança é ligada à energia *yin* (mulher ou feminino) nesse período e recebe em seu inconsciente toda a carga emocional da mãe ou da mulher que a cria. Quando a mãe biológica ou adotiva, ou mesmo a mãe contratada como babá, professora ou a avó, sente raiva por não ser aceita em suas ideias ou não consegue realizar seus sonhos, ou cuida demais dos outros e esquece o seu lado pessoal, então a criança passa a ter dor de garganta ou problemas nas amídalas, como catalisadoras dessa carga energética reprimida nessa mulher. Deixo claro que essas energias da mãe ou do pai ocorrem no nível inconsciente.

Em jovens de 7 anos e meio a 14 anos e meio, representa a raiva do pai ou do homem predominante na educação, reprimida na garganta desses pequenos pré-adolescentes. Nesse período, esses jovenzinhos estão ligados à energia *yang* (pai ou masculino) e tornam-se catalisadores das energias emanadas pelo pai biológico ou adotivo, pelo avô, irmão adulto, ou por um professor que tenha poder emocional sobre esses jovens.

A criança de 0 a 14 anos e meio adquire em seu comportamento a mesma característica interna dos sentimentos de seus protetores. Ao olhar o comportamento de uma criança, posso saber o que os pais carregam em seus corações, em segredo.

Portanto, para acabar com o problema da amidalite nas crianças dessa idade, será necessário que os pais façam uma reflexão e busquem a paz interior, para que elas recebam essa paz em seus coraçõezinhos e a inflamação da garganta ou da amígdala possa se diluir, pela energia da calma, autoaceitação e amor que os adultos emanarão. Pais separados devem procurar ser sempre amigos e compreensivos, pois Deus "não dá ponto sem nó". Ele criou essa conexão entre pais e filhos, para que os adultos aprendam a se perdoar e assim produzir saúde em seus "frutos".

Caso você seja adulto e esteja com amigdalite, pense o quanto você precisa decidir a realizar sem medo os seus sonhos e planos. Crie algo novo em sua vida e tenha coragem para realizá-lo.

Pare de sentir raiva quando surgem barreiras em seu caminho. Pode ser que você mesmo esteja gerando e atraindo bloqueios, para que nunca se realize.

Será que você leva alguma vantagem em permanecer dependente de alguém? Para que isso? Medo? Do quê? Acalme-se e pratique a quietude da meditação, para que sua alma se fortaleça e sinta paz e ternura. A sua cura depende da sua tranquilidade para lidar com os opositores e os elementos surpresas da vida. Descubra o que realmente você quer e depois tenha toda a paciência do mundo para criar uma ponte e alcançar sua meta. Nada acontece por acaso e tudo tem o tempo certo para acontecer. Ouvi uma vez uma frase que me encantou: "Quanto mais sabemos quem somos e o que queremos, menos as coisas nos perturbam".

Amnésia

A amnésia é um mecanismo de defesa do inconsciente, para nos proteger de lembranças doloridas ou mesmo de situações que não temos mais satisfação em reviver.

Segundo Freud, vivemos pelo princípio do prazer, ou seja, inconscientemente, estamos sempre buscando o prazer em tudo. Mesmo diante de uma aparente desgraça ou uma profunda dor que carregamos nas situações da vida, por trás dos bastidores, estamos tendo algum prazer. Do contrário, não nos submeteríamos e, instintivamente, buscaríamos uma forma de escapar do conflito.

Você deve estar pensando que, se isso for verdade, então o ser humano é masoquista. Na realidade, quando uma pessoa sofre e se mantém no sofrimento, por mais que receba conselhos para sair dessa situação, é porque o inconsciente dela está conseguindo um prazer sutil como a compaixão de alguém, a atenção dos entes queridos, lucros financeiros por invalidez, sossego, pessoas por perto o tempo todo, encobrindo a solidão, etc. Esses prazeres também são conhecidos como "ganhos secundários" que citei em outro tópico.

Quando a amnésia começa a se manifestar é por que há insatisfação com o tipo de vida que a pessoa está levando.

A verdadeira alegria e prazer em estar com alguém ou realizando seus sonhos faz nossa memória se fortalecer, porque o cérebro registra somente aquilo a que a pessoa deu total atenção, devido ao interesse pessoal. Mesmo quando ocorre uma amnésia lacunar, ou seja, esquecimentos temporários face a algum acidente ou trauma emocional, significa fuga da situação.

O mal de Alzheimer é um processo de rigidez para não aceitar a perda de controle sobre alguém ou alguma situação que lhe escapou do domínio.

Sobre o mal de Alzheimer você encontrará mais explicações no meu livro *Linguagem do Corpo*, volume 2.

Fortaleça sua memória, em qualquer idade que você estiver, procurando olhar todos os acontecimentos de sua vida como uma grande aprendizagem para sua evolução espiritual.

Lembre-se sempre das Leis do Universo para compreender os

fatos que você mesmo atraiu para sua vida e tenha mais bom humor para tornar seus dias mais leves e gostosos de viver.

Saia da postura de vítima e tenha coragem de visualizar um destino mais bonito para você. Pare de pensar que sua vida é um fardo ou que você está sobrecarregado. O que você sente é do tamanho de sua crença, portanto, abandone a crença de seus antepassados, gravada em suas células. Faça yoga, meditação, tai chi chuan e tudo que torne você mais centrado em sua essência espiritual, pois é lá que mora a nossa alegria e a nossa paz.

Quanto mais você gostar do jogo da vida e passar a observar que tudo que acontece tem um porquê, seu coração se encherá de alegria e interesse por tudo que acontece no mundo. A vida se torna prazerosa quando aceitamos com humildade o fato de estarmos nesta dimensão, para aprendermos sobre o Universo e alcançarmos alturas cada vez maiores em nosso espírito.

Sua memória depende do quanto você aceita e compreende a *Lei do Retorno*.

Seja mais alegre e divirta-se mais com as pequenas situações que o rodeiam.

A expectativa exacerbada sobre resultados daquilo que você plantou pode transformar sua vida sem presente. Viva o agora e pense firme somente naquilo que você quer. Jamais permita que seus pensamentos deslizem para as lembranças das dores do passado ou de seus medos do futuro, pois o que você pensa é o que você atrai para sua dimensão. Lembre-se de que *o pensamento é força criadora*.

Anemia

O sangue representa a própria vida e a alegria de estar nela para crescer em direção à Luz. A anemia acontece em pessoas que não se sentem bem em viver e carregam a vida como um fardo pesado e triste. Toda doença do sangue mostra tristeza e desânimo. Pessoas que não conseguem se libertar das rédeas impostas pela família ou pelos cônjuges e se negam a viver seus sonhos pessoais, por medo, acabam com sua alegria de viver, adoecendo seu sangue.

Pela medicina convencional ou pelos nutricionistas radicais, a anemia é causada pela falta de determinadas vitaminas no organismo e ainda apelam explicando que alguns organismos não respondem a certas vitaminas e que, portanto, existe uma deficiência na absorção das substâncias necessárias para a saúde. Ora, esse argumento já foi derrubado por outros médicos, físicos quânticos, psicólogos, que abriram suas mentes e estudos em direção ao poder das emoções sobre o corpo e o ambiente.

Como expliquei nos primeiros tópicos, sobre as experiências do Dr. Masaru Emoto com suas fotos das moléculas da água, podemos verificar que somos donos de nosso organismo e fazemos dele o que nossos pensamentos ordenarem.

Alguns veem lucros inconscientes em estar doentes, escolhendo acreditar nos conhecimentos limitados de acadêmicos que também levam vantagens com as doenças das pessoas. Esse grupo de pessoas se revolta comigo e com todos que acreditam que somos filhos de uma natureza perfeita e maravilhosa. Os yogues, os terapeutas holísticos, os astrólogos sérios, os psicólogos espiritualizados sabem e comprovam constantemente as curas que ocorrem naqueles que buscam e praticam o amor, o perdão e, consequentemente, a alegria de viver.

E não precisa ir muito longe, basta entrar nas igrejas onde os adeptos possuem fé inabalável e você verá curas e situações maravilhosas acontecerem, que eles chamam de milagres.

Tudo pode ser mudado quando conhecemos a energia que move esse Universo. Gosto muito de citar que o **hormônio** move o humor e que as pessoas mal humoradas têm problemas de hormônios. Com isso quero reforçar a importância da alegria e das boas gargalhadas saudáveis, que curam tantas doenças.

Você que quer realmente curar essa anemia, então tenha a força de vontade de assistir a filmes engraçados e frequentar lugares onde as pessoas sejam alegres e bondosas ao comentar sobre outras pessoas. Evite rodinhas de familiares ou amigos fofoqueiros ou que vivem com "dózinha" de você. Queira se curar realmente, procurando se afastar delicadamente dos ambientes pesados, tristes, críticos e escuros. Abra sempre as janelas de sua casa para a luz do sol entrar e faça breves caminhadas à luz do dia.

Sei que não é fácil tomar essas atitudes de uma hora para outra, mesmo porque, quando se tem anemia, o desânimo é muito intenso e quase não se acredita que é possível se curar apenas com essas dicas que dei. Mas acredite, o contato com a natureza e as vibrações de pessoas de bons fluidos farão com que você encontre a verdadeira felicidade, escondida atrás dos seus medos.

Todo ser humano é alegre por natureza, pois temos uma criança feliz brincando em nosso coração. No fundo sabemos que nosso Pai nunca nos abandona e que Ele quer apenas que aprendamos a viver. Se você perdeu essa criança de vista e pensa que ela não existe, procure então, conviver com pessoas que acreditam nela e você verá aos poucos como é engraçado viver. Sou doida sim, e é essa loucura que falta em algumas pessoas que nunca se curam das doenças.

Estimule-se, motive-se, apenas pelo fato de você estar lendo este livro que quer tanto ajudá-lo, acredite que você é especial. Você só está triste porque se esqueceu de brincar e correr atrás dos seus prazeres pessoais. Por que esse medo ou essa culpa? De onde você tirou isso? Da educação que lhe deram? Então entenda que não foi boa, pois deixou você doente. Separe-se agora, dessa crença falida, mas tenha compaixão pelos seus familiares e pais, pois eles sempre acreditam que estão fazendo o melhor pelos seus filhos. Não importa como tenha sido sua infância, a adolescência ou mesmo sua vida adulta. Solte seus medos e tristezas e aceite sua vida. Com certeza, suas experiências de vida podem ajudar muita gente, assim como eu tenho feito esses anos todos. Ou você acha que tudo o que escrevo são apenas palavras? Pense que tanto eu, quanto qualquer pessoa que teve um passado difícil, pode encontrar alegria e felicidade plena quando se permite ser abraçado pelas energias Divinas da natureza e se aceita como uma eterna criança que aprende com os acontecimentos da vida.

Acabe com a anemia. Seja alegre e bem-humorado com todos os fatos e deixe a paz transparecer em seu rosto. SORRIA.

Aneurisma

Aneurisma é uma patologia provocada pela dilatação de um vaso sanguíneo no encéfalo, geralmente arterial. Os principais responsáveis são a arteriosclerose ou os ateromas e suas localizações mais frequentes são a aorta abdominal ou a torácica. Pode ser em forma de saco (sacular) ou comprido (fusiforme). A medicina convencional acredita ser congênito e quando se rompe, causa hemorragia cerebral (AVC=derrame cerebral ou angioma cerebral). O aneurisma pode ocorrer em qualquer artéria do organismo e tem uma discreta predominância no sexo feminino. É assintomático (sem sintoma) até a sua ruptura e sangramento, que gera vômitos, dor de cabeça, convulsões, perda da consciência, visão dupla e a pessoa não consegue encostar o queixo no peito.

O aneurisma da aorta é mais frequente em homens e todas as formas de aneurisma mesmo em mulheres se resolve somente através de uma delicada cirurgia. O pico etário se dá de 43 a 45 anos e o da aorta ocorre nos homens de mais de 60 anos de idade.

Querido leitor, você acabou de ler a forma mais medieval de explicar essa doença e pode estar preocupado ou com medo dela. Porém, pela análise e tratamento da psicologia da correlação (Linguagem do Corpo) é revelada a verdadeira causa que se inicia na sequência comportamental dos antepassados e dá continuação em seus descendentes, gerando o aneurisma.

O aneurisma acontece em pessoas controladoras e muito preocupadas com o futuro das pessoas que amam e com seus negócios. Carregam muita raiva e precaução nas atitudes do dia a dia e se desrespeitam quando erram nas decisões. São pessoas que nunca estão satisfeitas e sempre se contrariam com as mudanças que a vida lhes impõe. Mesmo quando estão fazendo amor, estão apressadas e preocupadas com algo, são apegadas e têm muito medo de perder pessoas e os bens materiais que conquistaram na vida. Sofrem de conflitos internos relacionados com a formação da família e com o seu relacionamento amoroso nunca satisfatório. Por mais que amem, não conseguem soltar e deixar as pessoas viverem suas experiências, pois controlam mental ou verbalmente a vida de todos do seu convívio. Dificilmente relaxam e nunca deixam passar uma contrariedade ou uma desobediência de alguém; logo demonstram a raiva estampada no rosto e nos gestos. São brincalhões socialmente, mas internamente são rígidos, preocupados e controlam o ambiente mesmo com brincadeiras. Tanto os homens quanto as mulheres que não aceitam a realidade e as diferenças humanas, e resistem contra as mudanças tradicionais familiares e das novas gerações, podem ter aneurisma como forma de mostrar que impedem o fluxo natural dos acontecimentos e que não vivem sem controlar. Na verdade, pessoas extremamente controladoras acreditam que não estão controlando e sim cuidando e ensinando da melhor maneira, pois acham que são visionárias e que as outras pessoas não sabem o que estão fazendo. A realidade é que os controladores não estão enxergando a sua própria falta de fé e se tornaram materialistas sem perceber. Esqueceram o mundo vertical, ou seja, os planos superiores de Deus e tornaram-se pessoas de visão dupla: acham-se espiritualizadas porque praticam o bem, mas controlam tudo por medo de perder aquilo que jamais levarão consigo após a morte.

Querido leitor e leitora, se você desenvolveu aneurisma, mude imediatamente sua forma de olhar os acontecimentos ao seu redor e faça a oração do perdão que está no final deste livro para seu pai, durante três meses sem questionar. Acredite que essa doença desaparece mesmo sem cirurgia se você soltar as pessoas sem medo de perdê-las e abandonar as preocupações com o dinheiro, com a segurança da família e com sua vida. Soltar não significa abandonar e sim tratar de forma mais relaxada e tranquila através do amor e da fé. Entregue nas mãos de Deus todos os seus medos e preocupações, pois se você morrer, o mundo vai continuar girando mesmo sem você controlá-lo. Seja mais alegre e solto por dentro e visualize tudo dando certo, sem tensões.

Amigo leitor, além de procurar o médico, procure também ajudas "alternativas" como reiki, acupuntura fora da medicina convencional, pois os decretos médicos fragmentaram a verdade chinesa e egípcia, como meditação, mapa natal astrológico que levaria você ao seu autoconhecimento e redirecionamento. Se for se submeter à cirurgia, jamais marque a data em lua cheia devido a sua força sobre os líquidos do corpo que causa hemorragia. De preferência, seja operado numa lua minguante e longe do trânsito astrológico "Netuno/Marte.". O bom astrólogo orientará você corretamente.

Você não precisa mais controlar as pessoas e os acontecimentos, essa doença veio lhe mostrar que chegou a hora de se divertir e desestressar. Esse é o seu limite, por isso se respeite e pare imediatamente de ser o centro de tudo. Procure um psicólogo ou um profissional da PNL (programação neurolinguística) para ajudá-lo a desprogramar esse comportamento que você trouxe dos seus antepassados e que desencadeou na sua infância por ter tido um passado difícil e ter amadurecido antes da hora. Como expliquei antes, faça a oração do perdão para seu pai, mesmo que você ache que não tem nada para perdoar. Você quer mesmo se curar? Então comece a se trabalhar e transformar-se numa pessoa completamente diferente daquela que sua família e amigos conhecem. É muito gostoso mudar! Soltar! Renovar! Relaxe e saiba que nesse instante você já estará se curando, contrariando os diagnósticos convencionais. Que Deus olhe por você e pela sua família.

Anorexia

Nosso corpo é um veículo de comunicação, para que possamos nos conhecer e mostrar ao mundo o que carregamos em nosso coração. Pela Linguagem do Corpo, podemos saber quem é uma determinada pessoa pelos traços fisiognômicos, problemas de saúde, formato de seu corpo, acidentes e machucados e pelas roupas que usa.

A anorexia mostra um tipo de caráter que acredita profundamente não ser merecedor das coisas boas da vida. Carrega culpa inconsciente desde sua infância, devido a uma educação muito rígida. Um dos pais foi tremendamente exigente com essa criança, não lhe mostrando quando estava sendo boa ou ruim. Essa criança carregou para seu futuro uma sensação de que nunca está perfeita e nunca é boa o suficiente para ser elogiada verdadeiramente. Sua visão de si mesma tornou-se distorcida devido à falta de modelo ideal de filho. Ou seja, a pessoa anoréxica não criou um padrão mental apropriado para se encaixar socialmente, por isso enxerga seu corpo como se estivesse sempre gorda e causando sensações desagradáveis nas outras pessoas.

A anorexia é uma forma inconsciente de dizer à família que ela não aceita ser nutrida por quem não a compreende e que lhe roubaram o direito de sua infância. Esta criança pode ter presenciado algo desagradável quanto à sexualidade de seus pais ou mesmo ter sido vítima de abusos sexuais. De qualquer maneira, ela cresceu trazendo em seu inconsciente uma sensação inexplicável de culpa e de repulsa por si mesma.

A crença é tão forte, que seu cérebro gera transtornos alimentares, para que ela permaneça magra e desnutrida, mostrando ao mundo, pela Linguagem do Corpo, que ela se pune, se negando.

O medo intenso de ganhar peso ou de estar dentro do peso ideal faz com que ela mantenha um rígido regime alimentar, muitas vezes causando vômitos após ter comido um pouco que seja. Essa perturbação emocional deriva dos pensamentos obsessivos para emagrecer cada vez mais, pois nunca se sente bem com seu próprio corpo.

A pessoa anoréxica, para manter-se magra, muitas vezes faz uso indevido de laxantes e diuréticos e, por mais que lhe digam que está magra, ela se vê gorda e deformada.

Nossa mente é fabulosa, tanto é capaz de nos tornar doentes quanto de nos curar e nos fazer distorcer a visão real das coisas.

Se você é uma pessoa que se sente mal com seu corpo constantemente, pare para pensar no quanto você se distanciou de seu Deus, devido aos seus sofrimentos da infância. É possível que você diga que não sofreu e não se lembra de nada desagradável de sua infância ou adolescência. Mas se seu corpo é tão incômodo assim, é porque ele está tentando lhe mostrar algo mal resolvido em sua alma, quanto à sua sexualidade e aceitação de si mesma.

Acredite, nada acontece por acaso. Nossa vida é construída pela causa e efeito de nossos pensamentos, palavras e ações, por isso compreenda que sua vida lhe deu o que você acreditou em sua alma, muito antes de você nascer.

Aceite sua vida com ternura e acalente seu coração com pensamentos bons em relação a você. Diga ao seu cérebro que você merece ter tudo de bom e que não há motivo algum para sentir culpa, seja pelo que for.

Estamos evoluindo, aprendendo e aos poucos encontrando respostas para tantos enigmas desse Universo. Seu corpo será cada vez mais bonito e saudável, quanto mais você tiver pensamentos de amor e aceitação por sua própria vida. Nosso corpo reflete a nossa alma. Pare de se iludir, aceite ajuda de profissionais da psicologia ou tratamentos holísticos como a meditação, tai chi chuan, yoga e transforme verdadeiramente o seu corpo. O que você tem vivido é uma mentira que você criou para se perdoar do passado.

Saiba que você pode resolver todos os seus conflitos, se confiar em algum tratamento. Se você não acha que é anoréxico, então por que não passa a prestar atenção em seu comportamento alimentar? Você come igual a todas as pessoas de seu convívio, ou se esconde e se nega a comer junto com elas? E quando você está se alimentando com a família e amigos, o que eles dizem sempre a você sobre sua alimentação e seu corpo?

Queira ser feliz de verdade. Aceite que você precisa de ajuda, pois o que você sente muitas pessoas sentem também, principalmente mulheres.

Todos os distúrbios relacionados à alimentação estão diretamente ligados à época da mamada. Portanto, todos os conflitos emocionais que obrigaram uma mãe a renunciar a nutrição pelo peito causam conflitos psicológicos nos bebês, levando para a vida adulta sensações de desconforto interno. É claro que alimentar o bebê com mamadeira não causa conflitos, mas cortar a mamada do peito, de uma forma abrupta ou maldosa como colocar pimenta no bico do peito, gera mágoa e raiva instintiva na criança contra a mãe. Ó mamães, aprendam a tirar o peito de uma forma humana e paciente, para não causar situações psicológicas complicadas no futuro de seus filhos.

Existem outras causas para a anorexia, mas, pela Linguagem do Corpo, que se aprofunda na psicologia humana, podemos detectar o primeiro sofrimento que gera esse transtorno e posso afirmar que, se a pessoa aceitar que precisa de ajuda, então ela poderá conhecer seu verdadeiro medo e eliminá-lo completamente de seu subconsciente. Com isso, seu corpo será verdadeiramente belo, magro e saudável, pois refletirá um coração alegre, leve e flexível.

Ansiedade

A ansiedade se inicia na mais tenra idade, devido às primeiras cobranças de comportamento durante a educação. Toda criança traz uma energia forte de vida, que deve ser bem dirigida, para que essa força não seja dispersada ou utilizada para a agressividade.

Quando os pais têm o coração inquieto, seus filhos recebem essa vibração e tornam-se nervosos ou hiperativos, sem qualquer razão aparente. A forma que os pais ou responsáveis cobram da criança um resultado, uma tarefa escolar, a limpeza e a organização do seu quarto, a higiene, a troca de roupa, etc., desenvolverá atitudes calmas ou ansiosas frente aos problemas da vida, na adolescência e na vida adulta. Pais verdadeiramente calmos e amorosos criam seus filhos com muitas conversas e explicam na medida certa tudo o que as crianças precisam saber. Com isso seus filhos crescerão esclarecidos e calmos. Ao contrário, pais ansiosos e intolerantes perdem a paciência com frequência e não se dão o trabalho de explicar, dentro dos limites de compreensão dos filhos, claro, o que os filhos questionam. Esses filhos, por sua vez, serão intolerantes, insatisfeitos, intransigentes e ansiosos.

Ninguém nasce ansioso, pois ansiedade é um estado emocional de defesa contra o tempo das coisas e cobranças da vida. Ansiedade é o medo de algo dar errado e de perder pessoas ou situações estáveis. Quando os pensamentos se tornam negativos e o coração aflito, a ansiedade invade a pessoa com tremores, agitações estranhas, alegria exacerbada, nervosismos e explosões sem motivos proporcionais. Esse estado mental é gerado por substâncias químicas drenadas do cérebro para todas as células do corpo, iniciando-se nos rins. Os rins são o nosso relógio biológico, os órgãos responsáveis pelo nosso instinto de sobrevivência. As glândulas suprarrenais produzem a adrenalina, hormônio que nos acorda de manhã, sem um relógio despertador. Também é esse hormônio que aciona nossos músculos para o ataque e a defesa, quando percebemos uma ameaça. Com isso, nosso organismo se prepara instintivamente para o ataque, pela energia do medo, e esse medo é transmitido eletricamente para os rins, daí as glândulas fabricarão a química para nos tornar espertos e atentos.

A ansiedade pode ser um estado passageiro ou durar anos, dependendo da consciência que a pessoa tem a respeito dos sintomas. A ansiedade é o oposto da paz de espírito e da tranquilidade no comportamento. Pessoas ansiosas têm dificuldade de escutar conselhos ou opiniões de outras pessoas. Estão sempre achando que sabem das coisas e não prestam atenção nas mudanças que a vida faz sutilmente. Com isso, são sempre surpreendidas pelas atitudes de pessoas que mudaram de opinião, ou que não tomam uma atitude que o ansioso esperava. Os ansiosos não percebem o tempo dos acontecimentos e nem se conformam em ter que acompanhar essas mudanças.

Uma pessoa calma e tranquila observa os fatos com outros olhos e sabe que nada acontece por acaso. Está sempre acompanhando o ritmo do Universo e não se abala com o novo em sua vida.

O ansioso vive à margem dos problemas, achando que está envolvido. E, enquanto imagina situações futuras negativas, o tranquilo trabalha calmamente para entender os porquês desses problemas, para agilizar uma forma saudável de solucioná-los, mesmo que tenha que esperar o tempo resolver. Mas, o ansioso quer soluções imediatas e não percebe que tudo tem seu tempo para acontecer.

A ansiedade é uma guerra interna contínua, de pessoas que se cobram demais, devido ao condicionamento vindo de sua infância.

É preciso parar e se observar. Coloque o pé no freio dos pensamentos e tenha coragem de se acalmar. Use a *Lei do Silêncio* para começar seu trabalho interno de paz.

Muitos problemas de saúde são gerados devido à ansiedade, pois o organismo permanece ligado num ritmo acelerado por muitas horas, dias e até meses. Com isso, o coração é obrigado a trabalhar mais, para compensar a energia física e mental que a pessoa despende, e os rins e o fígado têm que filtrar muito mais toxinas do que o normal.

Saiba que a respiração correta e lenta traz longevidade, mas a respiração ofegante ou rápida encurta o tempo de vida. Como expliquei em outro livro, as tartarugas podem viver até duzentos anos, enquanto um beija-flor, apenas alguns anos. Pense nisso!

Para acabar com o medo do futuro, que gera tanta adrenalina no organismo, é necessário compreender as Leis do Universo que cito em todos os meus livros, principalmente na obra *A cura pela Meditação*.

Compreendendo as leis que regem nossa vida e todo o Universo, podemos nos acalmar e desacelerar, pois passamos a entender que de nada adiantará correr ou temer em certos casos.

Pela astrologia séria, sabemos que tudo tem um tempo e que todo o Universo foi bolado de uma maneira sincronizada e perfeita. Nada acontece por acaso, por isso devemos jogar o jogo seguindo as regras e dançar conforme a música.

Nossa evolução está acontecendo de qualquer forma, pela dor ou pelo amor, mas podemos evoluir conscientes e alegres, sem torturas emocionais.

Quebre o orgulho e se desfaça da vergonha de errar. Acabe com a ansiedade, tornando seu coração mais dócil e flexível. Goste de escutar até o fim a conversa ou as opiniões de algumas pessoas, queira manter-se quieto e em silêncio, enquanto os outros falam ou pensam.

Seja calmo para perceber a sua vez de falar ou de aquietar-se. Olhe ao redor sem pressa e observe as pessoas e o movimento da vida. Você descobrirá coisas impressionantes, que antes sua ansiedade não o deixava ver.

Também, fique atento quando seus sonhos parecerem estar perto de se realizar, procure se acalmar para não sofrer, caso o destino estenda o tempo dessa realização. Nenhum fruto pode ser colhido antes da hora e tudo sempre tem sua hora de acontecer. A ansiedade pode fazer você ver seu sonho mais perto do que realmente ele está.

O ciúme também é uma forma de ansiedade, disfarçada de sentimento de posse, por isso não se engane achando que ciúme seja amor. Quem ama verdadeiramente consegue soltar a pessoa amada para que ela seja feliz à maneira dela.

Portanto, preste atenção nos conceitos que você tem sobre sentimentos e reveja seus relacionamentos. O ansioso costuma julgar precipitadamente, acreditando que paixão seja amor ou pensa que está amando alguém, só porque está se dando bem com essa pessoa.

A ansiedade é um mal comum da humanidade e é ela que provoca tantos mal-entendidos, discórdias, agressividade, enganos e todo tipo de precipitação.

Para sermos felizes, precisamos seguir nossa intuição e não termos pressa de agir. Contudo, agir com rapidez e ter habilidade para tomar decisões precisas significa que estamos calmos e atentos e não ansiosos.

Poderia escrever muitas páginas a respeito da ansiedade, mas seria angustiante para os ansiosos terem que ler tantas informações, não é mesmo?

Então se conscientize de que a ansiedade pode ser curada através de terapias, yoga, meditação, florais, remédios homeopáticos e autoconhecimento pela psicologia e por mapa astrológico profissional.

Saiba quem é você e quais os seus potenciais para interromper, definitivamente, as cobranças que vêm de seu gene e da memória de suas células. Em seu coração existe a paz e o amor que você tanto procura. Silencie sua mente e deixe sua alma se acalmar.

Ser calmo não significa ser parado ou acomodado. Podemos estar no meio de uma discussão e estarmos calmos, praticando um esporte, dançando, cantando, trabalhando e mantermos o coração pacífico e sereno.

O ansioso precisa reaprender os significados das palavras, para compreender que calma não significa pessoa sem expressão. Calma significa estar fora da ânsia e participando da vida dentro do tempo dos acontecimentos.

E então? Entendeu um pouco do que estava acontecendo dentro de você?

Respire fundo agora! Deixe a ânsia passar. Pense em Deus e na força da vida e solte todos os medos agora!

Vamos! Tente! Respire lentamente e olhe para o teto!

Pronto! Você iniciou o processo de se acalmar sempre.

Boa sorte!

Apendicite

Normalmente o apêndice se localiza na zona inferior do abdome, do lado direito, conhecido pelos médicos como apêndice vermiforme. Fisiologicamente, não tem uma função definida. Está ligado ao intestino grosso em forma de um tubo estreito.

Existem teorias que dizem que o apêndice é nosso rabo atrofiado da época pré-histórica, mas os estudos da zootecnia (pesquisas sobre o organismo e vidas animais) mostram que o apêndice nos pássaros têm a função de filtrar a clorofila de seus alimentos vegetais. Pela história, sabemos que há milhares de anos éramos vegetarianos, assim como a maioria dos animais pré-históricos. Portanto, nossa forma de viver era vegetariana e recebíamos a energia vital diretamente do sol e não do corpo dos animais. Com isso, nossa mente era suave e desprendida da intensa força do instinto de sobrevivência e da guerra pela vida. A raiva constante na luta pela sobrevivência causa inflamações e infecções, pois raiva acumula energia *yang* no organismo, bloqueando o fluxo natural da energia da vida.

Apendicite é a inflamação aguda do apêndice, devido a alguma obstrução de gânglios linfáticos ou por uma parcela de fezes, podendo haver outras causas pelas explicações médicas. No entanto, pela Linguagem do Corpo, sabemos que o apêndice é uma ramificação da psicologia do intestino e problemas nesses órgãos simbolizam pensamentos apegados aos acontecimentos feios da vida.

O apêndice representa as emoções suaves e desapegadas da matéria, portanto, todas as pessoas que sofrem de apendicite ou já removeram o apêndice tiveram que lutar pela vida muito cedo e desenvolveram medo secreto e profundo do passado. Ter medo do passado é ter medo do futuro, pois quando se acredita que o passado pode voltar a qualquer momento, perde-se a alegria de viver e a autoconfiança, causando apego à forma velha de viver, como se, inconscientemente, pudesse controlar o passado para que ele não venha para o futuro.

Procure perceber que dentro do seu coração existe uma sombra, que foi criada durante a sua infância, não por culpa de qualquer pessoa, mas por crenças que você trouxe de algum lugar. Quando você relaxar e tiver coragem de acreditar que o futuro pode ser mudado, então você sentirá que sua vida só depende das mudanças de seus pensamentos, para os acontecimentos se tornarem mais leves no seu caminho.

Nada acontece por acaso e podemos confirmar isso, olhando profunda e seriamente o mapa astrológico das pessoas que desenvolveram uma vida difícil. Está lá registrada a força da causa e efeito de todos nós.

Aceite a vida sem medo e dê um mergulho na energia do amor que a prática da meditação proporciona. Sinta-se seguro pela força que jorrará do seu coração, no momento em que se desapegar das estórias de seus sofrimentos que sua cabeça lhe conta. Ame a vida, as pessoas, os animais e tudo o que vive ao seu redor, e pare imediatamente de lembrar ou comentar sobre o seu passado. Liberte-se e torne-se amoroso consigo mesmo e com todas as coisas do céu e da terra, assim como ensina a maravilhosa filosofia da Seicho-No-ie. Diquinha: *faça novos planos e coloque em prática uma forma de realizar-se, sem esperar nada de ninguém!* Coragem e alegria são as palavras-chaves.

Boa sorte e acredite na sua paz de viver.

Apneia

Muitas pessoas se assustam com a falta de ar que as acorda durante a noite. É a sensação de que sua vida ficou por um triz. O coração dispara e seu fôlego é retomado de forma abrupta. O medo de morrer faz com que percam o sono e passem a ter medo de dormir. Essa falta de ar também ocorre em pessoas acordadas.

O ronco pode acontecer com algumas pessoas, para avisar que o ar está obstruído, mas o ronco, pela Linguagem do Corpo, é uma forma de dizer às pessoas que o rodeiam o quanto essa pessoa é difícil para aceitar mudanças de opinião ou mudanças em geral. Também a insuficiência cardíaca, pelas explicações médicas, pode causar a apneia, porém pelo conhecimento da medicina milenar, sabemos que a insuficiência cardíaca deriva dos sentimentos de apego e medo de perder.

A apneia acontece com pessoas que se sentem sufocadas em seus relacionamentos, sejam familiares, amorosos, profissionais ou com seu passado que jamais é esquecido. Sentem que suas vidas foram dominadas por situações que as impedem de realizar seus sonhos e viverem seus prazeres pessoais. Psicologicamente, representa a falta de liberdade para suas ações. A falta de dinheiro, de amor, de segurança, de proteção, de harmonia na família, etc., podem causar a falta de ar, mostrando que sua vida está limitada, ou seja, a pessoa não consegue respirar a vida com totalidade e alegria. Normalmente acontece com quem se nega a crescer e amadurecer.

Em sua alma permanecem crianças precisando de colo e apoio.

Acabe com esse problema em sua vida. Respire o ar que Deus lhe deu, sem medo de se tornar adulto e independente emocionalmente.

Você não precisa viver essa escravidão em que você mesmo se colocou, por se preocupar demais com pessoas queridas. Perceba o quanto você protege certas pessoas e não as deixa crescer. Perceba o quanto você não vive sua vida, por estar sempre esperando que algo mude para que você possa ser feliz. Você notou que, por várias vezes, suas emoções se tornam negativas e pessimistas, ao ponto de não acreditar que sua vida possa melhorar?

Se você tem vivido contrariado, por estar sendo vigiado ou supervisionado por pessoas de poder ou de autoridade, mostre-lhes sua gratidão e reconhecimento pelo trabalho delas. Só assim elas reconhecerão seu trabalho e sua eficiência. O que você pensa delas elas captam pela percepção e pela telepatia, e nem sabem que estão captando, apenas sentem que há algo errado com você e se inclinam a perturbá-lo de alguma forma. Seja amoroso em seu coração em relação a elas, e passe a receber energia de amor e reconhecimento por parte delas como retorno daquilo que você emanou com sinceridade. Trabalhe para solucionar as questões mal resolvidas em sua vida, nem que seja somente dentro de você, perdoando e soltando.

Existem dezenas de situações nas quais sua carência afetiva pode se utilizar para permanecer amarrado emocionalmente em pessoas ou situações.

Sei que não é fácil saber de onde vem essa tensão, mas é uma tensão e isso significa medo. Você pode acabar com esses medos, quanto mais praticar a busca interior através de meditação, yoga, tai chi chuan e muito contato com a natureza. Pense que sua força sagrada está escondida atrás de nuvens escuras do carma (causa e efeito), que vem lá de trás, de muito longe e que só precisou de alguns elementos desencadeadores para começar essa situação em sua vida. Nada acontece de repente ou apenas devido ao estresse. Você é um ser conectado a tudo e a todos energeticamente, principalmente aos seus antepassados, pelas crenças condicionadas em seu inconsciente e pelo gene herdado da família no nível muito sutil das células. O que quero dizer é que todo medo tem origem nas crenças enraizadas no mais profundo do nosso ser e nem nos damos conta disso.

Acredite que você tem coragem para mudar o que não está bom em sua vida e que nem precisa tentar mudar as pessoas ao seu redor. Visualize, crie uma imagem de você mesmo, vendo-se calmo, caminhando por uma praia ou campo, olhando com ternura tudo ao seu redor e que só existe segurança e proteção por onde você passa. Respire agora, com todo o ar que Deus deixou para você e respire cada vez mais profunda e calmamente. Veja e sinta que sua mente só precisava de um pouquinho de paz. Se dê essa paz, se dê calma e amor suave em seu coração, para absorver somente benefícios de todos os acontecimentos de sua vida. Relaxe e pense em tudo o que você leu agora e procure ser leal às suas decisões que acabou de tomar, devido a essa leitura. Boa sorte e lembre-se: RESPIRE.

Arteriosclerose

Fisiologicamente, arteriosclerose é a alteração degenerativa da camada íntima das artérias de médio e de grande calibre, ou seja, essas artérias diminuem seu calibre, enrijecendo-se. Daí o sangue encontra dificuldade e resistência, devido à tensão existente no interior das artérias, provocando o aumento da pressão.

Observe que, em poucas palavras, as características dessa doença mostram claramente a atitude psicológica da pessoa que a gerou. O cérebro possui a capacidade de analisar e sintetizar através da associação lógica: Pensamento > Emoção (química) > Ação (realização). Também sabemos que o sangue representa a alegria e, nesse caso, está encontrando dificuldade para fluir, devido ao endurecimento das artérias que simbolizam o canal, a passagem ou a permissão.

Quando os pensamentos se enrijecem e se tornam inflexíveis, devido ao medo de perder ou de ser menosprezado, causam inicialmente tensão muscular e dores, no entanto, quando a pessoa torna-se dura e intransigente por muitos anos de sua vida, então a arteriosclerose começa a se manifestar para avisar que está na hora de rever seu comportamento.

Pessoa que vive controlando a vida dos familiares ou da empresa e que não se dá o direito de viver seus sonhos, porque não consegue soltar os defeitos alheios, vive num mundinho estreito e limitado. Seus pensamentos são constantemente uma preocupação com o comportamento ou acontecimentos da vida dos íntimos.

Com certeza, pessoas que vivem assim tiveram uma infância

difícil e arcaram com grandes responsabilidades muito cedo.

Nosso superego, mecanismo inconsciente de adaptação do nosso comportamento à sociedade e às regras culturais, absorvidas durante nosso convívio com as leis dos nossos pais, igreja, governo e escolas em nossa infância, trabalha censurando nossos atos, cada vez que tentamos quebrar com essas regras impostas em nosso inconsciente. Sentimos medo, raiva, insegurança, culpa, vergonha, autorreprovação e muitas sensações desagradáveis nos pensamentos, nas emoções e no corpo, quando o superego está nos condenando ou nos desaprovando.

Quando o superego é muito rígido torna a pessoa também rígida consigo e com o mundo ao seu redor.

As informações aprendidas e guardadas nessa parte da mente provocam variadas doenças, como mecanismo de defesa daquilo que parece ir contra a verdade imposta em nossa tenra idade. Ou seja, somos condicionados a acreditar em regras e leis e nos sentimos intimamente criminosos, quando queremos tentar ser diferentes ou acreditar em outras coisas. Na maior parte das vezes em que queremos mudar a nossa vida, a própria cultura familiar e escolar nos impede, pois nos julga, nos critica e nos rejeita.

O ser humano nasceu para amar e ser amado, portanto, quando nos sentimos desamados e censurados, devido ao nosso comportamento fora do padrão normal, sentimos medo e, a partir daí, inconscientemente, correremos de volta para os sistemas do grupo com a intenção de sermos aceitos novamente.

No entanto, as pessoas que praticam meditação e buscam sua força Divina interior, jamais sentem medo de perder o amor de alguém, pois se sentem preenchidos de paz, alegria e pensamentos criativos.

Contrarie a medicina materialista, curando a arteriosclerose que nada mais é que a representação de seu excesso de responsabilidade pelos outros.

Abra-se para a vida e se desfaça do medo de soltar e recomeçar. Preencha seu coração de amor e docilidade e fale mais palavras alegres, divertidas e de compaixão.

Deixe suas artérias (canal – permissão) flexíveis para que seu sangue (alegria) possa fluir. Seja uma pessoa que acredita na expansão da consciência e que despreza, sem culpa, os velhos padrões mentais colocados em sua alma.

Pratique a meditação para intuir novas maneiras de agir, frente a esses problemas familiares e com outras pessoas que você se permitiu. Lute contra seu superego rígido, mostrando a ele que você pode viver diferente sem ferir o espírito de Deus.

Você não é obrigado a escutar ou segurar os problemas de mais ninguém. Descubra que, além desse mundinho em que você vive, existem pessoas incríveis e situações maravilhosas esperando para abraçar e amar você com todos os seus defeitos.

Semelhante atrai Semelhante, portanto saia dessa frequência vibracional da rigidez e tenha coragem de mergulhar nas águas bondosas da vida. Alegre-se por tudo ou por simplesmente nada, mas saia imediatamente dessa *persona* (máscara) que não é você.

O que vai acontecer se você soltar pessoas e problemas agora? Vai acontecer o que acontece com todas as pessoas que morrem: NADA! Todos se revoltarão um pouquinho, depois tocam a vida. Você é que precisa querer sair dessa vida rígida e pequena e fazer novas amizades. Relaxe, respire sua essência e evoque o Deus do seu coração. Você sentirá uma presença de Luz e paz, que nunca sentiu antes e, então, sentirá como é gostoso se entregar molinho e sem resistência, ao abraço de Deus.

Asma

Nosso inconsciente é uma parte de nossa mente que parece estar desconectada do mundo consciente, mas, na verdade, é o reservatório de pensamentos, sentimentos e emoções que pensamos ter descartado do nosso ser. Tudo o que não compreendemos em nossa infância ou em nossa vida adulta é transferido para esse reservatório, a fim de que um dia seja trazido à consciência novamente, para ser compreendido e transformado em experiência de vida no processo de nossa evolução. Mas isso normalmente não acontece devido aos medos e crenças que limitam nosso trabalho interno.

Toda doença é um mecanismo de defesa do nosso inconsciente para nos proteger daquilo com que não sabemos lidar ou não queremos perder.

A asma é uma reação impulsiva frente à desarmonia entre um homem e uma mulher. Ou seja, ela é desencadeada por elementos emocionais já registrados no inconsciente, quando seus pais ou responsáveis discutiam intensamente ou ameaçavam separar-se. O pulmão direito representa a mãe ou a mulher e o pulmão esquerdo representa o pai ou o homem, ou seja, *yin* e *yang*, respectivamente.

Quando *yin* e *yang* se desequilibram geram desequilíbrios

nos órgãos duplos como pulmões, rins e ovários, como também geram perturbações energéticas em todos os seus frutos como filhos, animais domésticos, prosperidade ou qualquer plano que desejem realizar.

Criança com asma revela que seus pais não se respeitam ou que são separados, mas mantêm críticas um contra o outro no coração. Mães solteiras que tenham filhos com asma também revelam ressentimentos contra homens e contra seu pai.

O fato de você me dizer que não tem nada contra homem algum não significa que não tenha. Seu coração apenas transferiu os ressentimentos do passado para o reservatório do inconsciente, mas está lhe mostrando pela doença de seus filhos ou pela sua própria doença, que você está mal resolvido.

É necessário buscar ajuda de psicólogos holísticos, que aceitem o fato de que as doenças são desarmonias emocionais e, consequentemente, energéticas. Ninguém continua doente quando descobre a paz de espírito do pós-perdão e da compreensão de que nada acontece por acaso. Ficar dando voltas em sessões terapêuticas, tentando descobrir quais as emoções que geraram tal doença, mostra que a terapia está desinformada do que os cientistas já sabem.

Asma em adulto revela os medos internos de crescer e, com isso, carrega desarmonias em relação ao sexo oposto, pois está sempre esperando que o outro melhore ou que adivinhe seus sentimentos.

Para uma relação dar certo, precisa haver maturidade espiritual por parte dos dois, para que evitem cobranças, insultos, apegos, ciúmes, chantagens emocionais, dependências, medo da solidão, medo do abandono e principalmente, culpar ou culpar-se.

A prática diária da meditação traz de volta a paz interior, pois eleva a alma, fazendo com que nossos sentimentos em relação à vida e às pessoas se tornem amorosos e sem rancor. Além disso, a meditação nos religa a Deus ou à energia Cósmica, guiando nossos pensamentos, emoções, e assim perdemos o medo de tomar decisões.

Para eliminar as crises de asma ou bronquite, pratique meditação, yoga ou tai chi chuan, e se religue com o seu poder interno, de fazer seu inconsciente elaborar e compreender a dor do seu passado. Quando suas vibrações mudarem com a prática da meditação, seu ambiente também mudará e o que estiver gravado na memória de suas células, em relação a algum trauma da infância, será também modificado para aceitação e paz.

Lembre-se de que seus pulmões representam seus pais e seus amores. Portanto, trate de amadurecer a forma de ver a relação amorosa, encontrando dentro de você uma maneira mais inteligente e menos emotiva de se relacionar com as pessoas.

Deixe de ser mimado e não permita que tratem você como um doente dependente. Cresça e deseje sinceramente viver sua vida com suas próprias pernas. Pare de provocar emoções pesadas em seu coração, pois secretamente você sabe que com isso terá crises de asma e todos se preocuparão com você. Essa vingança inconsciente só lhe trará limitações e a vida não vai esperar.

Respire a vida nova que você pode criar e se desfaça de tudo e de todos que não deixam você crescer. Mas trate a todos com respeito e sem críticas em seus pensamentos e em seu coração, pois pulmões doentes representam pessoas muito críticas.

Veja o lado bom dos acontecimentos e passe a verbalizar palavras de elogios e agradecimentos. Essa nova atitude frente à vida curará seus pulmões e os pulmões de seus filhos, contrariando a medicina convencional.

Quanto você consegue sentir de amor e de gratidão? Quanto você consegue manter a paz em seu coração, frente às diferenças de opinião daqueles com quem você convive? E quanto você consegue entender que ninguém tem obrigação de aceitar a sua verdade ou sua dor?

Seja flexível e bondoso sem se anular e firme quando se trata de proteger sua privacidade e suas vontades. Encontre esse equilíbrio e essa sabedoria, pois com certeza seu aparato da respiração libertará você e as crises desaparecerão definitivamente.

Bulimia

Bulimia é um transtorno psicológico que gera o medo de engordar. É muito parecido com a anorexia que faz a pessoa se sentir e se ver gorda, mesmo estando magra. Mas, no caso da bulimia, a pessoa come muito e depois causa vômitos pensando em se desfazer rapidamente daquilo que ingeriu. Pessoas bulímicas sentem pavor de engordar, mas comem compulsivamente e às escondidas. Negam almoçar ou jantar, mas escondem comida no quarto, no carro, na bolsa sem conseguir se controlar. Em seguida, praticam exercícios físicos até a exaustão e ficam sem comer o dia todo para perder alguns quilos, tomam laxantes e entram em pânico quando alguém comenta sobre seu peso ou seu corpo. É uma vida de terror e de paranoia, agredindo constantemente a si mesmo pela ingestão e rejeição do alimento.

Grandes transtornos alimentares surgem na infância, mais precisamente na época da mamada (fase oral) e é necessário deixar explícito que a mãe, na maior parte das vezes, não foi orientada quanto às consequências e à importância dessa fase para a vida adulta de uma pessoa. Também não se deve culpar a mãe, pois ela teve suas razões para agir da maneira que agiu. Devemos sempre lembrar que *Semelhante atrai Semelhante* no Universo e, portanto, ninguém é vítima de ninguém.

A bulimia acontece em pessoas, na maior parte das vezes em mulheres, que cresceram ouvindo coisas desagradáveis sobre seu corpo e a mãe normalmente cobrou demais o seu emagrecimento ou sua beleza física.

É em nossa infância que começamos a aprender a cumprir regras e posturas sociais e familiares. Tudo o que nos é cobrado torna-se lei em nosso inconsciente, principalmente se essas leis vieram de nossos pais que são nossos primeiros professores. A partir daí, por mais absurdo que pareça, tentaremos cumprir as regras para sermos aceitos e amados. Todas as pessoas que foram influenciadas pelo padrão de beleza da mídia ou que caçoaram delas no passado por terem sido gordinhas ou fora do padrão de beleza, acabam tendo problemas com sua autoestima. Podem não chegar à bulimia, mas vivem frequentando academias, correndo, fazendo regimes e se pesando várias vezes na semana.

Frequentar academia de ginástica é muito saudável, mas sentir peso na consciência quando falta um dia na aula é preocupante.

O corpo reage facilmente a qualquer exercício físico, por isso não é necessário malhar tanto para esculpir os músculos. Eu, como professora de educação física, que é uma de minhas formações, posso garantir que o mais importante é praticar exercícios físicos em silêncio, sem conversar durante a prática. É necessário que a mente esteja tranquila e atenta aos músculos que estão sendo trabalhados, para que os resultados sejam mais eficientes. Pessoas que praticam esportes, ginástica ou Cooper com ansiedade de ver resultados, são as primeiras a se decepcionarem com a balança ou com a fita métrica, pois o corpo demora a eliminar gordurinhas quando há enzimas do estresse correndo nas veias.

Para acabar com a bulimia é preciso se permitir um tratamento com psicólogo ou psiquiatra que fará com que você descubra sua autoestima e passe a se valorizar verdadeiramente. É claro que, abaixando o nível da ansiedade e desse pavor de engordar, você emagrecerá com saúde e naturalmente, pois sua mente estará calma e em paz, promovendo a queima das gorduras.

A vontade de comer vem do desespero inconsciente de ser amada e aceita, e a vontade de se desfazer do alimento ingerido vem da repulsa de si mesma, devido à crença condicionada desde sua tenra idade. Pode ser que você já nem se lembre mais das frases que ouviu, mas com certeza elas estão gravadas em seu inconsciente e precisam ser apagadas ou compreendidas pela sua consciência.

Aceite ajuda de um psicólogo e tente evitar a autossabotagem que ocorre quando as sessões terapêuticas começam a se aprofundar. Normalmente seu inconsciente dará um jeito para você interromper a terapia, como preguiça, enjoo, doenças, críticas contra o terapeuta, argumentos de que acabou o dinheiro, etc. O inconsciente é capaz de provocar as mais estranhas estórias em sua mente para você acreditar que não está vendo resultados com a terapia. Saiba que você precisa ser mais forte do que a vontade de parar com o tratamento, pois a sua mente acabará colaborando e soltando os medos e a vergonha do seu coração.

Pare de se agredir e acabe com essa rebeldia contra aqueles que querem ajudá-la. Se você não quer que pessoas da sua família ajudem você, devido ao seu inconsciente guardar ressentimento da época da infância, então peça ajuda a alguém maduro e instruído em quem você confia, mas vá atrás de ajuda.

Caso você não confie em ninguém, procure qualquer faculdade de psicologia e se inscreva para a terapia de atendimento gratuito ao público. Toda faculdade de psicologia possui clínica de atendimento psicológico gratuito semanal.

A bulimia tem cura e em hipótese alguma os terapeutas tentarão fazer você aceitar ser gorda, eles apenas lhe mostrarão, primeiramente, que você pode ser aceita e amada do jeito que está e, no segundo momento, mostrarão sua força interna para que você conquiste seu objetivo corporal, sem sofrimentos e sem angústias. Deseje ter paz de espírito e tenha uma imagem positiva de si mesma. Não permita que seus pensamentos se tornem obsessivos pelo emagrecimento e seja forte para ignorar qualquer opinião de pessoas que falam demais.

Você deve ser atenciosa para com seu corpo, tratando-o com respeito e com alimentos saudáveis, mas sem medo ou pressa de ver resultados. Essa ansiedade nada mais é que autocobranças de perfeição que estão plantadas no seu inconsciente, por pessoas que achavam que a estavam ajudando ao falar certas coisas do seu corpo. Portanto, saiba que você é perfeita em sua essência e não há mais necessidade de viver com impulsos para se livrar da gordurinha.

Pratique a meditação para você se acalmar e eliminar os medos secretos e siga em paz buscando ser uma pessoa realizada na carreira, com os amigos, no amor e na família.

Entenda que o corpo é projeção da mente e que o importante é você ter uma mente bonita, alegre, calma e tranquila para que essa beleza seja projetada em seu corpo.

Obesidade é sinônimo de mágoas inconscientes contra a mãe. Portanto, faça orações do perdão para ela e entenda que a mamãe não pode ser responsável por tudo o que você fizer contra si mesma. Você está lendo este livro porque está vibrando na frequência da cura e não será mais a mamãe nem ninguém que ajudará sua vida e sim a sua própria força interna.

Cãibras

Cãibras são contrações musculares ou encurtamento das fibras musculares, causados por tensões nervosas ou mais conhecidas pelos médicos como falta de uma substância no sangue, o potássio.

A falta das substâncias em nosso organismo é explicada pela medicina convencional ou por nutricionistas como má alimentação ou problemas relacionados à dificuldade do organismo em reter ou segurar as vitaminas, proteínas e substâncias necessárias à saúde.

No entanto, sabemos que pessoas bem alimentadas e que não possuem qualquer distúrbio orgânico sofrem esporadicamente de falta de algum mineral ou excesso do mesmo.

A cãibra, vista pelos olhos da Linguagem do Corpo, está relacionada ao medo de perder sua liberdade ou sua própria vida, devido ao convívio com pessoas dominantes ou chantagistas emocionais.

Sabemos que as pessoas que mais amamos são as que mais nos limitam em nossos sonhos pessoais, devido ao medo que temos de perdê-las. Normalmente as pessoas que têm muitas cãibras dependem emocionalmente das pessoas mais íntimas e deixam de fazer o que gostam para não desagradá-las. Muitas vezes ficam com raiva de não poderem ser elas mesmas, mas não arriscam soltar as dependências. Alegam que não são dependentes e sim as outras pessoas é que o são.

É difícil admitir que quando não nos realizamos na vida, é porque permitimos que os outros comandem nossos passos.

Quando abandonamos o medo de perder e o medo da solidão, conseguimos dar passos mais amplos em direção aos nossos sonhos e metas, sem que ninguém consiga nos limitar.

Mesmo que você esteja convivendo com alguém difícil, não justifica esse seu estado amarrado e encolhido pelo medo de ser você mesmo. Quando se usa a força da visualização, consegue-se mudar até aquilo que não se acreditava poder mudar.

Para sair de uma situação embaraçosa ou mesmo cármica pesada, é necessário acreditar que o pensamento é força criadora e que nada acontece por acaso em nossas vidas.

Ter uma meta e ir atrás de sua realização faz com que as cãibras desapareçam por completo e o potássio, coitado, nem vai ficar sabendo disso.

Solte-se e descubra sua verdadeira vocação nessa vida. Ninguém pode segurar você se sua paz e convicção estiverem bem instaladas em seu coração e em seus planos.

Quem falou que você precisa do apoio daquele que condena suas ideias? Quem o induziu a acreditar que sem a aceitação daqueles com quem você convive não chegará a lugar algum?

Você só precisa se perguntar que tipo de vida quer realmente e, a partir da sua resposta, aparecerão pessoas que pensam como você para lhe ajudar a caminhar. Lembre-se que *Semelhante atrai Semelhante* e quem amarra você de alguma forma está vibrando na sua frequência de limitações. Acredite que você pode ser mais livre e amado. Acredite que neste mundo só atraímos situações que combinam com nossos medos ou com nossas esperanças.

Alongue seus sonhos, relaxe seus pensamentos e diminua sua ansiedade para que você entre em sintonia com o tempo das coisas. Você verá como era livre e não sabia.

Cálculos renais

Cálculos renais são conhecidos como pedra nos rins ou formações de pequenos grãos de areia. Quando se manifestam em forma de pedras maiores, por vezes podem provocar lesões e dores ao passarem do rim para o trato urinário.

Essa linguagem dolorida do corpo mostra conflitos psicológicos severos com o sexo oposto e com suas finanças.

Pelos estudos milenares dos chacras, sabemos que os rins são regidos por forças eletromagnéticas emanadas do vórtice básico, mais conhecido como chacra básico ou raiz. Esse chacra comanda as glândulas suprarrenais e está estreitamente ligado à porção psíquica que rege os desejos de segurança e proteção material da família e de si mesmo.

O medo secreto de perder bens materiais, a insegurança quanto ao futuro relacionado a dinheiro e contas a pagar, os constantes pensamentos negativos em relação a tudo que conquistou de posses, o medo de perder o emprego ou seus lucros seguros e até a sensação de não estar sendo útil o suficiente em seu trabalho, causam problemas nos rins.

A pedra está relacionada aos pensamentos rígidos contra a situação precária e de desarmonia que vive no lar ou no trabalho.

Os órgãos duplos como pulmões, rins e ovários representam a vida conjugal e a vida de nossos pais.

O rim direito representa a mulher ou a mãe e o rim esquerdo representa o homem ou o pai.

Se uma pessoa se encontra sofrendo do rim direito, mostra que consciente ou inconscientemente guarda conflitos e desarmonias contra uma mulher, independentemente da idade dela.

Se estiver sofrendo do rim esquerdo, mostra conflitos contra um homem, que pode ser uma preocupação exagerada com a vida desse homem.

Quando um casal briga ou guarda ressentimentos um contra o outro, desequilibrará as energias das polaridades *yin* e *yang*. Isso causará perdas de dinheiro na família por situações inesperadas, pois os rins mostram o estado sincero de um casal e sua situação financeira.

Os modelos de casamento existentes no inconsciente das pessoas fazem com que elas repitam a vida conjugal de seus pais ou do modelo que foi observado desde a sua tenra idade.

Para acabar com os problemas renais é necessário destruir os modelos desastrosos de cônjuges que ficaram gravados no subconsciente e apelar para uma vida mais desapegada da matéria sem perder a ambição por ela. Ou seja, você que sofre dos rins e que escutou de médicos e familiares que seu problema é hereditário, experimente mergulhar em terapias que ajudam a mudar a programação negativa da sua mente.

Procure profissionais que trabalham com o reajuste das crenças enraizadas, pratique meditação silenciosa, tai chi chuan, yoga, tratamentos com PNL (programação neurolinguística) e, se for necessário, busque pessoas sérias na prática da hipnose.

Tenho certeza de que você sentirá maior segurança em sua vida e perceberá que suas emoções de preocupações e ressentimentos contra o sexo oposto, crítico contra a sua forma de trabalhar ou ganhar dinheiro, é que estavam causando doenças em seus rins. Afinal os rins representam o casal e o dinheiro e nunca alguém enriquece ou se estabelece financeiramente quando não é feliz no amor. Leia mais sobre isso no meu livro *A Lei da Afinidade*.

Sentir coragem para recomeçar a vida e entender que nada acontece por acaso é a verdadeira sabedoria. Quando há dificuldade de controlar os pensamentos tristes e preocupações é sinal de que a pessoa se afastou de sua espiritualidade e está vivendo intensas emoções causadas pelas energias materialistas emanadas do chacra básico.

A importância do alinhamento dos chacras deve ser aceita e compreendida, pois as energias elétricas dos nossos corpos físico, mental, emocional e espiritual precisam estar equilibradas para que haja alegria em nosso coração e possamos vibrar numa frequência mais alta do amor.

Os tratamentos que citei acima são específicos para o alinhamento dos chacras e para a elevação de nossas vibrações da cura e da prosperidade.

As glândulas suprarrenais são responsáveis pela fabricação do hormônio do ataque e da defesa, a adrenalina. Graças a ela podemos proteger nossa vida. O instinto de sobrevivência aciona esse hormônio para preparar nossos músculos para a fuga, para o ataque e nos mantém alertas contra o perigo. Também é o nosso relógio biológico que nos acorda no horário programado pela nossa preocupação em não perder a hora para nossos compromissos.

Observe que os rins, por serem regidos pelo chacra da terra, o chacra básico, que astrologicamente é comandado pelo planeta Saturno, que rege o tempo, têm suas funções determinadas pela Natureza e quando as pessoas não têm controle sobre suas emoções e sua ansiedade, deslocam-se do tempo natural dos acontecimentos e desequilibram seus chacras.

Preocupações com problemas futuros é sinal de ansiedade e a

ansiedade é sinal de que a pessoa está vivendo fora do seu tempo e não está conseguindo confiar no ritmo natural da vida.

Ter pensamentos alegres e confiantes gera um futuro feliz, mas para conseguir ser alegre é necessário querer mudar suas crenças e parar de culpar os outros pelos seus problemas. Muitas pessoas vivem sob o mesmo governo de país que o seu, mas conseguem ser fortes e comandam seus próprios destinos com pensamentos positivos.

Experimente ser diferente e treine seu comportamento para ser mais alegre e seguro. Seja mais forte que os impulsos negativos que vêm do seu inconsciente e, mesmo sozinho, dê risadas alegres como o bom humor das pequenas crianças.

Cure seus rins com a força do seu amor e do seu perdão.

Nada perdemos na vida, apenas renovamos. Aceite essa verdade cósmica e seja livre dos medos.

Cárie

A cárie dentária é a deterioração do dente causada por colônias de bactérias existentes na boca. Pequenas partículas de alimentos acumulam-se entre os dentes e nos relevos da coroa dentária e as bactérias dão origem a enzimas que atuam sobre os amidos e os açúcares dos resíduos alimentares, produzindo uma substância chamada ácido lático que aparece quinze minutos após as refeições. Esse ácido começa então a dissolver o esmalte e, com o tempo, a dentina.

A psicologia da correlação (Linguagem do Corpo) mostra que toda bactéria que prejudica o corpo tem como finalidade revelar que a pessoa guarda no coração fortes sensações de estar sendo invadida na sua individualidade e nas suas escolhas pessoais. Esse sentimento constante gera substâncias tóxicas no organismo pela glândula hipotálamo, localizada no centro do cérebro. Essa toxina atua como "repelente", causando o desequilíbrio dos microorganismos do sangue e, consequentemente, as bactérias que viviam tranquilas no corpo ou na boca procuram se alimentar e se fortalecer para lutar. É quando elas invadem os dentes. Porém, a pessoa que tem poder sobre si mesma e protege sua privacidade e individualidade, mesmo através da rebeldia, dificilmente terá cárie, pois nunca produz a toxina da mágoa ou das sensações de medo, anulação ou perda.

Quando digo que as crianças dos tempos antigos tinham muito mais cáries do que as crianças de agora, é porque naquela época elas eram trancafiadas, reprimidas em suas vontades e viviam sob a autoridade familiar. Hoje as crianças dizem o que querem e não permitem invasores na sua privacidade. O exemplo do caso de uma menina de 3 anos que estava deitada em sua caminha, com os braços sob a cabeça, pensando na vida, quando de repente a mãe entra no quarto e mexe em suas gavetas e sai. A garotinha, sem se abalar e sem se mover, chama a mãe e diz: "Mãe, por favor, feche a porta porque quero ficar sozinha para pensar". Quando é que, em tempos antigos, uma criança se colocaria dessa forma para os pais e exigiria um momento privativo?

Quem tem facilidade para ter cárie é porque não consegue ser espontâneo e dono de si. A hereditariedade é apenas a repetição do padrão mental da família e da educação.

Ser dono de si não significa ser agressivo com os outros, pois a agressividade só acontece nas pessoas que são inseguras e vivem na defesa. Faça terapia com psicólogo que o ajude a encontrar sua verdadeira personalidade e lhe mostre como preservá-la com firmeza e tranquilidade. Assim as cáries nunca mais existirão em seus dentes.

Catapora

No idioma tupi, catapora significa "fogo que salta". Catapora ou varicela é uma doença infecciosa e contagiosa, causada por vírus que ocorre em crianças e adultos. Os sintomas são febre e pequenas bolhas que evoluem para crostas, algumas vezes com certa gravidade.

Tanto a catapora quanto o sarampo foram praticamente erradicados das metrópoles devido à higiene e à vacina, mas ainda existem alguns focos nas regiões menos privilegiadas de muitos países. Porém, com a leitura psíquica da Linguagem do Corpo, sabemos que a catapora e o sarampo acontecem em famílias inflamadas e com muita desarmonia no relacionamento do casal. Os sintomas do sarampo são semelhantes aos do resfriado: olhos irritados e lacrimejantes, tosse, espirros, congestão nasal e febre que pode passar dos 40 graus. Quando aparece a erupção na pele, a febre abaixa. Os sintomas comuns à catapora e ao sarampo são febre e erupção na pele.

A febre representa a raiva constante no coração dos pais e as erupções representam a erupção do "vulcão" que vive dentro deles. O nervosismo, as queixas e a raiva, mais cedo ou mais tarde, o casal terá que resolver e tentar buscar a paz. Enquanto isso não acontece, as crianças, que são seus frutos, captam essas desarmonias em forma de doença.

Os pais devem compreender que seus filhos dependem do zelo e das boas vibrações da casa e do ambiente, para que possam se desenvolver com saúde e inteligência. Os filhos são como pequenas plantinhas que devem ser regadas de amor, adubadas de educação e se banharem ao sol do amor dos pais. Se os pais se odeiam ou se magoam, mesmo secretamente, as crianças sentirão o ambiente carregado de ira e desamor.

Para ter filhos, antes as pessoas devem saber das consequências psíquicas, físicas e energéticas que causarão nas crianças e em seus animais domésticos se viverem em desarmonia. Os pais de crianças que estão doentes devem procurar ajuda de profissionais que os auxiliem a encontrar um caminho de paz entre os dois para que seus filhos se curem.

É através dos frutos que conhecemos a árvore, portanto, ser humilde e reconhecer que você tem carregado raiva e mágoa no coração será fundamental para que a saúde retorne ao seu lar.

Tanto a catapora, quanto o sarampo ou qualquer outra doença desaparecem muito rápido quando os líderes da casa encontram a sabedoria e a paz para viverem juntos ou separados. Cure seus frutos através do amor incondicional e do perdão. Mesmo que você alegue não ter nenhum relacionamento, lembre-se de que seus próprios pais representam o relacionamento que você não tem. Perdoe seus pais onde quer que eles estejam, pois se seus filhos estão doentes é porque você também viveu uma infância com desarmonia. Nossa memória nos esconde o que não podemos lembrar e com o que ainda não estamos prontos para lidar emocionalmente, por isso faça a oração do perdão para suas raízes – pai e mãe –, mesmo que você pense não ter nada para perdoar. Através da oração ou de uma psicoterapia você verá os bons resultados na vida dos seus queridos filhos e na sua prosperidade.

Cirrose alcoólica e hepática

A cirrose é o resultado da agressão ao fígado durante muito tempo. Essa agressão substitui o tecido hepático normal por nódulos e tecido fibroso, ou seja, sobram apenas cicatrizes e não mais tecido saudável. As lesões no fígado podem ser causadas pelo excesso do álcool, alimentação e remédios ou outras drogas.

Pela psicologia da correlação (Linguagem do Corpo), a cirrose acontece em pessoas mal humoradas que guardam muita raiva e indignação das pessoas próximas. As emoções pesadas produzem substâncias ácidas pela glândula hipotálamo que alimenta com essa toxina toda a corrente sanguínea.

O fígado, que é o laboratório do organismo e filtra todas as impurezas e excessos, acaba se sobrecarregando e se autodestruindo, causando lesões em seus tecidos.

Muitas pessoas se acostumam com seu próprio comportamento agressivo e se classificam como pessoas de personalidade forte, sem saberem que estão se envenenando e destruindo seu fígado. O nervosismo constante, a falta de lazer, os pensamentos críticos e o autocontrole emocional demasiado, as ofensas verbais ou físicas contra outras pessoas, o sentimento de raiva secreta e constante contra um sistema ou contra pessoas causará, mais cedo ou mais tarde, lesões no fígado.

O fígado representa a polaridade feminina, ou seja, a mãe. Portanto, todas as pessoas que têm cirrose ou até hepatite devem fazer a oração do perdão, que está no final deste livro, para sua mãe, durante três meses sem questionar e sem que ninguém saiba.

Toda terapia voltada para o perdão em relação à mãe auxiliará na cura do fígado, pois esse órgão suporta todas as sujeiras do organismo assim como uma mãe com vários filhos e ele representa a alegria e a organização dos sentimentos. Quando uma pessoa, por mais que esteja doente do fígado há muito tempo, elaborar seus próprios sentimentos e queixas contra todas as mulheres do seu convívio, transformando o mau humor e as críticas em elogios, gratidão, amor e paciência serena, limpará também seu fígado, regenerando suas células e seus tecidos.

O corpo se alimenta de amor e perdão e morre diante do ódio e da insatisfação. Ame mais, respire ar puro, ande descalço na terra, abrace uma árvore, frequente lugares alegres com pessoas de cabeça boa e divertida e não de grupos que fogem da dor da vida se escondendo atrás da bebida alcoólica e dos prazeres mundanos.

Sorria para as pessoas, sinta-se parte integrante do Universo e importante para Deus. Mesmo que você ache que não tem nada para perdoar em sua mãe, saiba que o inconsciente carrega segredos da infância cuja força destrutiva você nem imagina.

Cure sua cabeça das indignações e entenda que nada acontece por acaso em nossas vidas. Aceite as pequenas coisas com alegria e assista a programas de humor e desenhos animados como *A Era do Gelo, Madagascar, Monstros S. A., Procurando Nemo* e outros que desopilem seu fígado e o tornem mais sentimental e alegre.

Querido leitor e leitora, volte a ser criança, pois Jesus disse que ninguém encontraria o reino do céu se não se tornasse criança. Brinque mais e pare de olhar o ridículo das coisas e das pessoas e veja a alegria e a espontaneidade delas. Relaxe e se respeite em primeiro lugar sendo mais calmo e sorridente para curar seu sangue e seu fígado.

Coceiras

As coceiras que surgem repentinamente nas partes do nosso corpo, ou mesmo alergias com coceiras, representam o desejo profundo de expelir, rejeitar ou arrancar alguma situação ou pessoa do nosso convívio. A pele, como já expliquei em outro tópico, simboliza a nossa comunicação e integração com o meio em que vivemos. Quando surgem desarmonias e conflitos aparentemente sem solução ou que teremos de esperar muito tempo para serem resolvidos, a mente se torna ansiosa e o cérebro começa a fabricar toxinas que o sangue absorverá. A partir disso, o inconsciente se encarregará de transportar essa acidez para a parte do corpo que representa a situação ou a pessoa rejeitada.

Nos dedos, representa os detalhes e cada setor do seu dia a dia:

Mínimo – irritação com alguém da família. (frustrações)

Anular (ou anelar) – irritação com relacionamento amoroso.

Médio – irritação com sexo e raiva.

Indicador – irritação com alguém que você está culpando ou criticando.

Polegar – irritação e raciocínios duros e intelectuais; "cabeça dura" contra alguém.

Nas mãos, irritação contra aqueles que não valorizam o seu trabalho e ainda o limitam.

Nos antebraços, irritação com alguém que limita seu futuro profissional, seja na carreira ou no lar.

Nos braços, irritação com situações ou pessoas que trazem sensações de limitações profissionais originadas do seu passado.

Nos ombros, irritação com aqueles que o sobrecarregam, seja por dependência ou por serviços. Quer tirar de cima alguém que tem poder sobre você.

Nas costas, irritação com a sobrecarga de responsabilidades no lar ou no trabalho; sentir-se impedido de carregar o que quer, para ter de carregar o que não quer.

Nos mamilos, irritação com pessoas que você protege demais e se acomodaram em esperar tudo de você. Significa, também, a necessidade de cuidar de alguém que você está impedido de demonstrar.

Na barriga, irritação com impedimentos para as suas decisões e vontade de mudar as coisas. Sua coragem está sendo barrada por pessoas ou situações.

Nos órgãos sexuais, irritação com o parceiro ou parceira sexual. Sente-se contrariado por não ser correspondido com a mesma intensidade ou estar sendo cobrado por aquilo que não pode corresponder. A raiva da traição sexual também causa coceiras como querendo arrancar a situação desagradável que sente. Muitas pessoas, sem parceiros sexuais, se sentem tristes ou aborrecidas por não ter encontrado alguém e se irritam com pessoas do sexo oposto ou do mesmo sexo, culpando-as pela sua solidão.

Nas nádegas, representa irritação com pessoas ou situações que impedem seu poder próprio e seus prazeres da vida. Irritação por terem tirado o seu poder.

Nas coxas, irritação com aqueles que simbolizam as limitações de seus planos da adolescência. Sente que seus caminhos estão sendo impedidos de maneira sempre repetida.

Nas pernas, irritação com pessoas ou situações que o limitam nos seus caminhos futuros.

Nos pés, irritação com pessoas ingratas e possessivas. Sente que seus passos estão sendo impedidos ou dificultados por aqueles a quem você tanto ajudou. Posição de vítima.

Nos dedos dos pés, a mesma irritação dos dedos das mãos, porém estes representam irritações com o futuro: "pré-ocupações".

No queixo, irritação e queixas exageradas contra pessoas que não seguem suas ordens ou que não aprendem as lições que você ensina sobre a vida, o trabalho, etc. e queixas contra regras e sistemas.

Nos olhos, irritação com pessoas que têm poder emocional sobre você: pais, cônjuges, filhos, patrões, familiares, amigos íntimos, sogros, etc.

No nariz, irritação pela ansiedade inconsciente para ter relação sexual e também irritação por aqueles que não percebem a sua grandeza (ego).

Na <u>cabeça</u>, irritação com superiores ou autoridades sobre sua vida. Mesmo que seja causada por caspas, seborreia, oleosidade, etc., seu inconsciente está dizendo que você quer arrancar situações e pessoas que interferem em sua vida.

Na <u>testa</u>, irritação com situações complicadas ou que tenham prazo.

Nas <u>bochechas</u>, irritação por se sentir adolescente frente a certas pessoas que não o valorizam afetivamente. Sente-se incapaz de fazê-las ver e sentir o quanto você quer amor (infantilidade emocional).

Nos <u>lábios</u>, representa irritação com aqueles que não o escutam. Necessidade de impor regras.

Nas <u>orelhas</u>, irritação por não querer seguir regras alheias ou mesmo leis rígidas. Dificuldade em escutar opiniões dos outros.

Esses são alguns exemplos de leitura do corpo pelo simbolismo da coceira e ainda quero acrescentar que, durante essa leitura, você deve saber que todo o lado direito do corpo representa mulher e todo o lado esquerdo do corpo representa homem. Portanto, qualquer doença, acidente ou mesmo coceira do lado direito do corpo significa conflitos com alguma mulher que você lembre ou não e qualquer problema do lado esquerdo do corpo significa conflitos com algum homem que você lembre ou não.

Existem algumas filosofias que analisam o corpo de forma invertida, mas a medicina egípcia milenar com a qual eu trabalho é muito precisa e não sofreu influência de outras culturas no decorrer do tempo. Gosto de pedir àqueles que possuem suas dúvidas quanto ao que acabei de explicar, que passem a observar os problemas do corpo e associar imediatamente à época em que começou o problema. Em seguida, observem com quem a pessoa estava realmente em conflito e logo verão a profundidade dessa análise.

Não se deixe enganar pelas sabotagens do inconsciente de muitas pessoas que costumam esquecer o passado ou fazer transferências de suas mágoas para outras pessoas por quem sua alma não sofre realmente. Essas sabotagens fazem parte do mecanismo de defesa do inconsciente para protegê-las de algo com que elas não estão prontas para lidar.

Quanto à coceira, acalme-se e saiba aceitar o tempo das coisas, pois tudo acontece na hora e da forma que é melhor para nosso crescimento. Apenas estou querendo dizer que o corpo sempre nos mostrará quando estamos exagerando nos sentimentos ou nas atitudes. Relaxe, respire e solte a pressa. As situações da vida só melhoram quando as deixamos soltas em alguns momentos.

Cólicas menstruais

A dor que a mulher sente às vésperas de sua menstruação, ou durante, representa seu estado emocional duro e *yang*. Ou seja, quando a mulher necessita substituir as tarefas pesadas de um homem, como preocupações exageradas com contas a pagar, ou quando se torna controladora, possessiva e autoritária.

A cólica é um distúrbio nervoso localizado na área *yin*, que representa a feminilidade, a doçura, a criatividade romântica, a procriação, os sonhos acordados, a organização calma de uma família ou de uma empresa, os divertimentos, os prazeres pessoais e até pequenas viagens para descanso.

A mulher que vive sempre preocupada, mandando em tudo e em todos e se esquece de ser independente e livre para sua vida pessoal, sofre com cólicas menstruais. Seu inconsciente lhe avisa que está na hora de ser mais dócil e se permitir ser amada por quem realmente valha a pena.

Todas as mulheres que sofrem com seu útero estão declarando guerra contra os homens de uma maneira às vezes sutil e às vezes declarada. É uma situação que deve ser conscientizada, pois esse desejo está alojado no fundo do inconsciente, devido ao modelo de pai que ficou gravado na memória do computador de sua mente desde a infância.

Gosto de explicar que a imagem que guardamos de nossos pais nada tem a ver com os erros deles e sim com as sensações que nossa alma guarda devido aos carmas que trazemos.

Semelhante atrai semelhante e nada justifica culpar os pais pelos caminhos que escolhemos.

Quando o pai foi ausente de alguma maneira – morreu cedo, viajava muito, era submisso à esposa, era muito doente, foi autoritário, alcoólatra ou mesmo tinha outra família –, a filha guardará esse modelo em seu inconsciente, muitas vezes se esquecendo disso na vida adulta. Quando ela se tornar mulher, sentirá por várias vezes que seu coração está triste, insatisfeito e vazio. Nenhum homem conseguirá preencher esse espaço e então ela se torna a guerreira, a solitária e a buscadora daquilo que parece nunca encontrar.

Seu coração e sua alma chamam por seu pai sem que ela saiba. Chamam por aquele que poderia ter feito sua vida ser mais leve, carregando sua dor da infância. Mas conscientemente ela apenas acredita que sua personalidade é forte e que será sempre assim.

Querida amiga, sua dor tem fundamento e também tem solução. Nada acontece por acaso e você precisa saber que seu pai foi o pai que você precisava para esta vida. Ele só fez o que o coração dele pediu. Mesmo que você não tenha gostado ou tenha esquecido para se proteger de uma dor maior, avise seu coração que você tem o direito de relaxar e soltar os problemas nas mãos de outras pessoas também. Divirta-se mais e rejeite qualquer sentimento de culpa. Sua leveza de alma está em suas mãos e na forma de você olhar os problemas do dia a dia. Solte seus pensamentos, sonhe como mulher maravilhosa que você é e deixe o Universo realizar aquilo que você pensa.

Coloque agora suas mãos sobre sua barriga na altura do seu útero e lhe diga: "Me desculpe por eu ter sido tão dura em meu coração, me desculpe por eu ter sido tão controladora com as pessoas. Confie em mim, vou aprender a soltar aqueles que tenho medo de perder, porque agora sei que nunca perdi ninguém, apenas cada um tem seu destino e Deus jamais me abandonará. Agora, útero amado, você pode soltar essa dor e relaxar nas minhas mãos."

Respire profundamente, com calma, permanecendo em silêncio por alguns instantes. Agradeça e relaxe.

Corcunda e ombros caídos

A corcunda ou os ombros caídos, mesmo que sejam por malformação óssea ou muscular, revelam pessoas de temperamento forte e extremamente dedicadas ao que fazem. Estão sempre sobrecarregadas e reclamam demais dos que as sobrecarregam, mas não se desvinculam nunca dos pesos da vida.

O chacra cardíaco, conhecido como Anahata, localizado entre os mamilos, rege por eletromagnetismo o coração, os pulmões e a circulação cardiopulmonar. Rege a glândula endócrina timo que é responsável pelo sistema imunológico e pela conexão da alma com o Todo, e quando a pessoa anda com os ombros caídos ou está corcunda, significa que fechou seu coração para o amor incondicional devido às grandes decepções que teve na família, no trabalho e com os amigos. A corcunda mostra grandes responsabilidades e sentimentos pesados em relação ao comportamento do mundo. Sente que a vida é um fardo que não pode largar e carrega essa sensação como se não houvesse outra maneira de se livrar desses aborrecimentos e do trabalho duro. A vida cobrou demais dessas pessoas, e elas se sentem obrigadas a continuar com suas dedicações exacerbadas na família, no trabalho e pela humanidade, com atitudes automáticas e sempre fugindo do prazer próprio. É como se devessem algo que têm que pagar a qualquer custo. Quando a vida lhes oferece descanso e lazer, fogem ou argumentam não terem tempo ou disposição, mas seu coração sente raiva por não poderem se divertir.

Se você tem corcunda ou ombros caídos, saiba que seu corpo apenas está lhe dizendo que sua mente teve que amadurecer antes da hora, na infância, devido a grandes cargas familiares, e você se colocou como o responsável por tudo e todos. A corcunda atinge qualquer idade, desde que a pessoa não perceba que está permitindo que o mundo pouse sobre ela.

Quando os ombros estão caídos para frente, significa que a pessoa está protegendo e fechando seu coração por medo de amar e se entregar, mas quando se entrega, sem perceber, aos bons sentimentos, logo se torna agressiva e escapa dos compromissos amorosos ou amistosos. Existe em seu subconsciente e no seu superego uma autocobrança que a torna rígida consigo e com as outras pessoas. A culpa inconsciente faz dela uma pessoa que vive para os outros ou para uma causa, sem se dar o direito de férias, e sempre culpa os outros, pois não tem consciência de quem ela é ou o que quer da sua vida. Para ser ela mesma, teria que assumir as consequências de suas decisões ou dos seus desejos verdadeiros e isso poderia trazer-lhe dor. Para ela, a liberdade interna está relacionada à solidão ou ter que viver longe daqueles que ama.

Para acabar com a necessidade de se autopunir, inconscientemente, faça alguma terapia que o remeta à infância, para resgatar seu poder pessoal e sua criatividade espontânea. Isso fará com que você se liberte do passado e consiga pensar um pouco mais em você. Jesus disse: *Amar ao próximo como a si mesmo.* Faça isso e com certeza você sentirá a vida leve e muito agradável, apesar dos pesares. Tudo ficará mais fácil e seu corpo ficará ereto como a sua alma. Acredite!

Dentes

Os dentes possuem quatro espécies de materiais em sua composição: dentina, polpa, cimento e esmalte.

Dentina: substância semelhante ao osso.

Polpa: tecido mole no interior do dente que contém os nervos e os vasos sanguíneos.

Cimento: tecido vivo suscetível a crescer e se reconstruir. Reveste a raiz do dente abaixo da gengiva. O cimento mantém o dente firmemente implantado na sua respectiva cavidade, situada no maxilar.

Esmalte: a coroa do dente, a parte que emerge das gengivas, coberta por uma camada de esmalte, a substância mais dura do organismo. Quando lesada, não é capaz de se reconstruir.

Na psicologia da correlação (Linguagem do Corpo) cada dente está relacionado com as partes do organismo, com a personalidade da pessoa e com seus familiares e antepassados.

Todas as ocorrências com seus dentes revelam seus conflitos internos, suas inseguranças, decepções, desarmonias familiares, doenças, raiva, caráter e o comportamento social.

As funções dos dentes mostram a correlação com as funções psíquicas e, com isso, podemos auxiliar as pessoas a compreenderem o que está acontecendo com seus sentimentos a respeito da vida ou de si mesmas.

A biocibernética bucal é um trabalho voltado para a análise da personalidade e das deficiências orgânicas do cliente através dos dentes. O dentista metafísico sabe que as doenças dentárias não são apenas resultantes da hereditariedade, clima, falta de escovação ou baixo índice de vitaminas. Sabe que elas ocorrem devido às tensões nervosas, choques emocionais, desarmonia na família, tristeza profunda, ligações negativas com seus antepassados, perdas repentinas, tragédias, baixa autoestima, indecisões, inseguranças, recalques psicológicos, raiva constante e impulsos agressivos como defesa.

Os trinta e dois dentes também correspondem às trinta e duas vértebras que revelam o destino e os reflexos positivos e negativos daquilo que você plantou com suas atitudes passadas.

Quando nos conscientizamos do nosso estado emocional negativo e o corrigimos com terapias, espiritualidade, florais, força de vontade, disciplina nos treinamentos do novo comportamento e tranquilidade no trato com as dificuldades da vida, os dentes começam espontaneamente a se transformar ou, para aqueles que têm dificuldade de acreditar na força da natureza, atraem formas de ajuda ou dentistas que resolvem seus problemas dentários. Qualquer parte do corpo pode se metamorfosear quando acionamos em nossas células a memória original do DNA divino. O mundo das formas ilude os olhos e os sentidos da humanidade, apagando da sua consciência a verdade de que somos todos perfeitos na essência e que todas as deformidades, deficiências e tormentas nascem apenas na terceira e na quarta dimensão, onde nós acreditamos nascer e morrer.

Pessoas de sucesso têm dentes fortes, bonitos e alinhados por toda vida, mas quando encontramos pessoa de sucesso usando dentadura ou implantes, sabemos que ela passou por uma infância de educação rígida, reprimida e de frustrações, tendo que trabalhar logo cedo, mas com o tempo, mesmo perdendo seus dentes devido à energia negativa da estrutura mal organizada de sua família, lutou para organizar seus próprios sentidos e tornou-se uma pessoa determinada e disciplinada.

Diversas pessoas fazem tratamentos caríssimos para consertar seus dentes, palato, mandíbula e sofrem cirurgias dolorosas e até usam aparelhos torturantes, mas mesmo assim, pouco resolvem os problemas da boca. Isso revela que esse paciente tem personalidade difícil, costuma criticar tudo, está sempre insatisfeito com o seu tipo de vida, culpa pessoas da sua intimidade por seus problemas pessoais e por seus sonhos frustrados e sempre está com os nervos à flor da pele, mesmo que não perceba. Não existe tratamento dentário para uma personalidade que usa a boca para brigar, reclamar, ofender, lamuriar, criticar e falar o tempo todo sobre seus sofrimentos e recalques. Os dentes mostram o estado emocional mais constante da pessoa, por isso sabemos como uma pessoa pensa e age quando observamos seus dentes e sua dificuldade em encontrar um dentista que ela goste ou elogie, pois está sempre vendo defeito em tudo e todos.

Os dentes representam as decisões e a firmeza do caráter, por isso dentes tortos significam pessoa indecisa, insegura e briguenta, sempre na defesa. É claro que sua infância foi difícil e sofreu abandono e maus-tratos por parte dos pais ou dos responsáveis, criando um mecanismo de defesa agressivo para poder passar pelas dificuldades da vida. Não conseguiu desenvolver serenidade e paz devido à desarmonia da sua família e, consequentemente, da escola que seus pais escolheram para ela.

A seguir mostrarei cada dente com seus respectivos significados, sendo que a arcada dentária superior simboliza o céu ou o pai e a arcada dentária inferior simboliza a terra ou a mãe. Os dentes do lado direito das arcadas dentárias revelam os conflitos, mágoas, atritos e em relação a alguma mulher, seja ela quem for, incluindo bebês ou pessoas já falecidas. Os dentes do lado esquerdo revelam os problemas em relação a quaisquer homens que tenham algum poder emocional ou financeiro sobre a pessoa.

A partir de agora, você aprenderá a analisar o seu próprio caráter através dos seus dentes e dos seus problemas na boca. É conveniente conhecer as pessoas do seu convívio pelos dentes delas, mas apenas para saber respeitá-las e perdoá-las e, quem sabe, ajudá-las se elas lhe mostrarem seus sofrimentos. Nunca aponte os defeitos de caráter da pessoa de quem você está observando os dentes, pois todo ser humano precisa ser compreendido, respeitado e perdoado, porque apenas ele "está" e não "é" aquilo que você analisou da sua personalidade. Todos nós podemos sempre nos tornar pessoas melhores, mas temos que respeitar o tempo de cada um.

Em primeiro lugar, o leitor deverá saber que todo aparato da comunicação: área da garganta, cordas vocais, tireoide, paratireoide, faringe, laringe, dentes, palato, língua, lábios, gengiva e bochechas na parte interna, são regidos pelo chacra laríngeo, ou seja, uma energia eletromagnética, situada no corpo sutil chamado etérico. É um vórtice ou túnel que gira no sentido horário em relação ao corpo exterior, ou seja, de dentro para fora do seu corpo. Essa força magnética é responsável pela criação e realização dos desejos cósmicos que a pessoa pensa ser dela. Quando nos realizamos nas construções dos nossos sonhos pessoais e tratamos todas as coisas do céu e da terra como se fossem nossos irmãos queridos, todo esse aparato funciona perfeitamente e exala perfume suave, além de nunca ter deformidades ou doenças. Mas quando se perde a intuição divina e se encara o mundo como guerra, competição, anulação e frustrações dos sonhos, essa região do corpo sempre desenvolve problemas e mau cheiro. As pessoas de temperamento agressivo possuem mau hálito, por mais que escovem os dentes ou cuidem do estômago, do fígado e dos intestinos. O cheiro da boca revela o "cheiro" da alma poluída ou bendita. Muitos médicos dizem que, quanto mais avançada a idade de uma pessoa, mais seu odor se altera devido à velhice dos órgãos, o que dificulta a eliminação das toxinas do corpo. Na verdade, o que acontece com a maioria das pessoas idosas é que elas reclamam muito e quase não se renovam em conhecimentos, alegria com os amigos e não têm mais paciência com certas pessoas e acontecimentos, e é isso que produz o mau hálito e o odor corporal. Centenas de homens e mulheres com mais de 70 anos têm cheirinho bom, exatamente por serem amorosas com as pessoas, com os animais e acreditam na vida e no futuro. Todos nós exalamos o cheiro que condiz com nossa personalidade e, por isso, devemos nos treinar a amar mais e parar de controlar tudo e todos para sermos serenos e dóceis. A ansiedade e a depressão têm cheiro forte. O amor, a fé e a tranquilidade nos pensamentos e atitudes têm cheirinho de "colinho gostoso". Não se iluda com as aparências, pois alguém pode ser aparentemente calmo e bondoso, mas carrega no coração muitas queixas e mágoas devido ao seu sofrimento e, logicamente, terá mau hálito.

Antigamente, as crianças tinham muitas cáries, mas hoje, elas quase não sabem o que é isso devido ao tipo de personalidade que trouxeram para a nova geração. Você saberá a seguir o que significa cárie e todos os problemas da boca, pela psicologia da correlação (Linguagem do Corpo).

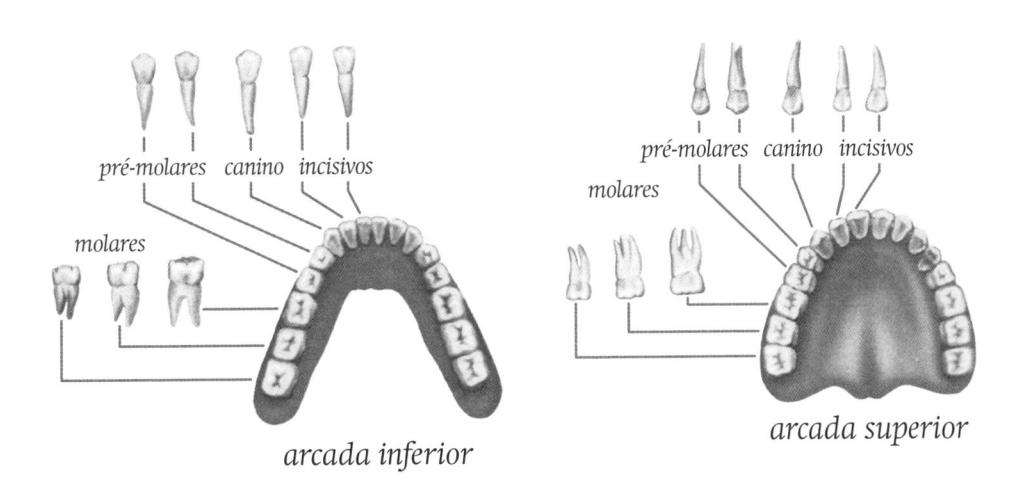

arcada inferior

arcada superior

Dentes moles (periodontite ou piorreia)

É a formação de pus na raiz dos dentes que faz os tecidos da gengiva se contraírem, provocando a queda dos dentes. É a inflamação das gengivas causadas pela higiene precária da boca e pelo tártaro. De início, as gengivas aumentam de volume e se alteram na cor, sangrando facilmente e, com o tempo, as bactérias depositam-se nos espaços interdentários, aumentando a inflamação, o pus, até chegar à corrente sanguínea causando infecção generalizada.

Toda pessoa com periodontite tem o comportamento padrão dessa doença: não consegue tomar decisão sozinha e está sempre empurrando para as outras pessoas suas responsabilidades com a vida. Teve uma educação rígida e nunca pode desenvolver as decisões próprias e, com isso, perdeu a força e a coragem para fazer suas escolhas e assumir as consequências de suas próprias decisões. Quando criança foi muito punida por querer fazer diferente do que era ordenado na família e sofreu muito com as consequências das desobediências. O recalque e a raiva da anulação tomaram conta da sua personalidade.

Pus e inflamação significa raiva constante no coração e dentes moles revela um comportamento "Maria vai com as outras". Se você tem essa doença, procure não se ofender com o que escrevi, apenas quero que veja e sinta que isso tudo pode ser mudado se você fizer uma reflexão honesta e admitir os medos que sente quando tem que decidir algo importante e que acaba deixando sempre para depois, até que alguém do seu convívio faça por você.

Os dentes significam as decisões e dentes moles revelam pessoa que não decide sozinha sua própria vida e depende sempre de outra pessoa para tomar uma atitude.

Diversas pessoas acabaram com a periodontite, contrariando a crença médica, quando exercitaram um novo comportamento. O comportamento que você precisa desenvolver é o de tomar decisões sozinho, mesmo errando. Por exemplo: arrume suas gavetas e seus armários sem pedir opinião para ninguém e sem dizer que o fez. Pare de querer aprovação em tudo que faz. Quando acordar de manhã, não pergunte a ninguém se está frio ou calor para escolher a roupa que vai usar, abra a janela e sinta sozinho o clima que está lá fora. Cumpra com seus compromissos e horários sem depender de caronas ou da opinião dos outros. Procure se resgatar a cada dia, trazendo de volta sua linda personalidade e seu eu verdadeiro. Faça oração do perdão, que está no final deste livro, durante três meses, para seus pais, onde quer que eles estejam. Faça um dia para sua mãe e o outro dia para seu pai, sem questionar, sem preguiça e sem contar para ninguém. Permita que sua criança interna sinta alegria e coragem para aceitar o novo na vida, sem se preocupar com o que os outros pensam ou se o amam ou não. Pare de ser possessivo e controlador e volte-se para sua própria vida. Controle apenas o tempo para cumprir com as promessas que faz às pessoas.

Tomar decisões não é fácil para ninguém, mas a cada segundo temos que decidir pequenos ou grandes detalhes, como o simples ato de andar, comer, tomar banho, pagar as contas, telefonar e resolver uma situação. Peça ajuda a psicólogos e pratique a meditação para fortalecer sua personalidade e seu amor pela sua vida e pelo planeta. O amor nos faz fortes, corajosos, independentes, felizes e, consequentemente, nossos dentes se tornam saudáveis.

Dente incluso

Dente que não nasce totalmente e fica incluído no osso revela pessoa que tem medo de crescer e está mostrando que sua família a reprimiu demais nos momentos em que precisava crescer. Os dentistas costumam extrair esses dentes, pois podem causar infecção. Porém, ao mostrar à pessoa a beleza e o prazer de crescer e de construir uma vida com suas próprias decisões e fazê-la ver que nada acontece por acaso, o dente incluso resolve soltar o medo de nascer e aparece como uma linda planta na terra. Nada é impossível para a natureza quando soltamos as amarras do coração e nos permitimos avançar com fé em nossa jornada.

Dentes do siso

O dente do siso é o último dente molar e representa nossos bisavós e tataravós. Representa nossa origem e o que nos tornamos devido a eles.

Todo problema com esses dentes como incluso, deformado, cariado, dificuldade para nascer ou que atrapalha o desenvolvimento dos outros dentes, revela pessoa que rejeita os antepassados e os culpa, inconsciente ou conscientemente, pelas frustrações financeiras e até amorosas.

Os sisos, quando permanecem perfeitos até a vida adulta, mostram personalidade determinada e consciente de quem é e do que veio fazer na Terra. Sente que seus antepassados o protegem e admira tudo que fala dos povos antigos ou da origem das coisas. Sente ternura pelos idosos e gosta de escutar as histórias deles para imaginar como era a cidade antiga, as roupas e os comportamentos das pessoas do passado.

Os sisos revelam a sua adaptação na vida e no convívio com as outras pessoas. Por isso, os sisos com problemas simbolizam pessoa desadaptada que não tem paciência para rever seus próprios atos e nem para ceder em suas opiniões, pois carrega no coração insatisfação e ansiedade. Procure a paz no seu espírito e deixe Deus carregar você para onde Ele quiser.

Alguns dentistas quiseram extrair meus sisos somente porque acham que não servem para nada, mas eu respondo sempre: "Deixe meus tataravós em paz" e eles ficam me olhando sem entender o que eu disse e dão risada.

Queridos leitores, nossos dentes são sempre bem-vindos, pois guardam todos os nossos segredos e a história dos nossos antepassados.

Dentes caninos

Os dentes caninos são aqueles pontiagudos, localizados um de cada lado dos incisivos, dois no maxilar superior e dois no inferior. São os terceiros dentes da frente para trás.

Nos animais, esses dentes servem para agarrar a presa e por isso chamamos seus caninos de "presas". No ser humano, servem para fincar o alimento, porém existem apenas para comer carne e contar a história pré-histórica dos homens carnívoros que disputavam o alimento com os animais. Pessoas com caninos salientes para frente são caçadores do sexo oposto ou do mesmo e estão sempre a postos para serem mimadas e elogiadas por qualquer pessoa. Seu instinto de agressividade e de sexualidade é mais rápido do que seu raciocínio. Os caninos equilibrados, de tamanho estético, com os outros dentes mostram pessoa equilibrada na sexualidade e na forma de saciar seus desejos pessoais.

A pessoa que se atrai por quem tem caninos bem salientes tem a necessidade inconsciente de ser caçada e amada, mas não suporta seu comportamento volúvel ou sua inconstância nos sentimentos.

Muitos homens e mulheres com caninos grandes passaram a se incomodar com seus dentes salientes quando começaram a se dedicar às práticas da meditação, yoga, tai chi chuan e evolução espiritual como caridade, reuniões de grupos de estudo para o autoconhecimento, religiosidade amorosa e cursos, terapias e leituras que elevam os pensamentos e os sentimentos a Deus. Isso as fez sentir necessidade natural de pedir a seu dentista para desgastar os caninos e torná-los menores, pois seus sentimentos se tornaram suaves e menos instintivos devido à busca da evolução.

Pessoas que não têm pontas em seus caninos, seja por que razão for, mostram controle sobre seus instintos e preferem pensar ao invés de se entregar aos prazeres. Acreditam que tem hora para tudo e que a sexualidade é apenas consequência de um bom relacionamento.

Todos nós estamos em constante processo de evolução e expansão da consciência, por isso não devemos julgar ou culpar as pessoas pelos dentes que têm. Temos os dentes que representam nossos antepassados, a história da nossa infância e de outras vidas. Evoluir é questão de tempo e cada pessoa tem o seu.

Dente de leite

A primeira dentição é fundamental para o suporte da segunda dentição ou definitiva. Crianças que perdem os dentes de leite antes da hora têm prejudicado o nascimento dos dentes permanentes. Assim como a primeira dentição representa a infância e os primeiros passos na vida, a segunda dentição representa a maturidade e sua estabilidade pessoal.

Adultos que ainda têm dentes de leite são pessoas que, inconscientemente, rejeitam o mundo cheio de regras e de tormentas dos adultos. Preferem não crescer e viver em seu interior a infância para sempre. Diversas pessoas com mais de 50 anos ainda possuem seus dentes de leite e só de observá-las podemos ver seu comportamento de criança. É claro que devemos ser crianças para sempre no espírito, mas manter os dentes de leite significa que teremos sempre muitas tensões ao lidar com os problemas da família e dos negócios, pois não temos maturidade emocional para suportar o peso da vida.

Crianças que sofrem acidentes e quebram seus primeiros dentinhos revelam a desarmonia e os atritos do coração de sua mãe. As crianças de até 7 anos de idade captam o inconsciente da mulher que as cria e sofre sem saber porquê. Na psicologia da correlação (Linguagem do Corpo), quebrar dentes significa quebrar mentalmente a autoridade de alguém. Então, sabemos que a mãe é que está sofrendo por estar sob o comando de alguma pessoa autoritária e não pode se expressar e desabafar. Com isso, a criança recebe da mãe a energia magnética dessa desarmonia.

Nada acontece por acaso e ninguém é vítima de ninguém, apenas somos submetidos, pela natureza, às lições que nos cabem. A aceitação do tempo e da maturidade não significa que temos que envelhecer, ao contrário, só envelhece quem é rígido e não aceita a evolução e o crescimento. Participar e aprender com tudo que se apresenta em nossos caminhos rejuvenesce e traz saúde para o corpo e os dentes.

Dentes separados

A distância correta entre os dentes é aquela em que os alimentos têm dificuldade para entrar e facilidade para sair após a mastigação.

Os incisivos superiores, ou seja, os dois grandes dentes da frente simbolizam a personalidade dos nossos pais e nossa força de ação verbal. O esquerdo representa o pai, e o direito, a mãe. Quando esses dois dentes são distantes um do outro, deixando um espaço largo entre eles, como os dentes da cantora Madonna, Ronaldo "O fenômeno" do futebol, a filha do cantor Mick Jagger, Georgia Jagger, Brigitte Bardot, a ex-secretária de Estado dos Estados Unidos Condoleezza Rice, a cantora Amy Winehouse e outras personagens, os dentistas classificam como doença e a chamam de diastema: lacuna ou espaço entre dois dentes, normalmente entre os incisivos superiores, devido à relação desigual entre o tamanho dos dentes e da mandíbula.

A psicologia da correlação (Linguagem do Corpo) revela que pessoas com os incisivos separados tiveram ou têm pais separados de alguma forma, seja pela morte, desarmonia, mágoas secretas, desilusão de um dos dois ou mesmo quando a mãe estava grávida e pensou em se separar do marido, mesmo não o fazendo. Por isso que, às vezes, encontramos um dos filhos com essa doença, pois foi exatamente quando a mamãe estava grávida dele que ela se magoou profundamente com seu marido, rejeitando-o no coração.

A criança recebe em seu inconsciente todas as emoções e pensamentos da mãe e seu corpo se transformará naquilo que simbolizará o comportamento emocional dos pais. O problema é quando a criança se torna adulta e leva consigo o condicionamento psíquico dos pais sem saber, ou seja, se atrai por relacionamentos amorosos que não dão certo, sempre pensa em separação ou se sente separada e distante do seu cônjuge. Nosso cérebro trabalha por associação e registros familiares, e estes condicionamentos, mais o carma *(causa e efeito)* culminam num padrão mental parecido com o dos pais. Felizmente as psicoterapias, a meditação e o autoconhecimento despertam na pessoa seu verdadeiro eu, promovendo em seus dentes um fechamento natural ou facilmente resolvido com aparelhos ou cirurgia. Várias pessoas tentaram diversos tratamentos e não conseguiram acabar com a lacuna dos seus dentes, exatamente porque não trataram a causa que está em seu inconsciente. Se esse é o seu caso, faça a oração do perdão para os seus pais, onde quer que eles estejam, durante três meses sem questionar. Faça um dia para sua mãe e outro dia para seu pai. Essa oração você encontrará no final deste livro.

Lembre-se de que os dentes representam as decisões e a qualquer hesitação sua eles não poderão ser curados. Os problemas pessoais dos pais devem ser perdoados, pois eles sofreram muitas vezes em segredo pensando em nos poupar, mas a verdade é que todos os filhos são catalisadores do ambiente e da desarmonia mais secreta da casa.

Os dentes incisivos inferiores simbolizam os irmãos e os subordinados. Quando eles são separados mostram que houve separação dos irmãos ou amigos íntimos pela morte de um deles ou pela mudança de cidade e até por brigas e incompatibilidade. Algumas vezes, devido à morte de um dos pais, um irmão assume o papel de pai ou de mãe dos outros irmãos, causando uma confusão comportamental nas crianças mais novas. A mudança de papéis na família sempre gera transferências ou sentimentos de perda, pois é como se os irmãos mais novos tivessem perdido um dos irmãos, pois ele se transformou em pai ou mãe.

É no fundo do inconsciente que encontramos essas explicações, portanto algumas pessoas, por não estarem conscientes dos seus verdadeiros sentimentos pelos irmãos, rejeitam a correlação dos seus sentimentos, tendo seus dentes incisivos inferiores separados.

Dentes separados revelam separações na família mesmo que aparentemente ninguém esteja sofrendo com essas separações. O inconsciente está sempre atento aos detalhes que o ser humano deleta de sua atenção, por isso o corpo mostra todos os sentimentos recalcados e reprimidos desde a infância para que a pessoa tente elaborar e compreender os porquês das doenças, das deficiências e dos acidentes. O autoconhecimento é ler em si mesmo os sinais deixados no corpo para conhecermos nossa alma e nossa verdadeira impressão digital.

Os dentes se reequilibram e a estética e a saúde voltam quando percebemos nossos verdadeiros sentimentos e os tratamos. Saiba que as estruturas ósseas também mudam através dos bons sentimentos e do amor incondicional, pois quando Deus se aproxima, traz junto a perfeição e a alegria de viver.

Pré-molares e molares

Uma mulher me procurou para desabafar seus sofrimentos e pedir orientação. Fui recebê-la na porta e ela sorriu. Pude ver que faltava seu primeiro molar ou pré-molar do lado direito no maxilar superior e entendi que sua mãe era ausente de alguma maneira e que ela não aceitava isso, mostrando através do dente que lhe faltava. Conversamos durante quarenta e cinco minutos, mas por nenhum momento ela falou sobre sua mãe. Entendi a resistência do seu inconsciente protegendo-a de algum sofrimento e então provoquei seu âmago para que pudéssemos tratá-la com o foco certo. Pedi a ela que falasse um pouco sobre sua mãe e ela desmoronou: chorou muito e me contou que sua mãe morreu em seus braços por não ter dado tempo de socorrê-la. O sentimento de culpa e a saudade a torturavam. Revelei então que seu pré-molar direito representava sua mãe e que provavelmente deve ter tentado diversas vezes recolocá-lo, mas ele caiu. Ela disse que realmente tentou arrumar esse dente e nunca deu certo. Expliquei que quando ela aceitar a ausência da sua mãe e eliminar o sentimento de culpa, entendendo que nada acontece por acaso, um novo implante dará certo.

Devido à linguagem dos dentes, pudemos ir direto ao assunto principal, sem rodeios, e ela saiu da sessão disposta a trabalhar em si a aceitação dos fatos doloridos da sua vida.

Enquanto os incisivos revelam a sua personalidade e dos seus pais, os pré-molares mostram a estrutura emocional que nossos pais nos deixaram como herança. O pré-molar superior esquerdo significa o pai e o direito, a mãe. Se você tem problemas com esses dentes procure um psicólogo para tratar dos seus sentimentos mais secretos em relação aos seus pais e, logo, seus problemas com dentes serão solucionados por um dentista ou pela própria natureza.

Lembre-se de que o lado direito significa mãe, sogra ou mulheres que têm poder emocional sobre você e o lado esquerdo significa homens que têm poder emocional sobre você. O terceiro e o quarto molar revelam nosso posicionamento quanto aos nossos avós.

Pessoas que guardam mágoas ou revolta contra os pais dos pais, acusando-os de terem educado mal seus filhos, provocam cáries ou problemas com seus molares. Aqueles que argumentam ter uma vida ruim devido aos seus avós terem sido ignorantes, agressivos, bandidos, doentes e ausentes têm doenças e dores nesses dentes, mesmo que digam que nunca falam mal dos seus avós, mas no coração os culpam.

Os dez mandamentos nos ensinaram a honrar pai e mãe, mas somente os orientais sabem que devemos honrar principalmente nossos avós e todos os nossos antepassados para que tenhamos saúde e longevidade na Terra. Somos o reflexo da nossa família e quando agradecemos e aceitamos nosso passado, construímos um futuro melhor, pois nos libertamos dos maus pensamentos e sentimentos que nos prendem às energias negativas da família e dos antepassados. Revoltar-se contra os velhos e contra a antiga educação fará dos seus dentes um mostruário das podridões e dos sofrimentos que eles viveram em suas épocas. O passado deve ser apenas um arquivo de lições da vida e não de queixas e julgamentos.

Dentes fortes e bonitos não dependem da sua idade ou só da escovação e dos cuidados, dependem da força e da beleza da sua alma.

Ame e perdoe as histórias que lhe contaram, pois cada pessoa vê e sente de maneira diferente um mesmo acontecimento. Ame seus avós e bisavós onde quer que eles estejam e liberte-os das suas queixas ou do seu excesso de orações e missas. Deixe-os nas mãos de Deus e cuide da sua própria personalidade, não culpando mais seus pais por não ter realizado seus sonhos. Quem quer, ora, espera a hora certa e faz. Quem nunca correu atrás dos sonhos, alegando ter tido uma vida difícil, é porque seus sonhos não foram seu objetivo de vida. Vá atrás de um novo sonho e o realize agora. Nunca é tarde quando deixamos o amor comandar nossas ideias e nossos passos.

Problema de canal

A raiz do dente simboliza a crença em que nos apoiamos durante a vida. Crença em nossos pais, em nossa religião, em Deus, na amizade sincera, no amor conjugal, na lealdade profissional, na união harmoniosa da família e em si mesmo.

Quando uma dessas crenças desmorona, "tirando o nosso chão", a raiz do dente sofre algum abalo ou é invadida por bactérias devido à cárie que já mostrava o tipo de vida que a pessoa levava. Lembre-se de que a cárie representa "aqueles que invadem nossa privacidade e nossa individualidade".

Pessoas que passaram por uma grande traição, indignação e abandono daquele em quem elas mais acreditavam e confiavam, desenvolveram inflamação e outros problemas na raiz do dente e precisaram tratar o canal. Quando é necessário extrair as raízes significa que a pessoa perdeu seu apoio principal e se sente perdida e desamparada. Muitas mulheres que eram dependentes dos maridos e os perderam repentinamente para outra mulher ou para a morte, sentiram dores fortes em algum molar esquerdo e descobriram que estavam com problema de canal.

Devemos acreditar num Deus que sabe o que faz e jamais depositar nossa vida em pessoas e em estruturas familiares e profissionais, pois tudo na Terra sofre mudança no decorrer do tempo. Toda decepção ocorre quando insistimos em acreditar que nada é insolúvel.

Quando somos crianças, não imaginamos que fora da nossa família existe um mundo gigante e cheio de possibilidades e, ao sofrermos abalos emocionais e perdas, parece que o mundo acabou. A leitura, as viagens, o envolvimento social, os estudos, as novas amizades e a aceitação do novo na vida fazem de nós pessoas fortes e flexíveis para suportar "a retirada do chão que nos amparava".

Nem sempre percebemos que estamos acomodados num sistema de relacionamento, deixando de expandir nossa mente. Devemos sim nos entregar nas relações, mas nunca esperar que elas sejam sempre nosso porto seguro, pois nunca sabemos o que a vida nos reserva. Amar, participar, fazer planos, sonhar, desejar e lutar por um sonho é necessário, mas temer a perda e se apegar tornando-se dominador, possessivo, ciumento ou deixando de se atualizar na vida, achando que nunca perderá o que ama, atrairá sofrimento e perdas.

O desapego saudável e amoroso, com aceitação e resignação, fortalece as raízes dos dentes, portanto, nunca entre em pânico quando acontecer uma mudança drástica e repentina em sua vida. Sinta o amor de Deus no seu coração e acredite que Ele sempre ampara seus filhos e dá novos caminhos. Busque serenidade pela prática da meditação e de terapias que mostrem sua verdadeira força interna.

Tártaro

Tártaro é uma substância que se acumula nos dentes, na parte superior das gengivas, formada por cálcio, sais minerais existentes na saliva e partículas dos alimentos. O odontologista retira o tártaro dos dentes numa sessão de limpeza. O tártaro provoca gengivite (inflamação nas gengivas) e dá origem à piorreia (queda dos dentes).

A psicologia da correlação (Linguagem do Corpo) mostra que as pessoas com tártaro, seja pela falta de escovação ou por qualquer outra causa, são desprovidas de iniciativa própria na vida, vivem sob o comando de pessoas mais fortes e determinadas e sentem-se acuadas por elas. Tiveram uma infância com pais autoritários e cresceram com medo de serem abandonadas ou punidas pelos seus erros. Aprenderam a mentir para se pouparem das agressões físicas ou verbais das pessoas autoritárias, perfeccionistas e críticas. Sentem raiva com facilidade e perdem a concentração em seus objetivos quando alguém as critica e as desestimula. O tártaro representa a autoproteção contra aqueles que se colocam em oposição às suas decisões.

Muitas pessoas nunca tiveram tártaro porque são donas de suas próprias decisões e não têm medo das críticas alheias e nem ficam nervosas quando alguém se põe em seu caminho, apenas mostram sua firmeza de caráter e são incisivas nas suas escolhas. Na verdade, elas assustam os opressores com sua determinação.

Tranquilize seu coração e seja forte em suas escolhas, assumindo as consequências de suas próprias opiniões. Busque seu autoconhecimento para saber quem você é de verdade, nunca mais se sinta "esmagado" pelas pessoas que caminham com suas próprias pernas. O tártaro é apenas um mecanismo de defesa do inconsciente e não é uma regra para todas as bocas.

Seja alegre, flexível em suas opiniões, mas nunca permita ser invadido em sua privacidade e, caso isso aconteça, aceite e depois trabalhe para que a situação se modifique libertando-se dessa invasão. Nada acontece por acaso e em tudo podemos tirar lições preciosas para nossa evolução. Acalme-se e ame quem você é. Ninguém é melhor ou pior do que você, pois cada pessoa foi incumbida de realizar a sua missão ou tarefa na Terra. Seja você mesmo, mas busque antes o autoconhecimento.

Dentes pequenos e dentes grandes

O tamanho dos dentes revela a capacidade para tomar decisões. Dentes pequenos como de crianças mostram que a pessoa tem dificuldade de ser adulta e de assumir grandes responsabilidades sem sofrer. Dentes grandes mostram pessoa de personalidade forte e projetada para o mundo social.

Os incisivos grandes e salientes para frente revelam uma personalidade autoritária e briguenta e os incisivos pequenos mostram pessoa de fraca determinação que recua diante das grandes dificuldades da vida.

Pessoas com dentes pequenos são divertidas e prestativas, às vezes tímidas, mas sempre simpáticas. É muito fácil magoá-las, pois são eternas crianças.

Pessoas com dentes grandes são audaciosas e dificilmente temem o desconhecido, mas precisam aprender a ter paciência e ternura com as pessoas mais lentas ou frágeis emocionalmente. Querem liberdade e ficam inquietas e irritadas quando precisam se submeter à autoridade de alguém ou a alguma situação.

Os dentes sempre revelam a nossa força de ação e nossas iniciativas. Por isso devemos respeitar e tentar auxiliar os agressivos a serem mais amorosos e os frágeis a serem mais corajosos e destemidos, mas, acima de tudo, devemos amar todas as personalidades e compreender as diferenças como complemento das lições da vida.

Especificações sobre os dentes
– colaboraçãodo Dr. Luiz Torloni Biocibernética Bucal –
Odontologia Sistêmica ou Odontologia psicossomática

Decodificação dentária:

<u>Incisivos centrais</u>: relacionados à personalidade e ao sistema neural
<u>Incisivos laterais</u>: relacionados aos sentidos e aos relacionamentos
<u>Caninos</u>: relacionados ao sistema circulatório e ao amor, ataque, defesa
<u>Primeiro pré-molar</u>: relacionado ao sistema excretor e à segurança
<u>Segundo pré-molar</u>: relacionado ao sistema respiratório e à estabilidade
<u>Primeiro molar</u>: relacionado ao sistema digestivo e à vitalidade
<u>Segundo molar</u>: relacionado ao sistema hormonal, o sexo e a reprodução
<u>Terceiro molar</u> (siso): relacionado com a complementação da personalidade
Direção de vida e sistema linfático
Vazio Bucal denominado Quarta Dimensão relacionado com o sistema Pedagógico: normas, crenças, valores

A boca espelha o perfil do indivíduo. Como o trinômio família-escola-igreja influenciou na sua formação (ou deformação?...)

É de vital importância a permanência de todos os dentes na boca e em perfeita harmonia para que o espaço lingual seja adequado e com isso haja uma correta postura respiratória.

"*Dize-me com quem andas e te direi quem és*" diz o refrão popular.

Mostra-me tua boca e te direi, não com uma "odontovidência", mas sim com a ótica da odontoevidência que respalda a Biocibernética Bucal, que mostra qual o seu perfil perante a vida como um todo.

Os dentes são considerados na B.C.B. os alicerces da edificação humana, por se tratar dos tecidos mais duros existentes no corpo humano.

Pela região da boca onde as cáries se manifestam é possível determinar em que área da psique o indivíduo sofre determinada tensão psico-sócio-comportamental que vai somatizar no organismo originando as disfunções e as doenças.

Dor de dente

Dor de dente acontece independentemente se há ou não alguma doença na boca, pois a dor representa medo, carência e culpa por ter que tomar uma decisão sem o apoio de alguém. A dor de dente revela a intranquilidade e raiva por estar sobrecarregado e não poder tomar severas decisões contra pessoas que invadem sua privacidade e controlam seus passos ou seus negócios. A solução está em se acalmar profundamente e aceitar que certas situações difíceis nunca serão solucionadas com ataques, pressões ou no outro extremo, com negligências. É necessário compreender que nada acontece por acaso e que somos nós que de alguma forma permitimos que pessoas bloqueiem nossas vidas. Ao conversar com ternura, paciência profunda e amor sincero, todos os dias, para consertar uma situação, escutando as razões do outro, com certeza a dor de dente acabará.

Doença de Crohn

(ver fístula)

Dislexia

É a incapacidade de compreensão do que se lê devido à lesão do sistema nervoso central. A pessoa tem condição de ler, mas experimenta fadiga e sensações desagradáveis, pois se sente confusa e não interpreta nem une corretamente as letras.

Muitas pessoas passam a vida inteira com dislexia por vergonha de dizer que não sabem ler. Elas simplesmente não vão mais à escola e dedicam-se a trabalhos que não exijam leitura. Disfarçam tanto que nem as pessoas mais íntimas percebem.

Grande número de crianças com dislexia está frequentando a escola sem aprender o conteúdo das matérias, pois muitos professores ainda não sabem identificar um disléxico e o repreendem, chamando-o de distraído, desatento ou preguiçoso.

Um disléxico pode muitas vezes desenvolver outras maneiras de estudar, sem ter que ler como, por exemplo, escutar atentamente e decorar a matéria. O ator norte-americano Tom Cruise sofre de dislexia, mas tornou-se um dos melhores atores de cinema devido à técnica de decorar os seus textos apenas ouvindo e improvisando.

Todo distúrbio físico deriva de um distúrbio emocional, psicológico ou espiritual e, segundo a psicanálise, o cérebro é estimulado inconscientemente pelo "princípio do prazer".

Quando sentimos prazer em trabalhar, estudar e viver, todos os nossos projetos dão certo e nossa saúde se torna perfeita. Sempre existe uma motivação para cada atitude nossa e nada na vida pode acontecer sem um motivo.

O ser humano está em constante crescimento e desenvolvimento de suas faculdades intelectuais enquanto sente alegria e esperança. Quando cai em depressão ou sente preguiça mental, o rendimento psicológico diminui e o processo de aprendizagem se torna lento ou nulo. A depressão e a preguiça são formas inconscientes de mostrar que a pessoa está desestimulada, frustrada e com raiva.

Quando entramos na pré-escola, um novo mundo se descortina à nossa frente e ficamos eufóricos de alegria ou com muito medo do desconhecido. Entretanto, quando existem pessoas que nos amam e nos estimulam, sentimos segurança e proteção para prosseguirmos nessa nova estrada. O pai e a mãe são necessariamente importantes nessa fase de desenvolvimento para novas aprendizagens.

A mãe ou a mulher responsável pela educação no lar representa a segurança, o apoio, a nutrição física e espiritual, o aconchego e o amor para a criança. O pai ou o homem responsável pela educação no lar representa a proteção, a coragem, a ousadia, o progresso, o sucesso, o herói, a força, o desenvolvimento intelectual e a prosperidade. Portanto, todos os distúrbios na infância mostram que seus pais vivem em desarmonia ou um deles é ausente de alguma forma.

As representações do pai e da mãe, no cérebro de uma criança, precisam de coerência e de harmonia, pois, se não houver equilíbrio, o desenvolvimento de sua vida será precário em algum setor.

Aprender a ler e a escrever representa o envolvimento com o mundo, tornando-se informado e independente para o sucesso e a prosperidade. A dislexia está revelando que seu pai é ausente.

Presenciei centenas de casos de crianças disléxicas que passaram a se desenvolver perfeitamente na aprendizagem da leitura quando o pai, orientado por psicólogos, tornou-se mais presente e interessado nos problemas de seus filhos.

Um amiguinho meu de 8 anos começou a apresentar o quadro da dislexia e sua mãe com seu novo namorado não sabiam mais o que fazer, pois seu pai biológico morava no Japão e era ausente também como pai. Expliquei ao namorado da mãe do garotinho que ele poderia suprir a ausência do pai, contanto que o menino entendesse esse fato e o nomeasse como pai. Mas a criança gostava dele apenas como um grande amigo e não parava de falar do seu verdadeiro pai. Orientei-o então a conversar com a mãe para que ela entrasse em contato com o pai e explicasse a situação. Não deu outra, o pai passou a telefonar com mais frequência e mostrar interesse pelo filho e, em pouco tempo, o meu amiguinho voltou a estudar com prazer e alegria.

A dislexia psicológica e fisiológica ocorre devido à ausência do pai, tanto biológico quanto do adotivo, pois o desenvolvimento intelectual de qualquer ser humano é acionado pela força *yang*, representada pelo papel masculino na primeira infância.

Mulheres que não conseguem se relacionar em harmonia com seus namorados ou com seu próprio pai, também não farão um casamento satisfatório, pois carregam no coração algum trauma, desgosto ou indignação em relação aos homens. Para que seu filho se desenvolva perfeitamente nos estudos e na carreira, será necessária uma reflexão sincera e aceitar tratar-se com um psicólogo, eliminando assim todos os seus fatores psicológicos e espirituais negativos em relação aos homens. E se você é o pai de uma criança disléxica, seja mais presente e interessado nos sonhos e desejos de seu filho. Procure o equilíbrio na educação e saiba respeitar as opiniões e as vontades dele. Estimule seu filho pela única motivação capaz de curá-lo de qualquer situação: O SEU AMOR.

Ejaculação precoce

A sexualidade masculina foi negligenciada há séculos, pois a antiga educação greco-romana é que prevalecia nas famílias. O homem foi preparado para a guerra e não para amar e disso resultaram comportamentos animalescos e instintivos em boa parte da população masculina. As próprias mães foram educadas a soltar seus filhos homens para o mundo e segurar as filhas mulheres para elas não serem objeto de caça de outros homens que as mães também liberaram para a sexualidade. O pai acreditava que, iniciando seu filho num prostíbulo ou logo cedo com uma mulher mais velha, ele se tornaria um verdadeiro homem. Porém, as consequências negativas foram predominantes, pois produziram em todas as gerações homens que não sabiam conquistar uma mulher para casar a não ser pelo sexo e muitas mulheres até hoje não se sentem amadas pelos seus maridos ou namorados. Elas se sentem apenas usadas sexualmente e os homens não compreendem que eles não conhecem as necessidades de uma mulher, julgando-as hipersensíveis, frígidas, neuróticas e instáveis na sexualidade. O homem que aprendeu a lidar com a mulher, mesmo assim terá de lutar internamente para eliminar de si mesmo as tendências a correr para o colo da mãe ou para os braços de outra mulher quando se sente sozinho e desamparado.

Fisiologicamente, o sistema límbico (área do cérebro responsável pelas emoções) masculino é mais desenvolvido no sentido de interpretar corretamente seus sentimentos através do neocortex. Sabemos com isso que é o homem que ama e não a mulher. Essa afirmação já causou muita indignação nas mulheres que me ouviram, mas elas precisam saber que são mais hormonais do que amorosas e necessitam trabalhar-se internamente para alcançar o amor dos homens e eles devem voltar a sentir o amor que lhes cabe, eliminando as sombras da educação medieval que tiveram.

A ejaculação precoce é um resquício dessa educação grega, na qual a mulher não era importante, somente o prazer do homem. Com o tempo houve a agravante da mudança educacional e dos sentimentos de culpa das mães que se tornaram "amantes" dos seus filhos homens, causando neles a dependência emocional delas e o complexo de Édipo (ler complexo de Édipo no tópico "Fases do Desenvolvimento das Crianças").

Ao homem que não consegue segurar sua ejaculação falta

preocupação com o prazer da sua parceira, pois seu inconsciente não a considera sua mulher e sim sua mãe. Então, ao ter uma relação sexual, seu instinto o obriga a terminar logo, pois se sente transando com sua mãe, mesmo sem ter consciência disso.

Muitos homens procuram sexólogos que lhes ensinam certos exercícios de autocontrole durante a relação e também exercícios com a masturbação. Porém, se o homem não tratar psicologicamente o problema mal resolvido com sua mãe, irmã e avó, não sentirá amor profundo pela parceira e não conseguirá vencer a ansiedade de acabar tudo rapidamente. Vários homens têm boa vontade e procuram psicanalistas para se tratarem e passam muitos meses "batendo sempre na mesma tecla": a mãe. Entretanto, a mãe verdadeira é aquela que o criou e ficou o tempo todo perto do menino em todas as suas fases. Será que seu inconsciente está acreditando que sua mãe foi sua irmã ou outra mulher?

Em suas terapias aborde com seu terapeuta as mulheres que foram mais próximas da sua educação e talvez você descubra que sua família tinha vários papéis trocados no subconsciente: o pai "casado" com a filha e com ciúme dos namorados dela, a mãe "casada" com o filho e com ciúme das namoradas dele e até o irmão "casado" com a irmã ou a considerando mãe.

Ejacular não é muito importante num relacionamento, pois a energia corporal diminui em cada ejaculação. Os tratamentos tântricos ensinam que segurar o orgasmo ou a ejaculação por muito tempo gera energia vital e saúde física e psíquica. Na Índia, a sexualidade é sagrada e os parceiros sabem empiricamente que não devem chegar ao clímax quase nunca nas relações. Eles aprendem a usar a energia dos chacras e das polaridades para o contato com o divino e para a restauração das células e do DNA. Os ocidentais ainda têm muito para aprender sobre o verdadeiro sexo, pois pensam que é só introduzir e gozar. O sexo sem amor desgasta a vida e libera radicais livres (substâncias tóxicas) no sangue, acelerando o envelhecimento, mas fazer amor sem pressa, sem ansiedade, com ternura no olhar e no toque, e sem necessitar ejacular gera energia vital e promove o rejuvenescimento e a felicidade a dois.

Todo casal deve aprender a conversar sobre seus problemas e dificuldades sexuais, pois são raras as pessoas que não têm algum distúrbio físico ou psicológico em relação ao corpo e ao sexo.

Quebre o orgulho e procure ajuda dos psicólogos e faça a oração do perdão que está no final deste livro, para sua mãe ou para quem seu inconsciente considera sua mãe, durante três meses sem questionar e sem ninguém saber. Tenho certeza que a ejaculação precoce desaparecerá devido à onda de amor e paz que inundará seu coração.

Pratique meditação e busque sempre a serenidade no seu coração para que, em todos os momentos de sua vida, você consiga ser sensato, calmo e generoso com todas as pessoas, principalmente com a parceira ao lado de quem você deseja ser feliz.

Que Deus o abençoe.

Endometriose

A endometriose é o tumor benigno desenvolvido fora do útero. Os endometriomas, embora sejam mais conhecidos como existentes no útero, também podem ser encontrados nos intestinos, trompas, ovários e em cicatrizes abdominais e peritoneais.

Muitas mulheres me perguntam o que significa a endometriose no útero e sentem medo e tristeza por estarem portando essa doença. Costumo ensinar que o útero representa o pai, o marido e a criatividade da mulher e quando existe algo mal resolvido em seu subconsciente em relação ao seu pai, a vida sempre lhe trará um homem para exercitar o seu perdão. Mesmo que a mulher negue ter qualquer ressentimento contra seu pai, pois alega ter tido um bom pai ou não tê-lo conhecido, e argumenta já o ter perdoado, seu subconsciente tentará lhe mostrar que existem indignações escondidas em seu coração, desenvolvendo doenças no útero.

Normalmente a endometriose aparece em mulheres dominantes, que dificilmente se sentem estabilizadas num romance. Encontram sempre algo no caminho do amor a dois que as faz infelizes e indignadas. Muitas vezes se anulam para salvar uma relação. Outras se dedicam ao trabalho, aos estudos e à família como fuga dos relacionamentos. O comportamento é muito parecido com o das mulheres que possuem mioma, mas difere na intensidade da anulação de si mesmas. Uma mulher com mioma se anula muito mais do que uma com endometriose. Todas as doenças existem como representação dos sentimentos mais constantes da pessoa que pouco se percebe repetindo essas atitudes internas. Portanto, para acabar com a endometriose, é necessário reflexão e comparação com as atitudes de mulheres que não têm problemas em seu útero.

Procure abandonar a dependência emocional ou financeira seja de quem for, olhe para dentro de si mesma e encontre seus direitos de ser amada como mulher sensual e não sinta culpa por querer devolver às pessoas as responsabilidades delas. Se no passado lhe faltou o pai herói de alguma forma, entenda que nada acontece por acaso e que você nasceu completa, por isso não precisou ter um bravo homem na sua infância e sim uma mãe forte para conduzi-la seja pelo amor, seja pela dor.

Olhe para todos os homens com mais compaixão e saia da postura de vítima em relação a sua vida amorosa. Você é maior do que imagina ser. Lembre-se de que não são os homens que enganam ou desprezam a mulher e sim ela mesma se despreza com sua cultura e crenças velhas.

Se você se considera feliz no amor, mas está com mioma ou endometriose, procure conhecer-se melhor e se pergunte em que setor do seu relacionamento você está se contrariando ou se anulando para não desestabilizar essa relação.

Às vezes um relacionamento de casal é perfeito ou lindo aos olhos dos outros, mas somente no coração de um dos dois é que está escondida a indignação ou o medo de ser verdadeiro e pôr tudo a perder.

Curar-se é o mais importante. Pense como seria sua vida se você pudesse ser mais natural e aceita com seus defeitos e qualidades, sem viver preocupada se está sendo uma boa mulher para seu homem ou para sua família. Será que você sabe mesmo o que quer ou está escondida na zona de conforto dos medos? Será que você tem medo de perder ou de não ser amada e por isso colocou uma máscara para fugir de conhecer sua verdadeira *persona*?

Se você é daquelas que evita os homens porque não acredita mais no amor, procure com toda sua força perdoar seu pai, onde quer que ele esteja, fazendo oração do perdão ou terapia e garanto que você atrairá uma pessoa que mereça você e que a aceitará independente do seu passado ou dos seus defeitos, pois verá sua essência.

A endometriose apenas está lhe mostrando que você se esqueceu de ser *yin*, ou seja, mulher amorosa, meiga, gentil, confiante e independente sem evitar o *yang* (homem). Mulheres que evitam ou competem com os homens, estão colocando o homem em seu interior e tentando matar o seu lado mulher. Encontre o equilíbrio dentro de si mesma, respeitando-se e respeitando os homens em seu coração. Ser guerreira e trabalhadora não significa frisar seus conceitos ou preconceitos contra o relacionamento amoroso ou se anular por ele porque não sabe lidar com seus medos.

Crie mais, sonhe e vá atrás dos seus ideais, com ou sem a ajuda dos homens, mas com ternura e gratidão por eles. Queira viver em paz com sua sexualidade e sua verdadeira personalidade. Sinta alegria e tranquilidade em poder fazer mudanças no seu destino, se for preciso. Deus está com você sempre e em qualquer situação. Medite e encontre a mulher genial que existe em você, sem medo de mostrá-la ao mundo. Cure seu útero curando a sua mulher interna.

Saiba que tanto as mulheres heterossexuais quanto as homossexuais, quando manifestam a endometriose, estão indicando orgulho contra os homens, já que o útero representa o feminino. Daí a necessidade do equilíbrio entre as polaridades para se tornar saudável.

Basta parar de competir com os homens que seu subconsciente se encarregará de lhe devolver a saúde.

Seja feminina e dócil, pois Deus nos criou com amor e perfeição.

Enfisema pulmonar

Enfisema é uma dilatação anormal dos alvéolos pulmonares pela infiltração de ar ou gás nos tecidos. As pequenas bolsas nos pulmões (brônquios) são reduzidas, tornando-se duras e sem flexibilidade. Para a medicina convencional, essa doença se desenvolve, na maioria das vezes, em fumantes ou pessoas que frequentam lugares poluídos de gás.

Para a medicina egípcia, nada acontece no corpo somente pela influência externa, mas sim por leis invisíveis que levam o ser humano a criar situações e ambientes que sirvam como pretexto para a formação de doenças que já existiam no seu inconsciente.

Os pulmões são órgãos duplos, animados pela força das polaridades positiva e negativa. O pulmão esquerdo é representante do homem e o pulmão direito é representante da mulher. O homem e a mulher são duas forças opostas, mas dependentes, para a criação ou desenvolvimento dos frutos sobre a Terra: filhos, animais domésticos, prosperidade, construção da matéria ou situações equilibradas nas famílias, nas empresas e em qualquer gestação ou criação.

Yin e Yang

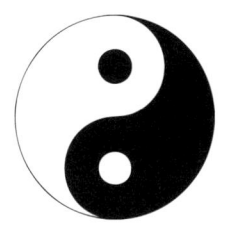

Pela medicina chinesa, as polaridades são representadas pela figura do Tao: *Yin e Yang*, que são opostos e complementares e possuem em seu interior a essência um do outro. Portanto, sabemos que, quando o homem e a mulher estão em desarmonia ou guardam ressentimentos secretos um contra o outro, ocorre o desequilíbrio das forças de KI, ou força que anima a vida. Nesse caso, a vida dos pulmões dos adultos que sofrem perdas no relacionamento amoroso ou guardam indignações e decepções amorosas, torna-se frágil e suscetíveis a doenças, e os pulmões das crianças adoecem devido à desarmonia dos pais.

Conversei com diversas pessoas que me apresentaram enfisema pulmonar. Muitas tiveram resistência em confirmar sobre suas desarmonias amorosas, pois diziam que eram felizes no casamento e não guardavam nenhum ressentimento do seu cônjuge. Muitas dessas pessoas diziam que nem tinham relacionamento algum. Porém, quando expliquei que o ressentimento poderia estar escondido no inconsciente, trazido desde a infância contra a desarmonia dos pais, do medo profundo deles ou que seus pais tenham sido separados, traíram-se, morreram cedo, ou o pai ou a mãe era desconhecido, então me revelavam histórias tristes sobre seus pais. Algumas pessoas insistiam em dizer que seus pais eram felizes e que elas nunca presenciaram nenhuma briga deles. Expliquei então, que muitas crianças realmente não presenciam certas brigas, mas captam as desarmonias escondidas dos pais, mesmo que estes jamais tenham demonstrado qualquer problema. Existem muitas mães que engolem ressentimentos para poder manter a família inteira e muitos pais sacrificam seus sonhos pessoais para que a esposa se acalme ou deixe de ter ciúme. Enfim, problemas de casais existem sempre, mas quando a pessoa se ressente a ponto de manter críticas constantes no coração, mesmo que nunca as verbalize, será gerada uma cadeia de gerações na família, com desarmonias de casais ou mesmo de pessoas que não conseguem se casar.

O enfisema pulmonar revela mágoas profundas contra os pais ou contra o sexo oposto, mesmo que o inconsciente tente esconder a verdade do consciente, fazendo a pessoa acreditar que não tem nada contra ninguém.

Pessoas muito críticas e infelizes têm problemas nos pulmões e o enfisema mostra o quanto elas não conseguem parar de se sentirem invadidas pelo sexo oposto, tanto na presença quanto na ausência dele.

Cure seus pulmões. Cure o amor pelos seus pais. Cure pelo perdão ao seu marido, a sua esposa e a pessoa que você diz amar. Se você está sem relacionamento amoroso, questione a si mesmo e tente perceber o quanto você é exigente e crítico com as pessoas da intimidade. Procure ser mais amoroso com as pessoas ao seu redor e veja o lado bom dessas pessoas. Seus pulmões não estão aguentando mais o peso do seu coração. Solte do seu coração todos os ressentimentos e vá procurar lugares que necessitam de sua caridade. Olhe o lado positivo da vida e pare imediatamente de reclamar das coisas e das pessoas. Sei que não é fácil mudar da noite para o dia, mas tente todos os dias ser uma pessoa mais alegre e mais leve. Tenho certeza de que você pode se curar, ao compreender que essa doença só acontece em pessoas que se esqueceram de respirar a vida e não conseguem soltar os defeitos das outras pessoas. Saiba quem você é e procure se dar prazer e divertimento, mesmo durante sua dor e seus tormentos. Seja flexível em suas opiniões e ajude a sua mente a curar seu corpo. Não existe doença alguma que não se cure frente ao amor.

Enurese – urinar involuntariamente

Pela Linguagem do Corpo, a urina está correlacionada e comparada às lágrimas. Podemos descobrir os sentimentos de tristezas mais secretos de uma pessoa, observando a quantidade de vezes que ela urina por dia, voluntária ou involuntariamente.

Quando uma pessoa urina muitas vezes num dia está, inconscientemente, escondendo de si mesma vontade de chorar muito. Na maioria das vezes em que pergunto a alguém que urina muito, porque ele não chora, a resposta é sempre a mesma: "Porque eu não tenho vontade nem motivo". Essas pessoas são aquelas que a vida lhe impôs responsabilidades pesadas ou tão difíceis de aceitar que, para poder viver, escondem de si mesmas qualquer melindre ou sentimentos frágeis, chegando a negar a vontade natural de chorar quando precisam relaxar dos pesos da vida.

É interessante que já encontrei pessoas que urinam muito e ainda choram exageradamente e outras que têm dificuldade para urinar e choram sempre por qualquer razão. Veja que existe um desequilíbrio no autocontrole dos sentimentos, mostrando extremos e exageros.

Quanto à enurese, quando crianças ou adultos urinam sem perceber e sem controle, revelam-se tristezas profundas e difíceis de serem sanadas.

No caso de crianças, saiba que podemos descobrir os verdadeiros sentimentos dos pais através dos distúrbios nas crianças. Por exemplo: crianças de 0 a 7 anos captam as emoções e sentimentos mais sutis da mãe ou da mulher que as cria, e as de 8 a 14 anos captam o interior do pai ou do homem que as cria. Essa transmissão é realizada de forma inconsciente, telepática, pela comunicação eletromagnética. Por isso muitos pais não entendem porque seus filhos ficam doentes de repente ou se tornam arredios e problemáticos. É necessário compreender que nossa mente funciona por osmose, mesmo à distância, e que não há necessidade de os pais se culparem por saberem que seus filhos refletem a dor secreta dos pais. Basta aceitar que, tornando-se uma pessoa mais alegre, flexível, amorosa com o mundo e verdadeiramente feliz, seus filhos captarão essa sua boa energia e se curarão.

Enurese noturna em crianças de 0 a 7 anos revela as lágrimas contidas da mãe e, em crianças de 8 a 14 anos, revela lágrimas contidas do pai. Lembremos que nem sempre os pais admitem que estão com vontade de chorar, pois para eles isso significaria fraqueza.

Como expliquei anteriormente, o subconsciente e o inconsciente muitas vezes não permitem que a pessoa conheça sua própria dor, porque nem sempre ela estará preparada para lidar com certas emoções. Isso faz com que a pessoa negue a vontade de chorar que está escondida na alma.

Para acabar com a enurese em crianças, procure curar seus sofrimentos, aceitando a vida com alegria e gratidão e perdoando pela compreensão tudo o que aconteceu de triste em sua vida. Todos os acontecimentos são uma grande lição para que possamos mudar o rumo das coisas e não para nos prendermos a eles. É isso que os pais ou os responsáveis precisam entender de si mesmos, pois as crianças estão apenas representando nelas mesmas a dor secreta dos adultos próximos.

O mesmo posso dizer da enurese em adultos: acabe com suas tristezas e desânimos. Procure ajuda de um profissional da mente caso você não consiga se levantar da dor da vida. O bom humor depende da forma com que você olha os fatos. Como sempre digo em palestras e cursos: quanto mais você sabe quem é e o que quer, menos as coisas o abalam. Sorria mais!

Erisipela

Segundo a medicina convencional, a erisipela é uma infecção por bactérias (*streptococcus*) que se forma na pele, com um contorno muito definido e de cor avermelhada, sendo bastante dolorosa. Geralmente começa pelo rosto ou nos membros inferiores. Há uma elevação brusca da temperatura que chega até 40 graus. A crise dura de cinco a seis dias e termina com a descamação da pele.

Pela Linguagem do Corpo, a erisipela revela ira secreta contra pessoas próximas que o irritam e invadem sua vida. A pele, como expliquei antes, representa a comunicação e a proteção de sua individualidade e privacidade. A febre significa raiva profunda e constante, e a escamação da pele revela a maneira áspera de agir, para proteger-se contra pessoas que não o compreendem e limitam suas escolhas e decisões na vida. Existem casos de pessoas que se irritam profundamente com o comportamento de outras pessoas que não pensam como elas e se sentem diminuídas ou humilhadas perante pessoas dominantes. A partir daí, essa insegurança, complexo de inferioridade ou complexo de autoridade, as tornará iradas caso não consigam comandar uma situação ou não consigam mudar a opinião de alguém dominante em sua vida.

Essa doença de pele aparece quando não se tem paz de espírito frente aos opositores ou frente a situações que limitam os seus passos e mudanças de rumo na vida.

Encontrei moças que se sentiam tão limitadas pelas mães e que não podiam expressar essa contrariedade, devido ao amor e respeito por elas, que desenvolveram a erisipela como uma comunicação não verbal da vontade de gritar e se libertar.

Se você tem erisipela, compreenda as *Leis Universais da Projeção* e a do *Semelhante que atrai Semelhante*. Se você está sofrendo ou se irritando com alguém, lembre-se de que em seu interior existem atitudes semelhantes as das pessoas que o irritam. Pode ser que você nem tenha reparado nisso e até sentirá vontade de rebater essa minha afirmação, mas saiba que o inconsciente esconde de nós ou de nossa consciência tudo com o que não sabemos lidar ou que possa nos machucar.

Faça algo que traga tranquilidade para seus pensamentos. Pratique yoga ou tai chi chuan, meditação e terapias que o façam ver com outros olhos tudo o que você permitiu em sua vida. Essa irritação em seu coração nada mais é que falta de autoconhecimento, pois quando sabemos quem somos e o que queremos nada consegue nos abalar.

Fique em paz com seu coração e não leve nada para o lado pessoal. Solte o orgulho e seja mais doce com as pessoas que moram ou trabalham com você. Garanto que essa doença nunca mais se manifestará no seu corpo, quando você aceitar ser uma pessoa madura emocionalmente e não se deixar afetar pelas intransigências. Relaxe.

Saia da postura de vítima e se envolva com as pessoas sem julgá-las ou atacá-las mentalmente. Tenha a doçura do amor em seus atos e se cure!

Escabiose – sarna humana

A escabiose é muitas vezes confundida com outros problemas de pele, como alergias e contaminações. Porém, a pele, como disse em outro tópico, é a expressão das emoções mais secretas de uma pessoa e a sarna humana reflete sentimentos fortes de abandono e desconsideração. Ou seja, a pessoa sente-se abandonada e profundamente desvalorizada como pessoa ou membro de um grupo. Tem a sensação de que, por mais que faça, não será reconhecida como um ser importante.

Isso acontece quando não se procura o autoconhecimento e se vive às margens da vida de outras pessoas, tentando ser o que não é ou ser o que os outros querem que seja.

Necessitar de apoio em algumas questões da vida é normal, mas nunca seguir sua própria intuição e sim apenas rumos descritos por outras pessoas, faz de você um ser irreconhecível pelas percepções humanas. Ou seja, sua impressão digital espiritual não é encontrada quando você está presente em reuniões, relacionamentos, grupos sociais e em suas próprias orações. Quando uma pessoa não consegue ser ela mesma, faz com que sua verdadeira personalidade fique escondida por trás das nuvens dos seus medos e ninguém consegue ver quem ela é verdadeiramente para poder honrá-la.

Se esse é o seu caso, tente reconhecer essas atitudes perante os mais fortes ou os mais seguros e dominantes, e acabe imediatamente com essa baixa autoestima. Pense e fale conforme suas impressões sobre o ambiente ou sobre as pessoas e não pela opinião dos grupos ou de pessoas que você teme ou respeita. Assuma sua cara e entenda que você sempre será reconhecido ou rejeitado em suas ideias, mas serão suas.

Descubra que ficar em silêncio e observar uma conversa ou os acontecimentos do mundo despertarão em seus pensamentos e sentimentos ideias suas sobre tudo e que com firmeza e carinho você poderá expressá-las sem medo até que você seja reconhecido como um ser importante para os convívios.

Será que é isso que você quer? Ser aceito para participar do movimento do mundo? Ou você carrega alguma rejeição contra autoridade e regras e leis?

Quer pensar um pouco antes de se curar? Entenda que a dor do passado faz você rejeitar situações e pessoas e, por isso, pela *Lei do Semelhante que atrai Semelhante*, você também é rejeitado pela força do inconsciente coletivo.

Ame sua vida e ame a vida de todas as pessoas, animais e plantas. Seja um ser realmente especial na Terra e receba pela *Lei do Retorno* todo esse amor e consideração. Você não pode ser invadido em sua privacidade se seu coração não for privativo e sim incondicional.

Esclerose múltipla

A palavra *esclerosar* significa *endurecer* tecidos orgânicos, *envelhecer*.

Segundo o dicionário Aurélio, esclerosar significa *tornar estagnado; paralisar; parar de evoluir. E esclerose significa endurecimento, sobretudo o ocorrente em formação anatômica que sofreu processo inflamatório, ou outro que tenha acometido tecido conjuntivo intersticial (esclerose arterial).*

A esclerose múltipla, segundo *Neuros Anatomia Humana* por Strong y Elvien (Editora El Atenso) e o *Dicionário de Medicina*, Dr. E. Dabout (Editora Época), *se apresenta como uma degeneração das células nervosas. Causa debilidade muscular, dificuldade para se manter em pé, falta de coordenação e de equilíbrio, fadiga, enjoos, visão nublada, dificuldade para falar, inabilidade para controlar os intestinos e a bexiga, paralisia de alguns músculos e mudança de caráter.*

Pela Linguagem do Corpo, podemos ler o significado de cada enfermidade através da correlação psíquica do sintoma, do órgão afetado e do comportamento da pessoa enferma. As próprias palavras usadas pelos médicos definem o caráter e a personalidade da pessoa doente. As crenças mais enraizadas no ser humano também definem como será sua postura frente aos acontecimentos difíceis da vida. Sabemos então, que uma pessoa com esclerose múltipla carrega em seu coração indignações tão profundas, que a fizeram trancar seu amor, tornar-se mais dura emocionalmente, a fim de poderem viver sem se ferir tanto com os problemas.

O envelhecimento dos órgãos, ou o endurecimento deles, revela uma pessoa que dedicou sua vida, de corpo e alma, a alguma causa ou a alguma pessoa e à família e descobriu com o tempo que tudo foi em vão. Pode até ter ocorrido alguma traição ou perda durante sua dedicação. Isso causou um impacto profundo em seu coração e a crença de que não vale a pena ser frágil ou amoroso dominou suas decisões.

A mudança do caráter ocorre proporcionalmente ao sofrimento, como um mecanismo de defesa que o próprio inconsciente se encarrega de elaborar para a pessoa poder passar pelo golpe emocional. Muitas vezes pode acontecer de uma pessoa acreditar, desde jovem, que o mundo é hostil e que a bondade e o amor não compensam. Isso faz dela uma pessoa dura de coração e hostil internamente contra as injustiças dos noticiários, comportamento dos pais, do cônjuge, das crianças, dos animais e das estações do ano. Não é fácil viver acreditando que, se amar, poderá se machucar.

Conheço muitas pessoas com esclerose múltipla que amaram, se dedicaram à caridade, foram boas pessoas em todos os sentidos e, de repente, desenvolveram essa doença. Elas foram vítimas da falta de conhecimento sobre as Leis do Universo, que nos ensinam que nada acontece por acaso e que não existem injustiças ou pessoas cruéis, apenas encontramos em nosso caminho aqueles que vibram em nossa frequência. Ao esquecer-se das leis que regem o Universo, muitas pessoas se magoam profundamente no decorrer de suas vidas, pois não sabem olhar o caos como lição de vida e força propulsora para a evolução do ser humano. Começam, então, a se fechar dentro de si mesmas, para fugir do medo e da dor emocional, trancam seus corações e automaticamente evitam tudo o que possa amolecer seu coração, como crianças, animais domésticos, plantas, terra, e fogem da natureza. O medo inconsciente de reverter a dureza do coração em amor as torna cada vez mais resistentes, rígidas, desconfiadas ou dependentes de outras pessoas que possam estar com elas em todos os momentos de dor.

Sabemos que o cérebro obedece às ordens dos pensamentos e das emoções, transformando o corpo num laboratório que sofre as consequências dos materiais químicos produzidos pela glândula hipotálamo, responsável pela fabricação das substâncias químicas lançadas na corrente sanguínea, acionada pelas emoções que sentimos. Quando os músculos enrijecem, significa que a pessoa está em postura de ataque e defesa internamente e muitas vezes não percebe, pois se acostumou a esse estado.

Quem está com esclerose múltipla vive nas sombras da realidade, ou seja, vê o mundo através de um véu que ilude e distorce os acontecimentos.

O medo é o principal fator que leva uma pessoa a ser rígida com sua própria vida, principalmente quando ocorre uma grande frustração de seus sonhos.

Pessoas que se distanciam do amor incondicional e só acreditam em fatalidades são propensas à esclerose múltipla.

A paz e a tranquilidade da alma curam as doenças mais complicadas para a medicina. O milagre só pode acontecer aos que cedem ao amor e param de questionar se vale a pena ou não soltar-se e desapegar-se de pessoas e situações difíceis.

Para curar a esclerose múltipla, costumo passar três exercícios práticos, tão simples, que causam até questionamento e desconfiança por parte de pessoas mais convencionais e céticas. As pessoas portadoras dessa esclerose são as primeiras a questionarem, pois sabem, inconscientemente, que podem se curar por meio dessas práticas e terão que abandonar seus ganhos secundários para sempre.

Todas as enfermidades são causadas por forças do íntimo secreto, a fim de ter algum lucro afetivo, financeiro, amoroso ou espiritual. E é isso que chamo de ganho secundário. Na psicologia esse termo é bem conhecido e é através da compreensão desses ganhos que conseguimos mostrar aos enfermos, os porquês de suas doenças e fazê-los desistir conscientemente desses ganhos que levam às doenças.

Os exercícios que passarei agora são simples, mas difíceis de serem realizados por pessoas rígidas de coração. Elas normalmente se sentem humilhadas ou ridículas quando peço que realizem essa "receitinha de bolo".

Se você conseguiu chegar até o final deste texto, pode estar pronto para continuar a busca para a sua cura. Vamos aos exercícios e, no final das explicações, tente medir o grau de sua resistência ou rigidez contra essas práticas.

Esses exercícios são muito importantes para a expansão da sua consciência e o aumento do seu amor e da confiança na vida. Continue seus tratamentos médicos, mas faça essas práticas em paralelo. Tenho certeza de que você encontrará dentro de si a força para se curar.

Primeiro Exercício

Durante três meses abrace uma criança de no máximo 3 anos, fazendo com que seu plexo cardíaco (seu coraçãozinho) encoste no seu. Permaneça por alguns minutos nessa posição e, de preferência, sem conversar com ninguém. Faça isso com todo o seu carinho e bondade, duas ou três vezes por semana. A criança de até 3 anos de idade possui o poder de cura, pois seu chacra cardíaco está completamente aberto e irradiando a cor verde e rosa com muita intensidade. Essa energia que é emanada do seu coraçãozinho independe do seu estado emocional. Porém, se ela não for orientada para os serviços voluntários desde pequena, seu chacra se fechará até a idade de 7 anos, mantendo-se apenas para irradiar a vida como qualquer pessoa comum.

Tenha ternura para abraçá-la e, se você não tiver nenhuma criança por perto, visite algum orfanato, berçário ou hospital infantil e peça para abraçar as crianças. Com isso, além de você estar praticando o exercício, também estará doando seu amor a quem precisa.

Segundo Exercício

Faça carinho com as solas de seus pés descalços no corpinho de algum gatinho ou cachorro (mansos). Os animais irradiam energia regeneradora aos humanos, principalmente os gatos. Se você tem aflição de fazer este exercício, é porque existe preconceito em seu coração ou algum trauma de infância. Isso já mostrará a você uma parte da dureza da sua alma que está causando boa parte da sua doença.

Os gatos possuem muito cristal de quartzo na corrente sanguínea e em sua glândula pineal. Por isso emanam, mais que muitos animais, forças energéticas que assustam e expulsam certas pessoas de perto deles. Muitas pessoas não sabem por que não gostam de gatos, se afastam e perdem a oportunidade de se curar.

Faça esse exercício durante três meses, duas vezes por semana, acariciando-os durante quinze minutos com seus pés.

Se você conseguir realizar essa prática, estará eliminando boa parte da rigidez e medo escondidos em seu inconsciente. Se você não tem repulsa por animais, então estará revelando que essa doença não tem domínio sobre você e estará muito próxima a sua cura.

Caso você tenha dificuldade de encontrar um animal adequado, visite algum pet shop, asilo de animais ou clínica veterinária e peça para ser voluntário no cuidado com os bichinhos. Com isso, além de você ter a oportunidade de realizar o exercício, estará praticando boa ação com sua bondade aos animais.

Você pode também contar a algum amigo de confiança e pedir ajuda para ele trazer até você algum gatinho ou cachorrinho com cuidado e sigilo. Nem todo mundo aceita que você esteja se curando de forma natural e usando o amor como remédio. Por isso respeite os céticos e guarde segredo de suas crenças ou buscas espirituais. Comente apenas com pessoas que também gostam desses assuntos sobre autocura. Assim seus exercícios terão muito mais eficiência, pois você não estará sendo influenciado negativamente pelos que não acreditam.

Terceiro Exercício

Este último exercício requer uma flexibilidade emocional igual à de uma criança. Faça esta prática durante três meses, duas vezes por semana, quinze minutos.

Encontre um lugar onde haja terra preta ou arrume uma caixa grande com essa terra e coloque em sua casa para praticar seu exercício. Deixe seus pés descalços e pise na terra suavemente, como se estivesse amassando uvas. É bom umedecer um pouco. Em seguida, amasse a terra com as mãos, como se estivesse amassando massa de pão. Trabalhar com plantação em terra preta, sem luvas, é uma forma poderosa de recuperar as energias vitais também.

A terra preta possui substâncias necessárias para o bom funcionamento dos rins, dos intestinos, da bexiga, dos órgãos reprodutores e excretores, incluindo as glândulas suprarrenais. Eu poderia escrever muitas páginas explicando o poder da terra preta, mas o que importa agora é levar você a praticar com gosto este exercício. É necessário ser terra preta, evite genéricos. Saiba que essa terra é a melhor para as plantações de boa qualidade, para árvores, flores, frutas, verduras, legumes e para exercícios de reflexologia nos pés dos seres humanos. A mãe terra é sábia e quer ver seus filhos sempre fortes e saudáveis. Confie nela e entregue-se com alegria em seus braços. Sei que é difícil para muitas pessoas deixar-se lambuzar com terra devido à sua criação rígida, mas isso precisa mudar. Viemos da terra, da água, do fogo e do ar e não podemos negar nossas origens. Somos filhos da energia cósmica, somos luz na essência e matéria passageira no planeta. Se você fugir do prazer de sentir a terra em sua pele, estará fugindo de si mesmo e das substâncias que o fazem viver aqui neste lindo planeta azul.

É muito bom ser criança outra vez e poder brincar com a vida e com tudo o que a natureza nos oferece como brinquedo da cura. Vamos! Jogue-se no barro preto, dê gritos de aflição e dê gargalhadas à vontade. Solte sua criança para brincar e convide alguém querido para brincar na terra com você. Faça o que seus pais nunca deixaram você fazer. Desobedeça-os em nome do Deus do seu coração e saiba que seus pais não tinham a informação que lhe passei sobre a terra preta, pois se tivessem, tenho certeza que eles mesmos o teriam jogado no barro, para curá-lo até de suas pequenas gripes quando você era criança. Os pais querem sempre o melhor para seus filhos, mas nem sempre possuem todas as informações que precisam saber. É mais fácil correr para a medicina, obter o diagnóstico e o tratamento com remédios que não sujam o chão e a roupa, do que correr para uma floresta, um jardim ou um parque e colher plantas para fazer chás que curam, pisar na terra, sujar e até manchar roupas, que darão trabalho depois, não é mesmo?

Mude sua crença e olhe para a terra com outros olhos. Olhe com amor e gratidão e jogue-se de corpo inteiro se for preciso. Essa é sua oportunidade para acabar com a rigidez e o perfeccionismo que você traz desde sua infância. Pare de se controlar e ignore o que as pessoas duras pensam e falam sobre nossa brincadeira.

Vamos brincar de nos curar e acredite que a nossa mamãe terra vai abraçar você e curar a sua vida. Ela está sofrendo por você e o está chamando. Olhe para os olhos dela e veja o amor. Não sinta nojo de sua mãe querida, só porque ela tem aparência de terra. Ainda assim ela é sua mãe e estará sempre de braços abertos esperando por você.

Pratique esses três exercícios com persistência e determinação. Acabe com a necessidade de depender de outras pessoas ou de ter medo da solidão.

Se o grau da esclerose múltipla que está manifestada em você estiver avançado, peça para aquela pessoa que cuida de você ajudá-lo com seus exercícios e se ela achar que é besteira e que isso não funciona, então mude de ajudante, pois ela, inconscientemente, não quer que você se cure. Diga que quer fazer os exercícios e pronto. Mas trate-a com amor, pois ela tem se dedicado a você e deixado de realizar alguns sonhos pessoais. Sinta gratidão por ela, aos poucos vá se curando e começando a se virar sozinho. Vale a pena viver! É muito bom viver!

Que Deus o abençoe e lhe mostre como é bom fazer novas amizades, viagens, serviços voluntários e brincar mais. Boa sorte!

Escotoma

A palavra *escotoma* vem do gregro "scotoma" que significa escuridão e caracteriza-se por pontos sem visão nos olhos. É uma região do campo visual que apresenta perda parcial ou total da visão e todos os mamíferos possuem normalmente um escotoma em seu campo de visão. Quando o escotoma se encontra no centro do campo visual, pode causar grande perda da visão, porém quando se encontra nas áreas periféricas, pode passar despercebido. As causas, segundo a medicina convencional, estão na esclerose múltipla, nas substâncias tóxicas como o álcool metílico, etambutol, quinino, deficiências nutricionais e isquemia vascular.

Muitos japoneses com escotoma e pontinhos pretos atrapalhando a visão me consultam. Os médicos lhes disseram que não tem cura e que é uma doença progressiva, por isso me procuraram. Expliquei-lhes que os olhos representam o futuro e que grande número dos descendentes japoneses perdeu de vista seu futuro quando sofreu na Segunda Guerra Mundial, principalmente após a destruição causada pela bomba atômica lançada pelos Estados Unidos sobre as cidades de Hiroshima e Nagasaki, em 9 de agosto de 1945. Setenta mil pessoas foram desintegradas na hora e setenta mil ficaram feridas e morreram depois de um tempo. Os sobreviventes, até hoje, passam por testes médicos para saberem se aconteceu alguma alteração no sistema imunológico e no DNA. Esses estudos foram úteis para ajudar as pessoas expostas à radiação de Chernobyl na Rússia.

Os médicos descobriram que muitos sobreviventes se tornaram estéreis e carregam na genética a marca daquele cenário dantesco. A taxa de mortalidade após a bomba foi muito alta devido à radiação que se manteve no organismo durante décadas. O que restou foi a sombra atômica nas poucas paredes daquelas cidades e na alma de todos os japoneses. No inconsciente daquela nação o sonho da continuação da sua raça acabou. Trouxeram em sua genética o pavor e a desilusão causada pela devastação humana da época e vivem, hoje, na sombra dos mais fortes das suas tradições rígidas e autoritárias para serem sempre comandados e conseguirem algum caminho ou crença no que possam se apoiar.

Acostumaram-se a seguir regras impostas sem perceberem que não possuem sonhos pessoais e consequentemente um futuro de realizações.

Todas as pessoas que vivem sem planos e sem prazeres pessoais, independentemente de sua raça e história, não olham para o futuro com a expansão criativa e, devido a isso, produzem problemas nos olhos que impedem a visão. Os pontos escuros simbolizam as marcas negras impregnadas na alma esperando por um perdão. Não podemos viver sem cumprir com nossa missão e sem sentir a alegria profunda de nossas realizações, pois segundo Sigmund Freud (pai da psicanálise) vivemos sob o princípio do prazer. Toda ira reprimida causará cegueira, pois essa emoção é negativa e bloqueia o fluxo da energia vital. Mesmo que você ache que não guarda ira e medo em seu coração, saiba que certos comportamentos os revelam de forma camuflada: sorriso contido, desânimo, vício em trabalhar, inflexibilidade nas crenças, falar muito alto ou muito baixo, ansiedade constante, impaciência e quase não participar das alegrias da família e dos amigos.

Faça a oração do perdão que está no final deste livro durante três meses, sem questionar, para os seus pais, pois eles representam suas raízes mais próximas. Faça um dia para a sua mãe e o outro dia para seu pai e comece a pensar e agir com sua própria "impressão digital", gerando um lindo futuro através de novos planos e sonhos. Faça suas vistas se curarem pelo amor e pelo perdão e participe mais das reuniões com pessoas alegres e divertidas. Você pode vencer as âncoras do passado se começar agora a soltar a rigidez interna, mesmo que seja necessária uma terapia e até florais.

O escotoma é a forma que seu inconsciente encontrou de lhe pedir que limpe as mágoas das almas dos seus antepassados através do seu amor incondicional e do seu perdão profundo. Palavras de alguns sobreviventes daquele genocídio atômico: "A maior vingança é perdoar o seu inimigo".

Seja você o sábio e o redentor alegre dos carmas da sua família e receba de Deus a sua cura para continuar os grandes trabalhos em favor da humanidade.

Esquizofrenia

Psicose delirante crônica caracterizada por uma discordância entre o pensamento, a vida emocional e a relação com o mundo exterior. (Enciclopédia Larousse)

Eu poderia citar aqui todas as facetas de uma esquizofrenia, desde as tendências aos crimes mais perversos até os aborrecimentos que essa doença causa aos membros da família, devido ao comportamento agressivo, paranoico (mania de perseguição), depressivo, hipocondríaco (achar que está sempre doente ou que vai morrer, tomando remédios para qualquer sintoma), esquecimentos constantes de seus atos ou conversas e há até os que mudam de nome e personalidade, achando-se outra pessoa. Existem muitas classificações para as patologias psíquicas como psicóticos, psicopatas, bipolar (maníaco-depressivo), borderline (psicótico-neurótico) e muitas outras formas de doenças psíquicas, mas esse não é o intuito desta obra. O que desejo neste livro é instruir os leitores como resolver todas as situações infelizes da vida por meio da força do amor.

Como expliquei no tópico da antiga Grécia, todos os doentes mentais eram tratados com muito respeito e levados a retornar ao convívio da natureza até voltar à sanidade. Para a maioria dos psicólogos e psiquiatras de hoje, as doenças mentais e as patologias psíquicas não possuem cura e sim podem ser tratadas e trazem benefícios pelo uso de medicamentos e outros recursos que farão do doente uma pessoa equilibrada enquanto drogada, porém eternamente assistida.

Com a onda de informações sobre as crianças índigo, a medicina, a psicologia, a psiquiatria e até e principalmente a área educacional, começaram a reconhecer em muitos esquizofrênicos e sofredores de outras patologias, as mesmas características daquelas crianças. Descobriram até que muitos adultos são índigos e sempre foram marginalizados pela sociedade por pensarem diferente da normalidade estipulada por uma sociedade materialista ou desinformada.

O fluxo das pesquisas fisiológicas e psicológicas está lentamente se voltando para buscar compreender essa nova geração de crianças e com isso descobrem que muitos de nós somos índigos, ou outro nome com o qual quiserem batizar as pessoas que nasceram com mais intuição, força mental para mover objetos, poder para curar vidas ou matá-las com seu ódio, ver o futuro e lembrar-se das vidas passadas.

O esquizofrênico, como todos que sofrem de distúrbios psíquicos, tem dons mediúnicos, não só para trabalhar em centros espíritas, mas para trabalhar para o bem da humanidade, levando conhecimentos e espiritualidade àqueles que precisam acordar para a Luz.

Fiz testes em vários deles e vi o potencial que carregam para desenvolver trabalhos artísticos, telepatia, oração para a cura de alguém, com noventa por cento de sucesso, e inspirações para escrever poemas ou frases sugestivas e coerentes para corrigir situações econômicas do país e de saneamento básico nas regiões pobres do planeta. Chegam a ser perigosas essas informações que transmito, pois outras mentes aproveitadoras se utilizariam desses pacientes para arrancar-lhes informações de alto grau de inspiração.

Contudo, as pessoas consideradas esquizofrênicas ou com outra patologia, precisam ser tratadas da maneira correta, valorizando seus pensamentos e sendo estimuladas a fazer caridade. Pelo profundo diagnóstico que a Linguagem do Corpo faz, sabemos que as pessoas que possuem qualquer distúrbio psicológico, mesmo os distúrbios causados por falta ou excesso de substâncias químicas cerebrais, são pessoas que não fazem caridade e só se preocupam com problemas familiares ou pessoais. Sofrem por não saber quem são e o que deveriam estar fazendo nesta vida e, com isso, seus canais da paranormalidade e dos poderes espirituais ficam bloqueados devido ao medo dos próprios pensamentos.

Costumo ensinar aos meus alunos a importância da cromoterapia no chacra frontal e no chacra cardíaco, para resgatar mentes atormentadas e cérebros com distúrbios psíquicos. A energia das cores atua sobre o organismo, estimulando a energia vital e desbloqueando canais energéticos do corpo, obstruídos pelas toxinas geradas pelo medo, pensamentos negativos, ódio, genética contaminada por crenças limitantes e pela influência da mídia trágica.

A esquizofrenia e todos os outros distúrbios psíquicos possuem uma história remota em seus familiares, mas isso não significa que não possam ser interrompidas ou transformadas em seus descendentes.

Querido leitor, saiba que os chamados esquizofrênicos, bipolares, psicóticos, dependentes químicos ou qualquer classificação psiquiátrica, são pessoas especiais, dotadas de uma telepatia poderosa e de uma sensibilidade hiperestésica, capazes de captar todos os sentimentos das pessoas ao redor de si. São sensitivos e não sabem distinguir as ondas vibracionais que assaltam sua paz. Vivem à mercê de pensamentos que não são seus e entram em colapso mental devido ao excesso de informações vindas do seu interior e do exterior.

Nada que você fale para elas poderá ajudar, pois elas já estão sobrecarregadas de mensagens visíveis e invisíveis, completamente fundidas e desorganizadas.

Para ajudá-las é necessário ter um grande amor no coração e então entrar em *rapport* (sintonia semelhante pelo inconsciente através dos mesmos sons que elas emitem, as mesmas palavras que verbalizam e até pelos mesmos movimentos corporais que fizerem). Você não pode enganá-las, pois elas perceberiam e entrariam em surto ou se desligariam da sua sintonia.

Traga-as de volta para a paz com seu amor sincero e estimule-as a praticar atos de amor também, pois isso é o que organizará seus pensamentos e sentimentos.

Lembre-se de que as pessoas com distúrbios psíquicos estão captando seus sentimentos mais secretos, apesar de elas não distinguirem como real, por isso tente manter seu lar ou o ambiente onde vocês vivem, em harmonia, para que elas possam ter tranquilidade em seus corações e descubram que são portadoras de uma missão espiritual nesta vida.

Para finalizarmos este tópico, quero insistir para que você, que está lendo este trecho, busque seu equilíbrio, aumente sua capacidade de perdoar, vibre em amor incondicional e seja uma pessoa mais alegre e desapegada, antes de você tentar ajudar pessoas com esses distúrbios. Na verdade, elas apenas captam as suas tormentas escondidas de você em seu inconsciente e acabam se passando por loucas ou desequilibradas. Ame-as e respeite-as para que elas possam sentir-se protegidas, compreendidas e calmas e então poderão revelar-se como seres extraordinários e queridos.

Estrias

As estrias são linhas em forma de sulco sobre a superfície da pele. São riscos de cores variadas que ocorrem também nos órgãos internos ou nos músculos. As estrias na pele causam transtornos emocionais em muitas pessoas vaidosas devido à perda da estética e da beleza. Porém, pelos conhecimentos da psicologia da correlação (Linguagem do Corpo) as estrias acontecem em pessoas de personalidade inquieta e nervosa, que não conseguem ter paciência com "gente difícil", se "rasgam" de raiva e nervosismo por não se sentirem compreendidas.

A pele representa a comunicação e a proteção da nossa individualidade e nela são projetados todos os conflitos dos relacionamentos em geral. Tudo o que se guarda em segredo contra alguma situação ou pessoa do convívio eclodirá em marcas na pele, delatando sua desarmonia e insatisfação.

As estrias revelam que a sua paciência é curta e que você sente desejo de fugir e sumir do contato com o relacionamento familiar ou do casamento que lhe invade a liberdade de ser.

"Rasgar-se de raiva" é a frase que expressa o verdadeiro sentimento daqueles que desenvolvem estrias na pele. Estão constantemente indignados com as pessoas e se sentem acuados e ariscos diante do comportamento autoritário de alguém, seja do pai, da mãe, do marido, da esposa ou de pessoas que têm algum poder emocional ou financeiro sobre eles.

Muitos homens, que frequentam academias de musculação e desenvolvem estrias no peito, nas costas, nos braços e na cintura atribuem esses "rasgos" ao excesso de peso nos exercícios ou aos anabolizantes que usam para ganhar massa muscular e, ao desenvolver os músculos, a pele se estende mais do que poderia aguentar. Esses homens precisam compreender que o que os faz ter tanta força e coragem para treinar de forma anormal é a raiva e o inconformismo de suas vidas ou de seus negócios profissionais.

Todo exagero deriva do desequilíbrio da personalidade e da fuga de algum sofrimento moral, psicológico, físico ou espiritual.

Durante vinte anos treinei homens e mulheres para o condicionamento físico, para a estética, para a saúde e para campeonatos de halterofilismo, e pude conhecer a fundo a personalidade, a família, os segredos, os sofrimentos amorosos e financeiros e os complexos de inferioridade e de superioridade de cada aluno. O professor de educação física é, acima de tudo, a pessoa a quem eles confiam e desabafam suas dores e alegrias, por isso pude analisá-los e entender os porquês das preguiças ou dos treinamentos e suplementos alimentares exacerbados. Todos que procuram uma academia de ginástica carregam em seus corações alguma esperança e determinação para mudar de vida. Inscrevem-se nas aulas depois de uma grande perda, um começo de relacionamento, medo de perder o marido para outra mulher, doenças, manter o corpo para não perder o emprego, medo de morrer ou ficar travado devido à idade e muitos outros motivos que os impulsionam a fazer exercícios. Porém, ficam aborrecidos quando descobrem estrias depois que se dedicaram tanto à estética.

Repito que as estrias aparecem somente em pessoas sem paz de espírito e com muita impaciência e raiva no trato com pessoas da intimidade e com as pessoas estranhas.

Quando falo com uma gestante, ela logo argumenta que o bebê cresceu demais em seu ventre e que sua pele "rasgou" devido à falta de elastina e colágeno. Todas as gestantes são aconselhadas a usar óleos especiais, cremes e a fazer dietas equilibradas para não engordar acima do normal da gravidez e, com isso, evitar também as estrias. Entretanto, sabemos que diversas gestantes passaram seus cremes todos os dias da gravidez e, mesmo assim, desenvolveram estrias; outras mulheres que não passaram qualquer creme ou óleo, não tiveram nenhuma estria.

Os dermatologistas e os esteticistas que não conhecem o poder das emoções sobre a saúde e a estética afirmam que as condições da pele referem-se à questão de hereditariedade, tendência e até má alimentação e assim, homens e mulheres passam suas vidas tentando encontrar um tratamento que elimine as estrias, pois não sabem que podem evitá-las ou repará-las por meio da mudança de comportamento e atitude diante dos obstáculos da vida, porque desconhecem que foram elas mesmas que criaram suas estrias devido às tormentas emocionais e ao nervosismo "calado".

Hoje já existe tecnologia para fazer desaparecer as estrias, mas não se ensina o controle emocional e a Linguagem do Corpo para eliminar a causa. Felizmente pude conhecer profissionais que se dedicam a estudar, pesquisar e praticar métodos terapêuticos que incluem sempre a busca do autoconhecimento aliado aos tratamentos convencionais.

A esteticista e cientista Cristiane Bazzon de Paiva Ulian, da cidade de Monte Alto em São Paulo, desenvolveu, há muitos anos, um tratamento para estrias e emagrecimento que trabalha a psique e o corpo dos clientes simultaneamente, trazendo conscientização e compreensão do que devem mudar em si mesmos, a fim de eliminarem seus problemas estéticos, e os resultados positivos são surpreendentes. Você encontrará informações sobre essa profissional no final deste livro.

Lembre-se de que as condições de sua pele são o resultado dos seus sentimentos mais constantes e a raiva é a vilã da sua beleza. A frase "Nervos à flor da pele" mostra que nossa derme é realmente o suporte das nossas emoções.

A prática da meditação e as sessões de psicoterapia trazem ao ser humano o autoconhecimento e a paz necessária para a cura das doenças e dos problemas estéticos. O corpo é reflexo da nossa mente e, por isso, é preciso aprender a ter tranquilidade no coração e nos pensamentos para que ele tenha saúde, beleza e longevidade.

Desperte o amor incondicional e com ele a tolerância generosa para com todas as pessoas e animais. Saiba que a raiva é apenas um mecanismo de defesa para o instinto de sobrevivência e não precisamos dela quando temos fé e compreensão de que nada acontece por acaso e que sempre convivemos com quem precisamos aprender a viver e a evoluir.

Olhe para o seu próprio comportamento e seus pensamentos mais secretos e seja honesto consigo mesmo: você acredita que as pessoas o deixam mal-humorado ou é você que não tem bom humor?

O bom humor é que nos salva das dificuldades e nada mais é do que o resultado do seu nível de fé e aceitação.

Aceite aquilo que você não pode mudar agora e saiba esperar as boas-novas chegarem, porque elas sempre chegam! Procure encontrar seu objetivo real na Terra e vá atrás desse sonho, pois, sempre que descobrimos nossa verdadeira missão na vida, nos acalmamos e misteriosamente as pessoas "difíceis" se desarmam diante da nossa determinação e nosso amor.

Deus preparou tudo para aprendermos a retornar ao paraíso interior e somente as pessoas calmas e amorosas é que terão a oportunidade de ver e sentir a felicidade que a paz interior produz em nossos sentimentos e atitudes. A raiva é o medo de perder ou de nunca ser aceito e amado pelo que é ou pelo que faz, por isso nunca espere nada de ninguém para não sofrer desilusões e mágoas. Seu corpo precisa da sua serenidade para eliminar as toxinas orgânicas produzidas pelas emoções pesadas.

As estrias desaparecem quando sua comunicação se torna branda, calma e pacífica. Reveja seus impulsos instintivos quando recebe uma notícia ruim ou quando é ofendido, criticado ou banido. Exercite-se em prestar atenção nas suas atitudes e não nas das outras pessoas. O autoconhecimento fará você encontrar novas maneiras de lidar com os problemas e também com os resquícios das tristezas da sua infância ou das vidas passadas e, com isso, seu corpo refletirá a mesma beleza da sua alma renovada.

Procure ajuda para mudar sua forma de ver sua família e a humanidade e se deixe levar pelo amor que começará a brotar de dentro do seu coração. O amor faz tudo ficar mais bonito, forte e jovem. Ame-se!

Faringite

O termo *ite* no final de certos nomes de doenças significa que há uma inflamação naquela área do corpo. Toda inflamação, independentemente do que a medicina convencional diagnostica, é conhecida pela medicina chinesa e egípcia como excesso de energia masculina, ou seja, *yang*. Quando a resistência orgânica cai e o corpo é invadido por viroses, bactérias, etc., dizemos que houve um desequilíbrio nas polaridades positiva e negativa, ou masculina e feminina, respectivamente, da mente e do corpo.

Quando ocorre uma inflamação ou uma infecção, significa que a pessoa está vivendo de forma predominantemente *yang*, ou seja, pensa, fala e se comporta de forma masculina ou de forma rude.

Para que haja maior compreensão sobre esse fato, explicarei brevemente o funcionamento masculino e feminino no corpo e no comportamento dos seres vivos.

Sabemos que o poder do homem está no hormônio dos testículos – a testosterona – que promove a força física, o tônus muscular, a virilidade, o senso de autoridade, a raiva que o impulsiona para a coragem e a ação, para o ataque, a defesa e a agressividade controlada ou descontrolada.

Na mulher, o poder está nos hormônios dos ovários – a progesterona e o estrógeno – que faz seu corpo arredondado, delineado, torna-a sedutora, charmosa, carinhosa, meiga, fértil, intuitiva, manipuladora para o mal ou para o bem, amorosa, acolhedora e etc.

Tanto o homem quanto a mulher possuem os mesmos hormônios, porém em quantidades diferentes, para que haja o equilíbrio e as diferenças complementares. A testosterona predomina no homem para as funções de reprodutor, protetor, guardião da própria criação, dominador, controlador, racional e construtor. E a progesterona predomina na mulher para as funções de geradora, acolhedora, protetora da prole, companheira, tolerante, intuitiva, inteligente emocionalmente e formosa para atrair o homem para a procriação. No entanto, na fusão dos tempos e pela necessidade de sobrevivência e progresso, os homens e as mulheres se fundiram quase totalmente, distribuindo tarefas semelhantes e desenvolvendo capacidades idênticas em quase tudo.

Isso se tornou maravilhoso em muitos aspectos da vida, mas em se tratando de comportamento, muitos homens e muitas mulheres trocaram de lugar, causando sérios danos psicológicos e físicos. As energias trocadas atuaram como um veneno para o organismo e quase ninguém percebeu que foi devido ao desequilíbrio e inversão das polaridades masculinas e femininas.

A faringite mostra também esse desequilíbrio energético, pois a pessoa tem sido muito mais "testosterona" em suas atitudes. Ou seja, autoritário(a), tem usado palavras rudes ou pensamentos de contrariedades profundas, alimentando raiva em seu coração por não poder dizer o que pensa e sente.

A faringe representa o canal da comunicação, expressão e criação. Faringite acontece quando a pessoa deixa de se expressar, criar ou se comunica com raiva, disfarçando suas emoções. Outra forma de inflamar a faringe é se calar como forma de protesto. Esses sentimentos inflamados e arrastados por muito tempo geram inflamação na área da garganta em geral.

A faringite se cura quando a pessoa afetada passa a elaborar suas emoções, transformando a raiva e a frustração em amor e compreensão. Será necessária uma reflexão profunda e serena para descobrir que o erro, num determinado setor de sua vida (o que frustra você), começou quando você deixou de dizer o que pensava ou perdeu a paciência e desistiu do amor pelas pessoas. Sentimento de raiva significa que o coração se afastou do amor tolerante.

Quando nos colocamos no lugar do outro, o que, claro, não é fácil, passamos a olhar com os olhos da outra pessoa e nossos julgamentos e críticas desmoronam.

A ansiedade faz você querer ver resultados imediatos e obviamente se frustra, tendo que assumir a raiva como se pudesse acelerar o processo.

Pratique a meditação da quietude e deixe o bondoso Deus do Universo lhe mostrar a verdade e o tempo certo das coisas. Abrande seu coração e desacelere seus pensamentos. Observe o desenvolvimento da Natureza, ela é metódica e muitas vezes lenta, mas sempre se desenvolve criando a beleza sobre e sob a face da Terra.

Seja como o vento, a água, a terra e o fogo trabalham aparentemente separados, mas um não vive sem a função do outro. A desarmonia desses elementos traz furacões, maremotos, terremotos e incêndios e a desarmonia entre as pessoas traz as mesmas consequências em seus organismos e em suas vidas.

Reflita e pare de culpar as pessoas, os acontecimentos e a si mesmo. Deixe a paz curar você, pois a paz mora nos sentimentos leves que curam todas as doenças e todas as inflamações.

Relaxe e intua antes de sentir, pensar ou falar com alguém e, se não puder falar o que pensa, veja se não é você que está no caminho dos outros e em lugar errado. Será que não é você que está dando "murro em ponta de faca"? Quebre seu orgulho e sua teimosia e deixe o amor incondicional tomar conta dos seus atos.

Fibroma

Fibroma é um tumor benigno do tecido conjuntivo. Ocorre com mais frequência no útero. Conhecido como fibromioma ou mioma.

O útero representa a polaridade *yin* (receptor), que recebe o princípio da vida através da polaridade *yang* (doador). Esses dois elementos devem estar em harmonia para que haja a perfeita formação da criação. O subconsciente trabalha no sentido de medir o equilíbrio dos pensamentos e sentimentos que são refletidos nos órgãos internos e, ao perceber ondas negativas do *yin* para o *yang* e vice-versa, ele tratará de enviar uma disfunção como sinal desse desequilíbrio.

O útero, apesar de representar a criatividade da mulher e sua feminilidade, representa também o seu oposto complementar, o homem. Quando uma mulher percebeu em sua infância que seu principal modelo de *yang* (pai) deixou a desejar de alguma maneira, ela levará para a sua vida adulta um complexo inconsciente que transferirá, sem perceber, para seus relacionamentos amorosos. Se seu pai foi ausente porque morreu cedo, trabalhava demais, era autoritário, "bonzinho", deixando a autoridade nas mãos da esposa, era doente, alcoólatra ou qualquer outra forma de ausência, a mulher encontrará em algum homem uma dessas características e se sentirá atraída, mesmo às vezes não amando tanto esse homem, pois seu subconsciente se identificará com uma situação familiar para que ela namore ou case.

Toda mulher que, de alguma maneira, depende de um homem e se frustra em seus sonhos pessoais ou trabalha demais para as pessoas da família ou no emprego e não se realiza em seus prazeres pessoais, terá um fibroma proporcional às suas anulações como pessoa e mulher.

Mulher anulada nem sempre percebe que está anulada, pois está sempre fazendo alguma coisa importante e se dedicando totalmente a alguma causa. Porém, com toda essa dedicação, se esquece de si mesma e seu útero reclamará a ausência do homem para equilibrar o fardo da sua vida.

Não tenha medo de ser você mesma sempre. Seja sábia e busque psicoterapia para salvar sua autoestima. O medo da solidão ou o medo de perder a liberdade faz com que você se sacrifique. Quando a mulher guarda em seu coração qualquer indignação com seu pai biológico ou adotivo, mesmo que ela diga que já perdoou ou que não tem mágoa alguma, seu subconsciente acionará no organismo uma doença para que ela acorde e descubra sua verdadeira força e missão na Terra.

Quando aparecem miomas, cistos, nódulos ou até algum problema que impeça a gravidez, significa que a mulher não se resolveu com seu pai no profundo da alma.

Converso com diversas mulheres que se dizem bem resolvidas com seus pais ou com seus parceiros, porém desenvolveram fibroma. Costumo explicar a elas que o medo de desestabilizar uma relação faz com que elas enganem a si mesmas sem perceber. Muitas não estão felizes no casamento, mas dizem que estão, muitas moram sozinhas e dizem que não querem saber de homem nenhum e afirmam que estão bem assim, mas elas não sabem, na verdade, que estão fugindo de encarar a realidade de terem ressentimentos contra seus pais no coração. Sempre que encontramos o perdão sincero da alma, nos libertamos das restrições, julgamentos, preconceitos contra relacionamentos, das doenças do útero, ovários e trompa e acabamos sempre encontrando alguém que nos completa sem nos anular.

Faça oração do perdão para seu pai, onde quer que ele esteja, mesmo que você ache que não tem nada para perdoar. Confie na linguagem do seu corpo e faça o que ele está pedindo: solte todos os medos de sofrer no amor e acredite que quando mudamos para melhor e corremos atrás dos nossos sonhos, as pessoas passam a nos respeitar e gostar ainda mais de nós.

Se você tem um relacionamento, tente reformulá-lo olhando as necessidades de vocês dois e não só as dele. Entenda que o homem não é culpado por você ter mioma e sim a máscara que você usa por medo ou dó dele. Se você é homossexual e tem doença no útero, igualmente perdoe seu pai, pois você pode estar com alguém que tem alguma característica dele, para o bem ou para o mal, representada numa mulher.

A oração do perdão você encontrará no final deste livro ou faça outra da sua preferência.

Cure seu útero, você pode. Queira ser feliz e reveja o que você quer realmente da vida. Não há idade para recomeçar e realmente nunca é tarde quando se descobre quem você é e o que você quer. Acredite, amiga.

Fibromialgia

Fibromialgia se apresenta com dores agudas e constantes nas fibras musculares de todo o corpo. São dores nevrálgicas, levando a pessoa ao desânimo, fraqueza muscular, cansaço quase permanente e à palidez facial devido à dor. Aparentemente a pessoa está bem, mas a dor é constante e qualquer movimento de sentar, levantar ou deitar é perturbador.

A fibromialgia acontece em pessoas que carregam o mundo nas costas, ou seja, os problemas dos familiares e do trabalho, como um fardo pesado. Podemos comparar esse fato com uma academia de ginástica. Por exemplo, se você for uma pessoa sedentária (sem condicionamento físico há muito tempo) e resolve se exercitar numa academia confiando no instrutor, mas ele sobrecarrega você com muitos exercícios ou muitas anilhas (pesos) na sala de musculação, logo no seu primeiro dia. Com certeza seus músculos não suportarão e a dor será forte e aguda, igual à dor da fibromialgia.

Psiquicamente nosso cérebro está conectado em todas as partes do nosso corpo, desde a mais ínfima célula até o maior órgão. Nossos pensamentos e sentimentos influenciam nossa saúde porque ela nada mais é que reflexo da nossa mente.

Astrologicamente, nossos músculos e vasos sanguíneos são regidos pelo planeta Marte, e o signo de Áries tem como ponto fraco estas partes do corpo, além da cabeça. A astrologia médica de Nostradamus sempre levou em consideração o mapa astrológico dos seus pacientes, pois é impossível diagnosticar qualquer ser humano sem o conhecimento profundo do seu caráter. No caráter enxergamos as emoções mais utilizadas pela pessoa para enfrentar os problemas da vida. No caso do portador da fibromialgia encontramos uma personalidade inflamada e de comportamento guerreiro, parecido com pessoas do signo de Áries, mesmo que não seja desse signo. Dificilmente relaxa aos prazeres da vida e está sempre se preocupando com o que deixou de fazer ou o que poderia estar fazendo para organizar sua vida e a vida de seus familiares. Costuma se perturbar quando algo que confiou a alguém não dá certo. Está sempre telefonando ou mantendo contato exagerado com filhos, pais, marido, esposa, funcionários, colegas de trabalho ou amigos para saber se as coisas estão correndo bem. Inclusive tem a tendência a ser a agenda ambulante das pessoas íntimas, fazendo com que elas nunca esqueçam seus compromissos e responsabilidades. O pior é quando as pessoas não acompanham a sua velocidade para resolver coisas e começam a deixar de fazer aquilo que ela pediu ou contou com a iniciativa do outro. Seu corpo então, começa a doer e a incomodar, como se ele atrapalhasse.

Uma pessoa assim só pode sofrer dos músculos, pois carrega mais peso do que pode. A depressão é um fator marcante nas pessoas com fibromialgia, pois se anulam em seus sonhos pessoais para manter a "ordem e o progresso". A depressão, como citei em outro tópico, é raiva e frustração arrastadas por muito tempo. É uma pessoa que vive o eu dos outros e não consegue encontrar um caminho para retornar ao seu interior e às suas próprias escolhas e iniciativas. Às vezes nem sabe mais quem é e o que quer para si mesma.

A medicina encontra a causa, muitas vezes, em bactérias, distúrbios hormonais, hereditariedade, LER (lesão por esforço repetitivo), complicações devido à idade avançada, distúrbios celulares e muitas outras explicações cabíveis. Porém essas explicações não são as causas e sim os efeitos de uma mente sem paz de espírito e com patologias nervosas.

Toda fibromialgia deriva de uma mente dura e orgulhosa, com aparência humilde e sacrificada pela vida sobrecarregada que ela mesma nutriu.

Há um tempo, ouvi uma frase muito engraçada, mas de profunda sabedoria vinda de uma personagem de novela. O ator disse para seu amigo que estava perturbado com pessoas que lhe traziam problemas: "Se um urubu pousar na sua cabeça você não terá culpa, mas se ele fizer um ninho na sua cabeça, então você será culpado".

As dores musculares, pela Linguagem do Corpo, revelam sentimentos de culpa inconsciente e solidão. Toda pessoa que se sentiu abandonada na infância, por alguma razão que seus pais ou responsáveis talvez nem tenham tido culpa, levará para a vida adulta a necessidade de ser extremamente responsável, chegando ao orgulho de não pedir ajuda quando está cansada. Isso mostra a rebeldia e revolta escondidas no subconsciente por ter sido abandonada. É como se dissesse ao mundo: "Se me abandonaram é porque posso me virar sozinho".

Conheço muitas pessoas com fibromialgia e sempre a primeira impressão que tenho delas é de um rosto duro e sofrido. Nem elas mesmas percebem que carregam tal semblante.

Para curar essas dores musculares e tornar-se uma pessoa mais feliz, é importante aceitar que o mundo é uma escola e que somos eternos estudantes. Não existem mestres que não falhem, pois até eles, em seu grau de evolução, estão experimentando o novo em suas jornadas. O novo sempre traz uma nova lição e jamais devemos nos sentir inseguros quando não soubermos como agir. E não devemos também plantar na mente das pessoas que somos seres perfeitos e rigidamente acolhedores, pois elas cobrarão de nós a perfeição.

Se você tem esse problema em sua vida, saiba que sempre existirá saída se você se permitir orar serenamente e meditar para receber a força e a intuição que lhe abrirá os olhos. Seus medos escondidos o fazem agir como se todos dependessem de você, mas na verdade, é a sua carência afetiva que o faz segurar as pessoas nesse controle imaginário. Na realidade, ninguém precisa tanto de você assim. O mundo gira mesmo sem você e as responsabilidades de cada um estão de acordo com a dor que eles sentem em suas vidas e não porque você os cobra. Quando uma pessoa esquece sempre as coisas ou aparentemente não tem responsabilidade, ou até parece negligenciar aquilo que é tão importante para você, não significa que ela será sempre assim. Muitas vezes não sente necessidade de fazer as coisas, porque sabe que você fará. E isso pode estar acontecendo no mundo inconsciente dela. Já está automatizado. No momento em que você não tiver mais medo de perder, seja o que for ou quem for, então as coisas mudarão para melhor em sua vida. Não estou dizendo para você abandonar a família, nem a empresa, estou falando para você encontrar outras formas mais soltas para lidar com as diferenças. Seja mais risonho, seja mais doce e raciocine sempre na hora de dar uma resposta para a pessoa que o aflige. Deixe-a mais à vontade para ela ser ela mesma e procure administrar o seu tempo, dividindo em três partes o seu dia: trabalho, família e diversão. Viva cada parte separadamente e com todo seu coração e procure sempre ser amistoso e bondoso em qualquer situação.

Agarre-se no Deus do seu coração e acabe com todas as suas carências e responsabilidades excessivas em sua vida. Procure um terapeuta floral ou um médico homeopata, para receitar-lhe ervas curativas e calmantes, além de equilibrar sua personalidade e sua força de vontade para mudar. Saia para dançar e cantar, faça aulas suaves de alongamento e veja como todas as dores desaparecerão do seu corpo e de sua alma.

Boa Sorte!

Fístula

Fístula é uma úlcera de canal estreito e profundo por onde vertem secreções como sangue, pus, fezes, etc., dependendo da localização no corpo.

Todo corte que não cicatriza está relacionado a ferimentos da alma tão profundos quanto a fístula. Sabemos que um mesmo problema afeta cada pessoa de forma diferente. Uns se magoam profundamente e revivem constantemente sua dor em pensamentos e outros ignoram tirando a importância do problema, racionalmente, e suportam melhor as perdas, abandonos ou traições.

A fístula mostra sentimentos de revolta e repúdio contra pessoas íntimas da família. Os sentimentos e comportamentos são sempre de birra, vingança, desânimo e indiferença, devido ao fato de não ter se sentido amado e sim rejeitado na infância e na adolescência. Pode ter assistido cenas repugnantes da família quando criança.

Fístula acontece em pessoas orgulhosas, que valorizam demais o mundo material. Desprezam, intimamente, pessoas que querem ajudá-las, pois não acreditam em nada e se afastam da fé, pelo fato de terem se indignado com a humanidade. Algumas pessoas não demonstram esse comportamento, mas o sentem.

A tristeza profunda com raiva é uma das características que desenvolve a fístula. Nem sempre o portador se dá conta que sente tudo isso, por isso seu corpo tende a abrir essas úlceras, para alertá-lo que houve um rompimento com os laços divinos e suas criaturas.

A pessoa que desenvolve fístulas ou doença de Crohn, que tem a mesma causa emocional, nunca acredita em sí mesmo e sempre tem medo de não dar certo algum trabalho, emprego, ou até um sonho.

Para curar fístulas, deve-se saber que a pele e a carne representam a comunicação e a proteção de sua individualidade. Quando acontecem rasgos, cortes, fístulas, etc., significa que a pessoa se apartou, internamente, do convívio familiar e social, preferindo se isolar em seu próprio mundo, como seu quarto, sua própria casa, seu trabalho ou mesmo numa praça ou qualquer lugar que não precise compartilhar sua vida privada e secreta. Diversas vezes vemos pessoas com fístulas, aparentemente participando de festas e reuniões, mas na verdade vivem em rota de fuga, se drogando ou se alcoolizando. Às vezes se identificam com alguém e confiam em mostrar seu mundo particular. De alguma maneira se isolam e se protegem instintivamente. Não conseguem se doar.

A cura total existe quando a pessoa aceita conscientemente que precisa quebrar sua resistência e se envolver amorosamente com pessoas, animais e plantas, ou seja, participar como voluntária de serviços sociais ou filantrópicos. A cura existe para todas as doenças quando voltamos a acreditar no poder do amor e nos aceitamos como parte de um sistema misterioso e extraordinário do arquiteto do Universo.

Só conseguimos amar quando nos permitimos observar os acontecimentos da vida, bons ou ruins, como um instrumento do nosso treinamento e nossa reforma interna.

Para quê? Para descobrirmos que somos seres amados e paparicados por Deus quando estamos vibrando na alta frequência dEle. Acredite que todo o sofrimento moral, psicológico, físico, material e espiritual desaparece quando nos reconectamos com a força do amor que mora na essência de todas as coisas.

Queira participar dessa festa do coração, que muita gente conhece, e jogue fora seu passado que apenas serviu para quitar seus antigos "carmas". Não recrie mais carmas negativos, crie carmas bons com seus bons pensamentos e bons sentimentos. Ninguém é culpado por sua dor a não ser a *Lei da Atração*. Lembre-se que *Semelhante atrai Semelhante* em qualquer situação da vida e em qualquer lugar. Aquilo que nos acontece é aquilo em que acreditamos e evocamos sem perceber. Limpe seu subconsciente das informações nocivas que você aprendeu em casa ou na escola e saiba que milhares de pessoas são felizes não porque têm sorte, mas porque criam a sorte com seu magnetismo pessoal de alegria sincera e de perdão. O mundo não vai parar só porque você se sente vítima ou tem revoltas no coração. O mundo tem todas as variedades de acontecimentos e cada um compra o que quer pelo suposto livre-arbítrio. Alegre sua vida. Volte a brincar como criança e logo você estará curado.

Flatulência

A flatulência estomacal e a intestinal derivam dos gases do intestino delgado. Pela Linguagem do Corpo, esses gases são formados para representar a resistência psicológica da pessoa que segura alguma situação. Soltar arroto ou gases pela boca significa que a pessoa tem pressa e não quer esperar. Tudo que volta do estomago representa a rejeição ou a não aceitação do que está acontecendo no momento presente e quer logo resolver ou se afastar. Em algumas regiões do mundo, o arroto significa que a pessoa está satisfeita e é visto como elogio à comida. Mas mesmo que a cultura queira que seja um sinal de que a pessoa está feliz com o que comeu, o estômago sempre representa em qualquer país "aquele que digere ou que aceita". Porém, o arroto é a devolução e não a aceitação. Independentemente do que possa significar para algumas famílias ou culturas de outros países, a flatulência é, fisiologicamente, má digestão. E toda má digestão está estreitamente relacionada à tensão nervosa e à inquietude. Estados emocionais tensos e sutis provocam ansiedade que influenciará na digestão estomacal e intestinal.

A flatulência intestinal ou soltar gases representa o medo e a tensão em soltar alguma situação ou pessoa que esteja sob o seu domínio. Os gases representam a constante repetição dos erros de comportamento do passado. A pessoa está sempre agindo igual frente ao mesmo problema e não percebe que é repetitiva na forma de reclamar ou criticar as mesmas pessoas ou sistemas.

Quando inventaram que soltar gases é sinal de satisfação, apenas quiseram, por etiqueta social, salvar a pele de alguém importante que vivia com flatulência. Raramente você verá um *yogue* ou um praticante assíduo da meditação ter gases. Sabe por quê? Porque quem está constantemente em paz e aceitando todos os acontecimentos da vida com ternura sincera, não está segurando nada nem ninguém no coração e consequentemente sua mente também não segurará nada no organismo que cause fermentação ou toxinas.

Prisão de ventre e flatulências só acontecem em pessoas ansiosas, apressadas e turbulentas nos pensamentos e sentimentos. Portanto, siga mais sua intuição e não tenha medo de soltar aquilo que o faz sofrer. Quantas coisas poderiam ser diferentes e melhores na sua vida se você acreditasse que existem muitos outros caminhos para seguir? Nós só conhecemos os novos caminhos quando temos coragem de mudar e esvaziar os pensamentos para que o novo tenha espaço para entrar. Relaxe e descubra, com calma, como agir de forma diferente frente àquelas pessoas ou ambientes que o oprimem ou o cobram demais. Se for uma situação que você não possa mudar agora, significa que alguma aprendizagem você colherá disso tudo. Aceite e participe sendo você mesmo. Perceba que todos os momentos, bons ou ruins, estão trazendo algo bom para somar na sua evolução. Cuide de respirar corretamente para corrigir a ansiedade e acabar com todas as flatulências, os incômodos orgânicos e constrangimentos sociais.

Flebite

A flebite é a inflamação das veias. Veias representam, pela Linguagem do Corpo, os caminhos de sua vida. A inflamação e a dor que acontecem nas veias revelam o sofrimento psicológico de quem se sente tolhido e frustrado por não conseguir ir atrás dos seus sonhos ou caminhos que tenha escolhido para sua vida. Inflamação significa raiva e essa raiva e frustração farão as veias sofrerem também.

Olhe a vida com outros olhos, pare de acreditar que as pessoas limitam sua vida. Elas só conseguem porque você nunca foi verdadeiramente atrás dos seus sonhos. No fundo você precisa culpar alguém pelas suas carências e pela sua falta de coragem de ser você mesmo.

Provavelmente você está repetindo algum modelo comportamental de alguém da sua família. É mais fácil se frustrar e culpar alguém do que renunciar a certos confortos e dependências e lutar pelo que quer, não é mesmo?

Quando digo lutar pelo que quer, estou dizendo para planejar, pesquisar e saber realmente o que se quer da vida e trabalhar para conquistar essa meta.

Se você é deficiente físico, saiba que milhares de deficientes conquistaram seus sonhos sem medo e sem sentir-se vítimas. Se você não é deficiente, mas existem pessoas dependentes de você, aceite com amor esse seu destino para que ele possa ir se transformando para melhor. Quanto mais se reclama de uma situação, mais ela se torna grande e pesada em nossa mente e em nosso corpo.

Em que capítulo da sua vida você não percebeu que deixou de se colocar e dizer o que queria para realizar suas metas? Ou você nunca teve meta pessoal? Será que você foi apenas seguindo o fluxo da vida das pessoas da sua casa ou do trabalho e hoje você se deu conta de que está preso numa teia?

Saiba que nunca é tarde para recomeçar seja o que for. Acredite que se você imaginar com clareza e detalhes, na sua cabeça, uma forma de vida melhor para você, sem medo de sonhar e sem sentimento de culpa, o destino mudará o seu rumo. Comece tendo calma e paciência mais um pouquinho e, com amor e convicção, vá imaginando como você gostaria que fosse sua vida. Seja coerente e claro nas mentalizações e em breve você receberá o auxílio de alguém ou algo inesperado para você escolher novas trilhas. A vida é assim, sempre dá tudo certo no final. Pare de reclamar mentalmente e aceite melhor as coisas de hoje. Sinta gratidão e ternura pelas pessoas do seu convívio e também pelas pessoas que você não conhece. Tenho certeza que seus problemas de flebite irão desaparecer completamente, mesmo que seja através de um tratamento médico repentinamente caindo em suas mãos. Solte a raiva e entenda que nada acontece por acaso.

Fotofobia

Fotofobia é a intolerância à luz, a pessoa sente-se incomodada com a luz do dia e seus olhos quase não se abrem devido à sensibilidade. A luz do sol é um martírio para quem tem fotofobia.

Os olhos, pela Linguagem do Corpo, representam a autoridade, os nossos superiores e o próprio Deus. O olho esquerdo representa o Sol e o olho direito representa a Lua. O Sol é a razão e o masculino (pai), e a Lua é a emoção e o feminino (mãe). Quando a pessoa não aceita controles e cobranças em sua vida por pessoas que representam a autoridade ou superioridade, desenvolve a rejeição pela luz do Sol que é o símbolo do pai ou do superior.

É claro que para desenvolver essa sensibilidade a pessoa teve de viver sua infância e adolescência sob a rigidez de um autoritário. Isso gerou em seu subconsciente um trauma significativo a ponto de não conseguir compartilhar sua vida com ninguém que represente uma ameaça à sua privacidade. Pessoas com fotofobia têm um comportamento escorregadio quando se trata de assumir relacionamentos que inibem sua liberdade. Porém, elas não percebem que vivem na dependência de pessoas de poder. Ao mesmo tempo que as rejeitam com atitudes agressivas ou de indiferença, recorrem ao apoio delas nos momentos difíceis da sua vida.

Se esse é o seu problema, reflita sobre o seu próprio comportamento perante as dificuldades da vida. Veja o quanto você precisa desenvolver sua autoestima e autonomia. Como sempre digo: quem sabe quem é e o que quer, nada perturba. Querido leitor, nada acontece por acaso e se você foi criado de uma maneira rígida é porque suas vibrações pessoais necessitaram que fosse assim. Perdoe profundamente quem tolheu parte da sua vida, pois na verdade nada foi tirado de você, acredite. Você teve o que precisou para ir em direção à luz de Deus. Ninguém é comandável quando sabe dirigir sua própria vida com sabedoria e equilíbrio. Quando chegamos ao planeta, trazemos nossa bagagem com tudo o que precisamos para começar a nos desenvolver e evoluir e devemos ter gratidão e aceitar com humildade e alegria o que passou, pois tudo está se transformando o tempo todo no Universo e quem se atém ao passado ou ao comportamento de rejeitar situações e tipos de pessoas não consegue ver tudo que já mudou para melhor. Faça terapia para alcançar o profundo do seu inconsciente e fazê-lo ver que é desnecessário continuar segurando esse comportamento de defesa. A *Lei do Semelhante que atrai Semelhante* revela que nascemos e vivemos sempre junto daqueles que estão na nossa frequência vibracional e com isso podemos ver que apenas nos projetamos naquelas pessoas que mais nos aborrecem por sermos parecidos com elas.

Relaxe e procure se perceber durante seus relacionamentos amorosos, profissionais, familiares e com amigos e estranhos, o quanto você se irrita e perde a paciência por coisas nas quais você coloca muita importância. Tire o peso que você atribuiu aos seus valores e deixe sua vida mais leve e flexível. Seus olhos querem ser livres como você, então deixe de sentir-se oprimido frente aos opositores ou aos autoritários e superiores. Trate-os de igual para igual em seu coração e os respeite com muita gratidão e aceitação. Você apenas está se projetando nos autoritários e se irritando, porque é idêntico a eles na autoridade. Perceba-se e tente sempre ser mais amoroso e "facinho" para lidar com os problemas e as aparentes injustiças e cobranças das pessoas e da vida. Você sairá ganhando cada vez que sorrir amorosamente e se acalmar imediatamente frente às supostas provocações. Seus olhos lhe agradecerão alegremente e se sentirão fortes e vívidos na luz do dia e em qualquer horário. Sinta-se feliz por estar compartilhando sua vida. Isso não destruirá sua privacidade. Sua individualidade deve ser bem colocada para quem convive com você e não há necessidade de fugir das pessoas ou discutir com elas, basta explicar com amor e firmeza o que você gosta e quer. Discipline-se e acabe com os medos que estão somente em seu coração.

Frigidez

Durante milhares de anos a sexualidade feminina foi culturalmente vista como normal e homens e mulheres tinham os mesmos direitos em todos os sentidos. No antigo Egito, as mulheres tinham parceiros sexuais quando quisessem, e não eram recriminadas ou julgadas como vulgares ou promíscuas. Homens e mulheres conheciam tudo sobre os chacras e sabiam seus limites. As sacerdotisas ensinavam aos homens, nas vésperas de seu casamento, como amar sexualmente suas esposas e o sexo era apenas mais um movimento energético necessário para a construção de um casamento feliz.

A sexualidade era orientada e fazia parte das culturas, como conhecimento do próprio corpo e suas energias vitais. Não havia maldades ou malícias, pois o sexo era um ato natural dos seres em desenvolvimento de nossa dimensão humana.

As invasões de países materialistas e de sentimentos densos influenciaram diversas culturas a acreditar que a mulher, por ter útero, era um ser sagrado ou endemoniado, que seduzia homens para engravidar e trazer ao mundo santos ou demônios. Resumindo: a mulher começou a ser perseguida, limitada e castigada, a ponto de ser proibida de participar da vida social, sexual e até da alfabetização.

Os antigos romanos e, logo em seguida, a antiga Igreja Católica, culminaram essa crença com a Inquisição, quando lançaram na fogueira todas as mulheres independentes, autossuficientes espiritual e sexualmente, considerando-as bruxas, e também todas as pessoas que não seguiam os dogmas daquela nova religião.

Hoje as mulheres ainda sofrem influências genéticas daquela época de terror e não sabem que seu subconsciente está carregado de informações negativas sobre sua sexualidade.

Atualmente, a mulher sofre abusos sexuais e até repressões severas na infância, causando traumas para sua vida adulta.

Os pais são modelos que também influenciam na sexualidade dos filhos. Pais que brigam muito ou que não demonstram carinho na frente dos filhos ou pais liberais que não conhecem as consequências psicológicas nas crianças e praticam suas relações sexuais ao lado dos filhos, causam certos danos no desenvolvimento sexual dos pequenos alunos.

Muitas mães transmitem às filhas, verbalmente ou por osmose, uma visão distorcida do sexo, pois elas mesmas nunca foram felizes nos relacionamentos amorosos.

Um grande número de mulheres nunca sentiu o orgasmo verdadeiro e quase não conhece seu próprio corpo para ensinar ao parceiro o que deseja para seu prazer. Apenas o fato de eu estar comentando sobre os supostos desejos sexuais de uma mulher causa em muitos leitores uma sensação ruim de vulgaridade e até repúdio. Infelizmente o registro genético do machismo ou do medo ainda pulsa em muitas mentes inocentes e desinformadas sobre a história de um passado que destruiu a harmonia entre o homem e a mulher.

A frigidez deriva de uma crença errônea de si mesma e da punição inconsciente por sentir desejo sexual.

A mágoa contra o parceiro causa dor física no ato sexual ou doenças genitais e até a falta de libido como defesa do próprio inconsciente.

Centenas de mulheres consideradas frígidas voltaram a sentir prazer e orgasmo, ao fazer terapia ou terminar um relacionamento desequilibrado. O importante é saber que o corpo é sagrado e o sexo com amor sincero e sem mágoas leva o casal para as nuvens. O sexo forçado ou por dever e obrigação de um casamento destrói a natureza romântica e sexual do casal.

Se você se considera frígida, saiba que seus hormônios estão apenas refletindo sua tristeza secreta. O corpo é reflexo da mente e da alma e o hormônio move o humor. Seja mais alegre e não permita que as pessoas se imponham sobre seus desejos. Seja você mesma e acredite na sua recuperação. Não culpe ninguém pela sua falta de desejo e tente achar dentro de você o sofrimento do passado que está lhe causando esse desequilíbrio psicológico ou hormonal.

Todas as pessoas merecem ser felizes no amor, mas, para isso, será necessário vasculhar seu coração e descobrir quais são os medos que a impedem de tomar decisões importantes em sua vida. Busque ajuda e saiba que muitos homens não foram preparados para amar e sim para possuir e nem eles mesmos sabem disso. Muitos não têm parâmetro algum sobre o que seja amar romanticamente. Alguns pensam que cobrir a mulher de joias ou de beijos e abraços é amor. Outros acham que transar muito com sua mulher seja amor e, no entanto, elas perdem o afeto por eles, pois não conseguem se sentir amadas verdadeiramente. Sentem que são vistas somente como objetos de prazer ou de exibição.

Cabe à mulher modificar essa situação promovendo um trabalho interno para a recuperação de sua autoestima. Não culpe totalmente os homens por sua infelicidade sexual ou amorosa, entenda que eles foram criados por mulheres que muitas vezes nem souberam o que era amar ou ser amada.

Diversas mulheres são conhecidas pela medicina ginecológica como mulheres estrogênicas, ou seja, movidas pelo hormônio estrógeno, sendo extremistas em seu comportamento – ora sedutoras, meigas, carinhosas e libidinosas, ora briguentas, ciumentas, possessivas, magoáveis e frias.

Normalmente esse comportamento é desencadeado dias antes da menstruação, voltando ao normal assim que a menstruação desce. Não devemos dizer que isso seja a TPM (tensão pré-menstrual), mas é bem parecido.

Por falta de informação, a mulher se condena e se julga ou culpa os homens por não sentir prazer. Sabemos que os hormônios transformam nossa conduta, mas nossa conduta reformada e regenerada também interfere nos hormônios.

A ansiedade é um dos fatores principais da frigidez ou da ejaculação precoce nos homens. O medo plantado no subconsciente de algumas crianças dará frutos amargos na vida adulta. Felizmente, podemos mudar as coisas através de trabalhos terapêuticos, hipnose, reprogramação mental pela PNL (Programação Neurolinguística), psicanálise, relaxamento, meditação e florais.

Procure ajuda secretamente e não tenha medo de ser feliz. Nós só podemos dizer que escolhemos uma vida de castidade quando nossa sexualidade é perfeita, do contrário será apenas fuga se esconder atrás de um hábito, na igreja ou mesmo viver somente para os filhos ou trabalho, alegando que já encerrou sua vida sexual. Se você já sentiu muito prazer sexualmente no passado, sem culpa, e nunca teve vergonha do seu corpo, então acreditarei que você escolheu não ter mais relações sexuais. Mas se isso nunca aconteceu em sua vida é porque você nunca se permitiu conhecer seu corpo devido à educação reprimida que teve.

Só podemos escolher os caminhos de nossa vida quando conhecemos as estradas. Ser puritano não significa deixar de ter relações sexuais. Ser puro de coração significa amar todas as coisas do céu e da terra sem ver maldade nas atitudes alheias ou nas próprias. Quem vê maldade na relação sexual com amor é porque não teve modelos positivos na sua vida e foi educado segundo os ensinamentos religiosos rígidos romanos.

Roma foi a primeira a desvirtuar os antigos costumes da fidelidade e da cumplicidade dos casais. A cultura que eles desenvolveram há mil e quinhentos anos, eram as orgias e os teatros libidinosos que causaram grandes transtornos na sociedade. Por isso a Igreja Católica da época tentou reprimir a sexualidade da juventude, impondo o puritanismo e a castidade. Com isso influenciou o povo romano, incutindo em suas mentes o medo dos castigos divinos. Nesse outro extremo, nasceram os recalques e as culpas sexuais que permaneceram impressas na genética e no subconsciente de todos os ocidentais.

O machismo nasceu nessa mesma época para obrigar a mulher a obedecer à autoridade masculina e não se entregar aos prazeres mundanos com outros homens.

A gravidez foi uma das causas das repressões da Igreja, pois grande parte das mulheres engravidava durante as orgias, abalando a administração dos patrimônios com o nascimento de herdeiros bastardos.

Por isso, minha amiga, saiba que você só foi vítima de uma antiga cultura de desequilibrados que se alastrou por quase todo o planeta.

A sexualidade pura existe e você pode conhecê-la com 20, 40, 60, 70 ou 100 anos de idade, basta se amar e querer compartilhar essa troca de energia com alguém que esteja à sua altura no amor.

Mereça esse amor. Ache-se bela e sedutora em qualquer idade, mesmo que seja só para você mesma. Seu corpo é reflexo de sua mente e de seu coração, nunca se esqueça disso.

Gagueira

Muitas pessoas temem que a gagueira seja herdada da família ou mesmo que ela seja algum distúrbio orgânico. Porém, é apenas uma dificuldade de comunicação devido à insegurança de suas próprias opiniões. Quando criança, essa pessoa viveu sob pressão de alguma autoridade ou nunca pôde ter liberdade de expressão.

Os adultos impacientes, ansiosos ou autoritários não têm tolerância com certas crianças que desejam participar das conversas dos adultos e reagem estupidamente, não lhes permitindo dar suas opiniões. Muitas vezes também pais ou irmãos não deixam a criança terminar o que começou a falar ou perguntar, interrompendo-a sempre que se manifesta. As atitudes hostis ou de desprezo para com as iniciativas ou dúvidas de uma criança fazem com que ela desenvolva insegurança e medo de falar, a ponto de se tornar gaga, devido ao condicionamento de ter sido sempre interrompida em suas falas.

Na PNL, Programação Neurolinguística, chamamos de âncora

ou um programa ancorado no subconsciente dessas crianças, que será levado para a vida adulta. Todos nós conhecemos pessoas que aparentemente não são gagas, mas ao ficarem nervosas, começam a gaguejar. Esse fenômeno é comum àqueles que foram leve ou fortemente condicionados a acreditar que seus pensamentos ou ideias não eram bons, ou que atrapalhavam as pessoas.

Crianças constantemente reprimidas em suas comunicações desenvolvem a gagueira, a não ser que sejam rebeldes e lutem pelos seus direitos.

Uma personalidade insegura é revelada logo no início de sua vida. Crianças ou bebês que choram demais ou que se deixam abalar ou se anular pelas pessoas mais dominantes, mostram dificuldade de lidar com emoções fortes ou mesmo com o direito de lutar por sua sobrevivência e sonhos pessoais. Essas crianças têm grande probabilidade de se tornar gagas ou demorar a aprender a falar.

A gagueira é completamente eliminada de uma pessoa assim que ela se conscientiza de suas capacidades e talentos. A autoestima é um fator primordial para acabar com qualquer insegurança. Se na infância você não foi elogiado ou incentivado a realizar suas ideias e seus sonhos, não culpe ninguém, pois nada acontece por acaso. Comece agora a buscar sua força interna e seu autoconhecimento. Lembre-se de que todos nós possuímos dons e talentos para auxiliar na evolução do planeta e não existe ninguém sem um potencial a ser desenvolvido. Todos os gagos que se trataram com fonoaudiólogos ou com psicólogos eliminaram esse problema, que não é físico e sim psicológico. Deixe de arrumar problemas para a sua vida ou limitações devido ao seu medo de não ser aceito ou de ser humilhado. Lute dentro de você com a certeza de que ninguém tem o direito de derrubá-lo. Pratique a meditação e aja com mais segurança e sabedoria em todos os momentos de sua vida. Seja uma pessoa mais observadora e calma e não tema pressões ou críticas. Você é muito maior do que imagina. Quanto mais você descobrir quem é e o que quer da vida, menos as pessoas e as situações o abalarão.

Elimine o medo de falar. Saiba que centenas de locutores famosos e comunicadores de rádio e televisão já foram gagos. A única hereditariedade que existe é a educação retrógrada, passada de pai para filho, provocando sempre os mesmos medos e inseguranças nos descendentes. Interrompa essa forma de educar imediatamente e arranque do seu coração os resquícios dos erros dos seus pais. Perdoe-os sempre, pois eles ensinaram apenas o que aprenderam também. Ninguém é culpado. Vá buscar seus sonhos e sua força interna com perseverança e amor e construa uma vida mais livre e feliz.

Boa sorte e fale muito!

Gânglio

É uma pequena dilatação arredondada ou fusiforme, presente em alguns pontos nos vasos linfáticos (gânglios linfáticos) e nos nervos (gânglio nervoso).

Na Linguagem do Corpo, a linfa e todos os líquidos do organismo significam a alegria da vida e o fluir da vontade de vencer os obstáculos do caminho. Os nervos, por sua vez, representam o comando e o controle das suas decisões, ações, emoções e atitudes de ataque e defesa na preservação da vida.

Os líquidos são regidos pelas emoções e conectados à Lua. Os nervos são regidos pelo instinto de sobrevivência e pelo planeta Marte (o deus da guerra, ação, coragem, sexualidade, liderança e independência). Portanto, gânglios desenvolvidos na linfa revelam uma pessoa que obstruiu suas alegrias e suas vontades. Sem dúvida, esses bloqueios surgem por algum processo negativo em sua vida como perda de alguém querido, afastamento de uma pessoa amada, desilusão, mudanças forçadas ou repentinas nas suas rotinas pessoais, perda de um cargo tão esperado, constantes sacrifícios em nome da família, filhos que se afastam por qualquer razão e falta de divertimentos na vida. Mas se os gânglios se desenvolvem nos nervos, podemos afirmar que a pessoa vive na defesa e sempre em postura de ataque para preservar suas ideias, sua família, seu trabalho, seus amigos e seus objetivos e planos nobres. Sente que sua vida está em constante ameaça e sua tensão é permanente, a ponto de se acostumar com ela e nem perceber que está destruindo seus nervos.

Gânglios nos nervos mostram que algo ou alguém lhe deu um "xeque-mate" e suas ações foram bloqueadas. Toda pessoa que sofre dos nervos ou tem gânglios neles revela que sua vida foi muito sobrecarregada de tormentas, de desarmonias no lar em sua infância, que participou de revoluções, guerras, atritos constantes entre familiares, por vezes disputando herança ou tutelas, ou pratica esportes competitivos ao extremo. Muitos policiais, bombeiros, médicos, psicólogos, donas de casa atribuladas, funcionários de empresas barulhentas, moradores de bairros onde ocorrem muitos crimes e tudo o que faz uma pessoa viver em constante alerta e medo podem produzir doença dos nervos ou gânglios se ela se sentir atada e sem liberdade para estar em paz com seus planos de vida.

Costumo dizer em minhas palestras, cursos e livros que as Leis do Universo precisam ser estudadas e praticadas por todos, a fim de transformar seus pensamentos e condutas para o positivo e assim mudar as frequências vibracionais de toda a humanidade. A *Lei do Semelhante que atrai Semelhante* esclarece que você sofre pelo que atrai para a própria vida, por estar vibrando nas frequências desagradáveis. Solte as crenças que o limitam e passe a ter pensamentos de esperança e alegria. Relaxe seus nervos através da cumplicidade com a fé e a sensação de estar protegido por uma força maior.

Não importa o que tenha acontecido em sua vida ou o que esteja acontecendo ainda. Saiba que você pode mudar as coisas se parar de bater de frente ou parar com esse desânimo. O pensamento é força criadora e é o remédio secreto que afastará você das tormentas e dos sofrimentos internos. Lembre-se de que vale a pena fazer força para ter pensamentos alegres, divertidos e de tolerância. Tudo vai mudar, quando você entender que o cenário da sua vida faz parte da personagem que você foi incumbido de representar. Visualize outra história para viver e não conte a ninguém. Pense todos os dias na nova situação que você quer viver e não se preocupe como Deus vai fazer para desenrolar o que você enrolou. Seja feliz por antecipação, isso é fé. Entregue-se nas mãos de Deus e solte seus nervos. Pratique meditação e logo seu corpo estará curado.

Gangrena

Gangrena é o estrangulamento dos vasos sanguíneos devido à má circulação do local afetado. Essa má circulação provoca a morte dessa parte do corpo, muitas vezes chegando à amputação do membro.

O sangue, pela Linguagem do Corpo, representa a alegria da vida. A alegria acontece quando os medos e os excessos de controle desaparecem do nosso coração e permitimos que a vida flua sem apegos. Pessoas que chegam a ter gangrena têm pensamentos mórbidos e infelizes. Não foram educadas a acreditar no melhor e quando se deparam com situações repetidas de perdas e desgostos, alimentam imagens pessimistas e horríveis em sua mente. Sei que é muito difícil para o cérebro reajustar rapidamente seu equilíbrio após tantos acontecimentos hostis, porém quando a pessoa se permite ser ajudada por profissionais da psicologia e psiquiatria, logo sente-se mais segura e seus pensamentos começam a se transformar para alegres e otimistas. Conheço pessoas que, ao terem gangrena, leram bons livros que as estimularam a sorrir mais e soltar os medos, gerando a cura.

O corpo reage conforme os pensamentos e as emoções mais fortes e constantes porque ele é feito de energia e de substâncias químicas. As emoções, segundo médicos e cientistas, geram materiais químicos produzidos pela glândula hipotálamo. Essa glândula produz substâncias químicas apropriadas para cada tipo de impulso emocional, impregnando o sangue e todas as células do corpo. Portanto, quando temos sentimentos mais leves e alegres, produzimos enzimas que destroem os ácidos das emoções pesadas e negativas.

Para acabar com a má circulação de qualquer nível é necessário fazer circular a alegria de viver. É importante parar de se sentir dominado por alguém da sua intimidade. É urgente saber e admitir que nada acontece por acaso e quando alguém é dominante em nossa vida é porque permitimos por ser conveniente na ocasião. Pare de culpar, consciente ou inconscientemente, pessoas que não permitem suas realizações na vida. Mostre-se disposto e independente sem qualquer comportamento de birra e agressividade. Procure ser mais amigo de si mesmo e não aceite nenhuma compaixão dos outros pelo seu estado de saúde. Mostre que você pode se recuperar e que foi apenas uma fase difícil pela qual você passou. Com isso, seu subconsciente entenderá que você quer circular e fazer coisas que gosta e também ser útil para a humanidade.

Tenha ojeriza de ser dependente e dê uma ordem para o seu corpo se curar, pois você acordou e não quer mais se vingar dos opressores e autoritários. Pare de ter medo de perder quem domina a sua vida e use sua sabedoria para colocá-lo em seu devido lugar.

Se você está impossibilitado de caminhar por enquanto, comece a imaginar (visualizar) você andando e fazendo o que gosta dentro ou fora da sua casa. A gangrena só acontece em pessoas infantis que deixam o marido, a esposa, os filhos, o pai, a mãe e outros de poder arrancar seus sonhos intimidando-o ou mimando-o para controlar seus passos.

Faça oração do perdão (está no final do livro) para suas raízes, ou seja, seu pai e sua mãe, mesmo que você acredite que não tenha nada para perdoar. Nosso subconsciente guarda ressentimentos que nem podemos imaginar, pois ele não nos deixa lembrar. A oração do perdão para a raiz, feita pelo menos um dia sim, um dia não, despertará a paz e alegria de viver, produzindo em seu comportamento mais docilidade, segurança e força sábia para tomar suas próprias decisões, sem culpa e sem medo.

Acabe com a raiva e os pensamentos ruins e seja mais livre para sonhar. Esqueça sua idade e procure informações sobre milhares de pessoas de mais de 60 anos, que saem à procura da sua verdade interior, novos amigos, novo trabalho, nova residência e até uma nova família, se for necessário. Acredite em você, acredite no Deus do Universo e se cure!

Gengivite

Como expliquei anteriormente, nomes de doenças que terminam com *ite*, significam inflamação daquele órgão. A gengivite é uma inflamação da gengiva, podendo causar inchaço, sangramento e perda dos dentes. Toda inflamação, segundo a medicina chinesa, está diretamente relacionada ao excesso de raiva (energia *yang*). A boca é a porta para a expressão da alma e para a criação. Esta área do corpo adoece quando a pessoa se inflama facilmente contra certas pessoas ou situações. Quem sente raiva e indignação constantemente e fala ou pensa com raiva ou nervosismo em relação a alguém da intimidade ou próximo, desenvolve inflamações na gengiva, significando que arrastou por muito tempo uma situação de atrito secreto ou explícito com alguém. A gengiva representa a luta pela vida, ou seja, ataque e defesa. Quando as gengivas sangram, revelam que a pessoa teve uma frustração muito forte na sua luta para conquistar algo ou alguém. O sangramento mostra que a tristeza e raiva profunda estão consumindo seu coração. Podemos ver nos olhos dessa pessoa um brilho de raiva e tristeza que permanece todos os dias com ela. A pessoa de muita "garra" e coragem, às vezes não percebe que está correndo atrás dos seus sonhos como um leão que procura sua caça. Esse comportamento meio animal é que desenvolverá as doenças nas gengivas quando "a caça escapar". Saber esperar e saber perder é uma dádiva que podemos aprender e treinar. Certas coisas levam tempo maior para serem conquistadas e outras, não devemos brigar por elas. Ao desenvolver a intuição, sabemos exatamente quando e como podemos ir atrás daquilo que almejamos. Pela intuição e sensatez podemos saber o que é melhor para nossa vida e quando está na hora de interromper as tentativas, mudando o rumo da nossa vida. Existem aqueles que aparentemente são calmos e equilibrados, mas possuem gengivite. Isso mostra que tentam ser calmos, mas por dentro escondem ira. Ser calmo e realizado na vida requer autoconhecimento, pois sem isso é como se andássemos com uma venda nos olhos. Quem não se conhece, torna-se agressivo de alguma forma, devido ao medo de ser atacado pela vida repentinamente. Por isso "metralha" verbalmente a tudo e a todos, como se com isso pudesse se proteger das invasões dos "alienígenas" da família ou de outros lugares que frequenta.

Pessoas que criticam muito o comportamento das pessoas da família, dos relacionamentos amorosos, companheiros do trabalho, do patrão, marido, da esposa e dos acontecimentos do mundo, têm cem por cento de chance de ter inflamação na gengiva e também diversos problemas nos dentes, na língua e desenvolvem mau hálito, mesmo escovando os dentes.

Para resolver essa situação bucal tão desagradável, é importante saber que podemos ver a alma nos olhos das pessoas e sentir seu cheiro pela boca delas. Uma alma nervosa e intolerante revela que a pessoa sofreu traições e várias injustiças em sua infância, aprendeu a olhar a vida se defendendo e atacando para não ter que sofrer mais humilhações e mágoas. A somatização dessa doença mostra a história de vida dessa pessoa. Se esse é o seu caso, perceba como você rebate certas ofensas ou supostas críticas sobre sua pessoa. Repare como você se irrita com pessoas intolerantes ou agitadas que falam mal dos outros. Isso nada mais é que sua projeção, ou seja, você está vendo nessas pessoas aquilo que não vê em si mesmo.

Veja o lado bom das pessoas e as elogie mais. Isso começará a transformar a sua dor secreta em paz e alegria, pois ter tolerância significa entender que as pessoas merecem uma chance, mesmo que elas não tenham conseguido mudar. Cada um de nós tem um tempo diferente para amadurecer e, no momento que você reconhece isso nas pessoas, sua alma está se tornando bela e evoluída. Consequentemente as inflamações da sua boca desaparecerão e seu hálito será completamente agradável. Lembre-se de que, pela Linguagem do Corpo, dentes significam decisões, portanto, tome decisões de forma amorosa e calma, para que as Leis do Universo façam você encontrar o dentista que resolverá os seus problemas dentários. Pela *Lei do Semelhante que atrai Semelhante*, você saberá se está se tornando uma pessoa melhor.

Certo dia eu estava tomando café da manhã na padaria próxima a Escola Brasileira de Linguagem do Corpo e Psicanálise Cristina Cairo, quando uma aluna querida entrou para tomar café. Quando me viu, seu rosto se transformou de serena para "coitadinha" e então, ao se aproximar de mim, começou a lamuriar coisas de sua vida. Esperei um pouco para sentir se ela percebia o que estava fazendo, mas ela não percebeu. Então eu a interrompi com firmeza e carinho e disse: "Você percebeu que você está se queixando da vida sem reparar que estou tomando meu café da manhã? Até agora eu não ouvi nada que eu pudesse lhe ajudar, pois lamúrias não são problemas." Confesso que fui firme demais com ela, mas, na minha filosofia de vida, acredito que o verdadeiro amigo é aquele que avisa imediatamente dos deslizes comportamentais de quem ama, para que ele possa ver o que está fazendo consigo mesmo. No instante em que eu disse aquilo, ela parou como estátua, olhando para mim com ar de surpresa e autoanálise, afinal ela havia feito os meus cursos de mudança comportamental pela Linguagem do Corpo. Para minha surpresa e alegria, ela transformou-se novamente de coitadinha para serena e me respondeu, também com carinho: "Cris! Me desculpe. Você tem razão, a gente não percebe que tem vício de lamuriar e de se queixar." Aquilo me fez ver que ela só precisava de um empurrãozinho, pois minha aluna amiga teve humildade suficiente para admitir seus erros. Enfim, encontramos um problema para ser resolvido. Conversamos um pouco sobre o ocorrido e até rimos da situação. Ela percebeu, então, que o problema estava nela e não nos acontecimentos da sua vida.

Com isso, procurei mostrar que queixas, lamúrias e críticas nada mais são que vícios e não ajudam em nada. Ao contrário, causam doenças, desarmonias e boca com sérios problemas.

Seja mais alegre e tenha bom humor ao lidar com as pessoas complicadas. E lembre-se de que bom humor não significa ironia, nem cinismo e sim paciência e tolerância com semblante sereno e respeitoso.

Vale a pena! Tente começar hoje!

Glaucoma

Segundo o dicionário Aurélio, é o endurecimento do globo ocular, motivado pelo aumento da pressão interna do olho causando a atrofia do nervo óptico, que acarreta dores de cabeça e diminuição da visão, até a cegueira.

O glaucoma revela as defesas secretas de um coração indignado com as pessoas da sua confiança. O endurecimento do globo ocular mostra que a pessoa endureceu seu coração sem que tenha percebido. Os olhos secos, sem brilho ou enrijecidos simbolizam olhos que enxergam de forma dura os acontecimentos da sua vida. Perderam a capacidade de perdoar e agradecer as lições cármicas. São pessoas que se entregaram profundamente às amizades, à família, à caridade e também ao amor e receberam ingratidão, desamor, traição, injustiças ou viram morrer quem mais amavam ou perder-se na vida quem mais ajudaram.

Os mesmos acontecimentos podem ser sentidos de diferentes formas por diferentes pessoas, conforme a cultura ou a educação que tiveram. Isso faz com que um problema seja difícil de resolver para algumas pessoas e para outras seja mais fácil de soltar do coração. As doenças se tornam difíceis ou impossíveis de curar quando alguém aprendeu que certas doenças não têm cura ou nunca receberam estímulos positivos para compreender os sofrimentos que caíram sobre ela. Toda pessoa que se apega a alguém ou alguma situação terá decepções, pois não percebe que está sempre esperando alguma resposta positiva daquilo a que se dedicou tanto.

Para que o globo ocular possa ser libertado desse enrijecimento, o coração deverá ser libertado primeiro. Se você desenvolveu glaucoma, saiba que seu coração é que se enrijeceu devido às suas opiniões e conceitos rígidos e intolerantes numa fase da sua vida. Comece a olhar com mais ternura aqueles que fizeram você sofrer e aceite o fato de que a *Lei do Retorno* é implacável. Você recebeu de volta aquilo que plantou de alguma forma, sem se dar conta que os antigos pensamentos e críticas, relacionados às pessoas e acontecimentos que o magoaram, voltariam para você em forma de doença dos olhos. Quando você entender o que é a verdadeira doação e entrega, sentirá que parte do que você fez de bom para alguém era desnecessário, ou seja, as coisas aconteceriam por si só, mesmo se você não tivesse participado ou interferido. Amoleça, ceda, solte as queixas da sua alma e deixe o curso natural dos acontecimentos fluir e evoluir.

Outra etapa para a sua cura é reiniciar sua vida pessoal que ficou estagnada ou amarrada por dependência de alguém ou por outros dependerem de você de alguma forma. A atrofia do nervo óptico simboliza a atrofia das suas ações pessoais e a falta de coragem para ser você mesmo. Ninguém tem o poder de impedir que você vá atrás dos seus sonhos. Somente sua própria insegurança e falta de autoconhecimento é que o faz colocar peso e muita importância no comportamento do mundo ao seu redor.

Tenha uma nova meta. Inicie as pesquisas silenciosas sobre como alcançar essa meta e olhe com firmeza e fé para ela. Levante-se e ande agora, onde você estiver, e olhe para todos os objetos e peças próximos a você, procurando ver a beleza, a utilidade e as coisas boas que eles emitem para o seu coração. O ato de você observar as coisas ao seu lado com atenção e amor já estará levando você em direção a sua nova meta, mesmo que você ainda não saiba o que deverá buscar. Exercite-se a ter olhos bondosos e dóceis para tudo e não espere nada de ninguém. Conte apenas com a presença de Deus do Universo no seu caminho e em todas as suas decisões. Ele trará até você pessoas e situações maravilhosas para amparar sua nova vida. Acredite no poder do amor e desista da resistência e da teimosia. Seja flexível com sabedoria e aguarde aos poucos a sua cura. Ela será o reflexo da sua compreensão e alegria em viver e deixar que todos vivam suas próprias experiências. Sorria pelos olhos e faça sua alma brilhar como o coração de uma criança. Boa sorte.

Hanseníase

Doença infecciosa crônica devido ao bacilo de Hansen (sinônimo de lepra).(Enciclopédia Larousse)

Segundo a medicina convencional, a *"hanseníase lepromatosa é a forma mais grave da doença. É altamente contagiosa e se caracteriza por nódulos cutâneos vermelhos. Pode se transformar em úlcera e placas. A rinite é uma constante, às vezes com destruição do septo nasal e afundamento do nariz. As lesões oculares são frequentes e provocam cegueira. Os comprometimentos nervosos e os problemas trópicos não são constantes. A evolução ocorre em crises febris e leva à caquexia (inanição – desnutrição)".*

"*A hanseníase tuberculoide é pouco contagiosa e se caracteriza por manifestações nervosas. As lesões cutâneas são manchas despigmentadas, ou máculas rosadas ou amarronzadas. Partes do corpo ficam insensíveis e variam a temperatura. Ocorrem dores e paralisia de certos nervos. Segundo o IBGE, essa doença tem sido tratada com eficiência evitando as deformações ou perdas das partes do corpo e mesmo o contágio. A hanseníase (ou lepra) acontece nas regiões mais pobres do mundo onde a higiene e a alimentação são extremamente precárias.*" (Enciclopédia Larousse)

Sabemos que na época de Jesus, a lepra era temida a ponto de a família abandonar pessoas queridas pelas ruas para não serem contagiadas. Jesus provou às multidões com seu amor incondicional que essa doença era curável como qualquer outra. Hoje sabemos que a energia do amor poderoso da cura que ele emanava de seu coração e de suas mãos era a energia taquiônica, produzida pela fé e pela atitude de bondade e carinho.

A hanseníase é uma doença que se desenvolve pelas ininterruptas crises de lamúrias, desânimos, ingratidão e falta de caridade. Os antepassados de pessoas com hanseníase foram sofredores das próprias ganâncias e consequentes perdas materiais e morais, deixando como legado cármico dores espirituais para seus descendentes.

Sob qualquer suspeita de hanseníase ou mesmo ela já manifestada, recorra ao Deus do seu coração e faça orações do perdão em nome de seus antepassados. Isso fará cessar as ondas vibracionais negativas do sofrimento espiritual que ecoa do passado.

Compreenda e aceite sua vida como ela é. Sinta gratidão pelas pequenas coisas que você possui e sorria para as pessoas ao seu redor. Isso ajudará você a começar a mudar as frequências vibracionais da dor para a paz e então sua saúde começará a voltar. Essa doença acontece nos corações mais sofridos e decadentes da fé. A escuridão do coração não permite enxergar as alegrias das coisas simples e nem sentir bondade sem fim, por isso é necessário acreditar sem ver e sentir sem tocar nas forças espirituais mais elevadas e trazer para sua alma o que seus antepassados perderam pelo sofrimento do que eles mesmos plantaram com o orgulho e o medo.

O nariz e os olhos são regidos pelo chacra frontal que regula o sistema nervoso central, as visões espirituais, a sabedoria dos mestres e a intuição que nos guia na escuridão. Portanto, saiba que essa doença será curada quando você se dedicar a amar toda a humanidade e olhar com os olhos de Cristo, ou Buda, ou

Maomé que existe em sua essência. Lembre-se de que perante o Deus do Universo somos todos seus filhos amados e merecedores do perdão. Então perdoe tudo e todos, desapegue-se daquilo que você não pode resolver e solte o seu amor que ficou trancado em sua alma por ter perdido a fé. Brinque mesmo sofrendo, sorria mesmo querendo chorar e passeie mesmo sem vontade, porque sua atitude positiva desbloqueará as travas para a luz e a felicidade. Você precisa dar um jeito de ser feliz e se permitir receber as dádivas mais lindas dos planos superiores. Arranque do seu peito todo sentimento de culpa seja do que for e acredite que você não precisa pagar pelos erros dos seus antepassados. Assuma que você é um ser importante para seu Pai. Queira ser uma pessoa alegre que elogia as pessoas com ternura e gratidão. Você verá como é gostoso poder ser amado porque ama e ser compreendido porque compreende. Sinta essa paz e cure sua pele dos transtornos internos causados por sua forma de se comunicar com o mundo.

Comece já a cavar em você a jazida de luz que todos nós temos e faça novos amigos. Deus estará observando seu esforço. Acredite.

Hemofilia

Segundo a Enciclopédia Médica Familiar (Seleções do Reader's Digest), "*a hemofilia é uma perturbação congênita que consiste na dificuldade de coagulação do sangue. Consequentemente, qualquer ferida ou traumatismo, por menor que seja, dá origem a uma hemorragia prolongada. Assim, a hemofilia implica no risco de anemia e de grave diminuição do volume de sangue. Além disso, a formação de hematomas nos tecidos ou nas articulações pode produzir diversos graus de incapacidade.*"

A medicina convencional assusta o ser humano e o deixa numa situação sem saída, pois, o que está escrito acima deixa ainda mais tristeza num coração que já está desiludido.

Os médicos estudam muitos anos de suas vidas, renunciam a sua vida pessoal, por diversas vezes, para salvar as pessoas, e sofrem sinceramente quando não conseguem curar seus pacientes. Sei que eles tentam fazer o que podem, porém, eles mesmos não foram instruídos a lidar com a causa emocional, psicológica e espiritual que geram as doenças e sentem-se limitados tanto quanto limitam as expectativas de cura dos doentes. Acredito que se todos os estudantes de medicina estudassem, na faculdade, a metafísica, eles mesmos teriam muito mais instrumentos para socorrer alguém em desespero. Felizmente, tenho visto centenas de médicos estudando a mente humana por conta própria e conseguindo guiar com sabedoria os diagnósticos, os tratamentos e a cura, deixando muito mais esperança e alegria nos corações de seus pacientes e familiares.

Alegre-se, pois, a hemofilia nada mais é que tristeza profunda pela ausência do pai. Ou seja, segundo a Linguagem do Corpo, os glóbulos vermelhos representam o pai e os glóbulos brancos representam a mãe. Quando uma criança ou adulto desenvolve a leucemia, significa que a mãe é o pai da casa e quando alguém desenvolve a hemofilia, significa que o pai é a mãe da casa ou deixou marcas tristes no coração da família. Pai dominante, por exemplo, muitas vezes desequilibra a união do casal ou a formação dos seus filhos e gera a separação das polaridades (*yin* e *yang*) mulher e homem e faz com que seus filhos se sintam desamparados. Com certeza, uma pessoa com hemofilia teve problemas sérios em sua infância em relação à união de seus pais. Pode ter acontecido alguma tragédia ou constantes infelicidades no núcleo da família.

Quando a ciência diz que algo é congênito, sabemos que, pela metafísica, é apenas a repetição do padrão mental e comportamental dos pais, avós, bisavós e de outras linhagens dos antepassados. Por isso, quando pesquisamos o comportamento da família, desenvolvemos uma forma de avisá-los de que estão repetindo as doenças ou as perdas, devido à falta de informação sobre o conteúdo do inconsciente da egrégora familiar. No caso da hemofilia, a mãe é que transmite esse defeito genético, porque há dor e tristeza no coração das mulheres dessa família em relação aos seus homens. Como a hemofilia acontece mais em homens do que em mulheres, podemos dizer que a cura genética só acontecerá quando as mulheres desta linhagem perdoarem profundamente os homens, como pai, avô, filho, marido e irmão. É importante que perdoem o sogro, pois ele representa o pai para o subconsciente.

Querido leitor, você pode tanto orar em sua religião para seus antepassados, como também pode fazer terapias voltadas para o perdão. De qualquer maneira, o importante é se espiritualizar, no sentido de amar todas as coisas do céu e da terra e agradecer tudo e todos sempre. Quando o seu coração estiver repleto de tranquilidade e ternura, significará que a doença estará desaparecendo, contrariando a medicina convencional.

O Dr. Kasuo Murakami, geneticista japonês, desenvolveu pesquisas no gene humano, durante toda a sua vida, e descobriu que a genética não é fixa e pode ser alterada conforme o estado emocional da pessoa. Leia seu livro, *Código Divino da Vida*, Barany Editora, e solte seu coração para a esperança e para a alegria da cura.

Saiba que a anemia causada pela hemofilia significa complexo de inferioridade e tristeza arrastados por muito tempo. Em suma, tornando seu coração e seus pensamentos alegres em relação ao seu pai, a doença cederá. A doença só acontece para informar as pessoas de que algo não está harmonioso e que o passado está preso pela falta de perdão e aceitação. Liberte seus medos e entenda que não existe solidão, pois nunca estamos sós. Alguém lá em cima está protegendo você. Deixe-o curar sua alma e sorria mais. Mesmo que você ache que não tem nada para perdoar, faça oração e reflexão para o perdão e a libertação dos sofrimentos que você trouxe nos genes, sem saber. As coisas acontecem sem que ao menos saibamos sua profundidade, por isso, não se impressione mais pelas pessoas ou médicos que não acreditam na cura. Você é quem tem que acreditar nela em silêncio e sem alarde. Vá então atrás da sua cura imediatamente e comece a fazer novos planos de vida, porque afinal, você tinha esquecido quem é e o que quer. Vamos! Sorria agora! E se cure!

Hemorragia

O sangue carrega todas as propriedades da vida: os minerais, os hormônios, as enzimas desintoxicantes do organismo e as substâncias invisíveis da energia vital. Através do sangue podemos detectar tudo a seu respeito, desde doenças até o seu caráter. A memória celular dos antepassados e até dos órgãos doados, desfila pela sua corrente sanguínea, acionando suas vontades, medos, decisões e lembranças. Ele mostra quem é você e, acima de tudo, mostra quem é sua família e sua origem mais antiga. A alegria de viver revela a sua aceitação pelo que você trouxe para esta vida e a hemorragia revela a sua insatisfação e tristeza por ser quem é ou por ter o que não quer e até não ter o que deseja. A perda de sangue na hemorragia significa tristeza profunda por não ser reconhecido pelo que é.

Os locais do corpo onde ocorrem as hemorragias mostram exatamente que tipo de tristeza a pessoa carrega em seu coração, às vezes sem saber a intensidade.

Sangramento pelo nariz revela um ego mimado que se sente vítima. A hemorragia pelas narinas mostra que a pessoa não se sente amada e reconhecida por tudo a que se dedicou. Sente tristeza por achar que não teve o reconhecimento e a valorização que esperava secretamente.

Hemorragia pelo útero significa mulher que chora lágrimas de sangue por não se sentir amada como fêmea ou sexualmente. Normalmente acontece em mulheres que se dedicam exageradamente ao trabalho do lar ou da empresa e não conseguem lidar com a ausência do marido ou do namorado ou até de homens que se dizem presentes, mas não a enxergam como ela gostaria de ser vista por ele. O útero representa o seu lado criativo, sensual, amoroso, fêmea, mulher desejada e acarinhada, emocional e a sua verdadeira autoestima. Portanto, se seu útero chora em forma de sangue é porque você se esqueceu de si mesma e não as outras pessoas. Saiba conquistar o que deseja com sua sensualidade equilibrada e não com sua sexualidade que a fará sentir-se usada e não amada. Mulher autoritária e dominante costuma perder o carinho e a proteção masculina, gerando transtorno para si mesma. O homem, ao ver o comportamento masculinizado de uma mulher no relacionamento ou na educação dos filhos, instintivamente sente que ela está competindo com ele e sem intenção consciente, passa a tratá-la como um amigão ou como um rival da vida.

A mulher mal amada buscou de alguma maneira ser vista como alguém forte demais ou fraca demais. A tristeza do coração de uma mulher a leva a ter sérios distúrbios vaginais, hormonais, uterinos, das mamas, dos intestinos, da bexiga e manchas na pele.

Para acabar com esses sangramentos pelo útero, a mulher deve aprender a sair do papel de vítima ou da guerreira solitária e desejar viver os bons momentos da vida, sem querer nada em troca e sem ficar esperando reconhecimento por tudo a que se dedicou. Toda expectativa gera frustração, mágoa e ódio. Lembre-se de que a *Lei do Retorno* sempre trará até você seus medos, raivas e mágoas em forma de pessoas e de situações desagradáveis. Sorria e faça oração do perdão para o seu pai, mesmo que você ache que não tem nada para perdoar. Pois o útero representa a polaridade *yin*, que necessita do *yang* (homem ou pai) para se equilibrar. Seu pai foi seu primeiro modelo de homem e será a imagem dele distorcida ou não que você transferirá para um homem por quem você se atrairá instintivamente para estar sempre ao lado da memória do seu pai da infância. Sem perceber, você estará muitas vezes ou repetindo a história da sua mãe ou estará inconscientemente se submetendo ao que não quer para não repetir a história dela em sua vida. Por isso, a oração do perdão levará seu inconsciente a elaborar qualquer problema que estiver escondido na sua alma e a libertará desse comportamento que faz você nunca se sentir uma mulher completa ou aceita.

Sangramento na gengiva revela tristeza, raiva, ataque e defesa, por não ter vencido alguma batalha. A gengiva significa o suporte das decisões e das conquistas, quando ela sangra mostra que a pessoa está fraquejando em suas buscas e está desistindo de algum sonho por perceber que não pode mais lutar. Seja no relacionamento amoroso, na carreira, na família, seja nos planos com os amigos, jamais desista de lutar para salvar as relações, a não ser que a outra parte não deseje mais continuar. Se você julgar como perda ou derrota aquilo que tanto quis e não conquistou, sua gengiva sangrará sempre, mas se você compreender que nada se perde, pois tudo tem começo, meio e fim, então perceberá como é importante aceitar o novo em seu coração. Suas gengivas se tornarão saudáveis para sempre, quando você sentir alegria por não ter que lutar mais por certas coisas. Deixe a vida acontecer e, se estiver difícil de conseguir o que você quer, então solte com fé e alegria, por ter a certeza de que nada acontece por acaso. Cante, dance, mesmo na solidão, e verbalize somente palavras de gratidão e otimismo. As gengivas esperam que você sinta paz para que se curem.

Cortes na pele simbolizam que a pessoa se sente separada ou momentaneamente apartada de alguém que a aborrecia. Ferir a pele com um corte significa cortar relações, separar-se de alguém em seu interior. Esse tipo de sangramento nem sempre é percebido como tristeza, pois normalmente a pessoa estava tensa, distraída ou com raiva na hora do acidente. Mas saiba que todo e qualquer sangramento em qualquer lugar do corpo estará mostrando tristeza e desalento. O sangue representa a alegria da vida e quando se perde sangue, significa que se está perdendo a alegria da vida em algum setor. A alegria alimenta o sangue de energia vital e fortalece o sistema imunológico. Procure ajuda, seja em sua religião, em sua filosofia de vida ou mesmo com psicólogos e astrólogos para que você encontre novos caminhos para se dedicar outra vez. Ame sempre, busque a paz e alegria mesmo que o mundo ao seu redor pense diferente de você. Nunca imponha suas opiniões, pois quem tem tendência a sangrar está mostrando que não sabe lidar com perdas e disputas. Converse com as pessoas, escute suas opiniões e não se revolte por dentro quando alguém não o elogiar e nem reconhecer suas qualidades. Ninguém é obrigado a gostar de você e dos seus pensamentos. Todos são livres para escolherem suas amizades, seus amores e tudo que desejarem. Desapegue-se com alegria e aceite quando a vida lhe enviar términos e recomeços, pois com certeza será sempre para o seu bem.

Hemorroidas

Hemorroidas são veias ou varizes dilatadas na região do ânus. As dores, o incômodo e até o sangramento são causados por uma pressão interna do reto sobre o seu próprio terminal, o ânus. O reto, pela Linguagem do Corpo, representa o canal do término do seu passado e o ânus representa a porta de saída daquilo que não serve mais para a sua vida, ou seja, o que já passou, o que não pode mais ser mudado.

Problemas de hemorroidas acontecem em pessoas que não esquecem o passado e o usam sempre como referência ou como forma de justificar os seus sofrimentos atuais. São pessoas que têm ansiedade muito alta para querer mudar de vida, mas ao mesmo tempo, se sentem presas ao ritmo antigo familiar, do trabalho, dos relacionamentos amorosos e das suas próprias crenças sobre como educar ou se relacionar com o mundo. O ânus sofre quando seus pensamentos se dividem entre desejar fortemente um futuro diferente e, ao mesmo tempo, agir sempre do mesmo jeito, ou seja, com o comportamento do passado perante as mesmas situações da vida.

Sendo o ânus a porta de saída do passado, ele precisará estar relaxado para deixar ir embora seja o que for. Porém, aqueles que vivem se preocupando com o futuro dos filhos, do casamento, do trabalho, do mundo, da família e até de si mesmo sentem constantes medos e não o percebem como medo. O medo faz o ânus se contrair e você pode perceber em alguns momentos de sustos ou de brincadeiras em parques de diversão, como na roda gigante, que seu ânus se contrai quando sua cadeirinha estremece lá no alto. Muitas pessoas contraem o ânus quando o avião decola e existem diversas situações em que a apreensão repentina faz acontecer seu fechamento, como defesa, não é mesmo?

Pois bem, então saiba que sua hemorroida sofre quando você não consegue se decidir se solta o passado e agarra com coragem o futuro ou se sonha acordado com a felicidade, mas não solta o seu velho jeitinho de ser. Entendeu agora porque seu ânus está "chorando"?

Você terá de ter coragem de se jogar nos braços de Deus e entregar o seu futuro e o de quem você ama nas mãos da grande Sabedoria. Você precisará aprender como voltar a ter fé e soltar as preocupações com tranquilidade e paz no coração. Faça isso imediatamente. Procure a ajuda da psicologia, das práticas da meditação constante, florais, yoga, para saber encontrar novas ideias de como agir perante as mesmas situações que você mesmo atrai pela *Lei de Causa e Efeito*. Transforme seu destino com novas atitudes e novos pensamentos. Controle suas emoções com a inteligência e não permita mais o vitimismo. Ser verdadeiro guerreiro significa saber esperar a nova colheita das suas novas sementes plantadas e parar de brigar e bater de frente com aquilo que você já plantou e está colhendo. Pare de pensar que você fez tudo de bom para os outros e só está recebendo ingratidão e desgostos como recompensa. Entenda que se você tivesse plantado coisas certas e boas, estaria hoje colhendo as alegrias dos seus frutos. O passado acabou e pelo jeito você fez coisas pensando que eram boas e por isso está indignado com os resultados. A bondade e a dedicação sincera precisam ser guiadas pela sabedoria e pela intuição, do contrário você estará fazendo coisas desnecessárias a pessoas erradas. Seus conceitos podem não ser os mesmos das outras pessoas da sua intimidade, por incrível que pareça. Seja flexível e deixe a roda da vida girar. Afinal é o seu ânus que está sofrendo e não daqueles com quem você se indignou, não é mesmo? Reaja e aceite que você está sempre aprendendo a se relacionar com as diferenças e com o novo na sua vida. Seja feliz em qualquer época e em qualquer idade. Isso é que é saber viver.

Hepatite

A hepatite é uma inflamação do fígado atribuída à infecção provocada por vírus, alimentos contaminados, alcoolismo e contágios. Porém, quando lemos os significados das doenças na Linguagem do Corpo, encontramos a causa das causas e tentamos avisar o paciente que seu comportamento está gerando essa doença ou se deixando contaminar. O fígado é um órgão que chamamos de mãe, pois pega para si todos os resultados positivos e negativos da família orgânica e intermedeia, armazena, transforma, produz e elimina. Ele também é conhecido como mãe porque está instalado do lado direito do corpo abaixo das costelas frontais e inferiores. Essa localização, pelos estudos egípcios e chineses, representa o lado feminino. O fígado filtra todas as toxinas produzidas pela raiva, pelos medicamentos e por todas as substâncias ingeridas ou do próprio organismo. Sabemos que pessoa constantemente nervosa e com raiva, mais cedo ou mais tarde sofrerá do fígado, pois ele não dará conta de filtrar tantas substâncias pesadas e ácidas lançadas no sangue. A hepatite é sinônimo de pessoa que não consegue lidar com mulheres dominadoras, autoritárias, chantagistas, ausentes ou manipuladoras, lembrando que mulheres anuladas são manipuladoras também.

Encontramos, no convívio com portadores da hepatite, revelações de seus sentimentos raivosos reprimidos quanto à memória de suas mães. Ao pesquisar os dados psicológicos dos pacientes, estes nos revelam, às vezes com certa resistência, que tinham ou têm problemas de relacionamento com suas mães. Muitos homens nos contam que suas esposas são dominantes ou provocam neles muita raiva de alguma forma. Por mais que amem a mãe ou esposa, o grande problema é qual a imagem que têm delas. Muitas pessoas se sentem sobrecarregadas no trabalho e nas preocupações com os problemas familiares, exatamente porque, de alguma forma, a mãe não comparece para ajudar, ou se faz de vítima, quando percebe que todos estão preocupados com outra pessoa da família e não mais com ela. Essas são as mães que provocam problemas no fígado dos filhos ou do marido, pois reivindicam atenção no momento em que eles precisam de ajuda. Com isso, a família sente raiva indireta dessa mãe.

Quando então mostramos à pessoa infectada a importância de ser mais amorosa, mais calma e mais doce em relação a todos os acontecimentos da vida, principalmente a importância de se dedicar à terapia do perdão em relação a sua mãe, ela até estranha um pouco o nosso diagnóstico, mas compreende e passa a se dedicar a mudar suas atitudes.

A hepatite pode ser evitada, mesmo quando os vírus estão próximos de você – basta ser uma pessoa alegre e flexível nas opiniões. O sistema imunológico se fortalece na presença dos hormônios produzidos pela alegria sincera e o nosso corpo se torna resistente a qualquer tentativa de invasão de bactérias, vírus ou fungos.

Conheci homens que eram alcoólicos desde a adolescência e faleceram de outra doença que não tinha qualquer relação com seu fígado, que estava limpo e saudável. Amigo leitor, sabemos que a bebida alcoólica é uma das piores drogas, que maltrata o corpo e a família, mas também sabemos que as pessoas se revelam quando anestesiam a consciência com o álcool. Uns revelam-se nostálgicos e chorões e outros assumem agressividades assustadoras. Portanto, podemos afirmar que aqueles cujo comportamento secreto é raivoso e agressivo terão problemas no fígado e não os bondosos e tristes. A doença é relativa perante alimentos, bactérias e drogas, pois cada um gera em seu corpo aquilo que guarda em sua alma.

O fígado precisa de amor e calma para se curar. Para isso é necessário saber o que se quer verdadeiramente da vida e ir em direção à sua meta, mesmo às vezes tendo que dar passos para trás, devido aos opositores. Seja flexível com as grandes muralhas que atrapalham seus passos, pois são elas que fazem você parar a sua corrida frenética do dia a dia e refletir no quanto você precisa descansar e dividir com Deus a sua luta.

Hérnia

A hérnia era conhecida pelo nome de "quebradura" por ser uma saliência de uma parte do órgão devido ao enfraquecimento do tecido que o rodeia. Existem vários tipos de hérnias: inguinal (virilha), crural (parte superior da coxa), cistocele (a bexiga faz saliência na vagina), retocele (o reto produz uma protuberância na parede da vagina ou no ânus), hérnia do hiato (parte do estômago passa através de uma abertura nos músculos do diafragma, conhecida como gastrocele), hérnia umbilical (formação de uma saliência na área do umbigo), além de outros tipos, incluindo a hérnia do cérebro e a hérnia de disco. A dor de uma hérnia é muito forte e deve ser tratada. Em caso de cirurgia, a operação é simples. Quando a hérnia não é tratada, pode ficar estrangulada, impedindo a irrigação sanguínea do local.

Pelos estudos da Linguagem do Corpo, toda hérnia representa o esforço mental e emocional para suportar os problemas aparentemente sem solução.

Segundo a medicina convencional, a hérnia pode acontecer devido a um esforço físico por "carregar peso mais do que se pode aguentar", ou por uma deficiência muscular.

Mas, segundo a visão profunda da interpretação das doenças, a hérnia acontece devido ao esforço da vontade e da obstinação para "carregar responsabilidades mais do que se pode aguentar". Quando surgem hérnias em crianças de até 7 anos e meio de idade, sabemos que elas estão produzindo em seus corpinhos as energias mentais e emocionais da mãe, pelo eletromagnetismo que as une. A mãe ou sua protetora é que estão sobrecarregadas e não sabem como soltar as responsabilidades excessivas. Na criança se manifestam os sofrimentos da mãe biológica ou adotiva, em forma de doenças ou acidentes, mesmo que sejam sofrimentos secretos. Nos jovens de 8 a 14 anos e meio, se manifesta toda a dor secreta do pai, biológico ou adotivo.

A hérnia sempre revela que a pessoa se sente responsável e acuada pela família, pela empresa ou por uma relação.

A hérnia inguinal é mais comum. Acontece na parede abdominal, próximo da ligação entre as coxas e o tronco.

Segundo os médicos convencionais, quando a pessoa faz esforços físicos em demasia, se essa zona estiver enfraquecida, cede a uma parte do intestino, causando uma saliência ou hérnia, impedindo a irrigação sanguínea no local. Mas, segundo a Linguagem do Corpo, na verdade, mesmo que a pessoa tenha carregado coisas pesadas, não foi o seu corpo físico que não aguentou e cedeu, foi sua mente sobrecarregada. Pergunte a quem está com essa hérnia como é a vida familiar, profissional ou como ela se sente em relação às preocupações do dia a dia. Com certeza responderá que cuida de muita gente sem o apoio esperado ou carrega uma empresa "nas costas" ou até que faz "malabarismos" mentais e comportamentais para manter seu relacionamento amoroso, sua família unida e alimentada ou está escravizado por dívidas de toda espécie.

Todas as doenças têm uma história pessoal que desencadeia as disfunções psicológicas, emocionais, corporais e espirituais.

Quando a hérnia se instala, é necessário ouvi-la. Ela está pedindo para você não ter medo de revelar às pessoas de quem cuida o seu cansaço e sua vontade de dividir suas preocupações e medos com elas.

A hérnia só acontece em pessoas que querem se mostrar mais fortes do que são, para não serem chamadas de incompetentes, dependentes, fracas, incapazes ou até de folgadas, pois, para elas, isso é humilhação. Elas querem ser reconhecidas pelo seu esforço como mártires, porque na infância as subjugaram e fizeram crescer antes da hora, com as responsabilidades da casa e da família.

A pessoa que desenvolve hérnia em seu corpo está inconscientemente dizendo: "Olhem para mim e vejam como trabalho sem descanso, reconheçam que sou responsável e que sustento todos os que me rodeiam".

Muitas pessoas trabalham sem descansar e sustentam muitas pessoas, mas nunca terão hérnia, pois seus sentimentos não estão voltados para o medo, a culpa ou a expectativa de serem amados e reconhecidos pelos seus esforços. Elas fazem muitas coisas, mas não colocaram "peso" na responsabilidade que a vida lhes impõe.

O "peso" é que provoca a hérnia, não o peso material, mas o peso emocional por ter "medos". O nosso organismo tem capacidade infinita de recuperação, basta reajustar as emoções, os pensamentos e as atitudes diante das situações na vida. Torne-se livre por dentro.

O corpo está sempre se regenerando, independentemente do que muitos médicos afirmam. A velhice e a hereditariedade são relativas e não fatos. Se viajarmos pelo mundo, encontraremos todos os tipos de crenças e resultados diferentes. Não é regra o envelhecimento e a doença, pois estes dependem de nossas crenças mais profundas.

Aquele que pratica assiduamente a meditação da quietude dissolve os obstáculos emocionais e mentais e o corpo está sempre forte, saudável e jovem. A hérnia desaparece quando o amor suave cresce no coração e afasta todo o medo.

Na hérnia cistocele, quando a bexiga faz uma saliência na vagina, compreendemos que esses dois órgãos estão representando a tristeza profunda de uma mulher no relacionamento amoroso. Ela está sobrecarregada emocionalmente e não tem coragem de tomar uma atitude que a alivie do peso dessa relação. Algumas vezes seu pai é o representante psicológico do relacionamento amoroso dela, que a faz assumir a vida dele, como se fosse sua esposa.

Aceitar as coisas que não podem ser mudadas rapidamente diminui o peso da vida, pois é a luta interna contra uma situação externa que produz as doenças.

Existem mulheres com esse tipo de hérnia mesmo não assumindo a vida do pai ou mesmo não tendo relacionamento amoroso algum. Isso acontece porque seu subconsciente culpa, sem saber, seu pai por ela estar sobrecarregada e sem amor.

Perdoar é compreender que nada acontece por acaso e que Deus sabe o que faz. Ao entender os relacionamentos, há a libertação psicológica, a paz interior invade o coração e a energia vital é liberada no organismo para recuperar a saúde. Portanto, perdoe e não necessite mais ser reconhecida pelo esforço. Seja responsável, sem colocar tanta importância naquilo que os outros pensam de você.

A hérnia retocele é quando o reto produz uma protuberância na parede da vagina ou do ânus. O reto representa a saída e a libertação do passado, a vagina representa o complemento do *yang* original (pai e marido) e o ânus simboliza a porta de saída do que não serve mais para a vida.

Quando essa hérnia surge na parede da vagina, significa que essa mulher não acredita no amor e se baseia no passado de sua vida ou no de outras pessoas para definir seu relacionamento amoroso atual, ou permanece sem parceiro por muito tempo ou se anula durante suas relações amorosas. O sentimento de culpa que traz da infância a faz acreditar que nunca terá forças ou merecimento para ter um relacionamento equilibrado, feliz e compartilhado. Sente-se sempre responsável e sobrecarregada pelos erros e problemas da vida a dois.

Costumo ensinar as minhas alunas e leitoras, quando me revelam problemas em seus órgãos genitais e reprodutores, que a terapia e oração do perdão, voltadas para seu pai, onde quer que ele esteja, libertará as amarras do seu subconsciente relativas às situações mal resolvidas com ele, e sua saúde voltará. O pai, dentre outras coisas, representa útero, ovários, trompas, vagina, gestação, namorado, marido e filhos homens, porque o pai é a origem *yang* (oposto e complementar da mãe que é o próprio útero).

No caso de homens desenvolverem essa hérnia no reto ou no ânus, significa que carregam há muito tempo o desejo sofrido e secreto de se libertar do peso do passado, das responsabilidades exageradas, das frustrações na carreira, das mágoas contra alguma empresa, patrão, funcionários, sócio e filhos que os decepcionaram quanto à carreira deles. O ânus, o reto e os intestinos são regidos pela energia eletromagnética do chacra básico (vórtice de energia magnética sutil que regula uma parte do corpo físico e uma parte da psique). O chacra básico ou raiz é responsável por desenvolver e manter no ser humano o desejo de possuir bens materiais, terras e posses no intuito de proporcionar segurança e proteção para si e para sua família. Quando as emoções se desequilibram nesse setor, prejudicam o movimento natural desse chacra, produzindo doenças nos órgãos correspondentes. A mulher também pode desenvolver esse tipo de hérnia no reto ou no ânus, se ela for, de alguma forma, a base da família e estiver guardando as mesmas mágoas relacionadas à profissão, serviços de casa não reconhecidos pela família ou sentindo-se escrava dos trabalhos caseiros sem ao menos ser elogiada pelos membros da casa.

As hérnias ocorrem quando o medo de soltar os pesos e excessos de responsabilidades é maior que o amor próprio. Jesus disse que o maior mandamento da lei Divina é *Amar a Deus sobre todas as coisas e amar ao próximo como a si mesmo*. E acrescenta: ... *Toda lei e os profetas estão contidos nesses dois mandamentos*. (Mateus, cap. XXII, v. de 35 a 40). Isso quer dizer que quando uma pessoa não se ama, não se respeita, não se perdoa, não se diverte, não se alegra, etc., não está amando verdadeiramente ninguém. Isso significa que está agindo na vida sob a pressão do ego, do medo, da culpa, da vingança, mas não pelo amor. Por isso adoece. Reveja suas condições internas, suas emoções, seus medos e sua falta de fé em si e no Deus do Universo. Busque forças na sua essência bondosa e tenha coragem de se desapegar com respeito e brandura das coisas ou pessoas que fazem você sofrer. O verdadeiro desapego não é se afastar fisicamente das pessoas, e sim saber conviver sem expectativas e cobranças. Busque se dedicar a uma meta nobre, social ou espiritual e deixe que a própria natureza corrija aquilo que você e as pessoas do seu convívio deturparam e desorganizaram. As coisas mudam interna e externamente quando paramos de mexer nelas. Quando não sabemos ou não podemos resolver algo de imediato é porque ainda não aprendemos essa lição. A resignação é o grau mais alto da inteligência emocional e não anulação. Relaxe e visualize (imagine) a hérnia desaparecendo e sua vida se desobstruindo. Aqueça seu coração de amor e perdão através do raciocínio lógico de que nada acontece por acaso. Cure-se suavemente conforme for aumentando sua consciência sobre os acontecimentos da sua vida. Acredite na força do amor alegre e da aceitação, pois esse é o caminho para todos os milagres.

Hérnia umbilical

A hérnia umbilical às vezes é considerada congênita e outras vezes como falha no desenvolvimento fetal. Essa hérnia ocorre na infância em consequência da fraqueza na cicatrização do umbigo. A maioria diminui de tamanho ou desaparece com o tempo. No adulto chama-se hérnia paraumbilical, também causada pela má cicatrização do umbigo na infância e às vezes cresce até formar pequenos tumores.

Graças à Linguagem do Corpo, podemos entender a causa das doenças dentro do nosso sistema interno e familiar e corrigir o leme das nossas energias vitais para a cura. Ao nos aprofundarmos nas pesquisas psicológicas e espirituais do ser humano, encontramos respostas que jamais serão vistas no mundo material. Cada parte do nosso corpo representa uma parte da nossa psique e também é o reflexo da nossa alma.

O umbigo representa a origem, a vida e a morte. É por ele que nos alimentamos antes de ingressarmos no mundo e é por ele que nossa alma se desprende para retornar à origem ou ao trabalho espiritual. Quando uma pessoa morre, é possível fotografar com a máquina Kirlian seu cordão de prata se desprendendo do umbigo durante três dias. O cordão de prata é conhecido há milhares de anos como o fio que faz a nossa ligação entre o mundo espiritual e a Terra, e muitos o consideram o fio que transporta a alma e a vida.

O umbigo representa quem nos trouxe à vida, ou seja, nossos pais. Toda pessoa que guarda mágoas profundas contra os pais ou raiva por ter nascido por eles produz doenças nessa área do corpo ou possui impulsos inconscientes de feri-lo com *piercing* ou tatuagem.

Muitas pessoas que têm mágoas dos seus pais produzem outros tipos de doenças ou acidentes e desarmonias, mas para ter problemas umbilicais tem que ser um sentimento específico de revolta contra a origem, a não aceitação do seu passado familiar e dos seus antepassados. De alguma forma elas negam a educação que receberam, culpando inconscientemente seus avós e tataravós.

Somos todos consequência de uma rede genética e cármica que se entrelaçam por toda a eternidade conforme nossos pensamentos, palavras e ações. Criamos e recriamos, sem percebermos, nosso destino pela *Lei de Causa e Efeito* e quem não tem consciência desse fato se revolta e culpa as pessoas pelos seus sofrimentos.

Desde os tempos mais remotos, profetas, sábios e messias trazem ensinamentos para que possamos reorganizar nossas vidas após termos caído nas vibrações, mas as pessoas confundiram suas palavras como práticas religiosas. Muitos se sentem ameaçados por aqueles que tentam lembrar a humanidade dos caminhos naturais que Deus deixou como instrumentos para a nossa elevação. Gosto de citar trechos da Bíblia, do Alcorão, da Torah, das Sutras sagradas budistas, Krishna e tudo que acione nos corações a vontade de amar incondicionalmente.

Para curar as doenças no umbigo, coloque em prática o que um grande homem disse: *Honrai a vosso pai e a vossa mãe, a fim de viverdes longo tempo sobre a terra que o Senhor vosso Deus vos dará.* (Decálogo; Êxodo, cap. XX, v. 12).

Será que você não cuidou dos seus pais? Ou cuidou exageradamente se esquecendo de si mesmo? Esses dois extremos mostram que você pode ter carregado mágoas profundas deles ou ignorou as necessidades de conforto e alegria deles. Reflita e se perdoe para poder perdoá-los. Mesmo que você diga que se preocupou demais com eles, ou que não os conheceu, ou que brigou com eles e se afastou, o que importa é que houve alguma ruptura do seu coração com os deles, por alguma razão. Sabemos que quando uma criança nasce doente é porque seus pais escondiam a verdadeira desarmonia e insatisfação um com o outro. E essas desarmonias vêm dos antepassados e dos carmas pessoais. Então quem pode deter o tsunami cármico? Os filhos!

Quando expandimos a consciência conseguimos compreender o desenrolar dos acontecimentos porque olhamos agora com os olhos de Deus e amamos e perdoamos tudo naturalmente, sem termos que fazer a oração do perdão. Mas se você que tem a hérnia umbilical ainda não conseguiu lembrar ou aceitar o fato de que seu coração está separado de seus pais, experimente fazer a oração do perdão para seus pais, onde quer que eles estejam, e veja com seus próprios olhos a sua cura, contrariando qualquer diagnóstico.

Você encontrará essa oração no final deste livro. Boa sorte.

Hérnia de disco

Entre cada vértebra existe um núcleo pulposo, ou seja, uma placa cartilaginosa que forma uma almofada entre os corpos vertebrais. A hérnia de disco é o deslocamento ou amassamento dessas almofadas que comprimem raízes nervosas e causam fortes dores e até paralisação de algumas partes do corpo.

Segundo a medicina convencional, isso acontece devido a acidentes, má postura, excesso de exercícios físicos, quedas, esforços ao levantar pesos, etc. Porém, ao analisarmos a vida e as escolhas de trabalho, esporte ou lazer das pessoas que desenvolveram hérnia de disco, entendemos que elas são pessoas dinâmicas, autoritárias, ansiosas, briguentas, querem as coisas sempre do seu jeito, são intolerantes e controladoras. Descobrimos então que seu caráter é que produziu a hérnia, pois suas escolhas para trabalhar, se divertir e até para relacionamentos amorosos são sempre aqueles que combinam com sua personalidade difícil. A identificação inconsciente as arrasta para aquilo que se parece com elas. E as tensões nervosas do seu dia a dia foram aos poucos contraindo sua musculatura e esmagando sua coluna vertebral. Sabemos que muitas pessoas que desenvolveram hérnias de disco avançadas, mas por terem compreendido que seu comportamento e suas escolhas é que criaram essa doença, passaram a fazer psicoterapia para parar de controlar as pessoas e os acontecimentos, se submeteram a massagens e alongamentos com fisioterapeutas, meditação e yoga e se curaram completamente. As vértebras, ao se afastarem umas das outras pelo alongamento dos músculos e a tranquilidade mental da pessoa, fazem com que as almofadinhas comecem a ser alimentadas de sangue outra vez e se regenerem.

Perceba seu comportamento e não o das outras pessoas. Sinta o quanto você se sobrecarrega com os problemas dos outros por ter sempre a imagem de forte e poderoso. O ser humano sempre se pendurará nos líderes, gurus, profetas e messias, porque acha que eles aguentam tudo. É isso que você quer? Se não é, dê um jeito de delegar responsabilidades e ser forte para não pegar de volta o controle. Mesmo os grandes líderes delegam, ensinam e mostram os talentos que todos possuem. Faça as pessoas crescerem ao seu lado e não crescerem em cima de você. Saia dessa posição de mártir e procure ajuda de um psicólogo para trabalhar suas culpas e seus medos da infância. São eles que fazem você carregar tantas responsabilidades e não os erros e irresponsabilidades dos seus familiares ou funcionários. Tente fazer a sua parte e tenha conversas francas, firmes e respeitosas com aqueles que o sobrecarregam. Você descobrirá que era você que limitava as pessoas e que elas não conseguiam ser elas mesmas por você ditar regras demais. Pare de sofrer sob todos os aspectos. Pare de temer aquilo que ainda não aconteceu e pratique meditação da quietude para serenar a mente e saber tomar decisões importantes com calma e inteligência. A meditação abre nosso coração para o amor suave e bondoso, mas, acima de tudo, para a firmeza e a coragem de mudar as coisas.

No meu livro *A cura pela meditação*, você encontrará tudo que precisa saber sobre a busca da paz interior e também poderá se utilizar o áudio de meditação disponível no nosso site. Cure a hérnia de disco curando primeiro sua mente e seu coração pela paz, tranquilidade para viver e pelo amor que abre nossos olhos.

Hidrocefalia

"Condição caracterizada por acúmulo anormal, no crânio, de líquido cefalorraquiano, com dilatação de ventrículos cerebrais, aumento da cabeça, proeminência da fronte, atrofia encefálica, deficiência mental e convulsões". (Dicionário Aurélio)

O líquido que se acumula na cavidade craniana é que aumenta a dimensão da cabeça. Essa anomalia é percebida durante a infância. Às vezes o organismo reabsorve esse líquido, mas normalmente deve sofrer uma intervenção cirúrgica e drená-lo para a veia jugular ou para a bexiga. Ocasionalmente a hidrocefalia pode manifestar-se nos adultos.

Essa dificuldade da circulação ou absorção do líquido ocasiona uma pressão sobre o cérebro, podendo ocorrer lesões.

Pela leitura psíquica, sabemos que os líquidos do corpo estão relacionados à alegria da vida, seja sangue, linfa e outros líquidos. A cabeça, por sua vez, representa nossa aceitação ou não da autoridade dos superiores sobre nós. Portanto, crianças que nascem com ou desenvolvem hidrocefalia estão representando a tristeza dos pais por terem sido pressionados barbaramente por pessoas de poder sobre eles.

A vida desses pais foi pressionada a tal ponto que eles sentem-se presos por não poderem manifestar sua ira ou suas tristezas. Conhecemos a árvore pelos seus frutos então podemos afirmar que estes pais precisam ser mais flexíveis com os opositores e aceitar que tudo passa e tudo traz uma lição. Se você tem um filhinho com essa doença, saiba que você pode mudar o rumo dos acontecimentos se desviar sua mente do ódio, da opressão, da vingança, do medo e do sentimento de vítima. Aceite suas dificuldades financeiras, suas desarmonias e tristezas como benção e não como castigo. Quando mudamos o foco dos nossos sentimentos, os problemas perdem a força sobre nossas emoções.

O excesso de preocupação e os pensamentos negativos quanto ao futuro estão piorando a situação do seu filho. Alivie a sua cabeça para que possa refletir em seu filho uma cabeça saudável. A alegria de viver, a gratidão e a aceitação dos acontecimentos da sua vida curarão sua criança. Está faltando alegria sincera no seu coração e disposição para perdoar o cônjuge e seus pais por algo que eles fizeram contra você.

A árvore que produz maus frutos não é boa, e árvore que produz bons frutos não é má; porque cada árvore se conhece pelo seu próprio fruto. Não se colhem figos dos espinheiros, e não se cortam cachos de uva sobre as sargas. O homem de bem tira as boas coisas do bom tesouro do seu coração, e o mau tira as más do mau tesouro do seu coração, porque a boca fala do que está cheio o coração. (Lucas, cap. VI, v. 43, 44, 45).

Solte seu coração e queira ver o lado bom de todas as coisas. Nada acontece por acaso e não somos vítimas de ninguém, pois criamos nosso destino e dos nossos filhos com nossas atitudes. Reveja seus atos e mude a si mesmo. Não espere que as pessoas mudem ao seu redor. Você é que deve ser uma pessoa melhor e mais dócil. Só assim você mudará aqueles que vivem com você. Acredite!

Histeria

A palavra histeria deriva do grego *hystera* e do latim *histeris* que significa útero. No século XIX, os pesquisadores do comportamento humano, como Charcot e em seguida Sigmund Freud, o pai da psicanálise, perceberam que a histeria acontecia mais em mulheres do que em homens e acreditavam que era uma disfunção na qual o sangue do útero ia para a cabeça, provocando gritos, cegueira, desmaios e paralisação de alguns membros. Freud, por sua vez, desenvolveu sua teoria de que essa neurose era um mecanismo de defesa do inconsciente para aliviar uma situação insustentável da vida. A soma de extrema ansiedade com conflito psicológico converte-se num problema físico e comportamental.

A histeria nos séculos XVI e XVII era vista como possessão pelo demônio e as pessoas possuídas eram exorcizadas ou mortas na fogueira da Inquisição. Com o tempo, os médicos e os estudiosos da mente humana perceberam que os pensamentos sombrios ou lembranças terríveis e mal resolvidas do passado provocavam a explosão da histeria como saída para não enlouquecer. A mulher possessiva e autoritária tem como arma a histeria para não perder o controle sobre alguém. Por ela não saber lidar com a solidão ou a rejeição não abre mão dos seus sistemas rígidos sobre a família, filhos, empregados e até amigos.

Segundo a Linguagem do Corpo, que é o estudo profundo da correlação psíquica com o corpo, sabemos que o útero está relacionado ao pai por representar a mãe. O útero sendo a energia *yin* (mãe) se completa com o pai, energia (*yang*). Toda mulher que assistiu a desgraças na infância, relacionadas ao comportamento ausente ou hostil do pai, desenvolverá histeria caso não o trabalhe logo cedo em psicoterapia.

Normalmente histeria acontece em mulheres que na infância foram molestadas ou sacrificadas no seu lado feminino para viver cuidando do pai ou fazendo o papel do pai pela ausência dele.

A histeria é o pânico por não conseguir lidar com uma pessoa difícil ou não saber lidar com suas limitações. Essa falta de controle emocional não deve ser vista como maldade ou teatro vindo da mulher para impor suas regras. Ela realmente está sofrendo ao extremo e por isso explode. Ela não sabe conquistar sua liberdade ou os seus sonhos pela paz, pois o modelo que teve dos pais foi exatamente o da violência e da autoridade fria.

O orgulho derivado do medo de ser dominada faz com que ela não admita que seja histérica, e culpa as pessoas que convivem com ela por ela perder o controle.

A histeria tem cura, assim como qualquer transtorno psíquico, pois, pela Linguagem do Corpo, identificamos as causas mais profundas incluindo a espiritual. Com isso, encontramos muito mais instrumentos para a transformação da pessoa porque lhe ensinamos o autoconhecimento. A Linguagem do Corpo devolve à pessoa a sua autonomia e por isso ocorre o perdão e a libertação dos medos.

Procure ajuda, nem que seja escondida. Se você não quer admitir que tem comportamento histérico, por vergonha ou por se sentir ofendida ao falar sobre isso, procure a prática da meditação, yoga, tai chi chuan, psicoterapia, cromoterapia e tudo que lhe possa trazer paz e autoconfiança. O Deus do seu coração não se esqueceu de você, foram os seus olhos banhados de ódio e dor que a cegaram para a Luz que acalma e cura a nossa alma. Pare de viver na defesa e lembre-se da *Lei do Universo do Semelhante atrai Semelhante*, cada vez que você sentir que vai perder o controle com alguém. Ninguém participa da nossa vida se não vibra na mesma frequência que a nossa. Não podemos exigir que o outro pense como nós, mas podemos demonstrar pelos nossos atos de paz que o que pensamos é bom para todos. As pessoas não escutam o que dizemos – elas observam nossa vida e como agimos frente aos problemas. Se você for aconselhada a ser mais calma com todos e tudo, mas você vê que quem a aconselhou vive brigando com todo mundo ou não tem paciência com nada, você continuaria a escutar os seus conselhos? É claro que não. Portanto, dê o exemplo e pare de impor seus pensamentos, vontades e direitos.

Faça a oração do perdão para seu pai, mesmo que você ache que não tem nada para perdoar. Se você ainda se perde em nervosismo e até desfalece, é porque seu útero está produzindo hormônios da agressão. O mau humor está relacionado à falta de amor do cônjuge. A mulher que se sente não amada e desprezada pelo homem tem sempre algum problema no útero e, consequentemente, no humor. Deixe de culpar o homem e volte seus pensamentos para trabalhos nobres e se dedique a ajudar crianças carentes. Elas têm o poder de curar úteros solitários.

Quanto à oração do perdão, você a encontrará no final deste livro. Faça-a pelo menos duas noites por semana, antes de dormir, e só pare quando perceber que os problemas que a desequilibravam já não possuem mais poder sobre você. Isso significará que seu inconsciente compreendeu e soltou os traumas que seu pai havia deixado em seu coração.

A histeria pode ser um nome ostensivo, mas apenas representa o sofrimento da mulher menos compreendido pela medicina. Portanto, procure um psicanalista ou um profissional da PNL, Programação Neurolinguística, porque eles possuem todos os mecanismos para ajudar você a ser feliz, calma e segura diante dos problemas da vida. Pense na força bondosa que paira no Universo e na caridade e seus sofrimentos psíquicos acabarão com certeza.

HPV

HPV (vírus do papiloma humano) é vírus do câncer do útero ou colo do útero. Existem mais de duzentas variações diferentes produzindo lesões benignas (verrugas) nas mãos, pés e face. O HPV infecta a superfície da pele ou mucosas, atingindo cerca de cinquenta por cento (50%) da população masculina. Aparece em forma de cancro na superfície cutânea, região genital, pênis e ânus. É sexualmente transmissível e é assintomático (sem sintoma). Na década de 1960 descobriram o vírus do HPV que antes acreditavam ser apenas uma doença venérea.

Pela análise da psicologia da correlação (Linguagem do Corpo), esse vírus é transmitido apenas para pessoas que experimentaram grandes decepções amorosas e sexuais, viveram tormentas emocionais na infância devido à desarmonia dos pais ou das pessoas da casa. Toda doença nos órgãos genitais ou reprodutores revela mágoa e raiva profunda e inconsciente contra o sexo oposto e a sexualidade dos pais, mesmo que a pessoa não se lembre. As lesões benignas mostram a raiva e a frustração na forma que a pessoa é tratada pelo parceiro sexual e os cancros ou câncer revelam ressentimento por algum tipo de traição ou perda.

Você, mulher, faça a oração do perdão, que está no final deste livro, para seu pai durante três meses sem questionar e sem ninguém saber. E você, homem, faça oração do perdão para sua mãe também por três meses, sem questionar. Mesmo que você ache que não tem nada para perdoar, essa doença está dizendo que existe algo muito mal resolvido ainda em seu subconsciente em relação ao sexo oposto (raiz), ou seja, pai e mãe. Eles são nossos primeiros modelos e a primeira impressão é a que fica no coração. Filhos que não conheceram seus pais têm como modelo pais ausentes e independentemente de teimarmos em afirmar que nada de ruim aconteceu na infância, o inconsciente tem suas razões. O perdão do fundo da alma libertará você dessa doença que representa apenas a desarmonia, o desequilíbrio no relacionamento amoroso ou a solidão e tendência a nunca querer ter um parceiro sexual fixo. Sua alma precisa se libertar das imagens negativas e das crenças pessimistas em relação à humanidade. Ame e se permita ser amado. Nunca desista de amar e recomeçar, pois nada acontece por acaso e nunca erramos a barriga na hora de vir para a Terra. Queridos leitora e leitor, acreditem no amor e na sua cura.

Icterícia

A icterícia é o sintoma de algumas doenças do fígado: cor amarelada da pele e das mucosas dos olhos, fezes claras e urina escura. Esses sintomas podem indicar que a pessoa está com alguma infecção no fígado, cirrose ou anemia hemolítica.

Em 1966, a revista internacional Seleções, do Readers Digest, publicou *O Livro da Saúde - Enciclopédia Médica Familiar.* Depois de ser lançado na Europa, chegou ao Brasil em 1981. Este livro foi desenvolvido para auxiliar as famílias a reconhecerem os sintomas das doenças e prevenir ou saber a hora de consultar um médico. Porém "o tiro saiu pela culatra". Muitas pessoas começaram a adoecer e outras entraram em pânico ao lerem esse livro. As famílias leigas e inocentes acreditavam que estavam com doenças graves e muitas desenvolviam em seus corpos, por somatização, a doença que achavam que tinham após lerem os sintomas. Por fim, este livro foi condenado e sua publicação proibida devido ao grande desastre psíquico que causou na população.

Com isso quero dizer que quando inicio os tópicos de algumas doenças descrevo alguns sintomas reconhecidos pela medicina convencional, mas se você tiver alguns desses sintomas fique tranquilo, pois nem sempre o sintoma indica uma doença.

Pela Linguagem do Corpo, que trabalha também com a reflexologia, sabemos que uma doença pode ser diagnosticada pela sola dos pés, pelas orelhas (auriculoterapia), pela língua (medicina chinesa) e por muitos outros caminhos antes mesmo de ela existir no corpo físico. A doença se forma antes no corpo sutil, chamado de corpo etérico. Podemos reverter o processo de formação da doença conscientizando a pessoa das causas psicológicas e emocionais, até que ela gere o antídoto dentro dela por meio dos sentimentos que curam.

Mesmo quando uma doença já está somatizada, a pessoa precisa se acalmar e começar a treinar o comportamento inverso ao que criou a doença.

Se uma pessoa percebe que está com os sintomas da icterícia, deve estudar os significados do fígado pela Linguagem do Corpo e interromper imediatamente o comportamento que causa doenças no fígado.

O fígado representa o filtro da ira e da raiva. Também representa a mãe. Portanto, doenças do fígado só acontecem em pessoas que sentem muito nervosismo com o comportamento de mulheres dominantes e não percebem que seus problemas derivam das mágoas secretas contra sua mãe. A raiva contida e disfarçada destrói o corpo hepático. Diversas vezes encontramos pessoas constantemente mal-humoradas ou agressivas no seu jeito de falar. Elas não sabem que estão comprometendo seu fígado dia a dia.

De 0 a 7 anos de idade, estamos conectados psiquicamente na frequência vibracional da mãe e é nesse período que deveríamos desenvolver o sentimento de ternura pelas outras pessoas e o carinho afetuoso pelos animais, plantas e pessoas. Porém, quando a mãe não é feliz e distorce os acontecimentos nessa época, gritando, chantagiando, adoecendo e culpando o marido, os filhos e o restante da família pelos seus sofrimentos, causa nas crianças ira como mecanismo de defesa e não o sentimento de amor que deveria existir no seu desenvolvimento infantil. Com isso, fica registrado no subconsciente da criança que as mulheres possuem o poder da destruição, mesmo quando aparentam ser meigas e mansas. Essa informação será levada consigo para a vida adulta e, mesmo se a pessoa não percebe o domínio de alguma mulher sobre ela, está, inconscientemente, sentindo raiva da esposa, da mãe, da filha, da sogra, da patroa, etc.

Peça ajuda a um psicólogo ou um profissional da PNL (Programação Neurolinguística), para elaborar (compreender e organizar) seus sentimentos distorcidos desde a infância. Pratique meditação da quietude e tente elogiar mais as pessoas e, principalmente, as mulheres que complicam a sua vida. O elogio tem o poder de converter a raiva em ternura e, consequentemente, em fluidos positivos para o fígado, curando-o.

O antídoto é sentir gratidão, paz interior perante os problemas e ameaças, ver o lado bom de todos os acontecimentos e ser mais dócil e flexível nas opiniões. Mude seu jeito de conversar e pare de achar que estão sempre o atacando com palavras. As atitudes dos opositores, na verdade, são só reflexo do seu próprio comportamento verbal ou não verbal (movimentos sutis dos músculos do corpo ou do rosto que revela sua aversão ou intenção).

Relaxe e acredite que você está constantemente atraindo situações que o enfurecem, porque está sempre vibrando na frequência do nervosismo.

Solte os problemas nas mãos do Grande Universo e faça a oração do perdão para sua mãe, onde quer que ela esteja. Sua mãe nunca teve culpa de ser como era ou ter feito o que fez. Nem ela nem seu pai podem ser culpados pela sua dor e sim é o resultado do seu próprio carma. A *Lei de Causa e Efeito* é igual para todos: tudo o que você pensa, fala e faz volta para você. Então mude imediatamente o seu jeito de ser. Acabe com o orgulho e ceda sem se anular. Coloque-se nas conversas expondo suas opiniões com pausas, calma, sem ironia no rosto. Prove a si mesmo que você é capaz de dominar a ira e ser bondoso com o mundo e com você mesmo. Tente amar mais e cure-se!

Inchaço

Todo inchaço mostra o quanto a pessoa está se sentindo amarrada numa situação. O inchaço é a má circulação sanguínea, que significa tristeza por não conseguir sair dos comprometimentos exagerados com a família, com o relacionamento amoroso e com amigos e trabalho.

Numa viagem longa de automóvel ou de avião encontramos pessoas com os tornozelos inchados e outras normais. Por mais que justifiquem como sendo congênito ou pelo excesso de peso corporal ou falta de exercícios físicos, etc., o inchaço acontece pelo estado emocional daquele que se sente preso de alguma maneira. A vida dessa pessoa é sobrecarregada e mesmo quando ela não está fazendo nada, seu corpo incha se ela não estiver feliz onde está.

Quando a pressão sanguínea cai, revela que a pessoa não se sente amada e considerada, e quando sobe, revela que situações mal resolvidas voltaram a assombrar a sua vida. A pressão alta é o medo de perder, o medo da solidão e o medo de perder o controle sobre pessoas e situações. Nesse caso, o inchaço mostra que a pessoa está paralisada, sem saber como agir com os problemas que a afligem.

Faça novos planos, faça novos amigos, faça um curso novo, faça algo simples e diferente de tudo que você fez até hoje. Faça seu coração entender que existe saída para tudo quando soltamos as coisas e as pessoas e as deixamos ir. Tudo tem começo, meio e fim. Quantas vezes você passou por problemas que pareciam não ter fim e hoje você já vive outros problemas, porque aqueles de alguma maneira se resolveram, não é mesmo?

Tudo sempre se resolve independentemente dos nossos esforços. Não é estranho? Pois é, somos vítimas de nossos medos e não dos problemas, porque eles sempre acabam e nós poderíamos ter ficado quietos e esperando, mas quisemos colocar o dedinho e nos machucamos feito crianças que põem a mão onde não devem.

Ocupe sua cabeça com alguma atividade nobre, um divertimento, uma boa leitura, um programa de televisão alegre e saudável, um papo gostoso com alguma criança e se você me disser que não tem vontade de nada, eu lhe direi que você está com um pouco de depressão. A depressão acontece em pessoas que não conseguem ser elas mesmas porque ficam cuidando da vida dos outros exageradamente. Por que você faz isso com você? Que sentimento de culpa é esse que o arrasta para cuidar de tudo menos de você? De onde você trouxe esse medo de se divertir e ser feliz? Procure ajuda de um psicólogo, não de um amigo. O amigo vai sempre ouvir você e aconselhar, mas não curar a causa do seu complexo de inferioridade. Deixe sua vida se movimentar de corpo e alma. Tenha fé e acredite que tudo sempre passa, é só aguardar e observar o que você está aprendendo com isso tudo que você está vivendo. Não tenha medo porque você não está sozinho. O seu anjo da guarda está ao seu lado. Fale com ele em suas preces e ele poderá ajudá-lo a acalmar-se até terminar essa provação. Sorria!

Incontinência

A incontinência é a incapacidade de controlar os movimentos dos intestinos ou de reter a urina. No bebê não é considerado incontinência urinária ou fecal porque ele não tem noção do que seja "ter que controlar". Após os 2 anos de idade a criança já recebe a orientação de como segurar ou soltar o cocozinho e a urina. A partir dos 4 anos de idade consideramos anormal uma criança não ter noção dos seus controles fisiológicos. Nesse caso dizemos que há a incontinência.

Na interpretação da Linguagem do Corpo, a incontinência está relacionada ao medo e à tristeza. Um choque emocional pode desencadear o descontrole das fezes e da urina, mas especificamente a incontinência fecal acontece quando a pessoa se sente sem controle sobre uma situação de perigo ou de perda. E a incontinência urinária acontece quando a pessoa segura suas lágrimas por diversas vezes em sua vida e não extravasa suas tristezas. Está sempre bancando o durão ou a durona, ou vai para o outro extremo de ser o tempo inteiro chorão ou chorona. Isso provoca o desequilíbrio nas funções urinárias, porque a bexiga representa as glândulas lacrimais. Criança de 4 a 7 anos que tem incontinência ou enurese noturna, representa, inconscientemente, as tristezas mais secretas da mãe. Por isso é que a mãe, ao perceber essa anomalia em seu filho, deve imediatamente rever seus sentimentos de frustrações em relação ao seu relacionamento amoroso ou em relação a seus sonhos pessoais. Deve mudar sua maneira de ver os acontecimentos e tentar resolvê-los de forma adulta e calma. A mãe precisa ser mais alegre e bem-humorada sinceramente, não só na aparência, pois seu filho necessita captar a verdade alegre do seu coração para poder parar de chorar pela bexiga no lugar de sua mãe.

Jovens de 8 a 14 anos que têm incontinência urinária estão captando as tristezas e infelicidade do pai. Portanto, o pai deve agir imediatamente e arrancar as tristezas do seu próprio coração, nem que seja procurar um psicólogo para ajudá-lo a identificar essas emoções. Um adulto com incontinência urinária ou fecal revela que não tem controle sobre suas tristezas e alegrias. Falta-lhe serenidade frente aos altos e baixos da vida e carrega medos e inseguranças para solucionar os problemas.

A solução para a incontinência é começar a vasculhar seus sentimentos e assumir que sente medo e tristeza. A partir daí ficará mais fácil resgatar a alegria e a coragem, pois o orgulho não estará mais no seu caminho. Você não precisa dessa limitação constrangedora para evitar certas pessoas ou certos lugares. Tenha coragem de dizer o que você pensa e o que você quer, mas claro, com respeito e paciência com quem o limitou até agora. Vá surpreendendo as pessoas ao seu redor, falando com maturidade suas opiniões e seus gostos e procure conhecer-se melhor para saber quem você é e o que você realmente quer da vida. Nenhuma doença resiste quando uma pessoa começa a se tornar feliz e orgulhosa de si mesma. A idade não tem nada a ver com incontinência e sim os medos que você criou no decorrer da sua vida. Não se compare a ninguém em nenhum sentido e reaja com firmeza e paciência para sua recuperação. Não acredite em limitações e sinta a verdadeira paz interior que vem das ondas vibracionais do amor. Sorria mais e queira participar mais das brincadeiras dos amigos, da família, dos vizinhos e daquilo que a vida lhe trouxer. Seja mais jovem no coração e nos pensamentos e veja com seus próprios olhos o seu corpo recuperando a energia vital e o autocontrole natural. Queira viver alegre sempre. Você merece e deve se amar mais. Reaja!

Infecção e inflamação

Quando estudamos o taoismo, filosofia milenar chinesa da polaridade, aprendemos que tudo no Universo possui duas energias opostas e complementares: o *yin* e o *yang*. O mundo material e o imaterial existem porque essas energias se fundem e se equilibram, mantendo-os vivos – um alimenta o outro. Exemplos das forças opostas e complementares: noite e dia, sal e açúcar, homem e mulher, preto e branco, côncavo e convexo, centrípeto e centrífugo, etc. Quando essas forças se desequilibram, ocorrem doenças, tragédias, desarmonias de família, traições, terremotos, maremotos, pobreza, problemas estéticos e tudo o que não é belo nem bom.

A infecção e a inflamação são o excesso de energia *yang*, ou seja energia masculina que representa raiva, agressividade, violência verbal ou física, o dominador, o possessivo, o controlador e a guerra. As polaridades não devem extrapolar, devem permanecer juntas e equilibradas. Portanto, toda infecção mostra que a pessoa está vivendo de forma masculina no coração e não está sentindo o *yin* (feminino: docilidade, meiguice, paz, amor, serenidade, flexibilidade, etc.) em suas atitudes.

Querido leitor, para reverter o processo infeccioso, seja em que grau estiver, tenha em mente que seus pensamentos agressivos devem se transformar imediatamente em amorosos e compreensivos. Suas tentativas constantes de mudar a cabeça de alguém ou suas queixas contra o governo ou contra o comportamento da família estão destruindo você. Entenda que nada acontece por acaso neste mundo, é só observar e deixar as coisas serem como elas vieram para ser. Com certeza você tem muitas frustrações em sua vida e por isso quer viver limitando os outros sem perceber que o faz. Acredite numa Força Maior que permeia tudo o que existe e quer nos ajudar o tempo todo, mas é impedida pelo livre-arbítrio mal usado pelas pessoas. Cada pensamento negativo de alguém está criando uma energia bloqueadora dos fluidos positivos do Deus do Universo. Seja mais dócil perante os opositores, pois eles podem se desarmar com suas atitudes novas de amor. A infecção só está representando a falta de ternura pelos ensinamentos da vida. Você está sendo aquele aluno que, por tirar notas baixas nas provas porque não estudou, culpa o professor e fecha a cara com raiva cada vez que ele entra na sala de aula. Por pior que seja um professor, sempre terá alunos com notas altas devido aos seus esforços em querer estudar até o que o professor não deu como matéria. Cabe a você estudar mais sobre o seu próprio comportamento rígido e descobrir com quem você aprendeu a ser assim. Quem da sua família é rígido, mal-humorado?

Quem na sua infância reclamava de tudo e de todos e controlava os seus passos? Pense, lembre e tente deixar de ser igual. Você não é essa pessoa. Você apenas a está copiando como modelo por não saber ainda quem é você verdadeiramente. Você não precisa mais ser tão exigente com os outros e consigo mesmo, deixe a vida lhe mostrar novos caminhos sem ser o de controlar tudo e sentir raiva por se frustrar nas tentativas de controle. Solte-se, relaxe e respire profundamente, imaginando uma luz calma e refrescante entrando em todo o seu corpo e sua alma e eliminando a infecção completamente. Nossos pensamentos são forças criadoras que constroem ou destroem. Queira ser a verdadeira pessoa que existe dentro de você. Aquela que sente paz e você nunca deixou que ela viesse para fora, lembra? Deixe essa luz branca e fresca limpar toda a infecção e deixar seu corpo renovado para iniciar uma nova meta em sua vida. Você pode se curar pela energia *yin* de amor e tranquilidade. Tenha fé e se entregue nessa ternura e alegria para começar a se curar imediatamente. Jogue fora agora a necessidade de controlar e se algo não saiu como você quis é porque Deus sabe o que está fazendo.

Intoxicação

Todas as toxinas que aparecem no organismo por alimentos, contaminações pelo ar, pelas substâncias químicas de alguns produtos de limpeza, gás de algum ambiente, minerais de produtos de beleza, cigarro, bebida alcoólica, remédio, perfumes e a água sofrem uma conversão atômica quando em contato com as substâncias químicas naturais do organismo. O próprio corpo se responsabiliza pelo tipo de intoxicação que terá, conforme o aspecto psicológico da pessoa.

A medicina ortomolecular e os nutricionistas avançados sabem que em nosso organismo existem os mesmos minerais das pedras, da terra, do ar, da água e do fogo, pois somos feitos dos mesmos materiais que o Universo utilizou para criar tudo. Todas as moléculas, átomos, elétrons, prótons, etc., estão em constante movimento, mesmo que não possamos ver a olho nu, e estão em constante regeneração devido ao processo natural da Criação. Nada pode destruir o corpo a não ser as próprias energias nocivas que o ser humano produz em seu organismo por meio dos pensamentos e das emoções que se manifestam por substâncias químicas também.

Quando falo em energia, estou me referindo àquelas que emanam dos minerais conhecidos das tabelas periódicas dos elementos químicos. Todo mineral tem algum tipo de irradiação, então nosso organismo também o tem. Quando sentimos raiva ou qualquer emoção, seja boa ou ruim, a glândula hipotálamo, que fica no centro do nosso cérebro, produz um material químico correspondente àquela emoção. Emoções produzem substâncias químicas e quando estas se misturam a outra substância química vinda de fora, resultam numa terceira forma de energia química, provocando uma toxina ou uma enzima curadora para o corpo. Todas as emoções de alguma forma afetam o organismo, por isso devemos aprender a diferenciar emoção de sentimento. Sentimento é sensação e não produz química em abundância na corrente sanguínea. O Amor é um sentimento constante de paz, bondade e sabedoria intuitiva que nunca prejudica a saúde, pelo contrário, está sempre nos desintoxicando.

Antes de julgar o que escrevi, leia sobre o poder de irradiação dos minerais. Você poderá encontrar no *Google*. E estude também um pouco sobre as glândulas endócrinas, na parte sobre os hormônios, que nada mais são que enzimas minerais. Esse assunto é contagiante e envolvente, vale a pena se aprofundar, pois, pelos minerais, você encontrará a origem e o desenvolvimento do ser vivo.

Quanto à intoxicação, podemos afirmar que só se intoxica aquele que mantém no coração a arrogância e a presunção. O arrogante é aquele que despreza as ideias alheias e finge aceitá-las, mas está sempre criticando mentalmente e colocando defeito nas formas que as pessoas usam para resolver seus próprios problemas. A arrogância possui o elemento químico da raiva, que é tóxico. Observe um arrogante falando e você perceberá que não há ternura em seu olhar. Está sempre competindo e desafiando, mesmo que seja sutilmente por indiretas, trejeitos ou atitudes afrontosas. Isso significa que, inconscientemente, se identifica com substâncias químicas do mesmo valor. Já que *Semelhante atrai Semelhante*, a lei do Universo fará vir até a pessoa, em forma de alimento ou qualquer outra coisa que, misturada à sua química orgânica, se transformará em toxina. Sei que é difícil de acreditar nessa informação, mas é só questão de se dedicar a esses estudos e você verá que todas as formas de doença nada mais são que conversão atômica devido ao estado emocional constante das pessoas.

Pergunte-se quando começou a sua alergia a algum alimento ou alguma substância química. O que aconteceu nesse período da sua vida em questão de desarmonia com alguém ou que tenha presenciado fatos muito desagradáveis da sua família ou outras pessoas? Com certeza essa alergia está associada a algum sofrimento que ficou registrado no seu subconsciente e está servindo para proteger você de alguma forma. Nossa criança interna sempre está parada no tempo e, mesmo que você diga que não tem mais problemas em relação ao seu passado, por que seu corpo ainda está dizendo outra coisa? Saiba que não nos conhecemos tanto quanto imaginamos e somente os arrogantes é que rebatem essa afirmação. Vasculhe seu coração antes de julgar e perceba o quanto você ainda foge de resolver uma situação emocional dolorida do passado. Enquanto você lutar contra aceitar aquilo que o contraria, estará produzindo substâncias químicas viciadas no seu sangue.

O que é a arrogância se não o medo de perder o controle. Todo arrogante foi uma criança que sentia que devia controlar a família por ver tantos erros de disciplina, convívio e invasão de sua privacidade. A arrogância é um mecanismo de defesa daquelas pessoas que tiveram que crescer antes da hora e não aceitam que alguém se meta em seu caminho.

Essa forma rígida de ser se torna parte do dia a dia da pessoa e ela não se dá conta de que pensa e age dessa maneira, os outros é que percebem.

Pare de se sentir tão intoxicado pela vida dos outros. Aceite-os como eles são e deixe-os viver suas lições de vida. Não tente mais poupar da dor aqueles que você ama, pois eles também são responsáveis pelo que criaram em seus destinos. Relaxe e deixe a paz voltar ao seu coração. Procure ajuda de um psicólogo para corrigir a impressão negativa que ficou gravada em seu subconsciente na época em que começou sua alergia ou tentar encontrar, com a ajuda dele, o que quer dizer essa sua nova intoxicação. Sua mente se baseou em qual acontecimento desarmônico, para representar no seu corpo uma toxina? Quem o está aborrecendo? Que situação você teve que aceitar mesmo prejudicando a si mesmo? Quem você culpa por perder a liberdade e sentir-se invadido? Procure com calma no seu coração e, ao descobri-lo, compreenda que nada acontece por acaso, sinta compaixão sincera e solte de dentro de você essa forma de energia que não serve mais para sua vida. Perdoe seus pais, irmãos, amigos e patrões. Você apenas fez parte de uma trama espiritual para resgatar o amor nos corações dos envolvidos. Saia da posição de vítima e se coloque no lugar de cada um por um instante. Tenho certeza de que você sentirá vontade de chorar por amor e nunca mais se intoxicará por nada nem por ninguém.

Crianças intoxicadas de 0 a 7 anos estão captando as energias da mãe e de 8 a 14 anos, as do pai. Após os 15 anos de idade, o jovem terá suas próprias somatizações das emoções aprendidas com a família.

As mudanças corporais, psicológicas e espirituais se fazem a cada sete anos, chamadas de mudanças dos setênios. Temos sempre chance de mudar quando buscamos nosso autoconhecimento. Sinta-se privilegiado por estar nesta Terra, resgatando seus erros e podendo se regenerar enquanto viver.

Preste atenção no seu jeito de falar e pensar quando está conversando com alguém e tente ir se aperfeiçoando na forma de se relacionar. Quanto mais você souber escutar sem criticar mentalmente e não pensar em colocar sua opinião, mais você estará se libertando da arrogância e do medo de perder o controle. Aceite as pessoas e os acontecimentos e esqueça qualquer tipo de vingança. Cresça! ame! E deixe seu sangue fluir saudável. Boa sorte!

Lábio leporino

É conhecido como um defeito congênito do lábio superior porque, durante a gestação, os dois lados superiores do lábio não se unem, causando dificuldade de sucção e fala. Essa deformidade se inicia no palato ou céu da boca, chamada de fenda palatina.

Nosso corpo, assim como nosso rosto, revela no todo ou em partes, toda a história da família, dos antepassados e de si mesmo. A fisiognomonia (estudo do caráter pelo desenho ou sinais do rosto) e a medicina chinesa nos revelam as causas psicológicas e espirituais das doenças, dos acidentes e das deformidades e deficiências no nascimento das crianças.

O lábio superior representa a energia *yang*, ou seja, o pai e o céu. O lábio inferior representa a energia *yin*, ou seja, a mãe e a terra.

A separação do lábio superior do lábio leporino delata uma desarmonia no coração da mãe em relação ao marido, ao pai e ao sogro. Ela carrega uma indignação muito grande em relação aos homens e não consegue se expressar de maneira correta, permanecendo separada da família no coração.

Ela vê e sente o pai da criança dividido ou completamente ausente e não consegue perdoá-lo. O rancor no coração do casal deforma a criança no ventre.

Temos de lembrar que, pelas Leis do Universo, ninguém nasce pela barriga errada e cada ser tem sua responsabilidade espiritual por nascer numa determinada família. Ninguém é vítima de ninguém quando olhamos com olhos crísticos e entendemos que os acontecimentos nos servem para enxergarmos nossos erros comportamentais e com isso mudarmos nossa vida para melhor.

Jesus disse que pelos frutos conhecemos a árvore e isso confirma todos os conhecimentos milenares egípcios e chineses sobre a Linguagem do Corpo.

Todas as coisas podem mudar se prestarmos atenção nas causas profundas e as modificarmos com determinação, coragem, amor e respeito por nós e pelas outras pessoas. Ninguém entra para uma família se não estiver vibrando na mesma frequência energética. Portanto, perdoar nada mais é que aceitar que temos o que merecemos e o que atraímos pela qualidade dos nossos pensamentos, palavras e atitudes.

A criança com lábio leporino veio trazer aos pais e aos sogros a oportunidade de se reverem, se aceitarem e se perdoarem. Ninguém é totalmente responsável pelos seus sofrimentos porque você também fere as pessoas em palavras ou em pensamentos. Com isso, você entra na frequência do desamor e sofre as consequências. Mude imediatamente! Seja a mãe, o pai ou a própria criança que hoje já pode ser um adulto e que continua carregando o legado da ira e da mágoa contra homens e também do complexo de inferioridade social.

Com cirurgia ou com a força da própria natureza, o lábio leporino se corrige quando a mãe sente gratidão pelas coisas boas que o pai da criança proporcionou em sua vida. Pare de olhar o lado negativo, pois só vai piorar as coisas. Caso você seja um adulto com lábio leporino, sinta gratidão pelo seu pai e por todos os homens da sua família, pois o lábio superior representa o masculino.

Se você não conseguir sozinho, procure a ajuda de um psicólogo ou auxílio espiritual na filosofia ou na religião com a qual você mais se identificar. Eles saberão mostrar o caminho do perdão. Mas lembre-se de que as religiões que tiram vida dos animais ou induzem à guerra em nada podem lhe ajudar. Você precisa de grupos que lhe ensinem o caminho do amor para reverter o processo que a raiva familiar criou em você. Como disse antes, ninguém é culpado por isso. Mesmo que não estejam aparentes essas queixas de sua mãe ou do seu pai, reveja o seu coração e elimine todas as críticas contra eles que porventura possam existir e sorria mais. Procure informações médicas e ore para cair na sua frequência vibracional um médico que resolva a sua situação com experiência e rapidez. Acredite que os bons pensamentos mudam nosso destino e nos curam das nossas dores psicológicas, físicas e espirituais.

Laringite
(ler Faringite)

Linfoma

A linfa é um líquido incolor que circula pelo sistema linfático, uma rede de vasos distribuídos por todo o organismo. A linfa contém os linfócitos, produzidos nos gânglios linfáticos, numerosos no pescoço, nas axilas e nas virilhas. As funções dos gânglios linfáticos são três: produção de anticorpos que atuam contra certas infecções, formação dos linfócitos (tipo de glóbulos brancos que constituem pelo menos uma quarta parte dos glóbulos brancos do sangue no organismo) e remoção de bactérias e corpos estranhos da circulação sanguínea. Na base do pescoço existem duas principais ramificações do sistema linfático e são elas que lançam a linfa na corrente sanguínea.

Quando surge uma infecção no corpo, os gânglios linfáticos aumentam a atividade tornando-se volumosos e doloridos.

O linfoma é um tumor de tecido linfático e poucos são benignos.

Na análise psíquica da Linguagem do Corpo segundo as medicinas egípcia e chinesa, toda infecção representa pessoa inflamada de raiva e indignações. Os glóbulos brancos representam a energia de base, ou seja, o *yin* (o feminino), a mãe, e os glóbulos vermelhos ou hemácias representam a energia *yang* (o masculino), o pai. Quando há aumento dos glóbulos brancos, significa que o "exército" está se reunindo e contra-atacando o inimigo, "a infecção" e, psiquicamente, a força da mulher está sendo maior e desequilibra a do homem.

O sistema linfático transporta a força contra invasores, portanto, quando o linfoma se desenvolve, revela que a pessoa se sente desprotegida, ameaçada e traída. A mãe representa a proteção, o aconchego e o equilíbrio das emoções pelo amor e quando alguém se percebe sem a "mãe interna" durante uma passagem pesada e difícil da vida, perde-se nas emoções e sua arma e seu escudo nessa solidão são apenas a raiva e a desconfiança.

O linfoma revela que a pessoa se distanciou da fé nas pessoas nas quais confiava, devido a um golpe de abandono e traição que recebeu quando mais precisou de apoio. De alguma forma, foi "abandonada na trincheira" pelas pessoas que aparentemente tinham as mesmas metas, mas que "fugiram ou se colocaram do lado do inimigo" na hora de "atacar", ou seja, na hora de construírem ou realizarem seus sonhos ou seus planos. No coração dessa pessoa restou apenas ela e Deus para encontrar uma saída.

Quando me consultam a respeito dessa doença, mostro que decepções e indignações profundas acontecem somente com pessoas com alto grau de expectativa e dependência emocional ou intelectual de alguém. Quando depositamos nosso destino nas mãos de pessoas, teremos que seguir suas regras no momento que elas quiserem, daí as mágoas e a raiva surgem por termos que andar com as "pernas dos outros".

Pessoas com personalidade forte e liderança sofrem quando não podem ser elas mesmas, por isso é importante se tornar livre internamente o mais rápido que puder.

Em diversas situações da vida teremos que trabalhar em equipe para que algo seja realizado, pois teremos que unir forças durante alguns processos. Portanto, as pessoas que desenvolvem linfoma deverão aprender a aceitar as diferenças humanas e, além de tudo, compreender que nada acontece por acaso. Na verdade, nunca somos traídos, nós é que não percebemos a hora de nos desligarmos de algum sistema e insistimos em permanecer numa luta que não é mais nossa. Seja um casamento, seja uma sociedade, seja um projeto filantrópico, social, político e até de recreação, devemos sentir se podemos mudá-lo, recriá-lo, deixarmos que outros assumam ou se devemos tomar outro rumo longe do que nos faz sofrer.

Quando praticamos meditação, limpamos nossa mente e podemos enxergar com mais nitidez as soluções ou onde estamos errando.

Se você está com linfoma, faça além dos tratamentos médicos uma reflexão e solte do seu coração toda indignação através do poder do perdão. Assuma que você é que esperou demais de pessoas e situações e não percebeu seus próprios erros. Ficar magoado, com raiva e se sentir abandonado não vai mudar o fato de que chegou a hora de você tomar uma grande decisão e fazer sua vida circular em outros ambientes e até em outras crenças. Acredite que tudo o que acontece em nosso corpo é para nos mostrar que precisamos ser mais flexíveis conosco e com as outras pessoas. Você tem personalidade forte e sabe o que quer, por isso, acreditou que estava sendo reconhecido pelas suas ideias e pela sua dedicação, e não percebeu que esse "exército" imaginário não seguiria você. Torne-se senhor de sua própria vida, não espere mais nada de ninguém e faça novos planos, sabendo que, pela *Lei Universal Semelhante atrai Semelhante* chegarão até sua vida pessoas que querem o mesmo que você. Solte dos seus pensamentos e do seu coração os sonhos frustrados e recomece outros maiores com sabedoria e não com dependências emocionais. Perdoe aqueles que não conseguiram entender sua grandiosidade e caminhe pela estrada da humildade e da esperança. Com certeza, quanto menos você se preocupar com reconhecimento ou com apoio e continuar a vida com pequenos sonhos, passo a passo, conseguirá realizar seus grandes sonhos. Dessa vez sem tropeços, com maturidade e compreendendo que cada ser humano está capacitado a ver apenas o que seu "filtro" psíquico lhe mostrar. Para alguns somos deuses, para outros somos comuns e ainda para muitos somos insignificantes.

O que você quer: mudar a cabeça das pessoas ou alcançar suas metas com o apoio natural daqueles que já pensam como você?

Ninguém muda a cabeça de alguém, esta só muda quando chegou o seu tempo de mudar. Os autoritários apenas anulam as pessoas ou são traídos por elas, pois existe um tempo para cada pessoa e para cada situação na lei da evolução. Siga sua intuição e negue com força a tendência a querer ser aceito a qualquer custo. Relaxe e medite para que aflorem os sentimentos mais nobres e puros que moram em sua alma. Use a lógica do amor: se Deus criou tudo, Ele sabe o que está fazendo. Perdoe a todos, solte sua imaginação criativa e recomece sua vida, mesmo que tenha que procurar ajuda de um psicoterapeuta, tratamentos alternativos ou alguma seita que pregue o amor e o perdão para apoiá-lo nesse momento delicado e dolorido. Muitas pessoas o amam e você nem imagina porque ficou preso numa ideia fixa. Ame-se e ame a simplicidade das coisas e das pessoas. Certamente você recuperará a saúde e a alegria de viver.

Lordose

A lordose é o desvio das vértebras lombares que causa uma acentuada cavidade na região lombar. Muitas pessoas têm lordose e não sabem. Inclusive diversas mulheres pensam que seu bumbum é arrebitado e se vangloriam disso. Na verdade, elas estão com problema de coluna.

Para identificar a lordose, devemos analisar a coluna como referência e não as nádegas. Se a coluna começa reta em cima e, ao chegar à altura da cintura, faz uma curva acentuada para dentro, é lordose.

Mulheres muito vaidosas empinam o bumbum para caminhar, andar de moto e até quando estão paradas, pois se sentem sedutoras assim. Mas não sabem que estão destruindo pouco a pouco sua coluna lombar.

Qualquer desvio de vértebras causa o esmagamento dos discos intervertebrais (artrose), de nervos e de vasos sanguíneos.

A lordose provoca dores, sensação de peso, câimbras e paralisia repentina nas pernas. Os ortopedistas, os fisioterapeutas e os professores de educação física ensinam que a postura correta é o remédio para a correção e cura da coluna. Saber andar, parar ou sentar é uma arte e também mostra o grau de evolução do ser humano.

Partindo do princípio da lei da evolução humana, o homem é o único animal que usa seu corpo de forma incorreta. O certo seria manter a coluna na horizontal para não sofrer os efeitos da gravidade sobre os discos intervertebrais. Mas a evolução do ser humano fez com que nós nos desenvolvêssemos para andar eretos. Portanto, já que só podemos andar e sentar com a coluna na vertical, devemos fazer exercícios e relaxamentos que mantenham as vértebras na horizontal. Isso será uma forma de compensar o "defeito" de andarmos de pé.

Entretanto, sabemos que Deus não criou nada com defeito. Ele sempre soube o que era melhor para nós. Com isso, podemos compreender que o corpo, a princípio, funciona perfeitamente quando não burlamos as Leis Universais. A forma de caminharmos, a nossa postura corporal e o jeito que sentamos ou deitamos, mostra apenas os segredos do nosso coração ou do nosso inconsciente, porque o corpo fala e expressa nossos sentimentos, medos, raiva, indignação ou amor, etc.

Pela Linguagem do Corpo, a coluna representa nossos antepassados, nosso caráter, nossa personalidade e corresponde ao funcionamento de cada órgão ou membro do nosso corpo.

Quando uma pessoa é rebelde e se revolta contra seus pais e avós, mesmo secretamente, a consequência metafísica será o desvio da coluna vertebral desde uma escoliose (coluna em "s"), uma cifose (corcunda), lordose (curvatura das vértebras lombares para dentro) e dores insuportáveis nas costas. O amor e o perdão em relação a quem nos trouxe ao mundo ou a quem nos criou faz desaparecer todos os problemas de coluna.

Os exercícios físicos, as posturas corretivas do RPG (Reeducação Postural Global), cirurgias, coletes ortopédicos, etc. são apenas paliativos, pois, se não mudarmos de dentro para fora, o corpo continuará "entortando", representando nossas desarmonias internas.

A região lombar representa, para a nossa psique, a flexibilidade que deveríamos ter diante dos acontecimentos novos. Pessoas rígidas em suas opiniões e que não confiam em si mesmas costumam ter crises de lombalgia quando se sentem ameaçados em suas crenças. A dor lombar ou a lordose acontece em pessoas que não cedem e não se dobram para os outros. Essa teimosia é o medo de errar ou de ser trapaceado, humilhado ou condenado. O orgulho é o principal fator do comportamento rígido e a rigidez revela o medo de aceitar as mudanças através das opiniões de outras pessoas. O orgulhoso é aquele que não sabe ser humilde para concordar com a verdade do outro. O resultado é o sofrimento na região lombar.

Para abandonar o orgulho e o medo é necessário marcar um encontro com O Arquiteto do Universo e pedir a Ele que reveja o seu caso. A prática de yoga e da meditação é a sala de reunião de Deus. É por essas práticas que trabalhamos o corpo e a mente e nos religamos ao nosso Construtor.

Se você sofre da coluna, admita que sua personalidade é dura demais, pois a vida toda teve de se defender de ambientes difíceis. Admita que só o Deus do seu coração poderá lhe mostrar, através da intuição, novos caminhos para lidar com os mesmos problemas.

Diversas pessoas também eliminaram o problema da região lombar ao fazer psicoterapia, aprendendo como administrar suas emoções e atitudes. Lordose denota uma pessoa infantil que não tem maturidade para lidar com os opositores, com os problemas financeiros, com a indecisão no relacionamento amoroso, ou é rígida e irredutível ou se anula e empurra a vida com a barriga, literalmente.

Você não nasceu na família errada, apenas não sabe como lidar com pessoas tão parecidas com você. Mude, seja mais alegre e flexível. Encontre o equilíbrio e a fé, e você conseguirá reconstruir a sua vida com sabedoria, bom humor e amigos verdadeiros. Ceda e agarre-se a Deus, não ao passado.

Parece um conselho difícil de praticar, mas saiba que, quando você tiver a coragem de concordar com a verdade das outras pessoas e aceitar conselhos que elas tentam lhe transmitir, você verá que é mais gostoso ser flexível e amoroso do que cabeça dura e orgulhoso. O orgulho é "burrinho", pois sempre está resistindo contra o bem, a harmonia e a paz. O orgulho é desconfiado, medroso e agressivo e não passa de um mensageiro da escuridão.

Confie no amor, na alegria e no seu destino. Ninguém menosprezará você, se sua autoestima estiver em alta. Acorde, solte-se, dobre-se e dê muita gargalhada com as pessoas.

Cure sua lordose e qualquer problema em sua coluna! Seja doce, firme e flexível.

Boa Sorte!

Lúpus

Lúpus eritematoso caracteriza-se por manchas avermelhadas e escamosas na pele. O lúpus pode ser benigno ou grave. O lúpus tipo *discite* (benigno) aparece no rosto com lesões redondas ou em forma de borboleta.

O tipo sistêmico é o mais grave: afeta pulmões, articulações, tecido conjuntivo, coração, rins, sistema nervoso, nas articulações, no abdome e na pele, e causa dores nos músculos.

O tipo lúpus vulgar ocorre como tuberculose na pele, lesões acastanhadas ou nódulos no rosto ou nas mucosas que causam ulcerações e cicatrizes. Este derivou dos surtos da tuberculose, nas décadas de 1930 e 1940.

Pela Linguagem do Corpo, tuberculose representa ira, ódio, desistência da vida, vingança, nítida sensação de "fim de estrada", sem esperança. Os surtos de tuberculoses ocorreram com frequência durante a Primeira e a Segunda Guerra Mundial. É desnecessário explicar as causas psicológicas geradas nessas guerras: a morte de entes queridos, da nação, dos amigos, etc.

O lúpus é o desmembramento desse caos interno, guardado e escondido no inconsciente, para reaparecer toda vez que alguém deixar o terreno fértil para o ódio no coração. Essa doença se desenvolve nas pessoas que perderam as esperanças e que remoem ódio contra aqueles que as traíram, abandonaram, roubaram, humilharam e até contra as pessoas queridas por terem morrido. As pessoas com lúpus devem desistir do ódio e da tristeza que sentem, não da vida.

A medicina convencional muitas vezes causa pânico e desespero nos pacientes pela forma como mostra as consequências de uma doença. No entanto, a medicina alternativa dá esperança e conhece caminhos para a cura, que a medicina ocidental nega, pecando por ignorância.

O lúpus tem cura efetiva para aqueles que transformam as desgraças e as perdas em compreensão, aceitação e alegria pelas lições que aprenderam.

Os meios para arrancar do coração todo o sofrimento consciente e inconsciente são a caridade, a oração do perdão para os que o fizeram sofrer, o autoconhecimento pela verdadeira astrologia e tratamentos alternativos como homeopatia, meditação, yoga e tai chi chuan. Esses meios que citei são extremamente rápidos e eficazes para a cura do lúpus e de qualquer outra doença.

Procure ajuda com as pessoas de coração resolvido e que já encontraram a fé. Procure socorro nos braços daqueles que sofreram e que souberam perdoar, pois somente os maduros de alma podem dar esperança e lhe mostrar a cura, com remédios que a medicina desconhece porque não tem olhos para ver, nem ouvidos para escutar. Por mais que o desânimo tente fazer você desistir da vida, lute como um guerreiro contra as influências negativas, sejam elas de crenças alheias e até de obsessores que usam sua tristeza e sua dor para alimentarem seus prazeres e suas vinganças. Lute com a espada dourada do amor e corte dos seus pensamentos os fluxos que não vêm de Deus. Peça força e coragem ao seu anjo da guarda e se veja envolvido num invólucro de luz dourada e violeta.

Nunca admita o fracasso, pois este nada mais é que fruto estragado, mas lembre-se de que todo fruto apodrecido também alimenta a terra como adubo. Use todo o seu passado a seu favor e filtre seus julgamentos. Saiba se arrepender, mas também saiba se perdoar e levantar a cabeça como verdadeiro filho ou filha de Deus.

Faça novos planos de vida e veja como os anjos cobrirão seus caminhos de proteção, paz e saúde. Deus não pune seus filhos. Ele observa se praticam ou não a sua palavra. Nós apenas colhemos o que plantamos. Reaja! Cure-se e ajude outros a se curarem com a mesma garra que a sua.

Lúpus tem cura, sim! Limpe sua alma e veja essa doença desaparecer para sempre da sua querida VIDA.

Luxação

A luxação é o rompimento total ou parcial de alguns ligamentos das articulações, causado por entorses, quedas ou pancadas. A luxação pode provocar fratura óssea também. A linguagem leiga chama de luxação quando a pessoa estira (estica) os ligamentos num acidente, mas luxação não é distensão, é rompimento dos ligamentos e até lesão.

Rompendo ligamentos nas articulações, as inserções ósseas se soltam total ou parcialmente, deixando os membros: pés, mãos, pernas, braços, etc., "deslocados ou pendurados". Muitas entorses são confundidas com luxação, devido ao estiramento que ocorre nos ligamentos ser parecido com rompimento. Os membros também ficam deslocados, mas apenas devido ao afrouxamento dos ligamentos. Na luxação é necessária a intervenção cirúrgica, mas nas entorses basta fisioterapia adequada para que os ligamentos recuperem elasticidade e firmeza, retornando ao seu tamanho original.

A dor é intensa nos dois casos e jamais se deve massagear ou manipular as articulações afetadas. Deve-se apenas colocar gelo e levar a um hospital próximo. Lá os médicos saberão se é luxação ou entorse. Enfaixar ou colocar atadura elástica sobre a articulação lesada é um erro fatal, pois a circulação sanguínea no local fica mais comprometida. O correto é enfaixar todo o membro. Se for o tornozelo, por exemplo, deve-se colocar a atadura no pé dobrado em 90 graus e passar pelo tornozelo, chegando até próximo do joelho, além de colocar gelo por cima da atadura de 15 em 15 minutos até chegar ao hospital. Aí você terá realizado os primeiros socorros de um perfeito bombeiro.

Pela Linguagem do Corpo, entorses ou luxações acontecem em pessoas rígidas e raivosas contra aqueles que atrapalham seus caminhos.

Pessoas de gênio difícil que dependem financeira ou

emocionalmente de alguém não conseguem aceitar os caminhos impostos pelas pessoas de quem dependem. Elas se sentem comandadas por autoridades e querem lutar contra. Isso as torna inflexíveis e, pela correlação psíquica, a pessoa provocará, inconscientemente, entorse ou luxação como resposta à sua rigidez psicológica.

Quando a maturidade se aproxima, a rigidez nas atitudes diminui, devido à expansão da consciência. Não é a idade que traz a maturidade e sim as experiências na vida. Querido leitor, observe que a maioria das pessoas que torcem o tornozelo ou outras articulações está no grupo das personalidades fortes, ansiosas e atormentadas.

Pessoas que desenvolveram paz interior, tranquilidade nas tomadas de decisão e serenidade nas emoções, nunca lesam suas articulações, pois sabem se articular com sabedoria e flexibilidade diante das repressões e das contrariedades.

Quando você sentir que está se iniciando uma confusão mental e inquietude em seus pensamentos, pare tudo e respire profundamente várias vezes, até que seu coração esteja calmo e sua cabeça mais sossegada e clara. Normalmente ocorrem acidentes de várias formas quando a cabeça perde o ritmo e os pensamentos se tornam ansiosos. Relaxe e procure ouvir as razões daqueles que se colocam contra você. Será que eles, inconscientemente, não estarão sendo influenciados pelo seu anjo guardião para que você reflita e mude seus caminhos?

Acredite que nada acontece por acaso e tenha paciência com as limitações que a família, o amor, o trabalho e os amigos lhe impuseram. Tudo tem começo, meio e fim. Aprenda a observar o trajeto dos acontecimentos e colher os bons frutos que caem pelo caminho. Sorria diante das barreiras e pare de lutar contra o paredão. Você só vai se machucar se continuar "cabeça dura". Com bom humor, tente frear sua impulsividade e veja como tudo começará a dar certo.

Você se surpreenderá com as atitudes flexíveis que os autoritários terão a seu favor, quando você parar de resistir contra eles. O humilde é mais inteligente do que um autoritário arrogante.

Articule-se com amor e bondade e salve suas articulações de todos os acidentes, as doenças e a velhice. O amor doce e flexível é o bálsamo das dores físicas e também das espirituais.

Mandíbula

A mandíbula é ligada diretamente ao sistema nervoso central e se comporta conforme o comando do cérebro. O cérebro por sua vez, é influenciado pelas intenções, desejos e instintos da pessoa.

Na Linguagem do Corpo, sabemos que a mandíbula, desde a ATM (articulação temporomandibular), a boca, até o queixo, representa agressividade, sexualidade, ataque e defesa, instintos da sobrevivência, proteção do território e também nos mostra como será a pessoa em sua velhice.

Pela fisiognomonia (estudo do caráter pelo desenho e características do rosto), cada parte do rosto revela tendências, conduta, intenções, desejos secretos e muito mais. Nossas qualidades e defeitos estão estampados em nossa face, pois somos desenhados conforme as energias da geometria natural. Chamamos de geometria sagrada as correlações energéticas do círculo, do quadrado, do triângulo, do retângulo e todas as outras formas do Universo.

Nosso corpo é geometricamente representado conforme as energias magnéticas que emanamos de nossos pensamentos, palavras e ações. Trazemos informações genéticas de nossos antepassados e repetimos comportamentos que equivalem a determinado formato do corpo, como nos mostra o sistema da geometria universal.

Quando observamos uma mandíbula, podemos avaliar o tipo de força interna que conduz essa pessoa. Toda mandíbula prognata (saliente ou avantajada), mostra agressividade, determinação, ousadia, ambição e tem uma comunicação objetiva e rápida que derruba a opinião dos outros. Sempre toma atitudes rápidas e não deixa nada para depois. Quando se trata de se defender ou proteger seus ideais ou a quem ama, torna-se um *dobermann* agressivo, "bocudo".

Em compensação, pessoa com queixo retrognata (recuado, pequeno, curto, encolhido para trás ou para dentro) mostra medo de se expressar e insegurança para tomar decisões. Essa mandíbula revela uma pessoa que foi reprimida sob forte autoridade na infância e que não conseguiu vencer esse "esmagamento" da personalidade.

Queixo pequeno demora a tomar uma atitude definitiva e corajosa. Tem personalidade artística, mística, religiosa e muitas vezes, começa a falar, falar, mas não diz nada consistente, nem objetivo.

Essas pessoas conseguem se expressar pela música ou qualquer outra arte, pois seu verbo não é poderoso. Elas se magoam com facilidade, principalmente quando um queixo grande diz o que pensa delas.

Quanto a doenças, deslocamentos ou dor na articulação da mandíbula, ou seja, na ATM, representam instinto de vingança que não foi eliminado pelo pensamento civilizado. Toda enfermidade nessa região mostra desejos secretos e sutis de se vingar. Essas velhas frases prontas, a seguir, mostrarão os graus de vinganças que existem. Veja se você já pensou ou falou uma delas: "Deus está vendo", "Um dia essa pessoa vai ver o que é bom pra tosse", "O mundo gira...", "Deixa! Um dia ela vai comer na minha mão", "Aqui se faz, aqui se paga". E aí? Você já disse uma delas na hora da raiva? Pois é, isso também é sentimento de vingança.

Existem diversas características da mandíbula que podemos estudar, interpretar e assim auxiliar as pessoas a serem melhores em suas condutas.

No livro *Anatomia Esotérica*, do Dr. Douglas Backer, Ed. Mercuryo, é cientificamente provado que, quando a pessoa começa a se tornar agressiva, instintiva, "bocuda", rápida e objetiva, o cérebro recebe um impulso das ondas emocionais, para, através dos nervos do sistema nervoso central, arrastar, empurrar a mandíbula para frente, forçando músculos e ossos a trabalhar na transformação da mandíbula. Decorre que o comportamento mais ousado ou retraído transforma não só a área instintiva do corpo, mas outras áreas internas e externas também.

Por isso, note que, ao avançar na idade, muitas pessoas têm seus queixos modificados às vezes para mais harmoniosos, outras vezes para uma perturbação óssea ou muscular, deformando-os.

Às vezes o queixo se torna maior, às vezes, menor. Assim podemos orientar as pessoas dizendo que seu corpo e sua saúde dependem de suas atitudes e conduta, e não da genética.

O gene é ativado por nosso comportamento desde a infância, por isso devemos procurar o autoconhecimento para redirecionar nossa vida.

Somos seres mutantes e podemos transformar nossos ossos, músculos e todo o sistema orgânico, treinando nossa mente para ser nossa aliada em qualquer idade.

A demora nas mudanças corporais é proporcional ao tempo que se leva para acreditar sem questionar. A ansiedade e a crença materialista amarram a fé, por isso acalme sua mente com a prática da meditação e deixe a harmonia da sua alma equilibrar todo o seu corpo.

Tenha a mandíbula e os dentes saudáveis, jovens e bonitos, por meio da única energia que cura: o amor. Fale palavras de amor, elogie as pessoas com mais constância, veja o lado bom das coisas e das pessoas, sorria e pare de criticar.

Mandíbula, lábios e dentes se tornam fortes e equilibrados quando deles emana a frequência da bondade, calma e elegância no trato com todos os relacionamentos. Controle o instinto de ataque e defesa, mas não se anule. Diga o que pensa, mas tenha respeito em suas palavras. Observe que toda vez que você agride alguém próximo com palavras, algo de ruim acontece em seus dentes, sua boca, garganta ou mandíbula.

Então pare de se sentir atacado, criticado ou ofendido como se fosse animalzinho selvagem e abandonado. Você tem inteligência suficiente para achar ajuda em controlar seus nervos.

Fale com seu anjo guardião. Ele está sempre pronto, ao seu lado, para lhe ajudar e proteger dos ecos do seu passado. Chame por Deus, não para mudar uma situação, mas para mudar você!

Calma! Relaxe!

Que Deus o abençoe.

Meningite

Meningite é a inflamação das membranas delgadas que revestem o cérebro e a medula espinhal. Segundo a medicina, é causada por bactérias e por bacilos de tuberculose e da gripe. Essa doença ocorre mais em crianças, podendo provocar lesões na visão, na audição e no cérebro.

Segundo a Linguagem do Corpo analisada pelas medicinas egípcia e chinesa, toda inflamação representa estado emocional inflamado, ou seja, excesso de energia *yang* (masculina), "raiva".

Sabemos, pela medicina alternativa e oriental milenar, que os filhos recebem dos pais não só as informações genéticas, mas também todas as informações psíquicas, emocionais e espirituais.

Quando uma criança desenvolve uma doença ou acidente é porque um dos pais está escondendo no coração alguma queixa, mágoa ou raiva contra o cônjuge. Crianças de até 7 anos e meio recebem, inconscientemente, as desarmonias internas da mãe, ou da mulher que as cria. De 7 anos e meio a 14 anos e meio, elas recebem as informações inconscientes do pai ou do homem que faz o papel de pai para elas.

Portanto, meningite em crianças representa a falta de paz no coração da mãe. A cura dessa criança está na transformação da raiva que a mãe sente em amor e tranquilidade. A mãe pode estar vivendo um desgosto secretamente em relação ao marido, à família ou no trabalho e essa vibração negativa atuará sobre a energia vital de seus filhos.

A cabeça representa o intelecto ou a razão e a teimosia, a medula espinhal representa a força da vida que vem dos antepassados, os ouvidos representam a obediência e a humildade, e a visão representa sonhos futuros e aceitação do que se vive. Então, a meningite em crianças simboliza a rigidez do coração da mãe, que muitas vezes se mostra submissa e anulada, mas secretamente se revolta com o tipo de vida que está levando na família. Essa mãe sente raiva da vida por acreditar que o destino lhe pregou uma emboscada sem saída.

Para que a meningite desapareça sem deixar sequelas, é necessário que a mãe, ou a mulher predominante na educação da criança, faça uma psicoterapia, yoga ou meditação, para acreditar mais em si mesma e saber que o destino é transformado a cada dia, pelos pensamentos, palavras e ações.

Anular-se perante alguém ou alguma situação instiga o coração à tristeza e raiva. No entanto, mesmo diante de uma situação aparentemente insolúvel, se a mãe tiver fé e acreditar que, de alguma forma, seu destino pode melhorar, o resultado será a alegria interna, enquanto espera a intervenção do anjo guardião em sua vida. Daí a saúde dos seus filhos voltará e a harmonia no lar e no trabalho também.

Meningite em adulto revela que essa pessoa carrega muita raiva em seu coração por não conseguir viver seus prazeres e seus sonhos pessoais. A paz interna cura as doenças da cabeça e da coluna, mas, para conquistar essa paz, é necessário se reconectar com a natureza e receber dela a energia que acalma. A praia, a cachoeira, o vento, o sol, a mata, a noite estrelada, a lua, uma caminhada ao luar, a quietude e o silêncio diante da imensidão do céu, trarão sua paz, sua alegria e equilibrarão suas emoções e raciocínio. Relaxe e faça a ansiedade perder a força sobre seus pensamentos e atitudes.

A natureza possui tudo que precisamos para nos curar de corpo e de alma. Assim, com a sua reconexão com o Criador, você poderá tomar decisões importantes em sua vida, sem medo, sem culpa e com novos planos em seu coração.

Cure a sua cabeça! Faça com que ela seja mais dócil com você e mais paciente e bondosa com as outras pessoas.

Solte a cabeça e deixe seu coração tomar as rédeas dos seus caminhos. Ele saberá guiá-lo.

Metástase ou cancro

Metástase é a transferência de uma infecção ou células doentes de uma parte do corpo para outra, espalhando a doença para outros órgãos. As células cancerosas tendem a desprender-se do tumor original e se alojar em outras partes do corpo, dando origem a outros tumores. O cancro também tem a mesma característica: suas células malignas e desordenadas invadem a corrente sanguínea e os vasos linfáticos, infectando outros órgãos.

A medicina psicossomática admite que o câncer só se desenvolve nas pessoas infelizes e que não esquecem, nem perdoam uma grande perda ou uma grande traição e indignação.

O Dr. Kazuo Murakami, geneticista japonês e autor do livro *Código Divino da Vida*, Editora Barany (ex-ProLíbera), esclarece que a hereditariedade é relativa e que não somos escravos das doenças congênitas.

Em suas pesquisas, descobriu que o gene se repete ou não nos descendentes, conforme o estado emocional da pessoa. Especialmente em relação ao câncer, ele afirma que as pessoas alegres e desapegadas do passado "desligam o botão do câncer". O câncer representa a limitação, o apego às "tradições", às pessoas e às próprias opiniões e crenças. Portanto, aquele que não consegue soltar de si a mágoa, humilhação, sensação de traição e abandono, ou mesmo os pensamentos contra as pessoas que se afastaram ou morreram, desenvolverá a doença que representa o "túnel sem saída".

Não existe "túnel sem saída" para as pessoas de fé. Para elas, a vida está em movimento e tudo tem começo, meio e fim. Sabem que o Criador do Universo jamais abandona seus filhos. Deus sabe que aquele que se "coloca uma doença" é porque está incapaz de ouvir, ver e sentir as respostas que procura.

A metástase ou o cancro mostra que a pessoa desistiu de lutar e acreditar, pois para ela tudo deveria "ter sido" do jeito que ela idealizou e nada pode ser diferente do que ela acredita ou deseja.

Para que as células cancerígenas parem de se reproduzir e se espalhar, a pessoa deve parar de "espalhar" em seus pensamentos e sentimentos as queixas, as lamúrias secretas, a mágoa e a raiva com relação a suas frustrações.

Todas as pessoas que conseguiram vencer a metástase e recuperar a vida e a alegria mudaram radicalmente de opinião e aceitaram mudanças totais como mudança de residência, soltaram a família e foram fazer uma viagem a passeio (sem culpa), fecharam sua empresa e foram trabalhar em outro ofício, divorciaram-se com prazer pela liberdade (se o casamento for a fonte de sua doença), perdoaram o patrão por ter "trapaceado" ou rebaixado" e deixaram de insistir em querer que a vida fosse conforme seus planos.

Você pode trazer sua energia vital de volta para seu sangue e sua linfa. Pare de ser turrão com o destino e preencha sua cabeça com alguma atividade nobre como visitar um asilo, um orfanato, uma creche, uma escola de subúrbio e faça alguém feliz.

Fazer alguém feliz não significa se dedicar cegamente à família, ao trabalho, etc. Proporcionar felicidade é dividir o seu amor e entrega, sem apego, sem querer nada em troca e não olhar os defeitos de caráter daquele que você ajudou e o criticar pelas costas.

Nunca se iguale com o mal ou com o bem, seja apenas cada vez melhor em relação a você mesmo. O difícil não é curar a doença, é fazer você rir agora de sua própria doença. Lute com coragem para rir muito, pois a risada verdadeira, vinda da alma, cura todas as enfermidades.

Para rir feliz é necessário acreditar que a vida é eterna e que vale a pena viver aqui nesta dimensão, por muito tempo, antes de assumirmos outros trabalhos em outras dimensões. Pratique meditação e fortaleça seus chacras, pois eles são os que reorganizam nossas células e nossos átomos.

Os antigos egípcios e os xamãs sabiam que não precisamos morrer por doença. A doença é apenas um suicídio inconsciente e não tem "bônus no céu". Vencer a doença pelo amor e pelo perdão alegre é a prova de que você venceu sua sombra e sua treva interna. Doença é gerada pelos sentimentos sombrios que não vêm de Deus e sim de seres que se alimentam do seu sofrimento. Negue com o poder de Deus todos os pensamentos tristes e de autopiedade e não conte a ninguém sobre a doença que você desenvolveu, pois a crença e o medo daqueles que o amam tiram sua esperança.

Além do tratamento médico, procure ver a "luz" curando seu corpo e sua alma, mas, acima de tudo, queira ser uma pessoa útil para o planeta. Lembre-se de que ser útil não significa fazer tudo para todos. Útil significa fazer algo que ajude no equilíbrio do planeta e não só de sua família ou seu trabalho.

Visualize todas as suas células e órgãos sendo inundados por uma cascata de luz, limpando, revigorando e destruindo para sempre toda a sujeira do seu corpo, dos seus pensamentos e sentimentos. Sinta paz e se desligue amorosamente daqueles que o magoaram. A mágoa é uma criação sua, para controlar pessoas e acontecimentos. Solte o controle e passe a pensar apenas, concentradamente, em algo novo em sua vida. Pense com detalhes para que o Universo possa "ler" a imagem e reenviá-la concretizada para você. Fique firme em sua fé e sem ansiedade de se curar.

Generalize o seu amor e seu corpo se curará completamente, contrariando a crença convencional ou religiosa. Você não será o primeiro a se curar. A cura é uma constância na vida dos silenciosos e dedicados ao amor e ao perdão alegre. Saiba disso!

Que Deus o abençoe.

Micose

A micose é representada pela invasão de fungos na pele, nas unhas e em vários órgãos internos. O sistema imunológico deveria impedir que nosso corpo fosse invadido por fungos ou bactérias, porém, quando o organismo fica desprotegido pelo exército de leucócitos, as doenças se desenvolvem de dentro para fora ou por outros fatores externos.

Vamos analisar com os olhos da Linguagem do Corpo a queda do sistema imunológico e as invasões de fungos em nosso corpo. Segundo a medicina psicossomática, as doenças bebem na fonte dos problemas emocionais. A Linguagem do Corpo, por sua vez, interpreta com profundidade as causas dos problemas emocionais e as causas psicológicas de cada doença.

O sistema imunológico é sustentado pela glândula endócrina timo e pelo baço, como regentes principais. O timo é fortalecido pela energia eletromagnética fornecida pelo chacra (vórtice de energia) cardíaco, que fica entre os mamilos. Esse chacra influencia nossa mente e nosso coração para o amor incondicional, o desapego e o perdão, além de manter vivo o coração físico e os pulmões. O baço representa a energia *yang* (pai), a agressividade, a força e o conforto.

Quando aparecem doenças devido à queda do sistema imunológico, significa que a pessoa está sofrendo com mágoas, raivas e vinganças secretas por não conseguir perdoar alguém ou alguma situação.

Pessoas que são austeras consigo mesmas e com os outros (baço) e não perdoam (chacra cardíaco = timo), são acometidas por doenças que invadem seu corpo. Toda pessoa que não ama incondicionalmente perde proteção orgânica devido à morte de muitos glóbulos brancos que lutam para expulsar bactérias, infecções, fungos, etc. do organismo.

Fungos (micose) nas unhas representam pessoa que se sente invadida constantemente em sua privacidade e individualidade. Micoses em geral simbolizam a pessoa que se agarra às suas opiniões e se fecha, sem saber como conquistar sua liberdade na vida. Pessoas rebeldes, mas que se anulam, tendem a ser invadidas por fungos nas unhas (proteção da privacidade e sua comunicação).

Para acabar com os fungos nocivos, é necessário viver o presente com toda intensidade, soltar as referências do passado e parar de sofrer por antecedência. Viva a alegria do agora e tudo que já está acontecendo em sua vida, tente observar e sentir gratidão. Ninguém invadiu sua vida ou o privou de sua liberdade, você é que nunca soube conversar com tolerância e paciência com as pessoas difíceis da sua intimidade. Você é que sempre "saiu do sério" e do seu autocontrole pelas provocações dessas pessoas. Foi você que permitiu ser invadido e perturbado, por nunca ter desafiado a si mesmo a amar mais e ser dócil com os desequilibrados. Com certeza, todos os que têm micose nas unhas se desequilibram na presença dos desequilibrados. O seu sistema imunológico está esperando que você sinta amor e ternura pelas pessoas do seu convívio. Só assim ele se fortalecerá e tornará seu organismo forte e protegido contra invasores microscópicos. O estado emocional é responsável pelas micoses, pois o abalo constante das emoções derruba a barreira protetora contra germes, bactérias, micróbios e fungos. De nada adiantará fazer tratamentos com dermatologistas e podólogos, se você não cuidar da sua paz interior.

Seu nervosismo tem consequência sobre você, por isso, busque também o auxílio de massagem relaxante, meditação, sessões com psicoterapeuta e *yoga*, para expandir sua visão de si mesmo e do comportamento das outras pessoas. Com certeza você aprenderá muito mais sobre seu poder interno para amar, acalmar-se e harmonizar as suas relações humanas.

Doe-se sem medo de ser dominado. Deixe o Deus de seu coração guiar os seus pensamentos e suas atitudes.

Narcolepsia

Segundo a medicina convencional, a narcolepsia é uma condição neurológica caracterizada pela preguiça e sonolência durante o dia. A pessoa dorme em sala de aula, dorme em qualquer lugar, tem sono repentino e pode até ter um ataque de sono após uma piada.

O narcoléptico é vítima de um mal crônico que começa na adolescência pelo déficit do neurotransmissor orexina ou hipocretina na glândula hipotálamo. Muitas vezes o portador dessa doença fica travado na cama ao acordar (paralisia do sono). Os médicos acreditam que seja hereditário. Normalmente às três horas da tarde e às três da manhã a temperatura corporal cai e a pessoa dorme. A situação desses jovens e adultos não é compreendida pela família e por patrões, pois consideram a pessoa irresponsável e preguiçosa até que desconfiem que esse estado seja uma doença.

Muitos acidentes aconteceram com motoristas e com maquinistas por terem crise de narcolepsia dirigindo o automóvel ou manipulando máquinas perigosas.

Narco vem do termo grego *narke* que significa sonolência, e *lepsis* significa crise.

Os médicos utilizam estimulantes, anfetamina e seus derivados e acreditam não ter cura. Porém, pela análise e tratamento da psicologia da correlação (Linguagem do Corpo), essa doença acontece em pessoas que não foram estimuladas na primeira infância a descobrir seus sonhos pessoais. Vivem conforme o ritmo da família, em completa frustração, e não percebem o que estão fazendo consigo mesmas. A anulação da sua personalidade e a insatisfação com o tipo de vida que estão levando as fazem sentirem-se sem estímulo e, inconscientemente, entram em rota de fuga pelo sono. Na verdade, estão pedindo socorro para encontrarem seus caminhos.

Tanto sono excessivo quanto desmaios, perda da memória, cansaço e preguiça são características de pessoas frustradas, que não sabem o que querem e, se sabem, não conseguem encontrar formas para se expressar e dizer o que querem. Sofrem do medo de enfrentar.

Em primeiro lugar, é importante procurar um astrólogo sério e matemático e fazer seu mapa astrológico natal para buscar seu autoconhecimento e saber qual a terapia mais adequada para o seu caso. A astrologia verdadeira é aquela feita com as doze casas das constelações e pelo dia, mês, ano, horário do seu nascimento e a cidade em que você nasceu. Se não pedirem os seus dados e não fizerem cálculos matemáticos, não é astrologia, é adivinhação. Você precisa descobrir a sua missão na Terra e quais são sua verdadeira personalidade e talento para acionar seus novos caminhos e sentir ânimo, até seu cérebro produzir sozinho a orexina, refazendo a ponte para o hipotálamo. Com isso, você logo sentirá a alegria de viver e não terá mais que fugir de uma vida vazia. Procure-se e encontre no seu coração o que você quer realmente da vida, para que sua alma possa curar seu cérebro. Volte a sentir amor e gratidão por tudo que está ao seu redor e receba de Deus a força vital para que você sinta prazer por todo minuto da sua existência.

Necrose

(ver gangrena)

Neurose e psicose

A neurose ou a neurastenia é um distúrbio funcional do sistema nervoso central, que pode causar lesões no cérebro a longo prazo. Ela atinge pessoas que viveram grandes transtornos familiares e de trabalho. Essa doença começou a ser estudada com mais atenção após a primeira guerra mundial, devido ao estado de nervosismo e inquietude dos soldados pós-combatentes. Hoje, grande número de pessoas sofre desse mal, tanto nas metrópoles quanto nas cidades do interior, devido aos sofrimentos pessoais constantes, programas de televisão que agridem a segurança psicológica do público e noticiários, com noventa por cento deles anunciando tragédias, guerras, assassinatos em família como se fosse o fim do mundo.

Os neuróticos são reconhecidos pelo comportamento explosivo, inquieto, insatisfeito, briguento, dramático, os dedos das mãos e as pernas não param quietos, distorcem as palavras da outra pessoa e se sentem sempre atacados e hostilizados.

O que precisa ser compreendido é que a palavra neurótico não é uma ofensa e sim uma classificação do estado emocional exacerbado devido ao estresse. Todos nós somos, em algum grau, neuróticos, pois a neurose é a forma que o cérebro encontra para extravasar a raiva, o acúmulo de decepções, o cansaço, as frustrações e os medos.

Existem duas patologias psíquicas para o alívio das grandes perturbações emocionais: neurose e psicose. A neurose é a forma mais saudável, porém desequilibrada, de desabafar ou extravasar as tensões acumuladas. A pessoa grita, bate, quebra coisas, joga objetos nas pessoas na hora da raiva, chora compulsivamente, se joga no chão como criança mimada numa discussão, desmaia, cai ou sobe a pressão sanguínea, adoece, se deprime e recorre, inconscientemente, a todos os comportamentos que simbolizem desespero por não se sentir compreendida ou protegida como ofender, desprezar, ironizar, humilhar e cortar relações com alguém que a pessoa, inconscientemente, considera mais forte. A psicanálise reconhece todas as doenças como "conversão", ou seja, manifestações variadas das neuroses (psicossomatização). Freud acreditava que, tanto as doenças quanto os acidentes e ataques de bactérias e germes, aconteciam pela força da neurose destruindo o sistema imunológico e produzindo alguma forma de toxina que permite a invasão dos micro-organismos. É o poder do inconsciente atuando no corpo e no ambiente como linguagem não verbal das angústias. No livro *Teoria Psicanalítica das Neuroses*, de Otto Fenichel, Editora Atheneu, você encontrará tudo sobre as neuroses. Em contrapartida, na psicose, a pessoa surta, fugindo da realidade, por não conseguir lidar com as pressões da vida. A mente entra em colapso e foge para uma realidade imaginária onde tudo é lindo. Como exemplo, temos mães que, ao perder um filho para a morte, acreditam que seu filho apenas foi viajar e que voltará logo. Por mais que os parentes mostrem o atestado de óbito, elas negam e dizem que eles estão querendo enganá-las. Muitas pessoas, por não suportarem uma grande pressão emocional, mudam de personalidade durante o surto, acreditando que seu nome é outro ou que moram em outro lugar. Nos surtos de psicose a pessoa perde o equilíbrio total de si mesma e se despersonaliza ou vê os acontecimentos completamente diferentes do que realmente são.

Por isso dizemos que a neurose é a forma mais saudável de descarregar as tensões, pois, assim que termina a crise, a pessoa volta ao normal e se sente melhor. Na psicose, a pessoa precisa de medicamentos para voltar à realidade e, dependendo do grau, é necessária a internação numa clínica psiquiátrica devido aos riscos que ela pode causar a si mesma e a outras pessoas.

Um neurótico dificilmente percebe seu próprio comportamento desproporcional perante os problemas da vida e não aceita quando dizem que ele está exagerando e fazendo uma tempestade num copo d'água. Ele se torna cada vez mais exaltado e rígido contra alguém que quer que ele enxergue a qualquer custo os seus exageros.

Essas duas formas que a mente encontra para o seu alívio trazem transtornos para a família e causam morte lenta na própria pessoa. O desgaste emocional é tão grande para ela quanto para quem faz parte da sua vida.

Outras formas mais sutis de neurose são: estalar os dedos e o corpo, morder tampa de caneta, mascar chicletes, bater os dedinhos constantemente nas pernas ou sobre um objeto, fazer barulho com a boca mesmo sem estar comendo, cacoetes, dar gargalhadas em ambientes sérios, falar sempre alto em qualquer lugar ou a qualquer hora ou falar sempre baixinho, que ninguém consegue escutar nada, cantar alto e dançar dentro do carro fazendo o veículo balançar, não conseguir dormir sem ligar a televisão e quando acorda de manhã, imediatamente ligar rádio ou TV.

Na verdade, a pessoa não se permite a paz e o silêncio por não ter controle sobre seus pensamentos quando se vê sozinha ou no meio de uma multidão. Olha em todas as direções e se distrai por qualquer coisa que esteja acontecendo ao seu redor, a cabeça não para no pescoço, como se fosse um cão *poodle*.

A hiperatividade nem sempre faz parte da neurose, pois ela também revela energia da agressividade mal conduzida. Na hiperatividade, a pessoa pode apenas estar precisando praticar esportes, falar em público como comunicador, descarregar essa energia como ator, cantor ou mestre espiritual. Hoje sabemos que noventa por cento das crianças hiperativas são seres "índigo", ou seja, crianças com poderes paranormais e muito avançadas para o tempo delas.

Mas a falta de tranquilidade que ocorre nos neuróticos está relacionada ao seu passado. São pessoas que passaram por situações violentas, humilhantes e tirânicas a ponto de se sentirem sempre ameaçadas por qualquer pessoa que demonstre algum tipo de autoridade ou que tenha uma personalidade forte e determinada. Basta alguém olhar feio para ela no trânsito, para desencadear o sentimento de perseguição ou vingança.

Pessoas que oscilam entre a neurose e a psicose são chamadas de *borderline*, doença patológica que acarreta comportamentos inesperados de gritos, descontrole emocional e, de repente, a pessoa muda de personalidade ou se desliga ficando com os olhos parados num ponto, ou fala coisas desconexas. Nossa mente necessita se descarregar das tensões diariamente para não haver acúmulo de toxinas cerebrais que provoca a neurose como válvula de escape. Se o medo de alguma situação da vida for maior do que a pessoa pode aguentar, então entrará em surto, provocando a psicose reversiva ou não. Tanto a neurose quanto a psicose são mecanismos de defesa que o inconsciente encontra para que a pessoa aguente as pressões familiares, sociais e até de seus próprios pensamentos conturbados e obsessivos.

A prática da meditação reequilibra a alma com o corpo e abre caminho para a sensação suave do amor fazendo com que a pessoa sinta prazer no silêncio e na quietude. Seu estado emocional se torna claro e relaxado, e ela passa a não se incomodar mais com os opositores, o congestionamento do trânsito, as dívidas e até as pessoas complicadas da família ou do trabalho. A meditação é reconhecida pelo cérebro como remédio e reabilitação das glândulas endócrinas e do sistema nervoso central.

Existem diversas formas de identificar um neurótico e um psicótico de vários graus, observando manias, vícios, repetições de atitudes nervosas, compulsão alimentar, bulimia, anorexia, dependência de drogas e de bebidas alcoólicas, mesmo sendo apenas socialmente ou aos fins de semana para relaxar com a família ou os amigos.

Os que bebem sozinhos dentro de casa são os neuróticos anônimos, pois encontram na bebida uma forma de descarregar tensões, vinganças, tristezas e medos. Na verdade, são pessoas egoístas que se recusam a se entregar ou se dividir nos relacionamentos.

Quem não tem nenhum tipo de neurose? Somente os que buscam o autoconhecimento, praticam yoga assiduamente, recorrem à meditação para solucionar suas dores e dúvidas, fazem caridade sem querer nada em troca, abstêmios, vegetarianos, os que fazem terapias sem resistência e principalmente se reconciliaram com seu Deus interior é que conseguem se manter nesta vida com graus imperceptíveis de neurose e com certeza nunca chegarão ao ponto de surtar numa psicose.

A tensão nervosa deriva dos medos e da ansiedade, dos apegos e dos sentimentos de vítima, da falta de fé e do afastamento da natureza.

Se você se identificou com algum tipo de neurose aqui citada, procure se aproximar mais das coisas simples, crianças, árvores, cachoeiras, da praia, do mato e das montanhas. Deixe que a energia suave da natureza entre em seu coração e acalme a sua alma. Faça alongamentos, relaxamentos deitado na grama, tome sol, pratique tai chi chuan, tome florais específicos e abrace uma árvore. Você já tentou fazer algo assim? Tente outra vez e coloque um lema em sua vida: permita-se, ame-se, perdoe sempre, porque a falta do perdão e da gratidão são os principais fatores para o princípio das neuroses e doenças.

Elimine a neurose antes que ela acabe com suas esperanças e sua alegria de viver. Lembre-se de que ela é apenas uma forma de alívio e não uma doença incurável. Com certeza as pessoas verdadeiramente calmas são as que irritam os neuróticos, pois estes não compreendem como elas podem ficar serenas diante de tantos altos e baixos da vida e dos ataques do mundo. O que os neuróticos não entendem é que *Semelhante atrai Semelhante* e quando a pessoa é calma por dentro, sente que os problemas fazem parte da evolução e sabe viver com raciocínio calmo e sensato, sem julgamento e sem levar as ofensas para o lado pessoal.

Ser calmo não significa ser parado ou inexpressivo. Ser calmo é sentir paz interior e tranquilidade, mesmo cantando, dançando, fazendo exercícios físicos, trabalhando, dirigindo automóvel, discutindo seus pontos de vista, contando piadas, participando de festas e até ficando bravo com equilíbrio.

Seja calmo... tenha paciência... e se permita agir de forma diferente nos seus problemas pessoais, acreditando que tudo acontece no tempo que tem que acontecer. Relaxe, respire fundo e solte um pouco os músculos agora.

Que tal? É gostoso relaxar? Então se vicie no relaxamento, na alegria e gratidão para que seu mundo volte a ser colorido.

Bem-aventurados aqueles que são brandos e pacíficos, porque eles possuirão a terra e serão chamados filhos de Deus. (Mateus, cap. V. v. 5.)

Nevralgia

Nevralgia é dor aguda de determinados nervos como na face, nos dentes, no nervo ciático e em outras partes do corpo, provocada por traumatismos.

Pela Linguagem do Corpo, a nevralgia acontece com pessoa irritada por se sentir sem ação ou de mãos "amarradas" para tomar decisões ou não poder falar o que pensa.

Nevralgia do trigêmeo, na área da mandíbula com os ouvidos, representa raiva profunda por ter que fazer o que os outros mandam. A pessoa sente-se irada contra autoridade e contra a sua dependência. É sentimento de vingança e vontade de desobedecer, e não poder fazê-lo. A nevralgia nos dentes mostra a tensão acumulada por estar impedida de tomar suas próprias decisões e irritada com a rotina.

A dor ciática revela que a pessoa está sobrecarregada de preocupações e de trabalho e não está se dando o direito dos seus prazeres pessoais. De qualquer forma, nevralgia representa a falta de paz e de divertimento. Assim como nevrite é inflamação dos nervos, a nevralgia é o estrangulamento deles. Isso ocorre devido ao comportamento perfeccionista, intransigente e de autocobranças exageradas que causam contrações musculares constantes.

As dores agudas de quaisquer nervos estão diretamente relacionadas a dores emocionais pela impossibilidade de agir ou protestar contra algo que contraria profundamente.

Esta vida foi providenciada para nos refazermos e não para nos destruirmos, mas, por falta de informação sobre as Leis do Universo, as pessoas se atacam na escuridão de seu "achômetro".

Quando os nervos se abalam é porque não houve aceitação de algum fato e os pensamentos estão em estado de *looping*, ou seja, repetitivos. Todas as situações mal resolvidas inflamam os nervos e, consequentemente, desequilibram outros sistemas do corpo. Pela lei da evolução deveríamos agir de forma sistemática: observar, compreender, aceitar, soltar e olhar para frente. Com essa atitude positiva, jamais existiriam doenças de espécie alguma, pois não haveria acúmulo de tensões, toxinas e energia negativa.

Se você está sofrendo com dores nevrálgicas, tente aceitar que sua insatisfação com alguém é que está causando esse problema no seu corpo. Quem é essa pessoa? Ou que situação você não aguenta mais? Fugir não vai resolver e continuar batendo de frente com o problema só vai piorar a dor física, devido à inflamação dos nervos causada pela raiva.

A solução está na busca da sua paz interna, mesmo tendo que ainda aceitar algo que você não suporta. A paz interior não depende dos acontecimentos ao nosso redor e sim de como os olhamos. Sei que quando a mente chega num ponto de forte tensão, o corpo não consegue relaxar com conselhos apenas, por isso é necessário primeiro admitir que estamos arrastando tensões, às vezes tão sutis que nem percebemos, mas o sistema nervoso sente e reage afetando os nervos. Em seguida raciocine a respeito do quanto você consegue relaxar ao olhar para um lago ou para uma flor. Se você não tem paciência de parar para apreciar a suavidade da natureza, então sua tensão está mais profunda do que você imagina.

Querido leitor, procure tomar algum floral ou remédio homeopático, para começar a se acalmar de dentro para fora e quando você conseguir abraçar uma árvore, andar descalço na terra ou na grama, contemplar demoradamente um animalzinho, uma planta e as nuvens, então você estará se curando dos males da alma. Quando conseguimos voltar ao equilíbrio das emoções e à paz interior, só por olhar a natureza, significa que encontramos nossa fonte sagrada do amor em nosso coração. Amar faz bem ao sistema nervoso. Se sua relação profissional, familiar ou amorosa não vai muito bem, procure se afastar, pelo menos trinta minutos, para um lugar calmo, e procure relaxar e pensar sozinho sobre o que está acontecendo. Quando conseguimos um pouco de privacidade, sem brigar com ninguém, conseguimos refletir e encontrar soluções mais meigas para o problema. Dê-se o direito de se resguardar um pouco, sem gerar conflitos com as pessoas. Às vezes a forma com que você vive, trabalhando sempre perto de muitas pessoas, família sempre solicitando sua presença, relacionamento amoroso possessivo ou sempre exigindo muito de você, o sofrimento acaba se instalando em sua alma, pois todos nós precisamos de alguns momentos a sós, nem que seja no banheiro para ficar quietos um pouco e sentir a presença de Deus e dos espíritos de luz que sempre estão querendo nos ajudar.

Fale com seu anjo da guarda ou com o seu espírito protetor e peça paz, alegria e conforto para sua alma. Com certeza todas as dores físicas desaparecerão como por milagre. Experimente! Permita-se relaxar no silêncio por alguns momentos e você conhecerá o poder da Presença Dele ao seu lado. Todos os problemas se resolvem mais cedo ou mais tarde, portanto, saiba esperar com fé, calma e aprendendo as lições que as dificuldades nos ensinam, para evoluirmos.

Nutrição avançada
Dicas para a cura através da alimentação

Neste tópico, transcreverei, com o apoio do escritor Paulo de Tarso, um pequeno trecho de sua apostila *Nutrição Avançada* e espero, com isso, sanar mais curiosidades dos meus leitores que leram no meu livro *Linguagem do corpo 2* algumas informações sobre nutrição avançada, e que os deixou com "água na boca":

Fui designado para compartilhar conhecimentos, contribuindo para a iniciação da espiritualidade que cada pessoa escolhe por afinidade. Então poderia dizer-lhes que a água dilui angústias e aumenta a micção, pois quando penso no que mais me angustia e tomo um gole de água, sinto um gosto forte e desconfortável, depois respiro fundo três vezes e penso no que mais me agrada e me felicita hoje e tomo outro gole de água, sinto o gosto confortável e até adocicado de meu sentir. Aumenta-se assim a micção e meus pesares começam a ser eliminados pela urina.

Na sinergia do alimento quando temos muita predileção por lácteos, assim como a mãe vaca que nos dá o leite sem perder a vida e sem nos pedir nada em troca, desejamos muito receber atenção, importância, sem ter que expressar ou pedir, pois estamos sempre dispostos a receber, mas com pouca reciprocidade. Há que nos ater à hipocrisia nutricional, onde esta ausência terminará no nosso trato gástrico e intestinal.

Na relação de nossas vidas com a natureza, creio que com base em nosso biótipo emocional, podemos obter a ajuda que nos é pertinente, através do reequilíbrio por ingestão de insumos vegetais, como dizem na Medicina Chinesa e na Medicina Ayurvédica, chás terapêuticos. Como afirmava o médico alemão Philippus Aureolus Theophrastus Bombastus von Hohenheim, conhecido como Paracelso, que curou lepra, gota e hidropisia. Faleceu em 1541, e sua atuação se dava conforme a leitura da forma da planta, onde esta natureza expressa a qual órgão pode ajudar a recuperar-se por ingestão de chás.

Mesmo nestes dias do século XXI, encontramos meios mais simples de ajudar na melhoria da qualidade de vida humana. Quando sugerimos o reequilíbrio emocional para dirimir males físicos, o mel untado sobre o peito pode sim adocicar o coração amargo de muitas pessoas. Até quando formos acometidos de uma "ite" (bronquite, sinusite, estomatite, endocardite, gastrite, vaginite, flebite, espondilite), podemos fazer uso de Echinacea+mulungu+malva, em chá e pelo mínimo de uso conforme a sua idade. Com 30 anos, será necessário ingerir esta composição por 30 dias, sendo três xícaras ao dia.

No número ímpar temos o corpo, a mente e a alma formando inclusive a sagrada trindade Pai, Filho e Espírito Santo. A sinergia está em todo seu entorno, até como exemplo pessoas que têm predileção por peixes, estão ligadas emocionalmente à liberdade dentro do contexto social, que mesmo com alterações nos modos de vida, em se mantendo sua condição de adaptar-se a outros com facilidade, em seu meio de vida e habitat emocional, estão plenamente satisfeitas, assim como peixe que tolera oscilações, contanto que seja dentro de seu lugar de vida. Adiciona-se a esta sinergia, a necessária condição de não se destacar muito, dentre os demais, no que pensa e ou veste, pois a exposição traz insegurança.

Como aquelas pessoas que têm muita predileção por carne bovina, estão ligados através de sentimentos mais radicais, com pouca flexibilidade no que julgam e também no modo de agir, pois a busca incessante por estabilidade traz monotonia de atividades, a mudança de opiniões é escassa e a resistência à mudança torna-se maior a cada nova refeição. Igualmente, o boi não voa e come gramíneas, sendo a tradução do meu excessivo apego às coisas da materialidade, pois sou o que gosto de comer e sinto a mesma repulsa por pessoas quanto à aversão que tenho a determinado alimento. Mesmo quando estou acometido de gastrite, traduz-se aí a inevitável condição de ingerir, ou deglutir aquilo que não posso mudar e com que tenho que conviver.

Até quando não tomo água suficiente, obstipo o intestino, tenho dificuldade em perdoar, pois não "lavo" a angústia, não elimino com eficácia, preciso de ajuda laxativa, de um parente que me pede para relevar e para não ficar sem esta atenção, aceito o laxante do pseudoperdão à falta cometida. Mesmo assim minha pressão continuará a ser alta, pois sem a água, que traz fluidez ao plasma, não umidificarei o catarro da mágoa, assim não vou expelir, nem vou esquecer. Preciso ser um pouco mais nutracêutico para ter-se qualidade de vida emocional, longevisando meu estado de saúde. Os judeus, os hindus, os muçulmanos e os umbandistas oferecem seu alimento a Deus para que seja aceito e abençoado, para que assim venha a nutrir o corpo e o espírito.

Temos a opção de reequilibrar o que sentimos através do que comemos, pois se levarmos em conta que ser íntegro como uma laranja atende nossas expectativas de harmonia, convido-os a deglutir alimentos inerentes a seus sentimentos naquele momento, pois quando estiverem confusos, deem preferência a alimentos que sejam íntegros e uniformes para influir nas decisões, do início ao fim, como por exemplo: macarrão, banana, melancia, purês, além de nutrir o corpo com uniformidade de atitudes.

Em algum momento nos disseram que, em tendo, seremos mais felizes e assim hoje o que possuímos não nos basta, pois não nos temos. Estou à mercê de minha vontade não satisfeita, pois só serei feliz amanhã, quando obtiver. Quando por motivos alheios à nossa vontade somos pressionados a atitudes que nos infelicitam, há que se ter entrega, na declaração em voz audível: Tudo que é do meu mérito Divino virá às minhas mãos agora, defronte o espelho por três dias, então a energia tornar-se-á harmoniosa e feliz, pelo exercício dos nossos melhores sentimentos.

Assim quando estivermos acometidos por câncer, seja o tipo que for diagnosticado, além da praxe e mesmice alopata de quimioterapia e radioterapia, poder-se-á utilizar 300 gr de terra preta virgem+100 gr de echinácea+100 gr de ginsengfaffia+100 gr de uxi amarelo+50 gr de gengibre+50 gr de unha de gato+50 gr de açafrão da terra+ 100 gr de mulungu-eritryna. Após cozer esta mistura por 20 minutos em fogo baixo e em panela de pedra, coar em 8 camadas de pano, adicionar 300 gr de açúcar mascavo, armazenar em geladeira. Deve ser tomado morno na quantidade mínima diária de 300 ml, sendo três porções de 100 ml. Outro conhecimento inerente ao câncer está no uso tópico de zinco e cobre para fins de utilização radioterápica natural. Tempo de uso máximo dois anos e no volume diário de 15 minutos. Esta ajuda é restrita, pois aqueles que têm qualquer peça de metal em seu organismo, como pinos ou marca-passo, não podem usar.

Faz-se assim:

Assim declaro que tenho muito para contribuir nesta breve vida, e quiçá possa ser um canal que me ajudará a ajudar, pois vivo desta intenção benigna há muitos anos.

Preciso ser ajudado, a fim de ajudar. Afinal, a autocura, creio, passa pelos atos compaixonados àqueles que militam na mesma esfera de qualidade de vida pela própria vida, como assim a Linguagem do Corpo fala.

<u>Olhos</u>
Conheça o poder da cor dos seus olhos

A cor dos olhos revela o que devemos fazer pela humanidade, pois as cores têm poder sobre as emoções, plantas e toda a criação de Deus.

O lado direito do cérebro é responsável pela intuição, cognição, emoções, percepção das cores pelos olhos e corresponde ao nosso lado feminino. O lado esquerdo do cérebro é responsável pela razão, lógica, expressão corporal, verbal e artística, percepção do branco e do preto e corresponde ao nosso lado masculino.

Os portadores do daltonismo têm bloqueios do lado direito do cérebro e, com isso, não enxergam as cores como verdadeiramente se apresentam sobre a Terra. Na psicologia sabemos que as cores influenciam nosso estado emocional e com os estudos mais profundos da cromoterapia podemos alterar os estados psíquicos e energéticos de pessoas, plantas, animais e clima. Os daltônicos, por não perceberem as cores, não sentem determinadas emoções e, por isso, os vemos agir com frieza nos relacionamentos e até no trabalho. São finos, educados, mas não se entregam e não se influenciam por pessoas afetadas ou que têm emoções exacerbadas. Não sentem emoções fortes e parecem ignorar os sentimentos mais profundos das pessoas. Cuidam de sua prole com posse e muita preocupação, mas não sabem trocar sutilezas emocionais seja com quem for. Possuem uma lógica muito precisa, têm inteligência acima da média e isso é o que lhes interessa. Claro que lhes falta intuição em certos momentos, mas têm sempre alguém que as ama e tenta orientá-las sem que elas percebam.

Todas as coisas que existem têm o lado negativo e o lado positivo, por isso, devemos prestar atenção e buscarmos somente o lado bom e produtivo da numerologia, astrologia, cristais, aromaterapia, ervas, religiões e seitas, magias e da cromoterapia.

A cor dos olhos revela uma de suas missões e agora você aprenderá que, quando não se dedica a ser uma pessoa melhor, não pratica caridade, não ora a Deus, não pratica meditação e nem busca estudos ou práticas que elevem seu espírito, estará usando o poder dos seus olhos para o mal, mesmo que não tenha a intenção consciente de ferir ninguém. A cor sempre está influenciando o ambiente e seus relacionamentos, consciente ou inconscientemente, pois como eu disse antes, as cores têm poder sobre as emoções e as energias do corpo e do ambiente. Saiba o que significa a cor dos seus olhos e desenvolva, através do autoconhecimento, do perdão e do amor, somente o bem para auxiliar a humanidade na cura dos seus males. Você nem precisa se esforçar em falar, aconselhar, ou tratar as pessoas com seus conhecimentos, basta olhar para os olhos de quem está doente, irado, confuso, deprimido, ansioso ou nervoso e estará influenciando positivamente pelo poder que a cor dos seus olhos emana. Mas lembre-se de que as cores dos olhos só funcionam como remédio quando você está bem espiritual e fisicamente. Quanto mais você amar incondicionalmente, perdoar as pessoas que lhe fizeram mal de alguma maneira, tratar os animais com respeito, cuidar das plantas mesmo que não sejam do seu jardim, olhar para uma manhã e sentir gratidão e alegria pelo sol, pelo céu, vento, chuva, calor ou frio, pelas criaturas e ser pacífico num momento difícil, então seus olhos estarão prontos para começar a trabalhar para Deus, ajudando todos que Ele enviar até você. Sua família será o seu maior teste de evolução, amor e perdão. Caridade começa dentro de casa.

Na Bíblia está escrito que Deus falou: *Reconcilia-te com teus irmãos antes de trazeres oferenda ao altar*. O mestre Masaharu Taniguchi, da igreja Seicho-No-Ie, explica que dentre os seus "irmãos" os mais importantes são seus pais, assim como os Dez Mandamentos ensinam que devemos honrar pai e mãe.

Somos anjos sobre a Terra e devemos nos lapidar, eliminar as crostas negativas dos carmas e voltar a acreditar que o Grande Arquiteto sabe quem somos e conhece o nosso poder de amar e perdoar quando estamos com o coração limpo das emoções negativas.

Você se lembra de quando, num momento de grande amor e compaixão do seu coração, você olhou para os olhos de uma pessoa e ela disse que você a acalmou? Você se lembra de quando olhou para os olhos dos seus filhos ou amigos e eles correram para os seus braços? Procure fazer uma reflexão e reconheça que quando você ama sinceramente e não se deixa levar pelo ego e pela vaidade, seus olhos irradiam amor, paz, bondade, harmonia e cura. Seja uma pessoa cada vez melhor e use o seu dom. Não perca mais tempo e saiba que se você tentar usar a cor dos seus olhos tecnicamente obterá efeito negativo. Só o amor faz os olhos acionarem a força de Deus sobre as coisas e as pessoas.

A cor dos olhos tem o mesmo significado das cores na cromoterapia, mas tem mais poder do que as lâmpadas e os cristais.

Encontre agora a cor dos seus olhos e caso você tenha duas ou mais cores leia o significado delas também. Sua missão pode ser mais complexa do que você imagina.

Olhos Azuis

Positivo: Ao olhar para os olhos das pessoas, elimina as infecções, as inflamações, acalma, é antibactericida, afastando bactérias do corpo e do ambiente, é analgésico, promove sensação de proteção e acolhimento espiritual, eleva a alma, os pensamentos e os sentimentos a Deus, elimina depressão, ansiedade, doenças psíquicas como esquizofrenia, psicose, bipolaridade, transtorno obsessivo-compulsivo – TOC –, convulsões epiléticas, distúrbio da personalidade, nervosismo, insônia, indecisão e aumenta a intuição, a autoestima, a fé e renova as esperanças. Você que tem olhos azuis emane amor também para as pessoas que têm olhos azuis negativos, pois elas precisam de luz e não de críticas. Encontramos muitos terapeutas de olhos azuis, mas que não desenvolveram ainda o amor incondicional, por isso são secos e durões no trato com as pessoas, mesmo tendo muitos conhecimentos.

Negativo: Assim como foi explicado, a cor dos olhos só funciona para o bem quando a alma está lapidada. Do contrário, ao olhar para os olhos das pessoas, você emanará para elas sensações e energias desagradáveis e nocivas como frieza, desprezo, e todos sentirão solidão, amargura, tristeza, baixa autoestima, dor, transtorno, angústia, medo, paranoia e a pessoa de olhos azuis negativa olha os outros de cima para baixo, se olhar. Não sente qualquer vontade de ajudar a humanidade porque é uma pessoa fria e sem amor. Ama apenas o que lhe convém. Ela sempre tem retorno negativo na vida, pois não sabe que está desprezando o dom que Deus lhe confiou. Diversas pessoas de olhos azuis são nervosas e se queixam do tipo de vida que levam ou são estúpidas ao falar, mesmo sendo espiritualizadas e dizendo cuidar da humanidade. Acontece que essas pessoas estão no processo de autotransformação e ainda não encontraram a paz interior que leva a aceitar com resignação e alegria a vida que têm. Quando são nervosas, falam mal do comportamento das pessoas, se queixam e criticam, dão "coice" quando se sentem limitadas, ansiosas e descontentes, choram quando se sentem incompreendidas, então podemos dizer que essas pessoas vibram no lado negativo da Força.

Olhos Verdes

Positivo: Ao olhar para os olhos das pessoas, emanam para elas equilíbrio das emoções, calma, ternura, cura das doenças, cicatrização, coagulação, amor incondicional, vontade de rir, animam o espírito para renovar a vida, equilibram a libido, limpam as tristezas do coração, levantam a autoestima e o amor próprio, transmitem sustentação para as células rejuvenescendo-as, animam a criança interna trazendo alegria para o ambiente, acalmam as crianças nervosas e hiperativas, clareiam os pensamentos promovendo tranquilidade para tomar decisões e emanam sensação de acolhimento físico.

Negativo: Ao olhar para os olhos das pessoas, emanam egoísmo, sedução sexual e indiferença. Pessoas de olhos verdes que não se espiritualizam são manipuladoras, interesseiras e usam seus olhos para seduzir e controlar. Consideram-se melhores que os outros e sempre querem estar com a razão. Pensam somente em seus prazeres pessoais, pois são vaidosos e desligados das dores humanas.

Olhos Camaleônicos – mudam de cor

Positivo: Pessoas com olhos de camaleão têm a capacidade de se adaptar a qualquer situação e a qualquer tipo de pessoa e crença. Influenciam pela persuasão e redirecionam todos que porventura estejam perdidos psicológica e espiritualmente. Os olhos de camaleão mudam de cor conforme seu estado emocional ou sua intenção. As cores se alteram desde o verde claro até o castanho escuro e, por vezes, surge uma auréola azul ao redor da retina. Quando os olhos estão escuros, significa que estão liderando, combatendo ou se fechando para repor energia psíquica e corporal. Quando estão castanhos claros ou mel estão com a intenção de acolher algum sofredor, quando estão verdes significa que estão em paz e trabalhando para a cura da humanidade com alegria ou sentindo prazer e alegria pela vida ou por algo bom que esteja acontecendo. Pessoas com olhos de camaleão estão sempre manipulando positivamente e intermediando algum conflito ou desavença de pessoas ou grupos, levando-os ao entendimento e ao perdão. Conseguem se fazer entender pelos pobres, pelos ricos, pelos mais humildes e desinformados, até pelo mais culto e intelectualizado. Moldam-se ao ambiente, às roupas, aos conhecimentos e às religiões e seitas, sempre falando a língua de todos, ou seja, falam com a alma das pessoas. O camaleão tem a missão de se infiltrar nos lugares blindados pelas culturas e pelos preconceitos e influenciar sem que as pessoas percebam que estão sendo levadas a eliminar seus sofrimentos, dogmas rígidos, preconceitos e medos inconscientes.

Negativo: Pessoas com olhos de camaleão, sem espiritualidade e sem autoconhecimento de sua verdadeira tarefa na Terra, sentem que podem tudo e manipulam as pessoas para conseguir seus objetivos pessoais e egoísticos. Amoldam-se a qualquer situação para adquirir informações e segredos dos outros para levá-los a pessoas do seu interesse. São espiões e falsos amigos, pois se envolvem facilmente em qualquer ambiente ou grupo somente para roubar conhecimentos, informações e táticas para si. Têm o poder da persuasão para seus próprios interesses e para gerar conflitos e guerras. São manipuladores profissionais e conseguem inverter situações para se defender e se tornar inocentes. As pessoas acreditam em suas palavras e sentem compaixão pelo olhar e comportamento indefeso "teatral", lembrando o olhar do gato de botas, quando querem conquistar ou invadir. Seus pensamentos são sempre os de conseguir algo ou alguém e sabem que conseguem, mas desconhecem as Leis do Universo, pelas quais receberão como retorno tudo o que fizeram na vida. Seus sofrimentos serão inevitáveis, mas sempre tentarão manipular, mentir e fugir para buscar felicidade. Precisam amar e perdoar seus pais ou educadores para que esse poder se torne positivo e comece a compensar e ajudar a humanidade a compreender a *Lei do Amor*.

Olhos Castanhos

Positivo: Ao chegar num ambiente conturbado ou se aproximar de uma pessoa briguenta, crítica e desordeira, emanam liderança e justiça, colocando cada um em seu devido lugar, com firmeza e respeito. Pessoas de olhos castanhos de qualquer tom que se espiritualizam e buscam amar e perdoar, emanam sempre uma atmosfera de força e coragem, produzindo nas pessoas necessidade de obedecê-las e respeitá-las. Seus olhos são dignos, justos, fortes e verdadeiros colocando ordem na família, na empresa, nos jogos e em qualquer instituição ou país. Têm bom humor e sabem "quebrar o gelo", contando anedotas ou piadinhas repentinas para acalmar as pessoas ou uma população. Afastam o mal psíquico e espiritual devido à energia de coragem, fé e justiça.

Negativo: Ao chegar num ambiente conturbado se precipitam em "tomar partido" de alguém e colocam mais "lenha na fogueira", causando mais desordem e irritação nas pessoas. São "barraqueiros" e usam sua força e poder para agredir física e verbalmente. Quando ocupam algum cargo de poder ou liderança, tornam-se injustos e desonestos. São impacientes, intolerantes e não aturam desobediência dos subordinados, punindo-os ou humilhando-os na frente das outras pessoas. Geram mágoa e ira no coração das pessoas do seu convívio. Não sabem brincar e interpretam negativamente certas brincadeiras que fazem com eles. Levam para o lado pessoal e a sério as piadinhas que fazem com eles. Para alguns olhos castanhos sem luz é necessário explicar que aquilo era uma piada, pois não têm humor e normalmente são líderes de gangues, confrontos, revoluções e guerras. Abrem portais para obsessores devido ao seu coração pesado e duro.

Olhos Negros

Positivo: Ao olhar para os olhos de uma pessoa, arrancam o mal como um milagre. São olhos que assustam e causam convulsão de choro devido à purificação que promovem na alma. São seres especiais que precisam estar sempre se espiritualizando e negando as tentações mundanas para não causar mal a ninguém. Os olhos negros espiritualizados atuam com a força crística e dissolvem do coração e dos pensamentos todas as energias negativas e cármicas de quem olha para eles. Pela Linguagem do Corpo, Jesus tinha olhos negros e não olhos claros como o desenharam devido ao preconceito racial. Se Jesus tivesse olhos verdes ou azuis e até castanhos, não teria a força espiritual e a coragem para fazer o que fez.

Imagine um psicólogo ou um terapeuta com olhos negros? Os problemas seriam sanados em poucas sessões. Mas lembre-se de que a cor dos olhos só manifesta o bem e a cura se for de pessoas evoluídas que compreendem a força do Universo e do Amor.

Negativo: Ao contrário dos olhos do bem, os olhos negros que pulsam no negativo, ou seja, que não buscam espiritualizar-se e nem amar e perdoar, não emanam coisas boas. Ao olhar para os olhos de alguém, destroem sua felicidade e arrancam do seu espírito a vontade de viver. Os olhos negros matam por querer. São seres que carregam na aura as manchas das trevas e a voz do destruidor. Na mitologia grega, é conhecido como Hades, o deus das trevas e das profundezas. Quando você perceber olhos pretos negativos olhando para seus olhos, abaixe os seus para não ser atingido pelo baixo astral. Não é difícil saber quando a pessoa é do bem ou quando é do mal. A do bem não encara você e o respeita com semblante de ternura e a do mal é irônica, não pisca e olha direto nos seus olhos com semblante de invasor. Ore e se afaste. Lembre-se de que todas as criaturas da Terra são filhos de Deus, por isso não julgue para não ser julgado e acredite que Deus está em todos os lugares ao mesmo tempo e sabe o que faz.

Olhos Cor de Mel

Positivo: Pessoas com olhos de mel gostam de acolher os necessitados e sofridos. Ao perceber alguém triste, se aproximam suavemente, olham com olhos de criança bondosa e oferecem seu ombro. As pessoas sentem aconchego e ternura e começam a se sentir melhor. Os olhos de mel de pessoas espiritualizadas que praticam meditação ou orações todos os dias emanam amor de mãe mesmo que seja um homem. São dotadas de sentimentos nobres e intenções filantrópicas. Estão sempre envolvidos em grupos voluntários de ajuda ao próximo ou carregam sozinhos a missão de auxiliar, sem esperar nada de ninguém. São colaboradores assistenciais de grande importância, pois possuem humildade, serviço ao próximo e muito amor. Ao olhar para os olhos das pessoas, emanam vibrações positivas para o seu fígado, sem saber.

Negativo: Os olhos cor de mel, quando vibram no negativo, ou seja, não se dedicam a nada espiritual, religioso ou místico, são desprovidas do amor incondicional. São frios e distantes e não tentam ajudar ninguém, mesmo se estiver debaixo do seu nariz. Dizem que não têm nada com isso e que não lhes diz respeito. Quando precisam de ajuda ou estão sofrendo por alguma razão, se fazem de bonzinhos e, ao se sentirem saciados, voltam à frieza e ao desdém do próximo. São carinhosos por interesse. Produzem raiva nas pessoas próximas.

Olhos Violeta

Positivo: O dom dos olhos cor de violeta está relacionado diretamente à força do raio violeta: o poder da transmutação celular, espiritual e à alquimia. Ao olhar para os olhos das pessoas, transmitem vitalidade, energia prânica e reabilitam as partes do corpo e do organismo que estavam sem vitalidade ou envelhecidas. Emanam equilíbrio para as glândulas pineal e pituitária, sanando todas as patologias psíquicas e desequilíbrios das emoções e da personalidade. Pessoas com olhos cor de violeta têm uma tarefa árdua e gratificante na Terra: visitar crianças terminais, idosos debilitados, tocar em doentes desenganados pelos médicos e reabilitar as funções fisiológicas, psíquicas e espirituais de todos eles, além de curar as plantas e acalmar a fúria da natureza. É mais que milagre, é o reajuste das forças da Terra e dos corpos de todos os sistemas viventes. É uma missão grandiosa que requer renúncias pessoais, profissionais e até dos bens materiais se for preciso, para ter liberdade de caminhar pelo mundo. São seres louvados, possuidores de esclarecimentos cósmicos naturais desde o nascimento. Quando o portador desses olhos não conhece sua verdadeira jornada ou foge dela, a vida será cruel com ele, pois vibrará na frequência negativa dessa cor. Mas quando assume seu papel, então seu corpo e sua vida também são revitalizados e rejuvenescidos constantemente pela força que volta para si ao emanar aos outros. Essa força só é acionada através do coração em sintonia com a glândula pineal. Leia Glândula Pineal.

Negativo: O roxo ou o violeta, quando vibram na frequência negativa, transtornam a psique humana. As pessoas com olhos cor de violeta que não se espiritualizam e nem praticam a caridade direta, sofrem de depressão, distúrbios psicológicos, são atraídas pelas drogas e pelo excesso de sexo. Nunca se estabilizam na vida e não suportam serem invadidas no seu descanso. Surtam e fogem angustiadas como se estivessem sendo perseguidas por alguém que lhes quer mal. São obsediadas ao dormir ou quando estão sozinhas e têm constantes colapsos mentais e nervosismos que tiram sua paz interior e a dos que convivem com elas. Isso não significa que sejam vítimas da cor dos olhos, e sim apenas são seres que hesitaram por séculos a aceitar as forças divinas, mas chegou a hora de trabalharem junto ao Universo para o bem da humanidade. Na verdade, foram escolhidos, mas se esqueceram de quem eram. Alguns homens e mulheres, quando nascem com esses olhos, são assediados pelos amigos da família, colegas de escola, de trabalho e pela indústria dos modelos fotográficos e cinematográficos e, ao aceitar vender para o cinema ou para a televisão, terão a ilusão de estarem crescendo na vida, mas o final será trágico ou solitário. Esses olhos jamais deveriam ser usados sem a sua verdadeira finalidade, pois vibrarão na frequência negativa e destruirão a própria pessoa que os tem.

Olhos Cinza

Positivo: Cinza é a cor da reflexão e da quietude. Pessoas de olhos cinza, espiritualizadas, ao olharem para os olhos de alguém, emanam vibração de autorreflexão, ou seja, fazem com que aqueles que estão inquietos, ansiosos ou perturbados e indecisos parem automaticamente e reflitam sobre o seu próprio comportamento. Os olhos cinza trazem às pessoas energia de mansidão e sabedoria, desaceleram os apressados e agitados e os colocam em estado pensativo e reflexivo para redirecionar suas decisões e atitudes. São almas muito antigas na Terra que trabalham inconscientemente para abrandar as criaturas a se conectarem com Deus e com sua intuição.

Negativo: Pessoas de olhos cinza que não se dedicam à caridade nem à religião ou à espiritualidade, ao olharem para os olhos de alguém, transmitem vibração de desânimo, tristeza e depressão. Causam nas pessoas sensação de derrota, vazio, velhice e mal-estar como se não valesse mais a pena realizar seus sonhos devido à tristeza e ao tédio. Portanto, caso você tenha se sentido mal após olhar para os olhos cinza de alguém, relaxe e olhe para alguma cor alegre ao seu redor, até sua alegria voltar para o seu coração e seus pensamentos e ore por ela, pois essa pessoa também sente esse desânimo por não saber que é instrumento de Deus para ajudar a humanidade a se acalmar e refletir.

Olhos Amarelos

Positivo: A cor amarela emite segurança, raciocínio lógico, rapidez nas decisões e firmeza na conduta e no equilíbrio mental. Pessoas de olhos amarelos, ao olharem para os olhos de alguém, emanam vibrações de clareza nas atitudes e tiram-nos da depressão. Quando olham ou falam com as pessoas, costumam objetivar os sofrimentos, mostrando que estes não têm importância e só servem para desequilibrar a humanidade. Fazem as pessoas tirarem o "peso" e a importância dos problemas para raciocinarem com tranquilidade e sem emoções. As emoções deturpam os acontecimentos e as sensações e o raciocínio ficam comprometidos, causando decisões precipitadas e confusas. Os olhos amarelos de pessoas espiritualizadas confrontam o mal e os desequilíbrios psíquicos com coragem, firmeza e lógica, e não se deixam abater e nem permitem pessoas abatidas ao seu redor. Estão sempre tentando mostrar que vale a pena reagir e continuar a acreditar no melhor da vida. São ótimas para animar um ambiente, mas gostam de ser misteriosas com relação a sua privacidade e seus planos pessoais. Existe preconceito e superstição contra o gato preto de olhos amarelos, dizendo que é do mal e das bruxas. Porém, pela Linguagem do Corpo, o gato preto de olhos amarelos é o animal que mais compreende os sentimentos humanos e capta as intenções e as vibrações do local e das pessoas com muita facilidade. São seres especiais que absorvem para si as energias negativas dos seus donos para salvá-los e protegê-los. Tanto as pessoas quanto os animais com olhos amarelos têm o poder de sintetizar pensamentos e energias, gerando um ambiente melhor. Por isso, esses gatos se atraem por pessoas diferentes e anormais, devido a sua identificação psíquica e energética. Os gatos foram amaldiçoados na época da Inquisição porque ajudavam as bruxas em seus feitiços, devido ao tipo de cérebro fantástico que possuem. Mas nessa época as pessoas não tinham os conhecimentos e as intuições que temos hoje para conhecer verdadeiramente o desígnio dos feiticeiros, pajés, caciques, bruxos, das magias, orações, igrejas e dos livros sagrados. Pessoas de olhos amarelos enxergam tudo isso de forma simples e positiva para o bem da humanidade. Aproveitando: "Quem maltrata, ignora ou mata animais não pode ser do bem". Essa é a lógica do amor.

Negativo: Pessoas de olhos amarelos, que não são espiritualizadas, ao olharem para os olhos de alguém, emanam vibrações de ambição, ganância, desprezo pela humanidade, mistério, inadequação social e familiar e lógica desprovida de bondade, ou seja, são curtas e grossas. Os olhos amarelos têm pensamentos e sentimentos de "indigestão" contra a sociedade e contra todos os grupos filantrópicos. Acham que é "um bando de pessoas sonhadoras, fracas e fanáticas". Ao olhar para alguém, produzem frieza no coração e o provocam de alguma maneira para ser rígido nas opiniões também.

São atraentes e convincentes como uma cobra e geram medo devido à perda de fé que causam nas pessoas com seu olhar. Como expliquei anteriormente, tudo na vida tem o lado positivo e negativo, por isso devemos ficar atentos em nossos atos e pensamentos, para identificarmos em nós mesmos se estamos pendendo para o lado do bem, do mal ou se estamos "em cima do muro". Reflita com seu amor ou com sua lógica, mas reflita no que constrói e não no que destrói.

Osteoporose

É a desmineralização generalizada do esqueleto por rarefação da trama do osso. Segundo a medicina convencional, a osteoporose pode ocorrer pelo envelhecimento do osso, por tratamentos demorados com corticoides, pós-traumáticos e pela genética.

Na radiografia, o osso aparece mais transparente e com estrias. Os médicos da NASA sabem que os astronautas, devido ao tempo prolongado no espaço, sem gravidade, retornam à Terra com osteoporose, e por isso iniciam um tratamento para fortalecimento dos ossos.

A Linguagem do Corpo mostra que os ossos representam a estrutura da personalidade e do poder próprio. A pessoa que desenvolve osteoporose revela que sua vida pessoal está misturada à vida no trabalho, nos estudos, no social e na família. Sua personalidade está comprometida com o que tem que fazer e não com o que quer fazer.

Todo sacrifício precisa ser realizado com alegria e disposição, para que os ossos se sintam realizando, estruturando e organizando as situações da vida. Quando alguém se sente sobrecarregado e pressionado no trabalho ou na vida pessoal, o cálcio se desestrutura da massa óssea, como se a pessoa estivesse se sentindo "desintegrando" e desaparecendo, por não ser reconhecida pelo esforço que faz.

Diversas pessoas recuperam a estrutura óssea, em qualquer idade, com tratamento ortomolecular, e outras, apenas mudando a maneira de pensar e sentir frente às pressões da vida. A osteoporose desaparece quando a pessoa se sente livre e determinada. A medicina cartesiana (materialista) acredita que o tempo destrói o organismo e que a velhice é um fato indiscutível. Porém, a medicina indiana e egípcia milenar nos comprovam sempre que o corpo é reflexo da nossa mente e que transformamos nossa estrutura física todos os dias, conforme nossos pensamentos e emoções. Todos nós mudamos nosso corpo com as energias do pensar e a maioria das pessoas não percebe porque se transformou para pior ou para melhor. Apenas exclama: "Nossa! Como engordei!" ou "Caramba! Como estou com rugas!" e outros dizem para si mesmos: "Puxa! Como estou bem hoje!" ou "Devo ter dormido bem, pois estou bonito hoje."

Todos percebem que, em alguma época, você está mais jovem e mais bonito, independentemente da idade, e esse é o fator que nos mostra as transmutações orgânicas constantes que ocorrem conforme nosso estado emocional.

Com os ossos acontece a mesma coisa: pensamentos de desânimo, estresse, fadiga, tristeza, mágoa, indignação e frustração envelhecem os ossos e o corpo, enquanto pensamentos de esperança, alegria, piedade, satisfação e compaixão pelos erros alheios, prazer em viver, paciência com o carma negativo e divertimento, rejuvenescem os ossos, o coração e todas as células do nosso corpo.

A saúde depende de nossa persistência em sermos alegres e descontraídos, do fundo da alma. Ser feliz é a arte de aceitar o jogo do Universo com humildade, compreendendo que nós mesmos é que atraímos nossos pesares ou nossas graças. Nossas atitudes e pensamentos nunca ficarão impunes para as Leis do Universo. Cada um recebe na vida o equivalente ao que sente pelas pessoas e pelos acontecimentos.

Quem ama tem bom humor. Quem ama se regozija, em silêncio, com a alegria do próximo e principalmente com a alegria das pessoas da intimidade.

Quem ama liberta o ser amado com sabedoria, para que ele cresça e se desenvolva sem pressão e sem controle e sim com assistência e dedicação.

Seus ossos precisam que você rejuvenesça primeiramente na alma, que seja mais bem-humorado, flexível e a favor das mudanças que a vida impõe. Ser responsável não significa ser sério e parar de brincar. Ser responsável significa cumprir com os compromissos, com as promessas e zelar pelas pessoas que dependem de você, cuidar da sua casa, do seu trabalho e da sua evolução espiritual.

Responsabilizar-se por pessoas e situações só cansará a cabeça se você não souber delegar e for perfeccionista, querendo tudo certo demais e sempre do seu jeito. Isso sim desenvolve a osteoporose, enquanto a juventude nos atos fortalece os ossos.

Divirta-se, dê mais risada espontânea e se envolva nos bate-papos alegres dos grupos que você conhece. Há quanto tempo você não dá aquela gargalhada alta e natural que vem do "fígado"? Há quanto tempo você deixou de viver em paz e sem preocupações?

Saiba que a risada diária restabelece a saúde e principalmente a estrutura óssea que simboliza o seu Eu verdadeiro.

Para que você consiga ser naturalmente alegre, será necessário perdoar os erros e os insultos alheios, pois o coração se enche de paz quando nos sentimos livres das ofensas e vinganças secretas.

No Evangelho Segundo o Espiritismo está escrito: *A misericórdia é o complemento da doçura, porque aquele que não é misericordioso não saberia ser brando e pacífico; ela consiste no esquecimento e no perdão das ofensas. O ódio e o rancor denotam uma alma sem elevação, sem grandeza; o esquecimento das ofensas é próprio da alma elevada, que está acima dos insultos que se lhe pode dirigir; uma é sempre ansiosa, de uma suscetibilidade desconfiada e cheia de fel; a outra é calma, cheia de mansuetude e de caridade.* Jesus disse: *Se vosso irmão pecou contra vós, ide lhe exibir sua falta em particular, entre vós e ele; se ele vos escuta, tereis ganho vosso irmão. Então Pedro se aproximando, lhe disse: 'Senhor, quantas vezes perdoarei ao meu irmão, quando ele houver pecado contra mim? Será até sete vezes?' Jesus lhe respondeu: 'Eu não vos digo até sete vezes, mas até setenta vezes sete vezes.'* (Mateus, cap. XVIII, v.15, 21, 22).

Otite

Otite é a inflamação da porção interna do ouvido. Os ouvidos representam, pela Linguagem do Corpo, as escolhas de nossos caminhos e a administração das nossas decisões perante os problemas da vida. Inflamação é raiva somatizada e os ouvidos representam a aceitação da aprendizagem e das diferenças de opiniões. A dor de ouvido causada pela otite significa que a pessoa está se sentindo oprimida por pessoas alteradas emocionalmente, briguentas, autoritárias, críticas e que impõem suas opiniões.

Quando alguém não aguenta mais ouvir lamúrias, discussões, críticas, desarmonias e até assuntos que não lhe interessam, pode acontecer uma dor no ouvido, sinalizando pelo inconsciente o fim da paciência. Toda dor representa carência e culpa e a otite mostra que seu coração está impregnado de raiva e tédio da rotina e da repetição das chateações verbais dos outros.

Otite em crianças revela que os pais são inflamados na forma de conversar e se atacam verbalmente em quase todas as situações.

Se a criança tem de 0 a 7 anos e meio de idade e está com o ouvido inflamado, sabemos que é a sua mãe que está sofrendo com raiva de ter que escutar "asneiras" de pessoas da intimidade ou do convívio pessoal. Quando a dor for no ouvido direito, significa que a mãe dessa criança está arredia e contrariada por ter que escutar uma mulher da família, do trabalho ou do seu rol de amigos.

Se for o ouvido esquerdo, significa que a mãe dessa criança não quer mais escutar um homem que tira sua paz.

Agora, se a criança tem de 7 anos e meio de idade até 14 anos e meio e sofre de dor no ouvido direito, significa que o pai ou homem responsável na educação dessa criança não aguenta mais ter que escutar uma mulher perturbadora, mas se for no ouvido esquerdo, está revelando que o pai não suporta ter que escutar as imposições ou queixas de um homem próximo.

As crianças de 0 a 14 anos e meio de idade sofrem somatizações conforme o que os pais biológicos ou adotivos emanam de seus sentimentos e de suas condutas.

A força do inconsciente coletivo manipula o corpo, as ações e o ambiente de quem nos rodeia e até de quem não conhecemos. Portanto, o adulto que quiser acabar com a dor de ouvido, com ou sem inflamação, precisa ser dócil, paciente e estar disposto a escutar, aprender a lidar com as diferenças de opinião e obedecer, se for o caso. O bom aprendiz tem sempre ouvidos fortes e saudáveis, pois a sua vontade sincera de participar e colaborar com a harmonização da família, do trabalho, etc., faz seu organismo permanecer intacto.

E para acabar com o problema dos ouvidos nas crianças e nos animais domésticos, os pais deverão saber que suas atitudes de rebeldia, mesmo secretas, são irradiadas para a mente deles e produzirão uma doença correspondente.

Os pais ou as pessoas responsáveis por crianças devem aprender a se acalmar verdadeiramente e melhorar a forma de conversar, seja com quem for. A irritação constante na maneira de falar e escutar gera dores nos ouvidos dos adultos ou das crianças.

A prática da meditação, yoga, tai chi chuan ou psicoterapias e exercícios físicos ou de relaxamento promovem bem-estar e tranquilidade na mente e no corpo, aumentando a intuição, a paciência e a docilidade para lidar com as situações negativas ou difíceis da vida.

Queira escutar sem interromper e procure anotar as coisas que você quer corrigir ou das quais se defender, mas escute calmamente, por um bom tempo sem se manifestar e então peça licença para falar. Ao falar, procure estar sereno e sem agitação interna, expondo suas contrariedades, objeções e sua autodefesa, sem ofender e sem ironia. Com certeza você perceberá que, ao respeitar e escutar o outro, você também será escutado.

Todos têm sua própria razão e querem ser escutados, porque o ser humano nasceu para se expressar. Quando alguém se torna "chato" e insuportável é porque nunca alguém tentou compreender, sinceramente, sua dificuldade de se fazer entender. Podemos até colocar nossas ideias para pessoas difíceis, desde que aprendamos a escutá-las e compreender suas necessidades. Como um vendedor faz para que um cliente compre seu produto? Ele impõe? Ele vende algo que não interessa ao comprador? É claro que ele conseguirá vender somente aquilo que o cliente achar interessante e viável para sua maneira de viver, não é mesmo?

Então aprenda a respeitar as crenças e o estilo de vida das pessoas próximas e das pessoas estranhas também.

Você sabe que a ditadura não sobrevive nos países, nas empresas e nas famílias que querem dividir conhecimentos para um ajudar o outro a crescer. Por isso, saiba escutar e adquira mais informações para sua mente se expandir. Pessoas que aparentemente não inspiram nada, muitas vezes são grandes mestres sufocados e calados. Seja flexível e cure os seus ouvidos e os de suas crianças e de seus animais domésticos da dor e da surdez. Ame escutar!

Palpitação

A palpitação é a batida mais rápida do coração provocada por vigorosos exercícios físicos, tensões, sustos ou algum distúrbio do ritmo do coração. Uma arritmia cardíaca (batimento irregular do coração) pode provocar palpitações e uma taquicardia (coração bate com frequência muito aumentada) pode causar desmaios em portadores de doença cardíaca. O hipotireoidismo também pode causar palpitações devido ao aumento da frequência cardíaca (taquicardia), com aumento da pressão sanguínea. Já a braquicardia é a diminuição dos batimentos com a queda de pressão arterial. Para definir qual arritmia a pessoa está tendo é importante realizar um eletrocardiograma durante a crise. Uma arritmia não é sinônimo de doença cardíaca. (Wikipedia).

Sabemos que o coração recebe toda carga química das emoções durante discussões fervorosas, medos profundos, nervosismo exacerbado, indignações, perdas repentinas, notícias desagradáveis, remorsos obsessivos, sentimentos de vingança, raiva constante, estresse acumulado, exaustão física e psíquica e problemas repetitivos aparentemente sem fim.

Na realidade, é nossa respiração que se altera quando estamos em posição de ataque ou defesa. A respiração é responsável pela organização das substâncias do sangue que são levadas para todo o organismo. O coração é o órgão que administra o oxigênio que entra nos pulmões e o gás carbônico que é levado para fora do nosso corpo, eliminando as toxinas.

Quando a respiração se torna ofegante ou curta devido às tensões, o coração tende a trabalhar dobrado para manter o equilíbrio fisiológico e desorganiza seu próprio sistema.

Saiba que a palpitação é sinal de que você está colocando importância demais nos acontecimentos e negando soluções por medo de perder algo ou alguém.

Quando surgir a palpitação lembre-se de que foi sua respiração que se alterou e tente imediatamente respirar com calma e suavidade. Inspire pelo nariz e expire (solte) pela boca lentamente, pelo menos quinze vezes bem devagar. Mantenha os olhos levemente fechados e procure relaxar os músculos dos ombros, braços, do pescoço e da mandíbula. Com certeza você reencontrará seu equilíbrio emocional e físico. Mas lembre-se de que você precisa acabar com a causa: o medo.

O medo surge da imaginação e dos pensamentos negativos. Mesmo que você esteja realmente passando por uma situação desagradável, saiba que nada será resolvido com seus sentimentos atormentados. O medo exala um odor hormonal específico do instinto de ataque e defesa que provoca ira e competição no opositor e no ambiente. Com isso, ocorre o círculo vicioso de ataque, medo e defesa. O mais surpreendente é que o medo, além de produzir esses hormônios pelas glândulas suprarrenais, também emana ondas eletromagnéticas a longas distâncias, atingindo o alvo do medo. Ele é apenas sinal instintivo de proteção à vida e jamais deveríamos permitir sua extrapolação, pois envenena o sangue, causa palpitação, destrói os rins, os intestinos, o coração e causa até derrame cerebral.

Na Bíblia está escrito que o amor afasta todo o medo. Só sentimos esse amor quando temos a convicção de que "Alguém" está olhando por nós e que nada acontece por acaso. Para acabar com a palpitação eleve imediatamente seu coração aos pensamentos mais puros de bondade e procure visualizar um lugar muito bonito enquanto faz as quinze respirações.

Caso a palpitação aconteça mesmo você estando aparentemente

despreocupado, saiba que seu inconsciente está lhe mostrando que algo está mal resolvido na sua vida e ainda existe algum medo escondido no seu coração. Procure rever em seus pensamentos o que ficou no passado ou o que você está tendo que aceitar na sua família, no seu trabalho, com seus amigos ou no relacionamento amoroso por medo de perder algo ou alguém.

Se a palpitação persistir, procure um médico, mas, acima de tudo, procure um psicanalista para ajudá-lo a encontrar no seu inconsciente a causa verdadeira dos seus medos, resistências, doenças e dependências. Somos seres especiais para o Universo e não devemos arrastar medos por muito tempo, pois o medo é o afastamento da nossa alma de Deus ou do poder do grande Amor desse Universo.

Pratique meditação todos os dias pelo menos dez minutos, isso será o suficiente para mantê-lo conectado à força vital, à energia prânica do sol e à paz de espírito que permeia as energias mais elevadas do seu espírito.

Desapegue-se com sabedoria das pessoas, da sua dor moral, das humilhações pelas quais passou, das traições que recebeu e das carências, pois tudo isso é ilusão e são apenas resgates das pendências do ego. Agarre-se aos pensamentos otimistas e de esperança para atrair uma vida melhor para você e para quem você ama. Busque apoio psicológico, relaxe e deixe seu coração trabalhar livre das toxinas do medo e com alegria.

Paralisia

A paralisia é a perda parcial ou completa da capacidade de contração muscular. Podem também ocorrer tremores musculares. Essa perda é o resultado da lesão ou alteração do cérebro, da medula espinhal ou dos nervos.

Segundo a Linguagem do Corpo, a explicação acima é apenas o efeito da verdadeira causa da paralisia, pois para acontecer essas alterações físicas, que a desencadeiam, ocorre antes um elemento emocional como "estopim".

A crença básica de que controlar os hábitos e o comportamento das pessoas trará resultados positivos faz com que a pessoa controladora viva em função da família, do trabalho e do sustento. Esse excesso de controle torna o organismo viciado em enrijecer os músculos e os nervos a fim de se manter sempre alerta, acabando por intoxicar a corrente sanguínea e também perder a flexibilidade das fibras musculares.

Toda pessoa controladora pensa que está apenas se sacrificando em prol da união da família e de alguma organização, quando "pega no pé" daquele que tende a fazer diferente daquilo que o controlador acredita ser o sistema correto. Essa rigidez transtorna tanto quem é controlado quanto quem é controlador, pois todos acabam perdendo a natureza própria. Existem diversas maneiras de um controlador conseguir que alguém obedeça: fazer chantagens emocionais, se fazer de coitado e frágil, dar ordens declaradas com autoridade, culpar quem errou, abandonar, anular-se, trabalhar demais para mostrar sacrifício ou até ficar doente para atrair de volta aqueles membros da família ou do trabalho que haviam se afastado. As doenças são fabricadas pela mente para alcançar um objetivo, depois de várias tentativas frustradas. No caso da paralisia, vemos que a pessoa não conseguiu lidar com alguma perda de controle sobre alguém ou alguma situação, sentiu muito medo ou pavor de ter que aceitar formas novas de viver ou de ter que soltar acontecimentos. O mal de Parkinson, o derrame cerebral, o mal de Alzheimer, o tumor na cabeça, a paralisia facial e até fortes enxaquecas são típicos de pessoas que viveram sempre no controle, desde a infância, pois tiveram que crescer antes da hora devido a problemas familiares.

Ninguém é controlador porque quer, mas porque sente profunda necessidade de consertar as coisas ou mantê-las em ordem. Isso significa que tem medo de errar ou de ser condenado pelos "pais do inconsciente", ou seja, pelo seu superego rígido.

Como se imaginar viver sem controlar e permitir que as pessoas sejam elas mesmas?

Como acreditar que, se deixar as coisas acontecerem, as pessoas se manteriam unidas e harmoniosas? Pois é, exatamente quando soltamos um pouco as "rédeas" é que o gado e o cavalo andam mais fortes e mais seguros.

Se eu dissesse: "Pare de controlar com esse exagero!" O controlador me diria: "Eu não sou controlador, as pessoas é que não sabem fazer as coisas direito e tenho que interferir."

Certas pessoas culminam numa paralisia quando não sabem a hora de soltar os acontecimentos difíceis. A mente não pode segurar o que não é dela, mas segura mesmo assim. Isso faz com que a natureza do inconsciente interfira de alguma forma para interromper esse excesso de controle. Por incrível que pareça, a paralisia acontece com o intuito de controlar de outro jeito as pessoas do seu convívio.

A fé esquecida ou distorcida pelo medo e pela opressão faz com que o ser humano busque formas terrenas para viver nas dificuldades e é quando o inconsciente entra em ação, como mecanismo de defesa para resolver situações aparentemente sem solução. A doença é um dos mecanismos da mente inconsciente, quando se perde a fé e a confiança no processo natural da vida.

Se você está paralisado, procure recapitular com autorrespeito as formas que usou, falou ou pensou para segurar pessoas ou fazê-las pensar como você. Lembre-se das vezes que perdeu a paz por querer que todos ou alguma pessoa, fizessem o que você impôs ou sugeriu.

Volte à calma cerebral, sossegue o coração, solte seus medos nas mãos de Deus ou do seu anjo da guarda e recomece a sua vida com novos planos, novos amigos, novo trabalho ou emprego, novo *hobby* ou novo amor se for preciso, mas solte as pessoas ou quem se foi desse plano. Relaxe sua alma e procure ter apenas bons pensamentos e bons sentimentos. Procure a ajuda de um psicólogo para ser orientado, para ser diferente sem medo. Tudo pode ser resolvido quando você parar de controlar e passar a acreditar que a vida deve se renovar de tempos em tempos.

Durma com uma lâmpada azul no seu quarto durante quinze dias e depois mude para a lâmpada verde por mais quinze dias. Isso acalmará os nervos cerebrais e relaxará seus músculos, para você conseguir se fortalecer e buscar tratamento alternativo além dos tratamentos médicos.

Permita-se libertar da compaixão dos outros por você e deseje profundamente ser amado por quem gosta até dos seus defeitos e não da sua perfeição.

Sorria e tenha fé. Deus sempre sabe o que faz.

Em que parte da sua vida você se distanciou da paz e da fé?

Recupere seu contato sagrado à sua maneira, mas volte a se sentir tranquilo e protegido por uma força maior. Lembre-se de que o Amor cura todos os medos e tristezas. Chame esse Amor de dentro para fora do seu coração e volte à vida com alegria e disposição para recomeçar novos planos e novas formas de lidar com as pessoas difíceis. Seja calmo e desapegado das suas próprias exigências. Relaxe!

Peyronie
(curvatura acentuada do pênis)

Todo pênis tem uma leve curvatura, sobretudo quando em ereção, porém muitos homens sofrem devido a um distúrbio que aumenta a curvatura impedindo-os de ter relação sexual.

Alguns homens me consultam constrangidos sobre essa situação e outros leem este tópico sem coragem para consultar um especialista, pois sentem vergonha do seu estado físico atual.

O pênis representa a polaridade *yang* e a vagina representa a polaridade *yin*. Essas energias opostas e complementares deveriam fluir em harmonia, sintonia de paz e equilíbrio para se manterem saudáveis. Todas as doenças produzidas nos órgãos sexuais estão relacionadas com a falta de respeito pelo sexo oposto. Para a psique, falta de respeito é tudo aquilo que caminha fora dos planos da Criação: maldizer, repudiar, ofender, difamar, ter relação sexual sem amor, desejar sem princípios e sem consideração pelos sentimentos dos outros e cobiçar sem se preocupar se isso fará alguém sofrer.

A história sexual dos homens que desenvolveram peyronie é devassa ou com repúdios doentios contra o sexo oposto. Conheço diversos homens que usaram o seu poder pessoal, status, dinheiro e sua posição de fama ou sucesso para levar todo tipo de mulher para a cama. Sentiam-se donos do corpo que escolhiam para realizar suas fantasias sexuais e difamavam o caráter daquelas que se lhes negavam. Era como se eles vissem as mulheres como mercadoria ou suas escravas. De alguma forma esses homens se autoafirmavam pela sexualidade livre e descabida. Penso que eles atravessaram as dimensões da outra vida trazendo vingança no coração ou não perceberam que não são mais imperadores ou soldados greco-romanos.

Segundo a psicanálise, esse desequilíbrio da libido (energia sexual) deriva da imagem negativa que o menino desenvolve na infância contra sua mãe. Na verdade, todo homem mulherengo ou com fantasias sexuais exageradas tem raiva de mulher e não consegue perceber que procura as mulheres para se vingar e não para amá-las.

Quando o ser humano está cego de suas atitudes contra a natureza, o Universo intercede. O inconsciente se encarrega de dar um susto na pessoa para que ela se corrija.

Pelo diagnóstico da leitura psíquica (Linguagem do Corpo) a cura desse distúrbio ocorre quando o homem se torna humilde diante do Criador e reconhece os erros que cometeu com cada mulher com que se envolveu ou odiou, começando por sua mãe. A mãe é o primeiro modelo que ficará gravado no inconsciente do menino para buscar no futuro uma mulher que o complete.

Ninguém erra porque quer, mas sim porque não sabe as consequências que virão. Todo ser humano é puro na sua essência e quando comete exageros é porque se empolgou com o livre-arbítrio. Jesus disse: *Tudo posso mas nem tudo me convém.*

A curvatura acentuada no pênis é a forma mais leve da natureza dizer: Pare! Pense! Recue e recobre a memória da sua missão verdadeira na Terra!

Seu pênis só voltará ao normal, contrariando a medicina convencional, quando seu coração enxergar a profundidade do que está escrito neste tópico e mudar para sempre seus conceitos em relação à imagem da mulher. Ame as mulheres como seres importantes para Deus e não para o sexo ou só para a procriação. Tanto os homens quanto as mulheres são seres de luz para ocupar o planeta Terra por um tempo e deixá-lo mais bonito. Sua mente distorceu a verdadeira função do seu sexo devido às decepções e mágoas que teve no passado, mas isso não significa que você tenha que deixar esses conceitos fúnebres e sarcásticos permanecerem no seu coração.

Faça a oração do perdão para sua mãe onde quer que ela esteja. Faça psicoterapia para reajustar a sua sexualidade com o seu amor e você terá uma surpresa muito feliz com seu novo pênis. Use-o, mas com sabedoria, respeito, qualidade, carinho e menos vezes. Transfira o seu poder de persuasão para induzir pessoas para a bondade, a caridade e o amor incondicional por todas as coisas do céu e da terra. Seja amado verdadeiramente por uma mulher que compreenderá e perdoará o seu passado porque verá em você o espírito de um grande homem, merecedor da sua lealdade e fidelidade. Lembre-se de que semelhante atrai semelhante. Mude sinceramente e não pelo interesse de ter seu pênis perfeito outra vez. Só assim você atrairá felicidade, saúde, prosperidade e uma linda mulher por dentro e por fora.

Pés e formas de caminhar

O estado dos pés e suas características revelam os sofrimentos secretos, a personalidade, as intenções, o nível de agressividade, os medos, grau de ligação com a família e com o relacionamento amoroso, sua espiritualidade e como lida com as dificuldades da vida.

O modo como a pessoa pisa ou caminha, os calos, as bolhas, as frieiras, as unhas, a qualidade da pele, as dores, o odor, calcanhares rachados, grossos, finos, secos ou oleosos e qualquer machucado mostram os aspectos mais profundos da alma e da aceitação, ou rejeição, dos caminhos escolhidos consciente ou inconscientemente. Portanto, analisando os pés podemos localizar no caráter da pessoa os bloqueios da sua felicidade e conseguimos orientá-la a seguir novos rumos tanto para a cura de seus pés quanto para a do seu corpo e da sua mente.

O modo como pisa

As marcas do peso na sola dos sapatos revelam muito sobre o equilíbrio físico e psíquico da pessoa. Nos desenhos abaixo você poderá se identificar com algum tipo.

Sola desgastada na parte interna:

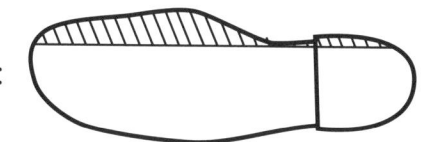

Na área do arco do pé localizam-se os meridianos da coluna vertebral, do baço e do fígado. Quando a pessoa desgasta mais a parte interna do seu sapato é porque o peso do corpo está pendendo para esse lado devido ao desvio da bacia e os joelhos serem muito próximos um do outro. O baço representa o pai e o fígado representa a mãe, portanto sabemos que a pessoa que joga, inconscientemente, o peso sobre os meridianos desses órgãos significa que eles estão sobrecarregados pelas desarmonias antigas dos seus pais. Essa pessoa tem dificuldade para ser feliz sexualmente e também para ser mãe ou pai. Ela tem problemas nos órgãos reprodutores ou não consegue ser sociável para agradar seus filhos. É indecisa para decidir algo importante e provavelmente sente dores nos ombros, nas costas e sofre dos intestinos.

Nosso corpo apenas reflete nossos conflitos, desequilíbrios emocionais e situações mal resolvidas da nossa infância, mas isso não significa que somos condenados a permanecer com esses sofrimentos físicos ou defeitos da malformação óssea e de articulações.

Quando cursei a faculdade de Educação Física me interessei muito por articulações, especialmente dos joelhos e me tornei especialista na extensão universitária. Sempre acreditei que o que eu estudava nos livros limitava demais a cura do ser humano e fui em busca do autoconhecimento para enxergar além da medicina convencional. Então encontrei nos estudos do DNA a solução para nosso corpo físico. Podemos reverter malformações congênitas, desvios na coluna, no quadril, nos ossos e em cada canto do corpo através da força que aciona a memória original do gene – a força taquiônica. Essa energia poderosa existe no centro do planeta, nos nossos rins e na glândula endócrina timo, que significa alma em grego. Ao praticarmos meditação e exercícios de visualização sobre nossos genes, resgatamos as informações primordiais do DNA, trazendo nossa saúde de volta e corrigindo todas as nossas deficiências devido à recuperação molecular.

A energia da paz e do amor profundo nos alimenta e nos recoloca nos caminhos corretos da vida que aciona a saúde, o rejuvenescimento e todo nosso corpo físico.

Sola desgastada na parte externa:

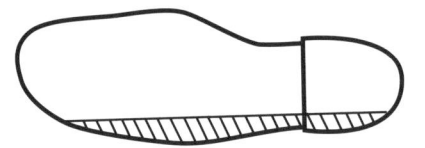

Na área externa do pé estão os meridianos da bexiga e da vesícula biliar. Quem coloca o peso sobre a parte externa dos pés carrega preocupações exageradas com o trabalho e com outras pessoas. Gosta de comidas com temperos fortes e come muito. Provavelmente tem excesso de peso. Sente raiva com facilidade e esconde medos por orgulho, apresenta comportamento hostil, pois é prático e não suporta as delongas alheias. Muitas vezes sente dores nos ombros devido ao desequilíbrio físico, e também por ser duro consigo mesmo. Cobra a autoperfeição e é muito determinado, por isso se sobrecarrega.

Como expliquei no item anterior, não somos escravos dos defeitos ou desequilíbrios físicos, porque somos apenas aquilo que acreditamos ser e por isso podemos mudar o foco mental e nos corrigirmos. O corpo é reflexo da nossa mente perturbada ou amorosa. Escolha o comportamento que quer ter e lute por ele.

Sola desgastada na ponta dos pés:

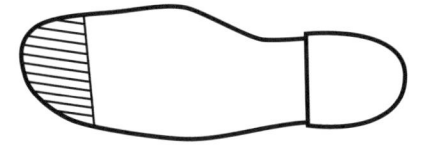

Na ponta do dedão está o meridiano do fígado e na ponta do dedo seguinte, o anular, está o meridiano do estômago. Quando o peso do corpo pende para a parte da frente dos pés significa que essa pessoa tem o fígado e o estômago sobrecarregados. O fígado filtra as toxinas do organismo, inclusive as substâncias nocivas causadas pelas emoções pesadas como a raiva e o mau humor. O estômago representa a digestão psicológica além da física e sofre quando a pessoa é controladora e ansiosa. Pessoa que pisa com o peso concentrado da frente do sapato mostra que é ansiosa e apressada e não tem paciência de esperar. Guarda raiva e rejeição diversas vezes, por não aceitar ideias diferentes. Por ser impaciente, não tem boa digestão e pode ter compulsão alimentar sem se satisfazer. A pressa lhe causa acidentes, principalmente na cabeça.

Desacelerar a cabeça é um bom remédio, pois ela vive fora do tempo e se precipita a julgar ou tomar decisões. Tentar colher o fruto antes da hora estragará toda a colheita. Reveja seus medos da infância e busque ajuda de psicoterapeuta para acalmar suas atitudes internas. Encontre a paz no porão do seu coração. Procure, sei que você a encontrará.

Sola desgastada no calcanhar:

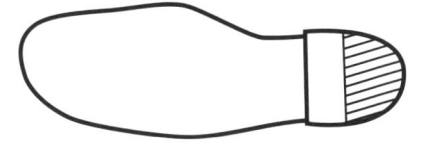

Nos calcanhares estão vários meridianos como do ciático, joelhos, hemorroidas, formação dos ossos e mais para dentro do pé, saindo do calcanhar, temos o meridiano dos rins. Isso nos possibilita analisar que a pessoa que transfere o peso do corpo para o calcanhar ao caminhar tem personalidade que teme o futuro e trabalha demais. Busca segurança, mas não se aventura para encontrar. Não faz mudanças e vacila quando aparecem as oportunidades. Seu medo de perder é maior do que sua vontade de vencer na vida. Provavelmente sofra de dores na região lombar devido ao desequilíbrio dos quadris e medo do futuro. O ciático representa os prazeres da vida; os joelhos – a flexibilidade das opiniões; as hemorroidas – a porta para desapegar-se dos conceitos e lembranças do passado; os ossos – a personalidade e os rins – a segurança e a proteção na Terra. Ter solas dos sapatos desgastadas nos calcanhares revela medo de ir avante e recusar-se a aceitar o novo na vida.

Lembre-se de que você tem a impressão digital diferente da sua família e uma missão ou tarefa também diferente. Busque seu autoconhecimento para encontrar a sua verdadeira força e coragem. Destrua as limitações que você mesmo desenvolveu no seu comportamento devido aos modelos que trouxe da infância. Seja você mesmo e deixe o novo entrar nos seus caminhoss. Isso fará muito bem à sua saúde, ao seu corpo e às suas finanças.

A forma de caminhar é muito interessante, pois revela a força interna, a determinação ou a insegurança e as indecisões para tomar atitudes.

• Caminhar com os pés virados para fora, ou seja, como o conhecido personagem de Charles Chaplin, significa pessoa sem concentração numa meta e que perde energia desnecessariamente, pensando em várias coisas que não irá fazer. Falta determinação e coragem para assumir um grande objetivo ou uma liderança.

• Caminhar com os pés virados para dentro, como pés de papagaio, revela falta de iniciativa, medo de se expandir sozinho, dependência emocional e dificuldade de aceitar ideias renovadoras ou modernas. Essa pessoa não quer se revelar nem se envolver nos relacionamentos, pois se sente invadida.

• Caminhar com os pés bem posicionados para frente, um na frente do outro como passos de onça, mostra pessoa corajosa, destemida, rápida nas análises da vida, matreira, perceptiva, trabalha em silêncio para alcançar seus objetivos, sedutora e nada nem ninguém a hipnotiza, pois carrega o poder da persuasão.

• Caminhar com as pernas moles (soltas) ou relaxadas para fora, devagar, significa: o "dono do pedaço", ou seja, essa pessoa não segue regras dos outros e, às vezes, nem mesmo as próprias. Sente-se livre e internamente rebelde contra sistemas rígidos. Sua ambição é limitada e não admite que é dependente emocional ou financeiramente, além de não se envolver em grupos filantrópicos. Ignora as críticas e os conselhos e não leva a sério os dramas das pessoas, pois não aceita sensacionalismos e nem cobranças que a tirem do seu ritmo e sossego. No fundo é uma pessoa temerosa e quer aparentar ser segura e calma, mas não consegue ir avante, determinada numa causa ou numa meta.

• Caminhar com as pernas firmes para frente, porém com os pés separados e não um na frente do outro, revela agressividade e autodefesa. Procura sempre estar no controle da situação e tem necessidade de proteger os mais fracos. É prestativa e solícita nos grupos nos quais se envolve. É firme e determinada nos seus planos pessoais e financeiros ou na liderança de uma empresa, de uma cidade ou de um país. É uma visionária e trabalha com firmeza para ver resultados.

• Caminhar com os joelhos encostando ou batendo um no outro, com os calcanhares muito afastados, é porque há malformação das pernas que gerou uma curvatura dos joelhos para dentro. Na medicina recebe o nome valgo. Pessoas com esse tipo de pernas e pés são infantis para resolver problemas difíceis da vida e dependentes e imaturas mesmo quando se acham adultas. Essa pessoa mantém, sem saber, o "cordão umbilical" ligado à mãe e faz transferência dessa ligação para outra pessoa quando a mãe morre. É orgulhosa e tem dificuldade de lidar com as emoções, magoando-se com facilidade. Sente-se deslocada nos grupos e se afasta daqueles que exigem rapidez de atitudes e de soluções. Prefere conviver com pequenos grupos e as mesmas pessoas para sentir-se segura.

• Caminhar com os joelhos afastados e calcanhares próximos (pernas de *cowboy*) é também malformação das pernas que recebe o nome científico de geno varo (pernas voltadas para fora – joelho varo). Pessoa com essa abertura central revela independência e necessidade de liberdade, porém tem dificuldade de chegar ao topo de uma conquista sem despencar, ou seja, sem "cair do cavalo". Trabalha intensamente, se dedica, tem grandes ideias, mas encontra sempre pelo caminho alguém que a derruba ou derruba a si mesma com seus conflitos existenciais. Constantemente se autossabota com os mecanismos de defesa do inconsciente. É importante buscar ajuda de um psicoterapeuta para desfazer a malformação psicológica do seu sucesso gerada na infância.

Pés com odor ou oleosidade

Os endocrinologistas conhecem os efeitos da alimentação e das emoções na fabricação de hormônios e secreções no organismo, e os pés, como o corpo todo, nos revelam nossas emoções mais constantes.

O odor e a oleosidade em qualquer parte do corpo mostra o estado emocional de defesa e fuga. Diversos animais produzem cheiros fortes, como o gambá, quando se sentem ameaçados por algum predador. Esse cheiro atua no sistema límbico (controle das emoções e do prazer) de quem está no ambiente ou mesmo distante dele, fazendo com que pessoas ou animais sintam-se mal e se afastem. Outros animais, como alguns lagartos, produzem oleosidade no corpo todo para escorregar das garras ou das mãos daqueles que tentam pegá-los. O instinto de preservação da vida aciona também nos seres humanos hormônio para atrair o sexo, o feromônio, e hormônio do estresse, o cortisol, para afastar pessoas e animais.

Todo hormônio tem um cheiro característico e próprio que se espalha pelo ambiente e a distâncias incalculáveis que o sistema olfativo, assim como a sensibilidade dos animais, tem capacidade de captar. A vida desenvolve possibilidades de proteção e de procriação que nossa razão desconhece. O odor nos pés mostra que a pessoa sente-se invadida em sua privacidade e precisa de um pouco mais de espaço. Muitos homens e mulheres sentem-se constrangidos quando precisam tirar os sapatos em algum ambiente e o odor toma conta do lugar. Porém, se houver a conscientização de que esse cheiro acontece apenas em pessoas intimamente rebeldes, que não aceitam ser comandadas, ofendidas ou menosprezadas, depois de tanto sacrifício pela família ou pelo trabalho, os hormônios se acalmarão. Mas não basta se conscientizar, é necessário trabalhar o inconsciente impregnado de defesa desde a infância. O odor do corpo representa os sentimentos negativos mais constantes como críticas, lamúrias, reclamações, tédio, repúdio, ira secreta e pensamentos de ataque contra o comportamento invasivo de alguém da intimidade.

Os sentimentos leves e compreensivos, a paciência altruística, a paz interior frente aos desafios, palavras de elogio e amor, tranquilidade emocional e exercícios de perdão eliminam as toxinas orgânicas e o cheiro do estresse. Existem pessoas que, mesmo tomando seu banho diário, exalam odor forte e outras, que mesmo suando muito, exalam cheiro bom. O cheiro do corpo reflete a alma e por isso conhecemos os sentimentos mais secretos de alguém através do seu cheiro.

A oleosidade representa o medo de se envolver e se apegar. O medo de ser "pego" é evidente nas pessoas que têm muita oleosidade no corpo e quando é nos pés, demonstra medo de ter que seguir os caminhos dos outros. Abominam a ideia de ter que obedecer, mesmo obedecendo. Na verdade, tanto o odor quanto a oleosidade representam fuga da responsabilidade social, familiar e amorosa, mesmo sendo participante.

A necessidade de liberdade é forte e frustrante. A aceitação dos fatos sem se anular e a compreensão de que nada acontece por acaso, traz tranquilidade e pensamentos mais dóceis. Psicoterapia faz com que a pessoa descubra novas maneiras de lidar com os aborrecimentos e até encontre soluções por mais difícil que possa parecer. Amar, perdoar, soltar e não ter medo de deixar as pessoas entrarem na sua vida fará seu corpo exalar cheiro de amor divino, atraindo até você pessoas calmas, bondosas e com cheiro corporal suave conforme a *Lei Universal Semelhante atrai Semelhante*. Colocar perfumes fortes demonstra o quanto a pessoa se esconde sem saber, impedindo que conheçamos sua verdadeira alma. Mude sua alimentação para alimentos mais leves, beba muita água e sorria mais. Isso mudará seu mau humor para amor e seu cheiro será suave e atraente como pétalas.

Pés com bolhas ou pé de atleta

Bolhas nos pés representam exaustão emocional e forte autocobrança. O inconsciente às vezes utiliza-se de pretextos para gerar bolhas como sapato novo, andar demais, excesso de ginástica ou esporte, forçar os pés de forma inadequada e até atrair fungos que causam infecção, dando origem a bolhas entre os dedos e descamação (pé de atleta). Entretanto, diversas pessoas exageram no esforço dos pés, mas não ocorrem bolhas nem descamação.

Os pés simbolizam a infância e bolhas significam pessoa sensível e imatura emocionalmente para lidar com sacrifícios. Alguns atletas apresentam bolhas depois de muitos exercícios, porém, se observarmos sua vida pessoal, entenderemos por quê.

Todas as pessoas que tiveram uma vida difícil na infância ou na adolescência e se sentem feridas na vida adulta pelas dificuldades, tendem a gerar bolhas nos pés. Sentem-se mártires e colocam peso e importância demais nos acontecimentos ruins do dia a dia. Essas emoções exacerbadas as fazem machucar muito os pés.

Torne-se livre dos exageros emocionais, mas antes tente identificá-los no seu comportamento, pois nem sempre percebemos o que fazemos. Saiba que o inconsciente sempre representará no seu corpo, em forma de acidente ou doença, os sentimentos negativos ou mal resolvidos. As bolhas são indícios de exageros e dramas emocionais e não de esforços físicos, pois a pele se fortalece quando nos comunicamos em harmonia e em paz com todas as pessoas. Lembre-se de que a pele representa a comunicação.

Pés – calcanhares

Os calcanhares são a parte mais sólida e forte dos pés e representam firmeza dos atos e determinação diante dos caminhos. Eles impulsionam nosso corpo para frente ou para trás, sustentam nosso peso corporal e nos dão equilíbrio. Toda pessoa que tem dores nos calcanhares revela seu íntimo agressivo de dar "patadas ou coices" naqueles que se colocam no seu caminho. Elas não percebem o quanto são estúpidas e grosseiras na comunicação com as pessoas da intimidade. Falta-lhes carinho e paciência com os erros alheios. Calcanhares secos ou com escamas revelam uma personalidade seca e mal-humorada para lidar com os opositores ou com os obstáculos da vida. Aparentemente são alegres e simpáticas, mas carregam no coração grandes responsabilidades pela família e pela humanidade. Pessoas com os calcanhares grosseiros mostram sensibilidade pela dor humana e pela justiça e, por isso, se defendem rapidamente com palavras ou atos quando alguém tenta tirá-las das suas metas grandiosas. Elas não têm tempo para divertimentos e trabalham sem parar. Lembram muito um *workaholic* (trabalhador compulsivo). Quando cuidam dos pés e dos calcanhares numa pedicura, sofrem com dores e sensibilidades da pele. Na verdade, estão apenas revelando a sua personalidade sensível escondida atrás dos cascos e das escamas. Pés e calcanhares macios mostram pessoa doce para lidar com os problemas, mas também revelam fragilidade quanto aos seus próprios sofrimentos e incapacidade de arcar com grandes obras ou grandes metas humanitárias. Tem dependências emocionais e necessita de conforto e apoio de amigos e da família. As pessoas de calcanhares grossos, por sua vez, precisam ver obras acabadas e funcionando, mesmo às custas do seu descanso e conforto. São fortes, mas exageram no autocontrole das emoções, tornando-se duras nos atos para conseguirem vencer na vida. Elas revelam que foram criadas numa infância de desarmonia e sacrifícios pessoais. Foram cobradas desde cedo a acertarem sempre e a assumir responsabilidades muito jovens, por isso são viciadas no trabalho e em continuar carregando o legado da família.

Mesmo carregando o mundo nas costas, tente sair para dançar ou caminhar, distrair a cabeça e aliviar seu coração dessas autocobranças. Ame suavemente sua missão e se afaste das pessoas que não reconhecem o quanto você se dedica a elas. Não as abandone, mas não se envolva mais nos transtornos emocionais delas. Fique em paz na sua alma e sem culpa, pois você estará ajudando muito mais se deixar que elas cresçam e amadureçam sem o seu apoio exagerado. Procure terapias, massagens, sauna, músicas suaves, conversas agradáveis e diferentes do que você fala e ouve todos os dias. Descanse um pouco antes de continuar a sua loucura do dia a dia, pois até os grandes guerreiros precisam se reerguer e se fortalecer a cada batalha. Buscando a tranquilidade que você merece, seus calcanhares se tornarão macios, fortes, lisos e sem dores, simbolizando a doçura da sua alma sem perder a força e a coragem. Experimente mudar a tática de guerra para a tática do amor. Você se surpreenderá.

Pés – calos

O calo é o endurecimento doloroso da pele dos dedos dos pés ou abaixo deles pelo atrito, fricção e pressão constantes dos pés sobre os sapatos ou sobre um terreno áspero. Quantas pessoas andam várias horas do dia? Quantas fazem corridas ou caminhadas sobre a areia da praia? Muitas pessoas desgastam seus pés até com sapatos novos ou velhos e nunca desenvolvem calos. O que quero dizer é que esse endurecimento da pele corresponde a atitudes internas e secretas de não suportar mais as pressões, os atritos e as cobranças das pessoas da intimidade. Os calos demoram a se formar, por isso revelam que as pessoas com calos nos pés há muitos anos vivem sob pressões psicológicas dos familiares e do trabalho. Cresceram num ambiente de pessoas difíceis e de desorganização emocional. Os calos mostram todas as lutas, dificuldades financeiras e problemas de saúde dos familiares que essa pessoa teve que assumir sozinha. Suas economias, por várias vezes, foram utilizadas para socorrer alguém querido ou necessitado, voltando sempre à estaca zero e recomeçando sua vida financeira. Pessoas com calos nos pés mostram que tiveram caminhos difíceis e constantemente sobrecarregados. Aprenderam a viver sozinhas e conquistar seu espaço com muito trabalho. Alguns ex-atletas continuam com calos e alegam que os desenvolveram durante os esforços físicos e grandes corridas ou caminhadas, mas o que eles não sabem é que diversos atletas e dançarinos nunca tiveram calos. Quem guarda nos pés os calos antigos revela que ainda se sente pressionado pela vida e que todas as suas conquistas dependem somente de si mesmo. Sente-se só mesmo no meio de uma multidão ou com amigos e familiares, pois seus pensamentos diferem da maioria das pessoas, pelo fato de ter lutado sozinho a vida toda. Sempre que tenta aceitar ajuda, acaba se sobrecarregando mais, porque está acostumado a trabalhar sozinho.

Para acabar com os calos, reveja seus pensamentos e tente perceber que sua conduta continua sendo repetitiva, você pensa ter mudado, mas continua impaciente e perfeccionista. Pare de fazer pressão sobre os outros, mesmo por brincadeira. Note o quanto você aponta os erros até de quem ama, na tentativa de ver mudanças positivas nessa pessoa. Pare de se preocupar com tudo e com todos e pense em soltar e delegar algumas atividades aos "imperfeitos", dê uma chance para o seu descanso psíquico. Os calos desaparecerão quando você sentir que está livre das cobranças alheias, mesmo todos cobrando sua perfeição. Você não deve nada para ninguém em questão moral e psicológica, você que se colocou nessa posição de herói ou de mártir. Saia dessa couraça imediatamente e viva com mais tranquilidade, mesmo em tempo de "guerra". Veja amor nas pessoas e em todas as situações, não de forma automatizada, mas com verdadeiro sentimento de carinho e gratidão por tudo que você passou na vida. Evite os atritos com as pessoas da intimidade, nem que você precise se afastar sem abandonar. Use a sabedoria e o grande amor incondicional para que seus pés possam voltar a ser lisos e macios. Eles sempre representarão suas atitudes diante dos problemas, portanto, não minta para você. Mude de verdade e sinta paz em seu coração.

Pés cavos

Quando a cava na sola dos pés é muito acentuada, revela uma pessoa sonhadora, sentimental e muitas vezes briguenta. O vórtice de energia, ou chacra da sola dos pés precisa encostar pelo menos um pouco no chão, para que a pessoa receba as fontes da vida e tenha contato com o alimento do elemento terra. Pessoa que não tem a cava próxima ao chão vive com "a cabeça na lua" e perde algumas oportunidades por não perceber o que está acontecendo ao seu redor. Acha que sabe das coisas, mas facilmente fica distraída e dispersa quando cai na rotina. Sua criança interna é viva e se fere quando chamam a atenção dos seus erros. É romântica e poética e não lida bem com pessoas frias e calculistas, pois sonha com um mundo melhor e cheio de amigos fraternais.

Pessoas com os pés cavos deveriam escrever livros, dançar, ensinar artesanato, cantar, compor, tocar instrumentos musicais, trabalhar como artista de teatro e televisão, dar aulas para crianças, cuidar dos animais, das plantas e do ecossistema. São perfeitas para levar paz e amor aos corações sofridos e enxugar as lágrimas das outras pessoas. Tentam se fazer de fortes, mas no fundo são frágeis e necessitam de um ombro amigo para desabafar.

Quanto mais cavo, mais terá a cabeça avoada, por isso procure ficar nas áreas da vida que combinam com você para não se machucar ou tente exercitar sua cabeça com trabalhos de contabilidade, economia, engenharia, arquitetura e medicina para que as cavas dos seus pés comecem a querer tocar o chão e se movam para baixo. Nosso corpo é mutante e muda conforme mudamos nossa personalidade e os nossos atos. O corpo é reflexo da mente. Lembre-se sempre disso e não tema o que seu corpo está falando, apenas entre no jogo e aprenda as regras para transformar-se.

Pés chatos (planos)

Pessoa com os pés chatos, ou seja, sem cava, as solas encostadas no chão, normalmente sofre da coluna vertebral, pois não tem flexibilidade para caminhar. Seus pés são rígidos como sua personalidade. São pessoas questionadoras e perfeccionistas e estão sempre corrigindo os outros além de sempre discordarem das opiniões alheias. Por tocarem diretamente o chão, seus chacras palmares absorvem a energia da terra sem intervalos, portanto, elas não sabem "voar" na imaginação e no romance. Essas pessoas são exigentes e trabalhadoras e não param para sonhar. Gostam de um bom papo, contanto que digam sempre a última palavra e as decisões finais. Consideram-se de grande visão e se preocupam demais com as "besteiras" que os outros podem fazer na família, no trabalho e na sociedade. Pés chatos revelam pessoas críticas e autoritárias que não têm paciência com aqueles que tentam mudar suas ideias, pois são intolerantes. São hospitaleiras, amistosas e adoram o conforto e oferecer lanche para os amigos em casa. Não medem esforços para conquistar seus objetivos e com isso não percebem que magoam algumas pessoas mais sensíveis. São sociáveis, mas têm poucos amigos sinceros. Amam a liberdade, mas controlam a vida das pessoas da intimidade. Conviver com pessoa de pés chatos requer flexibilidade para compensar a rigidez dela. Mas lembre-se de que as atitudes dos seres humanos estão sempre apoiadas nas suas crenças da infância e nos sofrimentos e nas alegrias do passado. Não condene as pessoas inflexíveis, ajude-as a sentir que podem soltar as pedras e se darem o direito de não controlar ninguém. A verdade é que todos os controladores são pessoas que temem a solidão e as perdas. Se esse é o seu caso, procure ser flexível comigo, pois estou tentando fazer com que você amplie mais ainda sua visão da vida pelo amor e pela tranquilidade. Reflita sobre o seu jeito de tratar as pessoas e não tenha medo de ceder a verdade a outra pessoa, pois isso vai fazer você sentir que não tem mais que carregar o mundo nas costas e também não vai mais se sentir indignado e doente quando alguém não corresponder às suas ideias. Deixe as pessoas viverem seus próprios erros e acertos e seja bondoso em acolhê-las quando se perderem ou se ferirem. Nunca jogue na cara que você avisou. Seja humilde e coloque seu ego embaixo dos seus pés para que seu coração possa falar mais alto. Com isso, uma pequena cava começará a surgir na sola dos seus pés e o desconforto na coluna desaparecerá completamente revelando que sua alma está mais dócil e serena.

Pés doloridos

Pés doloridos sem qualquer machucado revelam pessoa sensível e magoável, pois os pés representam nossas emoções diante dos sofrimentos da vida. Mesmo que você ande muito ou fique horas de pé, não justifica doer mais os pés do que as pernas. Há pessoas que sentem dor nas pernas e não nos pés quando estão muito cansadas. Isso significa que você caminha pela vida carregando mais peso do que pode. Você não precisa se sobrecarregar de preocupações ou de ansiedade para ajudar pessoas da família, amigos ou do trabalho. Pise com firmeza, porém com leveza sobre suas dificuldades. Seus pés estão reclamando e reivindicando descanso e lazer. Quando você dará esse presente aos seus queridos pés? A dor apenas revela uma personalidade que necessita ser reconhecida pelos esforços e por tudo que faz a todos. Pare de esperar que reconheçam sua luta e faça os trabalhos do dia a dia com menos autocobrança e sem pressa. Modifique a forma com que você faz as coisas, por exemplo, se você costuma ficar trabalhando até tarde ou se cobra de sempre entregar tarefas no prazo, veja se consegue esticar os prazos, sem culpa, volte mais cedo para casa e descanse a cabeça. Deixe de ser "Caxias" e seja responsável sem se explorar tanto nas obrigações da casa, do trabalho ou no social e humanitário. Não leve mais nada para o lado pessoal, como ofensas, críticas e comentários a seu respeito. Leve a vida com mais alegria e bom humor. Há quanto tempo você não tira férias de verdade? Pense nisso e derrube os complexos que você criou dentro da sua cabeça desde a infância e se ame com ternura. Ame a todas as pessoas e situações, pois eles nos trazem a evolução espiritual e a maturidade. Seja grato por tudo e sorria mais para que seus pés sintam que não precisam mais sofrer por você.

Pés com escamas ou ressecados
(ler pés – calcanhares)

Pés com esporão

Esporão calcâneo é o crescimento irregular do osso do calcanhar gerando uma saliência óssea que provoca dores intensas ao caminhar ou permanecer de pé. A medicina explica que o desenvolvimento do esporão ocorre pela tensão sobre o tecido fibroso dos tensores dos pés, devido à obesidade ou sobrecargas sobre eles. Os tendões perdem o papel de amortecedores e ocorre a malformação do calcâneo. Segundo a Linguagem do Corpo, o esporão se desenvolve em pessoas de personalidade difícil que vivem na defesa. Dificilmente perdoam os injustos e os traidores e tornam-se agressivas com muita facilidade, para se proteger das ofensas e críticas. O calcanhar é o maior osso do pé e representa a sustentação e a impulsão dos nossos atos, por isso quem desenvolve o esporão revela-se uma pessoa que não mede palavras para ofender ou contra-atacar. A agressividade é a sua marca e quem convive com ela conhece seu comportamento arisco, mesmo aparentemente calmo. É como se tivesse uma espada nos calcanhares para se proteger. Como você chegou a isso? Quem o machucou tanto assim? Quem feriu seu coração a ponto de você desenvolver um esporão como mecanismo de defesa? Com certeza seu inconsciente sabe muito bem o que fez para poupar você de responsabilidades doloridas. Com essa deformidade, foram limitados os seus caminhos e seus sonhos como autopunição ou vingança inconsciente contra pessoas que o feriram no passado. Aceite que nada acontece por acaso e que existe um sincronismo maravilhoso no Universo, respondendo aos nossos pensamentos, palavras e ações. Tudo que atraímos na vida não é castigo, é a *Lei do Retorno* fazendo você colher o que plantou. Mude sua atitude diante dos sofrimentos, seja mais amoroso e piedoso e logo o seu destino mudará para melhor. Você pode até achar que exagerei nas características da sua personalidade, mas só você sabe do que eu estou falando: o seu coração não suporta mais pressão da família, do relacionamento, das dificuldades financeiras e da luta pela vida. Você quer parar de se defender e não consegue, pois está sempre sendo invadido na sua privacidade. Aprenda novas formas de lidar com as velhas questões do seu cotidiano e procure ser mais tolerante e firme, sem ter que extrapolar. Procure a ajuda de um psicoterapeuta e, em segredo, tente encontrar novos caminhos como solução daquilo que você não sabe mais resolver na vida. Seus calcanhares estão esperando você se tornar mais dócil e feliz para se curar. Qualquer deformidade pode ser curada através de cirurgia ou pela própria natureza, mas é necessário sanar a causa psicológica, emocional e espiritual para que a transformação seja efetiva. Perdoar não é fácil, quando se desconhece as Leis do Universo, mas quando se sabe que *Semelhante atrai Semelhante*, começamos a nos desfazer da rigidez das vinganças ou das mágoas. O esporão desaparece quando o coração fica suave, compreensível e não se sente mais atacado e invadido. Yoga, meditação, tai chi chuan, terapias, florais, remédios homeopáticos, massagens relaxantes e a decisão de soltar o passado e o peso das cobranças alheias fará você ser feliz e curar seus pés para ter mais liberdade e escolhas. Pare de atacar e se defender. Acabe com esse vício desnecessário e deixe a luz divina tocar seu coração com amor para que você passe a transmiti-lo por onde passar.

Pés frios ou quentes

Pés frios revelam pessoa que não doa seu amor e sempre está

esperando ser amada e acolhida. Muitas pessoas se sentirão aborrecidas com o que escreverei, porém é uma forma de alertar que quem muito quer nada tem. Pés frios mostram que a pessoa tem carência afetiva e não consegue praticar a caridade, pois se sente despreparada nos sentimentos. Tanto os pés quanto as mãos, quando frios, significa falta de amor pela humanidade. Por mais que alguém tenha bom coração e goste das pessoas, se tiver as extremidades do corpo frias, demonstrará que não tem iniciativa de praticar a caridade sem querer nada em troca. Perceba que quando seus pés e mãos estão quentes é porque você está envolvido de amor por alguém ou por alguma situação. Os praticantes de reiki, johrei, limpeza prânica, massagem psíquica, passes espirituais, energia do mahikari, toco do budismo e todos os trabalhos de energização pelas mãos, desenvolvem mãos muito quentes porque se entregam à caridade e são instrumentos da canalização da energia do amor. Os grandes mestres têm muito calor nos pés e até sentem como se eles estivessem queimando.

Podemos oscilar entre o frio e o quente, mas a temperatura predominante e mais constante revela o grau do calor do nosso coração. Os carentes estão sempre carentes, pois ficam esperando milagres afetivos e permanecem com seus pés e mãos frios simbolizando a frieza da solidão, dos seus medos e de suas queixas.

Você que tem as extremidades frias se conscientize que fazer caridade não significa frequentar alguma instituição e ajudar os necessitados por obrigação. Caridade nasce espontaneamente quando nos compadecemos pela dor humana ou pela dor dos animais e tomamos a frente para protegê-los ou acolhê-los com o nosso amor sincero. Quanto mais sabedoria e maturidade espiritual, mais os pés e as mãos ficarão quentes e confortáveis, de quem é tocado e de quem está tocando ou abraçando fraternalmente. Como é bom receber um abraço quente de alguém que tem o coração puro e bondoso. Como é agradável sentir que alguém se preocupa de verdade com você, mesmo sem conhecê-lo! Essa é a magia do amor incondicional: torna você saciado de afeto quando doa amor e você não precisa mais apelar ou suplicar pelo amor de alguém. Sente-se completo, em paz, alegre e com calor nos pés e nas mãos. Experimente amar sem querer ser amado, assim como diz a oração de São Francisco de Assis, e sinta como a sua vida mudará para melhor. (A oração está disponível no final deste livro).

Pineal (glândula)

A glândula pineal ou epífise tem o tamanho de uma ervilha e fica localizada no centro da cabeça entre as duas porções do cérebro. Cientistas e médicos debatem sobre a verdadeira função dessa glândula endócrina, pois ela ainda é um mistério para os médicos convencionais.

Tem a aparência de um olho meio aberto no feto e, ao nascer, esse olho vai fechando a cada ano. Estranhamente ele é ligado ao cérebro por um grosso nervo óptico. Muitos médicos acham que a pineal exerce influência sobre a glândula tireoide que produz os principais hormônios do corpo. A pineal é constituída das mesmas células encontradas no sistema nervoso, sendo que elas não existem nas outras glândulas endócrinas. O Dr. Douglas Baker, médico inglês, diz em seu livro *A abertura da terceira visão*, que a glândula pineal em diversos peixes e lagartos é muito grande e que em todos os animais ela tem o formato de um olho, só no ser humano é que não. Essa glândula tem função sensorial e o homem a atrofiou no seu processo de "evolução".

A pineal atua como uma espécie de receptor embutido de raios cósmicos, e estes regulam nosso organismo. Os cientistas não compreendem porque a pineal é ativada somente por mensagens vindas dos olhos e não de célula alguma do corpo. Cada órgão do nosso corpo é ativado por substâncias internas, menos a pineal. Ela é a única que verte estímulo magnético e neuroquímico no corpo assim como a Lua também tem influência magnética sobre o nosso planeta e o nosso corpo.

Os médicos ortomoleculares receitam certos comprimidos para a ativação dessa glândula, porém explicam que esse remedinho deve ser tomado com a luz apagada (no escuro). Isso comprova que os raios de luz atuam diretamente na pineal e podem atrapalhar o tratamento. Para que tenhamos paz de espírito e equilíbrio do organismo devemos aprender que a glândula pineal funciona no escuro, portanto, devemos dormir com as luzes apagadas para que ela se fortaleça e se desenvolva a noite toda.

Os hindus e muitas pessoas bem conceituadas como Jasmuheen, autora do livro *Viver de Luz*, da editora Aquariana, orientam seus seguidores na prática correta da absorção da energia vital e prânica a olhar diretamente para o Sol num determinado horário. É fantástica a força do Sol sobre nosso organismo, principalmente através das pupilas.

A pineal nos alimenta da energia da vida e nos guia pelos caminhos da intuição e da conexão com as energias eletromagnéticas da Terra. Assim como os pássaros, as baleias e todos os animais se conduzem pelas ondas magnéticas, nós também deveríamos ser conduzidos. Porém, o sistema nervoso central do ser humano está comprometido com as emoções e os medos, que produzem substâncias tóxicas no organismo, descarrilando-nos sempre dos trilhos espirituais e dos planos superiores, de onde viemos.

Essa glândula sagrada é recheada de cristais de quartzo e suas moléculas são organizadas em forma de tela com micropiramidezinhas que podem ser vistas ao microscópio.

De todas as pedras preciosas e de todos os minerais, o quartzo é o único que possui moléculas organizadas.

Essa organização piramidal potencializa as energias eletromagnéticas corporais e ambientais, aumenta a capacidade telepática e fortalece a conexão com a energia do Amor Universal Cósmico.

A prática da meditação e banhos de sol em horários apropriados fazem o organismo produzir ainda mais cristais dentro da glândula pineal e no períneo que são as duas polaridades do corpo que, energizadas, equilibram todos os nossos sistemas internos, curando todas as doenças físicas, psíquicas, mentais, emocionais e espirituais.

Em escavações arqueológicas foram encontrados esqueletos gigantes com mais de setenta mil anos e em diversas cabeças pode se comprovar que elas tinham apenas um olho no meio da testa e em outras, encontraram os três olhos. Na mitologia esses seres são chamados de Ciclopes.

O ser humano passou por muitas transformações desde o começo do planeta. Muitas civilizações surgiram, outras vieram de fora do nosso sistema solar, mas sempre foram destruídas, às vezes sem deixar qualquer sinal de sua existência. Os cataclismos ferozes engoliram os antigos, mas podemos ainda ver no Egito restos das mensagens deixadas pelos povos mais recentes de onze mil anos atrás. Os gigantes existiram e foram registrados na própria Bíblia como nas paredes das grandes construções das antigas civilizações. A glândula pineal e o apêndice tinham funções de resgatar energia solar e digerir clorofila, respectivamente. Sabemos que o apêndice está completamente ativo nos pássaros vegetarianos, mas no ser humano não tem uma função importante assim como a pineal tinha e tem a função de nos conectarmos com os mundos sutis e elevados, porém grande parte da população do planeta desconhece o poder dessa glândula.

O chacra coronário (coroa), vórtice de energia situado no alto da cabeça, tem conexão magnética com essa glândula para alimentá-la de fluidos etéricos das dimensões mais elevadas (plano divino). Quando estamos em sintonia com o grande Amor, vemos a cor violeta de olhos abertos ou fechados. De alguma forma, essa força violeta nos invade e transmuta nosso ser. Na meditação, podemos desenvolver esse contato e sentir a glândula pineal trabalhando em nossa mente e em nosso espírito. É completamente sensorial, ou seja, vemos e sentimos, mas não conseguimos verbalizar com perfeição essa grandeza. Devemos apenas silenciar e deixar que essa irradiação aconteça espontaneamente.

Quando você achar que está vendo as cores violeta e branca nas pessoas, dentro da sua cabeça e nos objetos, ative a emanação dessas cores em direção à pessoa que você quer ajudar ou para si mesmo, pois isso significa que sua glândula está em um momento de conexão com os planos superiores. Para ativar a emanação é simples: basta pensar.

O Dr. Sérgio Felipe, da clínica *Pineal Mind* e médico psiquiatra coordenador da cadeira de Medicina e Espiritualidade na USP, possui informações e tratamentos específicos para a cura das doenças físicas, emocionais, psíquicas e espirituais através da glândula pineal, e nos informa que a OMS, Organização Mundial da Saúde, desde 1998 incluiu o bem-estar espiritual como uma das definições de saúde. Você terá mais informações sobre o Dr. Sérgio Felipe no final do livro.

As pessoas vegetarianas que praticam meditação desenvolvem a glândula pineal e o apêndice novamente, tornando-se pessoas muito mais calmas e fáceis em perdoar. A carne vermelha carrega na memória das suas células todas as toxinas do boi devido ao transtorno emocional que o instinto de sobrevivência aciona na hora da morte. Parar de comer carne e compreender que ela não é necessária à saúde, mas apenas para o prazer, devolverá ao ser humano sua supremacia espiritual e as pessoas deixarão de ser, definitivamente, semisselvagens.

Pessoas com dificuldade de reflexão ou que são invadidas por pensamentos trágicos, pessimistas e sofrem de depressão e tristezas constantes mostram que estão com deficiência de serotonina, melatonina e outras enzimas que a glândula pineal comanda para que nosso cérebro desenvolva o bom humor, a alegria, a euforia pela vida e a libido.

Doença na glândula pineal significa que sua ligação com Deus está comprometida e se desligando devido aos sentimentos de ódio e vingança. Isso abre espaço para que pessoas desencarnadas afetem a mente e o corpo da pessoa enferma. A caridade, sem querer nada em troca, feita com alegria, tem o poder de curar essa glândula, pois ela representa o sonho do Criador na Terra: sermos bondosos, mansos e fraternais com todas as pessoas e com todos os animais.

O amor causa o perdão e o perdão cura todo o mal da humanidade.
Bem aventurados aqueles que são brandos, porque eles possuirão a terra. (Mateus, cap. V. v. 5).

Pituitária (glândula)

A glândula pituitária ou hipófise localiza-se na base do cérebro. Seus hormônios têm a função de estimular as outras glândulas. Ela regula a pressão arterial, estimula os hormônios sexuais, o crescimento, a produção do leite materno, a adrenalina das glândulas suprarrenais, as contrações no útero durante o parto, atua sobre os rins, regulando os líquidos e os sais do corpo. Essa glândula endócrina é ligada ao hipotálamo que fabrica materiais químicos conforme nossas emoções. A hipófise (pituitária) e o hipotálamo são regidos pelo chacra frontal (vórtice de energia localizado entre as sobrancelhas). Esse chacra é o comandante do corpo físico e das interpretações das intuições. Ele representa a comunicação com o mundo dos deuses. O eletromagnetismo desse vórtice rege a glândula pituitária que comanda todo o nosso corpo.

Doença nessa glândula significa que a pessoa perdeu o controle de si mesma para controlar a vida dos outros, seja por amor ou por dependência. Quando alguém se torna o centro de tudo na família ou nos negócios, passa a ser uma pessoa limitada na sua expansão espiritual, pois seu tempo é voltado para controlar, organizar, corrigir, educar, comandar apenas o que está próximo de si: família, trabalho ou alguma organização.

A glândula pituitária necessita transmitir os conhecimentos mais elevados que chegam da glândula pineal: fazer caridade para pessoas estranhas, gerar situações ou esquemas para ajudar a humanidade, trabalhar com assuntos de cura física, psicológica e espiritual, buscar sensatez e sabedoria na quietude e viver com o espírito manso em qualquer situação. Por isso quem vive somente em função da família ou dos negócios tem grande propensão a distúrbios psíquicos, pois essa glândula comanda o sistema nervoso central.

A esquizofrenia, as psicoses, neuroses, a bipolaridade, os distúrbios da personalidade, as depressões, ansiedades, inseguranças, agressividades e todo o comportamento transtornado derivam do mau funcionamento da glândula pituitária.

Toda pessoa portadora de alguma disfunção psíquica é tipicamente alguém que não faz caridade para pessoas ou animais que não estejam dentro do seu circuito. Existem duas maneiras simples de trazer a mente de volta para a realidade, já que o equilíbrio psíquico depende do equilíbrio da glândula pituitária: aplicar cromoterapia azul na direção do chacra frontal duas vezes por semana, quinze minutos e fazer com que essa pessoa faça algum tipo de caridade, mesmo sem perceber. (Leia os tópicos: Esquizofrenia e Psicose para entender melhor o processo da cura dos distúrbios psíquicos.)

A clarividência, a paranormalidade, a clariaudiência, as intuições, os sensitivos, a mediunidade, o poder de cura pelas mãos e até as tormentas causadas por obsessores são portais do mundo etérico abertos pelo chacra frontal conectados à pituitária. Por isso é fundamental trabalhar a evolução humana com os instrumentos da caridade, dos estudos do autoconhecimento, das práticas da meditação, yoga e terapias para que essa glândula funcione corretamente e afaste os pensamentos negativos e as influências espirituais nocivas. A pineal e a pituitária precisam ser mais lembradas em sua grandiosidade e importância para a saúde física e psíquica. O ser humano precisa destruir os preconceitos religiosos e científicos, e aceitar que somos seres biopsicossocioespirituais e não uma massa de matéria comandada pelo tempo e pela fatalidade. Somos luz irradiada do Cosmo, portanto, somos portadores dos milagres de Deus sobre nosso corpo, nosso planeta e nosso Universo.

A vontade natural de fazer caridade, sem querer nada em troca, nasce do coração aberto e livre das mágoas e das vinganças secretas, porque neste pulsa o verdadeiro amor incondicional. Portanto, para que o sistema nervoso central permaneça equilibrado, precisamos sempre usar corretamente a glândula pituitária através da caridade e da expansão da consciência pelos estudos e prática da doação. Lembre-se de que o chacra frontal tem conexão com o mundo dos deuses e dos espíritos e que semelhante atrai semelhante em todas as dimensões.

Jesus disse:...*Eu vos digo em verdade, quantas vezes fizestes (caridade) com relação a um destes mais pequenos de meus irmãos, foi a mim mesmo que o fizestes.* (Mateus, cap. XXV, v. de 31 a 46).

Plaquetas sanguíneas

As plaquetas são substâncias no sangue responsáveis pela coagulação, formadas na medula óssea que é estimulada pelo hormônio produzido no fígado. O aumento das plaquetas pode levar à trombose devido ao entupimento dos vasos sanguíneos, e a diminuição ou disfunção pode levar a sangramentos e à anemia.

As plaquetas representam o elo entre o ser humano e seu Criador e o seu distúrbio significa que a criatura deixou de ser grata e feliz por Quem a criou. Número alto de plaquetas revela uma pessoa controladora, escrava dos seus próprios métodos de vida, que carrega um forte medo de perder alguém ou algum bem material. Quando a coagulação impede a passagem da corrente sanguínea, significa que a tristeza tomou conta do coração dessa pessoa por não conseguir perdoar o seu passado. A diminuição das plaquetas faz com que o sangue perca a razão e se projete para fora do corpo ou não aceite a vida, levando à anemia.

A anemia simboliza o complexo de inferioridade e a crença de que todos podem ser felizes menos a pessoa.

Toda doença no sangue revela tristeza e desistência dos projetos da vida (ler Triglicérides), mas as plaquetas se normalizam quando ocorre a conscientização e o desapego das pessoas e dos acontecimentos com alegria e sabedoria.

Solte as pessoas e deixe que elas escolham seus caminhos. Zele e oriente, mas pare de querer possuir a chave dos seus corações e pensamentos. A alegria voltará ao seu coração quando você perceber que pode viver sem certos bens materiais ou sem certas pessoas por perto. Busque ajuda de um psicólogo e reencontre-se para curar seu organismo através do amor incondicional e do desapego. Pratique meditação e aprenda a olhar tudo ao seu redor com olhos crísticos e não mais com o sentimento pequeno de controlar a vida de todos.

Abra suas mãos e deixe escorrer delas tudo que você segurou

às custas das suas alegrias. Confie no destino e aceite os acontecimentos que não sejam como você esperava. Liberte-se da culpa inconsciente de ter que cuidar exageradamente de alguém ou de uma situação. Divirta-se mais no seu dia a dia e reorganize a sua casa jogando fora tudo o que representa os momentos tristes do passado. Desapegue-se de verdade, tenho certeza de que depois de algumas semanas você nem notará mais que aquelas coisas não estão mais com você. Jogue fora principalmente suas velhas tradições de manter em casa lembrancinhas dos entes queridos que já mudaram de plano. Liberte-se em nome da sua saúde e em nome de Deus. Deixe seu sangue fluir livre e forte!

Pneumorragia

Qualquer hemorragia na área dos pulmões representa infelicidade no relacionamento amoroso arrastada por muito tempo. O pulmão direito representa a mãe ou mulher e o pulmão esquerdo representa o pai ou homem. O sangue representa vida e alegria e a hemorragia revela perda de alegria.

Todo problema pulmonar pode ser curado quando a pessoa aceita que é muito crítica e infeliz e concorda em se tratar desse temperamento destrutivo. O antídoto é exatamente forçar-se a elogiar e agradecer as pessoas do seu convívio e sentir aos poucos que realmente elas possuem qualidades interessantes. As doenças dos pulmões surgem devido ao histórico psicológico familiar: desarmonias, autoridade desumana, violência doméstica física e verbal, separação dos pais, morte de um deles, traições conjugais e perdas das posses da família. O modelo do relacionamento dos nossos pais é registrado em nosso subconsciente, e carregamos essa informação para a vida adulta. Com isso repetimos esse modelo em nossos relacionamentos. Busque psicoterapia para quebrar o condicionamento de reclamar, criticar, lamuriar, amaldiçoar e sentir-se um mártir, pois isso nada mais é que condicionamento e crença que você trouxe da sua infância. Saiba que todas as doenças têm cura quando desejamos ver o lado bom da criação e amar a vida.

Procure ser forte contra as influências negativas das pessoas e dos seus próprios pensamentos negativos. Entenda que o medo e a tristeza nada mais são que ilusões da rotina que você vive. O mundo lá fora está cheio de ar para você respirar e se renovar. Acabe com os sentimentos de culpa e de excesso de responsabilidade sobre alguém. Educar, cuidar e zelar, não significa sufocar-se e deixar de viver seus prazeres pessoais. Peça ajuda a um psicólogo ou até de um advogado se for preciso, mas informe-se sobre novas maneiras de agir diante de seus problemas pessoais. Você só precisa confiar em alguém, se abrir e ter coragem de mudar a si mesmo.

No momento em que você sentir a esperança de um novo caminho, a hemorragia já começará a ceder, pois um pingo de alegria no seu coração fará milagres no seu corpo.

Sorria, elogie mais, cante qualquer música agora, dance seus dedinhos das mãos sobre um objeto e tire a importância dos problemas dos seus pensamentos e da sua alma.

A medicina convencional reluta em acreditar que a mudança comportamental gera a cura das doenças, mas sempre acaba admitindo, porque vê acontecer debaixo dos seus olhos a cura pelo amor.

O antídoto para estancar a hemorragia é ser feliz do fundo da alma e, para alcançar essa felicidade, acredite em Algo acima de você que jamais o abandona. Sorria!

Poliomielite

A poliomielite é uma doença infecciosa que provoca paralisia infantil, mas também pode ocorrer em adultos.

Essa infecção aguda do sistema nervoso central, segundo a medicina convencional, é causada por um vírus e dizem não ter cura. Os cientistas desenvolveram as vacinas Salk e a Sabin para a imunização e prevenção: são aquelas gotinhas que pingam na língua da criança.

Porém, pela Linguagem do Corpo, os sintomas nos mostram a causa antes do vírus.

O sistema nervoso central é controlado pela glândula pituitária (explicação no tópico anterior), que é afetada pelo vírus, causando paralisia muscular, febre, dores de cabeça, vômitos, sonolência e rigidez no pescoço e nas costas. Esses sintomas revelam que a família dessa criança está em desarmonia há muito tempo e que não consegue aceitar a situação em que vive. Se a criança tiver menos de 7 anos e meio, sabemos que é a mãe que está carregando no coração raiva, rejeição, insatisfação, rigidez nas opiniões, ciúme doentio e é cegamente possessiva. Ela se sente presa a um casamento que fere seus ideais de vida. Essa mãe está sofrendo calada por se sentir ameaçada pelo comportamento do marido ou da pessoa que convive com ela. A paralisia na criança é uma forma inconsciente de a mãe dizer: "Já que não posso segurar você, paraliso as pernas do filho". Como a criança de 0 a 7 anos e meio capta os sentimentos da mãe ou da mulher que a cria, ela, sem saber, somatiza em seu próprio corpo os desejos irados da mãe em relação ao marido ou da pessoa que tem poder sobre ela. Isso é um processo da mente humana, resgatado pela psicologia egípcia e indiana. Caso a criança tenha desenvolvido a poliomielite após os 7 anos e meio de idade, então sabemos que é o pai ou o responsável que sente ira, contrariedades profundas na relação, rejeição e percebe que seus planos e sonhos estão amarrados pela personalidade da esposa ou da própria mãe. O sentimento de posse da esposa ou sobre uma pessoa íntima da casa, provoca a paralisia em seus filhos, com a conexão do seu inconsciente com o inconsciente dos seus filhos, pois é pelos frutos que conhecemos a árvore.

A paralisia em adultos está no tópico Paralisia.

Nada acontece por acaso e não existem casamentos errados, o que ocorre é que *Semelhante atrai Semelhante*, seja nas qualidades, seja nos defeitos. Os opostos, na verdade, estão apenas nas aparências e não na essência.

Todo casal possessivo que limita o comportamento do cônjuge por medo de traição ou por medo de perder deveria urgentemente procurar ajuda psicológica e espiritual. Entretanto, são poucos os casais que admitem estar doentes da alma, pois preferem sustentar que sempre "o outro" é que está errado e que provoca a desarmonia. Pela *Lei do Universo de Causa e Efeito*, os dois estão recebendo um do outro o retorno das suas atitudes impensadas ou radicais. Ninguém é vítima de ninguém, nem mesmo a criança, apenas todos estão unidos pelos laços cármicos das Leis Universais.

Quando um membro da família resolve procurar auxílio espiritual ou psicoterapêutico, uma nova jornada começa a se abrir para todos. Claro que não é fácil fazer mudanças internas, principalmente quando acreditamos sermos nós os prejudicados. Porém, o prejudicado também está colhendo o que um dia plantou em seus pensamentos e sentimentos contra alguém ou contra si mesmo. A teimosia em dizer que nunca fez nada de mal a alguém e que não merece o que está passando na vida mostra a falta de humildade em reconhecer até seus pequenos erros de conduta. Pessoa que se acha perfeita nunca procura ajuda e acusa sempre os outros por seus sofrimentos.

Pense pelo menos nos seus filhos e entenda que, científica e espiritualmente, os pais irradiam para eles vibrações nocivas ou elevadas causando doenças ou saúde neles e até nos seus animaizinhos domésticos.

Com certeza você precisa fazer oração do perdão para seus pais, onde quer que eles estejam, mesmo que você ache que não tenha nada para perdoar, pois levamos para nossa vida adulta a sombra da nossa infância, mesmo sem sabermos.

No final deste livro você encontrará a oração do perdão. Faça-a sem resistência e sem preconceito, pois a sua felicidade está escondida atrás das suas mágoas. Ore e procure ajuda. Acredite que tudo tem cura pela força do perdão e do amor pacífico e livre. Deixe a vida lhe mostrar os diversos atalhos para alcançar harmonia, fidelidade, lealdade e saúde. Acima de tudo, se perdoe por até agora ter tentado conquistar seus sonhos pela força ou pela ira secreta e avance com coragem para novas atitudes de carinho, compreensão e conversas amistosas em seu lar. Peça forças ao Deus do seu coração. Ele está ouvindo você, pode acreditar. Mas seja manso e alegre para que Ele possa entrar na sua sintonia.

Pólipo

Normalmente o pólipo é um tumor benigno que surge na mucosa do nariz, da bexiga, dos intestinos ou do útero. Esse tumor pode causar obstruções ou degenerar, segundo o *Livro da Saúde da Enciclopédia Médica Familiar*.

O pólipo, pelo diagnóstico da Linguagem do Corpo, representa pontos rígidos e antiquados do comportamento do portador, que não cede às opiniões e prefere a teimosia a uma conversa flexível. Pólipo na mucosa do nariz significa pessoa de ego forte, que rejeita as ideias e conselhos alheios, na bexiga representa a dureza da alma e a falta de sensibilidade para demonstrar fraquezas (tristeza disfarçada de frieza), nos intestinos mostra a dificuldade em soltar a raiva antiga de patrões, empregados, colegas de trabalho, sócios, família que não reconhecem seu esforço no trabalho de casa ou fora dela. Mostra um comportamento retrógrado e conservador, incapaz de modernizar-se e sentir-se jovem para brincar de viver. E no útero representa a mágoa "inconsciente" da filha contra o comportamento do pai com sua mãe. O pai pode ter sido maravilhoso para a filha, mas não deixou um bom modelo de marido na visão dos filhos. Quando uma mulher apresenta pólipos no útero mostra, sem saber, que o pai foi ausente de alguma forma, deixando um legado pesado na vida da filha: trabalhar ou cuidar da família no lugar dele. Um pai bonzinho nunca deixa uma imagem boa na mente dos filhos, pois ele nunca enfrenta as dificuldades da vida com sua esposa, é sempre ela que dá a palavra final e ele cede. O pai autoritário é ausente, pois vê apenas sua própria razão e não percebe a necessidade dos outros. Aquele que trabalha demais ou viaja muito é declaradamente ausente, mesmo sendo um bom trabalhador. Portanto, todas essas formas de ausência do pai como também o alcoólatra, o doente ou que morreu prematuramente causarão na filha mioma, pólipos, nódulos e cistos no útero, nos ovários e nas trompas como representação da energia *yang* (homem) ausente ou inexistente para o seu complemento na energia *yin* (mulher).

Lembre-se de que tudo no Universo só funciona quando as duas polaridades estão em equilíbrio e harmonia e os pais são as raízes dessas polaridades nos filhos.

Faça terapia ou a oração do perdão para aqueles que, de alguma forma, podem estar ainda mal resolvidos no seu coração. O corpo não mente, ele revela os problemas do seu inconsciente, para que você possa resolvê-los e deixar a energia da vida voltar a fluir.

Reveja seu padrão mental diante das dificuldades e acredite que existem diversas formas de enfrentá-las, sem ser esse comportamento repetitivo que você sempre utiliza por impulso. Olhe para você e perceba a rigidez das suas palavras, pensamentos críticos e atitudes duras com as pessoas da sua intimidade e do seu convívio. Será que há necessidade de falar ou responder sempre com aspereza? Você acha mesmo que eu estou exagerando? Então pergunte para alguém da sua confiança sobre o seu próprio comportamento e peça que a pessoa seja sincera com você. Tenho certeza de que você se surpreenderá ao saber que ele acha suas atitudes grosseiras, frias, duras ou chantagistas.

Acabe com o orgulho e o medo de mudar e seja mais dócil e amável em todos os momentos. Permita que a sensação de paz e desapego tome conta do seu coração e comece novos planos, e novas alegrias nos seus caminhos. O novo na vida é o melhor remédio para as células se regenerarem e se fortalecerem, porque o cérebro entende que precisa soltar o velho e o antigo para dar lugar às renovações e ao prazer.

Arranque das suas costas o peso de carregar frustrações pessoais por cuidar demais dos outros. Saiba administrar seu tempo e seu humor para amar sua individualidade também.

Deixe sair do nariz, da bexiga, dos intestinos ou do útero as "secreções da alma" e liberte-se dos tabus que você carrega como crença que o limita. Ter responsabilidades não significa parar de sonhar nem ter que ser sério para resolver problemas. Ser responsável é cuidar de tudo, de todos e de si também.

Exercite um novo jeito de falar com as pessoas e aos poucos você conseguirá sentir paz e segurança interna em qualquer situação. Com certeza os pólipos cederão, assim como você.

Amai vosso próximo como a vós mesmos. (Mateus, cap. XXII, v. 34 a 40)

Psoríase

Apresenta manchas avermelhadas e prurido na pele, com descamação. Pela leitura psíquica, essa doença representa a rejeição perversa contra qualquer autoridade. A pele revela nosso estado emocional, conflitos, bons e maus sentimentos e tudo o que sentimos ao nos relacionarmos com o mundo. Ela representa a comunicação, portanto toda irritação da pele simboliza pessoa irritadiça e sem paz para lidar com as diferenças. Todos que desenvolvem psoríase são autoritários que detestam ser intimados ou limitados em suas ideias.

Vivem "esquemas" rígidos e militares. Identificam-se com o poder e com os comandos, mas jamais se submetem às autoridades alheias. São controladores e possessivos e se irritam com facilidade quando desconfiam de tramas das pessoas da intimidade e do convívio.

Esse comportamento fechado e austero é gerado na infância por pais autoritários e exigentes. A segurança e a autoestima de uma criança entram em declive quando os criadores não respeitam a natureza espontânea dos seus filhos e os obrigam a seguir "esquemas".

A psoríase desaparece quando a pessoa percebe que deixou de ser ela mesma para ser o que a família quis e começa a buscar sua paz interior e seu verdadeiro eu. Não é necessário se revoltar contra aqueles que o criaram, pois ninguém nasce pela barriga errada. Existe um sincronismo perfeito na natureza e todas as situações nos fazem crescer e evoluir. Basta se acalmar e se condicionar a aceitar as diferenças humanas como um quebra-cabeça que resolverá o enigma da sua própria vida.

Quantas vezes você achou uma saída para um problema, ao ver outra pessoa resolvendo uma questão? Você pode não admitir, por orgulho, mas as diferenças sempre nos renovam e nos mostram caminhos que não imaginávamos. A humildade e a alegria de criança podem curar a sua pele para sempre. Experimente ser bem humorado e aceitar conselhos com carinha de aluno, como um verdadeiro sábio, e sentir orgulho de si mesmo por ter conseguido vencer a rigidez.

Sua pele precisa da sua docilidade. Quebre os seus próprios esquemas, varie os caminhos que você faz quando sai de casa, leia outros jornais ou revistas, use outro estilo de roupa, coma com o prato na mão, mude de restaurante ou padaria, visite amigos e fale sobre "abobrinhas", ande descalço, tome chuva, pare com os remédios para resfriados e assuma um corpo mais forte e resistente ao tempo. Quanto mais você der gargalhada, brincar com as pessoas e não levar nada para o lado pessoal, tanto mais você terá a pele saudável e jovem como seu espírito. Rejuvenesça sua alma e abandone completamente seus antigos medos vindos da sua criação. Ame seus pais onde quer que eles estejam e sinta gratidão por viver neste lindo planeta misterioso. Ame as pessoas, os animais, o vento, a chuva, o sol, a terra e o ar e admita com simplicidade que ninguém vive sozinho, mesmo dentro da individualidade. Una-se a um grupo voluntário, sem comandá-los, e sirva a humanidade com a generosidade que está escondida atrás da sua personalidade dura. Sua essência é doce e amorosa. Coloque-se a serviço de Deus e cure-se. Relaxe.

Pulmões

Pulmão e a palavra "sim" em japonês pronunciam-se "Hai" devido à função que os dois representam em aceitar, fluir, deixar ir e vir, soltar, renovar, vivenciar, trocar, compartilhar, receber e doar. Os pulmões também representam o casal, pois todo órgão duplo significa dualidade, polaridades e o oposto complementar. Portanto, todas as doenças dos pulmões revelam desarmonia e tristezas profundas no relacionamento amoroso. Todo tipo de separação dolorosa de um casal provocará doença nos pulmões dos cônjuges ou dos filhos e animais domésticos. O reflexo da tristeza e da dor moral se estende para o ambiente e para os seres queridos.

Dificuldade para respirar, pneumonia, asma, bronquite, câncer, rouquidão, pruridos, infecção, inflamação e qualquer outra doença nos pulmões revela pessoa exageradamente crítica com tudo e com todos, reclama demais das dificuldades da vida, fala ou pensa com raiva contra o parceiro ou a parceira, tenta dominar o cônjuge com chantagens emocionais, brigas, insultos, lágrimas, autoridade e muitas vezes violência verbal ou física.

Quando o casal não consegue se entender e constantemente se magoa, mostra que trouxe da infância o modelo negativo do relacionamento dos seus pais, se é que houve. O problema entre o casal que briga demais sempre envolve amigos e parentes devido à seriedade e perigo que esses casais produzem no ambiente em que estão. Para que essa relação seja solucionada, é necessária a intervenção de um psicoterapeuta espiritualizado, pois esses casos normalmente são carmas que afetam o equilíbrio psíquico dos dois. Quando digo carma, me refiro à *Lei de Causa e Efeito* que gera o retorno hostil para toda a família. Todo pensamento, palavra e ação que transgride o amor e a paz espiritual está fadado a atrair mais transtornos para quem o emana, pois a *Lei do Amor* nos ensina a compreender, perdoar e soltar quando não se pode mais segurar.

As doenças nos pulmões representam que desde os antepassados os casais dessa família brigavam e se amaldiçoavam. Essa informação genética e espiritual se arrasta até os dias de hoje provocando, inconscientemente, insatisfações e exageros emocionais ao lidar com as diferenças de personalidade. Os resgates da alma reencarnada ou da genética dos antepassados são drásticos demais e devem ser interrompidos por terapias que ensinem autoconhecimento, desarmonias na árvore genealógica e percepção dos bons resultados disso tudo. Com isso, a mente terá suas respostas e sairá do escuro devido aos esclarecimentos da história familiar e a alma se tornará leve para que o coração perdoe e recomece o relacionamento com mais harmonia e cumplicidade ou então, um novo amor mais equilibrado.

O casal precisa se amar e se respeitar para que os pulmões tenham saúde. Pare de criticar seu parceiro ou sua parceira, pois pela *Lei do Universo Semelhante atrai Semelhante,* e você também precisa melhorar o seu caráter provocador. Faça a oração do perdão para seus pais, mesmo que não tenha nada, aparentemente, para perdoar. O inconsciente se encarregará de resolver as questões complicadas do seu relacionamento amoroso ou da sua solidão.

Deus sabe o que faz. Acredite que você merece ser feliz e que pode aprender a fazer alguém feliz. Cure seus pulmões com o antídoto certo: elogiar mais as pessoas, agradecer as pequenas coisas da vida, ver o lado bom dos acontecimentos ruins, rir, gargalhar com os amigos e com a família e renovar a fé e a esperança. Procure ajuda! Quebre seu orgulho e se dê o direito de viver e respirar as alegrias deste planeta e, acima de tudo, se perdoe!

Púrpura

Púrpura, nome geral para doenças que afetam o sangue: anemia, policitemia (aumento da quantidade de glóbulos vermelhos no organismo), agranulocitose (diminuição de leucócitos), leucemia, hemofilia e trombocitopenia. São todas as doenças que alteram as hemácias (glóbulos vermelhos), leucócitos (glóbulos brancos), plaquetas (responsáveis pela coagulação) e o plasma (solução aquosa que contém todas as substâncias vitais para o organismo).

Ler os tópicos neste livro ou no volume 1 da coleção *Linguagem do Corpo* relacionados às doenças acima, pois o sangue representa a alegria e, em todas as explicações sobre a sua cura, você verá que é necessário eliminar as tristezas escondidas no subconsciente.

Queimadura

O Taoismo (TAO) nos ensina que tudo no Universo se desenvolve somente através das polaridades opostas e complementares e que todos os acontecimentos da vida são manifestações ou da polaridade *yang* (masculina) ou da polaridade *yin* (feminina). Esse conhecimento milenar chinês nos responde sobre tudo que existe no mundo visível e no mundo invisível: o bem e o mal, o branco e o preto, o sal e o açúcar, o dia e a noite, o homem e a mulher, o visível e o invisível, o medo e o amor, a raiva e a paz, etc.

Quando ocorre queimadura no corpo, significa que a pessoa está desequilibrada nas suas polaridades devido à raiva. Febre ou queimadura revela temperamento forte, agressivo e raivoso, mesmo que seja apenas uma fase. O fogo, o gás, os choques elétricos, o calor do micro-ondas, as explosões, as faíscas de fogo, os materiais inflamáveis e tudo que causa queimadura são polaridades *yang*, ou seja, masculinas, e quando uma pessoa está *yang* no comportamento ou nos pensamentos (raivosa, nervosa, briguenta, agressiva e impaciente) atrai situações *yang*, pois semelhante atrai semelhante. A queimadura mostra que a pessoa precisa se acalmar e encontrar em si outra forma de lidar com situações complicadas ou aparentemente insolúveis.

Ao ficar "queimado" de raiva contra alguém o fogo encontrará uma maneira de encontrar você, pois ele representa suas emoções pesadas e quentes.

Fuja da raiva por meio dos relaxamentos, da meditação, dos florais calmantes, dos bons papos com pessoas brandas e sábias e pelas orações. A raiva nada mais é que medo, ela é que protege a vida pelo instinto de sobrevivência. Você se sente ameaçado de alguma forma? Alguém está tirando seu sossego? Você está vivendo sob pressão?

Saiba que tudo pode ser resolvido de outra maneira, sem ser pela raiva. Acalme seu coração e seus pensamentos, procure alguém, mesmo estranho, que possa escutar você e lhe oferecer novas ideias ou novos caminhos. Procure manter seu equilíbrio emocional e sua brandura para que seu organismo reconsidere seus atos e comece a curar o seu corpo. Ele sempre consegue se restabelecer, mesmo de uma queimadura antiga, sem deixar marcas, quando o ajudamos com nossa paz e com nossa fé. Acredite!

Queloide

O tecido celular responsável pela cicatrização transforma-se em massa fibrosa e dura e impede que a cicatriz desapareça. O queloide pode ocorrer após uma cirurgia, uma gravidez, inflamação de acnes e queimaduras. Contudo podemos garantir que, sendo a pele a representante oficial da comunicação, o queloide só acontece em pessoas que têm dificuldade de perdoar uma ofensa e uma desarmonia. Estão sempre remoendo mentalmente raiva e inconformismo. Pessoa rancorosa e inconstante no humor destrói a própria pele, significando o sentimento mais constante: "Estou me rasgando de raiva por não ser compreendido". Para que a pele tenha cicatrizações perfeitas e não deixe nenhum tipo de marca é necessário aceitar a vida como está, sem querer mudá-la o tempo todo. A partir daí, com sentimento de gratidão e tranquilidade, começar a fazer as mudanças, primeiro em si mesmo e depois esperar o mundo mudar pela magia das Leis Universais. Você só consegue mudar os acontecimentos quando mergulha no interior humano para descobrir as razões de cada um. Os desentendimentos, as mágoas, as tragédias, as brigas, as tristezas, o medo e a ira são respostas do nosso inconsciente para nossa consciência impaciente e egoísta. A pele revela as desarmonias internas e mesmo que você não aceite que seja tanta desarmonia assim, por que então a sua pele insiste em não obedecer à memória celular da cicatrização? A pele não depende da idade, da genética, do ambiente, dos alimentos ou dos tratamentos estéticos e dermatológicos para ser jovem e saudável, ela depende do estado emocional para se renovar e se curar. Os dermatologistas aprendem que a pele é sensível ao sistema nervoso central e que as emoções têm relação direta com ela. As alterações celulares também respondem ao sistema psíquico que é ligado no sistema nervoso. O queloide desaparecerá, contrariando a medicina convencional, quando você se render e ajoelhar diante da Criação e aceitar que tudo faz parte de um grande sincronismo perfeito. Nosso corpo é reflexo da nossa mente e a pele doente é reflexo de uma mente turbulenta, negativa e sem paz de espírito. Sua paz não depende dos outros, depende da sua visão sobre as atitudes deles. Seja suave ao olhar os defeitos das pessoas da sua intimidade e do mundo, seja dócil e alegre para falar sobre suas contrariedades e, com o tempo, você verá sua pele se tornando homogênea, jovem e macia assim como sua nova personalidade. Procure ajuda de terapias alternativas para motivar seu sistema límbico (emoções) e seu sistema celular a trocar as células velhas e mal humoradas por células felizes e divertidas.

A aromaterapia, os florais, os remédios homeopáticos, as massagens e drenagens apropriadas podem acelerar o processo de regeneração da sua pele. Experimente, mesmo que você esteja fazendo algum tratamento médico, continue, não precisa parar, mas arrisque caminhos amorosos e menos agressivos para mudar seu jeito de ser, de sentir, de falar e de amar. Ame sua pele e prometa a ela que você será uma pessoa melhor, com certeza.

Quistos

Quisto tem a forma de um pequeno saco que contém líquidos, gazes, substâncias sólidas e pode aparecer em qualquer parte do corpo, desde pele, rosto, orelhas, costas, seios, cabeça, útero, ovários e outras partes. Pode ocorrer por parasitas (ameba), por obstrução das glândulas sebáceas, pela menopausa e outras razões que a medicina convencional encontrou como causa. Porém, a leitura psíquica nos revela que quistos acontecem em pessoas que são duras no trato com os íntimos. Deveriam ser mais pacientes, mas perderam a flexibilidade para a tolerância. Independentemente se o quisto é benigno ou maligno, a resposta para sua cura é a mesma: "Seja mais doce e paciente com os erros alheios". Os quistos revelam uma personalidade sólida e rígida e o aparecimento deles em diferentes lugares do corpo mostra onde a pessoa tem sido dura demais com alguém. Na pele: comunicação seca e ríspida; no rosto: está enfrentando a vida com o coração duro e sem amor; nas orelhas: não está escutando conselhos e nem obedecendo às regras familiares ou sociais em seus pensamentos; nas costas: está suportando responsabilidades que abomina; nos seios: está sendo dura demais com aqueles por quem zela ou diz amar; na cabeça: tem sido intransigente ao extremo e rígida nas opiniões; no útero: não está sendo feliz na sexualidade, na criatividade e nos prazeres pessoais, chegando a pensar ou dizer que está ótima sem ninguém ou que não existe problema algum na sua relação ou que não existem relacionamentos felizes.

De qualquer forma, está sendo dura demais consigo, com os homens em geral e com seu destino; nos ovários: revela falta de flexibilidade para renovar-se até na estética. Trabalha muito e não se dá o direito de sentir prazer e criar coisas novas.

Você não está percebendo que tem sido duro demais com as pessoas? Ou não acredita que deve ser mais dócil e amoroso para melhorá-las?

Os quistos só desaparecerão quando você admitir que tem exagerado nas broncas, na forma de falar, de se expressar e até de pensar. Procure terapias que o ajudem a ser mais flexível com você mesmo, para que interrompa as cobranças e críticas exacerbadas contra o mundo e contra si mesmo.

Fale das coisas boas, mostre o lado bom das pessoas e se divirta com as contrariedades, pois elas são nossos eternos professores de paciência, não é mesmo?

Não se impressione pelo quisto ou pelo seu tamanho, impressione-se com a sua falta de percepção de si mesmo, pois é ela que deixou seu corpo somatizá-los. Elimine agora a dureza do seu comportamento e observe os quistos reagindo e se diluindo para sempre.

Raquitismo

É uma doença que afeta as crianças, impedindo a calcificação dos ossos, e há um desenvolvimento das cartilagens das extremidades ósseas. Os adultos também são afetados gerando deformações ósseas conhecidas como osteomalácia. A falta da vitamina D tanto na infância quanto na vida adulta causa o raquitismo, pois ela é essencial à calcificação. Os médicos aconselham que a alimentação seja rica em vitamina D: gema de ovo, leite, queijo, couve, peixe, amêndoas, nozes e avelã. Os banhos de sol são necessários para que o organismo produza a vitamina D. Porém, quando diagnosticamos pelo taoismo (filosofia milenar chinesa das polaridades), entendemos que, por mais que a pessoa se alimente corretamente e reponha a vitamina D, seu corpo na verdade está apenas revelando a falta da polaridade *yang* (pai). Sabemos que a obesidade está relacionada com o desequilíbrio do *yin* (mãe) e a magreza e o raquitismo com o desequilíbrio do *yang* (pai). Na medicina egípcia, o Sol representa o pai e a Lua, a mãe. Ao tomar banho de sol, repomos a força *yang* ou masculina do nosso organismo e, ao tomarmos banho de lua, repomos a força *yin* ou feminina. Para que uma criança se desenvolva perfeitamente em todos os sentidos da sua vida, o pai e a mãe deverão estar em harmonia sincera e realmente presentes na educação. Nem o pai e nem a mãe são culpados, e sim, responsáveis.

Quando o pai ou o responsável nega mentalmente o filho ou a filha no nascimento, a criança recebe essa informação devido à conexão instintiva que existe entre eles, gerando na sua mente uma sensação negativa de rejeição. Talvez a criança nunca saiba o que o pai pensou ou sentiu quando ela nasceu, mas com certeza seu inconsciente sempre saberá. Pode ser que o pai teve que se ausentar, ou sentiu preocupação por ter que alimentar mais uma boca, ou queria um menino e nasceu uma menina, ou não queria mais ter filhos, ou até pode ter morrido cedo. Com certeza o pai não estava em harmonia interna ou não estava presente de alguma forma. Isso não significa que o pai tenha de ser condenado por isso, pois ninguém nasce na família errada e nem sempre as pessoas estão bem informadas sobre esse tipo de psicologia psíquica e espiritual.

Para que o corpo se desenvolva com saúde e perfeição, será necessário que os pais se harmonizem e o pai peça perdão "mentalmente" à criança. E se for um adulto com osteomalácia (raquitismo em adultos) ele deverá fazer oração do perdão para seu pai adotivo ou biológico, sem que alguém saiba. A oração do perdão está no final deste livro e ela influencia positivamente o inconsciente levando à cura. Independentemente se o pai for vivo ou não, lembre-se que é o seu inconsciente que se sente rejeitado pela força *yang*, por isso é você que deverá limpar sua alma desses conflitos ou das sensações negativas em relação aos homens.

Deus sabe o que faz e devemos acreditar que nada acontece por acaso, por isso precisamos acionar sempre o perdão e o amor incondicional para estarmos sempre em sintonia com Ele e mantermos o equilíbrio das nossas polaridades visíveis ou invisíveis.

Como está escrito no Antigo Testamento: *Honrai a vosso pai e a vossa mãe a fim de viverdes longo tempo sobre a terra.* (Decálogo; Êxodo, cap. xx, v. 12). E feliz!

Ressecamento dos olhos (xerofitalmia e xerose)

A xerofitalmia é a afecção do olho caracterizada por secura da córnea e pode causar inflamação e úlcera. Em muitos casos, a secura se estende para as pálpebras (membrana interna) e para a parte anterior do globo. Segundo o *Livro da Saúde da Enciclopédia Médica Familiar*, essa doença ocorre devido à falta da vitamina A na alimentação. Essa afecção diminui a produção de lágrimas pelas glândulas lacrimais. O ressecamento dos olhos provoca cegueira noturna. A xerose, por sua vez, é a secura anormal da pele dos olhos e das membranas mucosas. Nesse caso apenas pode ter ocorrido um distúrbio.

Pelo diagnóstico psíquico da Linguagem do Corpo, os dois casos revelam pessoa sobrecarregada de lutas e decepções na vida, que não pode se dar o direito de chorar por mais nada. Ela acredita que precisa ser sempre forte para aguentar o tipo de vida que leva. Quando o ressecamento aparece, significa que as surpresas desagradáveis são constantes e ela precisa estar sempre alerta. Suas emoções estão bloqueadas para que não se sinta fraca diante dos acontecimentos assim, sem perceber, envia uma mensagem ao inconsciente que se encarregará de torná-la "seca" nos sentimentos.

Essa doença revela que a pessoa não se sente amada, por mais que faça, e deseja nunca mais sentir nada por ninguém para não sofrer com suas perdas e separações. Muitos casos ocorrem devido a uma grande perda por morte de alguém querido ou pelo desprezo e humilhação que sentiu na infância relacionado à mãe ou ao pai. A xerofitalmia e a xerose acontecem em pessoas que não tiveram apoio emocional no momento que mais precisaram e, por isso, tiveram que crescer antes da hora.

O olho direito representa a Lua e a mãe e o olho esquerdo representa o Sol e o pai. Com isso, sabemos que as doenças ou perturbações nas vistas estão relacionadas com indignações profundas contra um dos pais ou contra os dois. A indignação pode ser pelo fato de não tê-los conhecido como também por ter sido maltratado ou explorado na infância. De qualquer forma, sentiu-se sem amor e leva esse legado até hoje na vida adulta.

Nada acontece por acaso e, como sempre digo, ninguém nasce pelos pais errados, pois pelas Leis do Universo, somos levados a nascer na faixa vibracional que corresponde à nossa. *A Lei de Causa e Efeito* é que conduz a Terra e o Universo, portanto, devemos nos conscientizar de que podemos mudar o destino com bons pensamentos, palavras de gratidão e elogio e atitudes dóceis e humanitárias. Merecemos cada coisa que nos acontece e isso não significa que somos "coitadinhos". Somos filhos de um Deus maravilhoso que sabe o que está fazendo para que aprendamos a ser pessoas melhores. Uma doença nos traz a chance de olharmos a vida de outra forma e o ressecamento nos olhos está mostrando que a pessoa precisa olhar o mundo e as pessoas da sua intimidade com mais amor e ternura. Tente se comover com os sofrimentos dos outros sem com isso achar que Deus seja injusto, pois pelas leis, colhemos o que plantamos. Sinta compaixão e piedade do fundo da sua alma, brinque com crianças em orfanatos e em hospitais e volte a ter lágrimas de amor por toda humanidade.

Assista a filmes sentimentais mesmo que você os abomine, mas acima de tudo, vá até os locais que pessoas necessitadas precisam de atenção, carinho e comida. Você, apesar da sua dor emocional, está em condições melhores que muita gente, por isso sinta alegria, gratidão e se doe para a caridade verdadeira. Tenho certeza de que, com sua decisão filantrópica, seus olhos se tornarão brilhantes de alegria e úmidos pelas lágrimas que você derramará de amor por aqueles que você servir. Perdoe seus pais onde quer que eles estejam, pois o homem e a mulher que o trouxeram ao mundo também sofreram muito na infância deles. Faça a oração do perdão que está no final deste livro para seus pais. Afinal você leu este tópico porque quer se curar, não é mesmo? Então mãos à obra! E boa sorte!

Rins

Os rins e os pulmões são órgãos duplos que, pela medicina

chinesa, representam as duas polaridades do Universo: *yin* e *yang*, ou seja, o direito e o esquerdo, a mulher e o homem, a esposa e o marido, a lua e o sol, respectivamente. Os rins representam o elemento terra, o chacra básico ou raiz, a segurança, a proteção, a estabilidade financeira, os antepassados, a união ou a desunião do casal na luta pelo conforto e pela proteção da família, as contas a pagar, o instinto de sobrevivência, a preocupação ou o conflito com alguém que você sustenta ou de quem você depende financeiramente, a adrenalina fabricada pelas glândulas suprarrenais que aciona os músculos para o ataque, a defesa, a fuga ou os pensamentos e sentimentos negativos relacionados ao medo de ladrões, assaltos, assassinatos por roubo, perder causas judiciais, traições do sócio ou do cônjuge e tudo que desestabilize a segurança física, material, emocional e espiritual. A riqueza, a pobreza, os lucros financeiros, as perdas nos negócios, a ganância, o desleixo com relação às suas posses, a necessidade de ter muito ou de não ter nada e o apego à matéria ou o desapego total do mundo e dos valores da Terra são controlados pelos rins que são regidos pelo vórtice da energia da Terra.

Quanto aos pulmões, eles representam o elemento ar e o amor. As doenças que ocorrem neles revelam pessoa muito crítica contra o parceiro ou a parceira ou pessoa que não se estabelece em relacionamento amoroso algum devido à falta de confiança. Na verdade, não foi criada desde a infância a acreditar no amor (ler tópico Pulmões neste livro e no livro *Linguagem do Corpo* volume 1).

Quando alguém me procura para uma consulta relacionada aos seus rins, logo peço para que se informe a respeito dos seus antepassados quanto às perdas materiais, tragédias familiares, soberba, pobreza, ganância, revoluções políticas da época que fizeram estragos nos negócios da família, roubos, crimes provocados pela fortuna ou pela luta na vida. Mostro à pessoa que seus sentimentos de medo do futuro em relação ao dinheiro e à segurança vêm do reflexo genético e não de uma situação real e atual. Mesmo que ela não saiba ou não se lembre de nada a respeito dos avós, bisavós e tataravós, pelo menos estará informada que precisa procurar ajuda de um psicólogo, um técnico em PNL (Programação Neurolinguística), um psicanalista ou um hipnólogo profissional para eliminar os medos gravados no seu inconsciente, vindos dos antepassados.

O medo encobre a realidade e as soluções, pois escurece a razão e a lógica. Por mais que a situação financeira esteja ruim ou que esteja ocorrendo algum tipo de ameaça contra a segurança do lar ou da empresa, tudo pode ser resolvido pela segurança do coração. Quando se carrega na genética as impressões negativas dos antepassados, as incertezas se tornam constantes nos pensamentos como se fossem ondas vibracionais que entram no cérebro sem pedir permissão. Com isso, a pessoa é assaltada por medos e pessimismos relacionados ao futuro e encontra dificuldades para enxergar as soluções, sobrecarregando os rins pelo constante medo que sente. A desarmonia do casal diante dos fatores financeiros ou divergências de opiniões e desprezo quanto à carreira de cada um gera perda de dinheiro e falta de prosperidade. O casal deve aprender a "lutar" junto pelas suas causas, pois *yin* e *yang* são opostos complementares e não podem se desunir ou se digladiar. Lembre-se de que atrás de um grande homem tem sempre uma grande mulher e vice-versa, e os rins representam as finanças do casal ou dos pais.

Qualquer doença nos rins só acontece em pessoas que têm muito medo do futuro relacionado com as contas a pagar, a carreira, as finanças, as supostas perdas dos bens materiais que conquistou, as inseguranças que porventura possa deixar para seus descendentes e até com o medo e preocupação constante com o próprio destino.

Se você sofre dos rins ou está aguardando um rim do banco de órgãos, entre em boa sintonia com as vibrações elevadas do amor e da fé para que qualquer resquício da negatividade dos seus queridos antepassados possa ser eliminado da sua corrente sanguínea. Lembre-se da Lei do Universo: *Semelhante atrai Semelhante*, e compreenda que pensamentos positivos em relação ao futuro curarão seus rins ou alguma alma boa lhe doará um rim perfeito para que você volte à vida com mais alegria e despreocupação.

Você não precisa ser escravo da genética, pois ela é mutável conforme o estado emocional mais constante. Leia o livro do Dr. Kazuo Murakami *Código divino da vida*, Barany Editora (ex-ProLíbera), de São Paulo. Nele você conhecerá as descobertas científicas deste renomado geneticista e se sentirá mais feliz em saber que as doenças hereditárias não são mais padrões fixos do nosso organismo. Reaja! Alegre-se! E corra atrás dos pensamentos e sentimentos alegres que você esqueceu em algum lugar do seu coração. Dê-se uma chance de mudar a forma de olhar os problemas. Seja mais otimista e jamais fale em fracassos, fale somente em sucessos, vitórias e conquistas equilibradas com a ajuda do Deus do seu coração. Siga sua intuição e, se for preciso, se desapegue de algumas coisas para deixar o novo entrar em sua vida. Boa Sorte!

Síndrome de Cushing

É o distúrbio da glândula suprarrenal que produz um excesso de cortisona (hormônio do estresse) e de outros hormônios no organismo, causando obesidade no rosto e no tronco, debilidade muscular, perda de cálcio nos ossos, pressão alta, retenção de sal e de água e excesso de açúcar no sangue e na urina. Esses sintomas derivam de algum tumor ou hipertrofia das glândulas suprarrenal e pituitária. Para muitos médicos a solução é extirpá-las. Pelo diagnóstico da leitura psíquica e do taoismo (conhecimento milenar chinês das polaridades do Universo) a síndrome de Cushing ocorre em pessoas que não puderam ter suas próprias iniciativas na infância, devido ao tipo de criação desarmônica e cheia de conflitos. Os portadores dessa doença lutam constantemente contra o nervosismo e a raiva impregnados no seu comportamento. São apegados e controladores e carregam o medo das perdas nos pensamentos e no coração. Perderam a doçura e a alegria natural pela vida devido a frustrações pessoais causadas por seus medos e dependências. Não aprenderam a lutar pelos seus sonhos e seus direitos e apelam para as chantagens emocionais e as grosserias quando se sentem agredidos ou frustrados de alguma forma. Tentam chamar a atenção para si com a expectativa de serem amados e reconhecidos pelas coisas que fazem. Na realidade, trabalham muito e não medem esforços para ajudar outras pessoas, porém, sentem não ser tão queridas quanto gostariam de ser.

Essa baixa autoestima é o eco do seu passado ferido e desestimulado, das dificuldades e dos sofrimentos que tiveram de vivenciar na infância e na adolescência.

Quanto à glândula suprarrenal, sua função psíquica é gerar o impulso para a sobrevivência, a segurança e a proteção própria e da família. Quando ela se sobrecarrega ou adoece, significa que a pessoa está com medo constante do futuro em relação a sua moradia, carreira, ou seus bens materiais; a segurança de alguém que ela protege e as preocupações com a sobrevivência na terra. Essa glândula simboliza o pai. Se ele se ausentou ou foi desequilibrado na educação, refletirá no corpo dos filhos um problema correspondente, no caso, as finanças.

A glândula pituitária representa a intuição, a sensatez, o controle hormonal de todas as glândulas e simboliza a mãe. Se a mãe não foi sensata e intuitiva ou se ausentou, refletirá nos filhos a forma correspondente, no caso, falta de autoestima, amor próprio, controle emocional, tornando-os dependentes de alguma forma de outras pessoas. A síndrome de Cushing tem cura aos olhos da medicina egípcia e chinesa, mas caberá ao portador se permitir ser tratado por psicoterapeutas que acreditem na reversão dessa personalidade que produz a doença.

Todas as doenças são curáveis quando buscamos o autoconhecimento e exercitamos uma nova conduta diante dos mesmos problemas da vida. O corpo é reflexo da nossa mente, por isso devemos buscar dentro de nós a resposta para a saúde e não nos contentarmos e nos acomodarmos com as respostas-padrão da medicina convencional. Faça seus tratamentos médicos, mas saiba que a cura total depende da limpeza no seu inconsciente quanto a crenças e a traumas que estão registrados nele. Procure ajuda de um psicanalista que trabalhe com a hipnose e tenha coragem de não faltar em nenhuma sessão terapêutica. Fuja da autossabotagem e tome a decisão de mudar sem medo, pois a vida deve mudar e jamais ficar congelada no tempo.

O perdão libertará você dos medos que carrega há tanto tempo no coração e tornará seu comportamento forte, dócil e alegre. Com certeza sua nova conduta fará seu corpo e seu rosto emagrecer e seus órgãos e glândulas se regenerarem. Seja firme e busque sua verdade interna!

Síndrome de Down

A síndrome de Down é também conhecida como mongolismo, anomalia congênita, que dá origem a determinadas características na criança: rosto curto e largo, olhos com uma prega no canto interno (feição semelhante às da raça mongólica), dedos curtos, musculatura frágil, grau de atraso mental e temperamento dócil e afetivo. Existem vários graus de atraso mental sendo que muitas dessas crianças têm uma vida praticamente normal: frequentam a escola, aprendem a dançar, a tocar instrumentos musicais, fazem universidade, trabalham em teatro e televisão como atores e atrizes, cantam e fazem tudo que uma pessoa normal faz. Essa síndrome só limita a vida social para poucos grupos Down.

Muitos pais temem que seus filhos nasçam com distúrbios, síndromes e deficiências físicas e mentais porque não entendem que toda criança é uma benção, seja como for. Cada filho traz aos pais aquilo que precisam aprender na alma. No caso do Down ele veio ensinar aos pais a humildade que lhes falta. Toda mãe e todo pai de uma dessas crianças têm comportamento rígido e perfeccionista, são muitas vezes arrogantes e prepotentes diante de um desafio ou uma ameaça. São friamente individualistas e temem perder a liberdade pessoal, não seguem regras dos outros e são "cabeças-duras". Para serem pessoas melhores, deveriam ter mais docilidade e flexibilidade nas palavras e no comportamento e, como não escutam ninguém, Deus lhes envia um presente maravilhoso que mudará suas vidas para sempre: uma criança Down amorosa, dócil, feliz e totalmente dependente para viver. Ela gera conflitos e sentimentos ambivalentes de amor e ódio na família, na sua chegada, mas com o tempo seus pais acabam aceitando, amando e se tornando amorosos e bondosos assim como sua pequenina criança.

Conhecemos muitos casos de artistas, políticos, atletas e outros pais que se transformaram completamente em pessoas fáceis de conviver e muito simpáticas. É maravilhoso saber que Deus faz tudo direitinho para que sejamos felizes de verdade.

Sua criança não tem uma síndrome e sim um mestre dentro dela. Você é uma pessoa especial, pois somente aqueles que são úteis e importantes para o planeta é que o Universo tenta a todo custo tornar pessoas melhores e mais humanas. Ensine isso a todas as pessoas do seu convívio e ajude a inclusão social para que nosso planeta desenvolva o verdadeiro amor incondicional e a paz que tanto esperamos.

Síndrome metabólica

A síndrome metabólica é um distúrbio hormonal no organismo feminino em que a mulher para de ovular, pois as gônadas começam a produzir mais hormônio masculino. Além disso, a mulher engorda e cria resistência à insulina. É um ciclo decorrente do desequilíbrio das glândulas endócrinas, podendo ocasionar hipertensão arterial, aumento dos níveis de colesterol ruim, triglicérides, ácido úrico, processos inflamatórios, obesidade com o corpo em forma de maçã, eliminação de proteína pela urina e outras complicações como doenças cardiovasculares.

Pelo diagnóstico da Linguagem do Corpo – interpretação da psique sobre o corpo – sabemos que a mulher que desenvolve essa síndrome tem comportamento e humor de homem, ou seja, está sempre preocupada em ser o pai da casa e suprir as necessidades das pessoas da intimidade. Carrega no inconsciente queixas contra o comportamento do pai, mesmo que não lembre, e, por isso, tem o pai introjetado. Introjeção significa, pela psicanálise, viver para realizar o que o pai deixou de fazer por alguma razão e se tornar o pai no comportamento e nas atitudes. Muitas pessoas introjetam a mãe, o professor, um irmão ou qualquer pessoa que elas admirem ou contestem. Inconscientemente acham que é aquela pessoa e agem como se fossem, esquecendo sua verdadeira personalidade. A mulher que introjetou o pai não tem consciência de que está tomando as rédeas da casa ou da empresa e vivendo pelos legados masculinos. O macho e a fêmea têm comportamentos diferentes, não na parte intelectual ou na carreira, mas nos gestos, palavras, expressões faciais e jeito de caminhar. Portanto, toda mulher que se esquece de ser meiga, feminina, vaidosa, de caminhar com doçura, de falar com firmeza e docilidade está condenada a ter problemas com seus órgãos sexuais e reprodutores. Os hormônios reagem conforme as emoções e as atitudes internas da pessoa, pois a palavra hormônio, em latim, significa "humor".

Para reverter esse quadro metabólico, será necessário você aprender a rir e gargalhar com mais alegria e constância; parar de agir e sentir a vida sob o prisma masculino. Seja guerreira, mas com feminilidade, assim como foi Cleópatra no seu reinado – poliglota, comandante de Roma e do Egito, sem perder a sensualidade e as necessidades íntimas de uma mulher. Mas não exagere como ela, sua fama não foi das melhores do mundo.

Querida leitora, faça terapia específica para que sua criança interna se aparte da imagem do pai e permita que a sua menina interna cresça e seja uma grande mulher. Tenho certeza de que seu organismo entenderá o recado e libertará você dessa situação desagradável. A ovulação está relacionada com a energia *yang* (pai), pois receber o espermatozoide representa a energia *yin* (mãe). A obesidade está relacionada com a época da mamada e revela algumas falhas nas emoções da sua mãe. Todo sofrimento secreto de uma mãe durante os dois primeiros anos da criança é captado pelo inconsciente do bebê. Leia o meu livro *Acabe com a Obesidade* e você entenderá o princípio científico e psicológico da obesidade. A insulina está relacionada com sua criança interna e toda pessoa que se esquece de ser criança desenvolve algum problema com seu pâncreas. Harmonize sua alma com a dos seus pais e certifique-se de que seu inconsciente não segure mais nenhum tipo de indignação, culpa, mágoa e até raiva deles. O inconsciente fala através do corpo e o seu está revelando mágoas da sua infância quanto a sua feminilidade. Ajude-se! E se cure!

Síndrome de Sholder
(ler Ressecamento dos Olhos)

Síndrome do túnel do carpo ou LER
(Lesão por Esforço Repetitivo)

Caracteriza-se por dor, alterações da sensibilidade ou formigamentos no punho e nos dedos, geralmente associada com excesso de atividades manuais repetitivas. Os nervos do punho e dos tendões que passam pelo mesmo canal se comprimem devido à inflamação e causam dores e adormecimentos.

A psicologia da correlação (Linguagem do Corpo) mostra que essa inflamação no túnel do carpo está relacionada à decepção e indignação no trabalho. Por mais que alguém repita certos movimentos corporais durante anos seguidos, a doença só aparecerá se a pessoa sentir que não é mais útil ou importante a quem se dedicava, e não devido ao esforço repetitivo.

Inflamação significa raiva contida e arrastada por muito tempo. Não será apenas uma decepção que causará esse problema, a pessoa já estava reprimindo sentimentos desagradáveis contra outras pessoas, e uma discussão ou mágoa atual desencadeia o distúrbio nas mãos, que representam a dedicação ao trabalho.

Antigamente chamavam de síndrome do digitador, devido a muitos digitadores sofrerem com essa inflamação, chegando a receber licença do trabalho, às vezes com período indeterminado de descanso. Logo os fisioterapeutas chamaram de LER e hoje chamam de Síndrome do Túnel do Carpo, exatamente porque essa doença começou a chamar muito a atenção dos médicos que se interessaram em estudá-la mais profundamente. Porém, os estudiosos da anatomia e da fisiologia do corpo necessitam também conhecer o estado emocional dos pacientes para que possam diagnosticar as causas das causas e não apenas alegarem como causa o esforço repetitivo.

Investigue os pensamentos e os sentimentos de quem tem essa inflamação. Pergunte se essa pessoa está se sentindo confortável ou aceita no lugar onde trabalha ou se está insatisfeita pela forma que as coisas estão acontecendo com ela. Será que ela foi sobrecarregada de obrigações no trabalho e no lar e não estão reconhecendo todo seu esforço e dedicação? Ou será que ela gostaria de estar descansando um pouco, mesmo gostando do trabalho? Pergunte a ela se suas costas também não estão pesadas de carregar a família ou a empresa.

O medo de não ser importante ou não estar sendo reconhecido tem o poder de paralisar as mãos para, inconscientemente, dizer a todos: "Se eu parar de trabalhar, quero ver se vocês percebem que eu era bom no que fazia ou se sentem a minha falta". Assim a pessoa poderá saber se ela é necessária naquele local ou na família. Entretanto, diversas pessoas com síndrome do túnel do carpo apenas não suportam mais fazer o que fazem ou gostariam de fazer de outra forma ou de renovar alguma situação.

Essa inflamação acontece quando a expectativa está muito alta sobre o retorno do reconhecimento seja por elogios ou por aumento de salário e até de comodidade e regalias.

Tudo que fazemos na vida deve ser feito por prazer ou por caridade, pois quando trabalhamos por necessidade ou porque esperamos algo em troca logo uma doença nos abate. Saber dizer não sem atritos é uma arte e saber se dedicar a alguém sem precisar de gratidão e elogios é uma questão de autoestima. Trabalhar ou realizar algo bom para alguém é de total responsabilidade sua, pois podemos fazer escolhas ou usar a comunicação nos relacionamentos para reajustar contas ou mudar as situações problemáticas. Na verdade, as doenças são formas de comunicação não verbal daqueles que hesitam em dizer o que pensam por medo de perder ou de causar transtornos no ambiente. Ser você mesmo vai facilitar todos os entendimentos e, além do mais, não podemos nos moldar segundo quem amamos ou de quem dependemos de alguma forma. Devemos enfrentar a verdade do que realmente sentimos e no que acreditamos e assim as pessoas se acostumarão conosco ou mudarão a forma de nos tratar, deixando-nos livres das autocobranças.

Você não precisa ser perfeito e nem ser de "aço". Mostre sua sensibilidade e seus limites para que todos o respeitem como um ser humano e não como uma máquina à disposição de todos a qualquer hora. Respeite-se e aprenda a perdoar aqueles que não o enxergam como você queria e abandone a necessidade de observar os retornos de tudo ao que você se dedica.

Pratique meditação e relaxe seu coração. Exercite sua alma a querer descansar de vez em quando, pois até Deus descansou no sétimo dia! Tire um sábado ou um domingo e descanse debaixo de uma árvore. Tenho certeza de que você verá Deus debaixo da outra árvore também.

Sarampo
(ver Catapora)

Seborreia

A seborreia é um distúrbio da glândula sebácea que produz excesso de sebo na pele. Muitas vezes essa oleosidade vem acompanhada de acne, eczema, psoríase e descamação da camada exterior da pele. Tanto a seborreia quanto a caspa, é desequilíbrio das glândulas sebáceas devido ao descontrole do sistema nervoso central.

Toda pessoa com oleosidade excessiva na cabeça revela que está tentando escapar do controle de alguma autoridade que invade sua privacidade. O topo da cabeça representa os superiores para nossa psique e tudo que acontece nos cabelos e no couro cabeludo significa que a autodefesa inconsciente foi acionada pelo instinto de sobrevivência e de libertação. A oleosidade em outras partes do corpo tem o mesmo significado pela Linguagem do Corpo, porém cada parte revela um setor diferente da vida da pessoa.

O excesso de críticas e julgamentos rígidos contra alguém ou contra alguma situação repetitiva aciona toxinas no organismo. A acne, as espinhas e toda forma de feridas e afecções na pele mostram que a pessoa vive tensa e em atitude de defesa, sem perceber. Mantém sentimentos de fuga e não aceita que mudem seus planos ou sua rotina diária. Quando vive sob a autoridade ou regras dos outros, sua seborreia se agrava.

Na realidade, pessoas que desenvolvem caspa e seborreia são autoritárias e impacientes, sempre tentando se esquivar da autoridade alheia ou fugindo de ter que mudar sua forma de pensar. Ou seja, revelam uma personalidade rígida devido à insegurança e dificuldade de se comunicar com paz e tranquilidade.

O odor, a oleosidade e todos os distúrbios corporais desaparecem completamente quando se pratica o exercício da paciência sincera e do amor incondicional. Pratique meditação diariamente pelo menos dez minutos por dia, assim seu organismo poderá se reorganizar e se regenerar. Você precisa melhorar sua forma de comunicação e não ter medo de ser você mesmo. Viver se escondendo, fugindo, mentindo, se ocultando ou brigando não resolverá sua baixa autoestima, apenas manterá seu organismo produzindo enzimas da fuga, do ataque e da defesa. Esses mecanismos de defesa do inconsciente são desagradáveis e muitas vezes malcheirosos. É melhor aprender a ser tranquilo diante dos opositores e não ter medo de perder ou de ser humilhado e invadido. Aprenda a ser forte, mas flexível, para encontrar novas respostas para as complicações da sua vida. Faça terapia ou pratique tai chi chuan, yoga e meditação. Isso fará com que você sinta paz e vontade de amar e se divertir mais. A sua seriedade passou dos limites e prejudicou seu organismo. Ser alegre e descontraído não significa ser irresponsável ou fraco. Significa que você é feliz e sente amor pela vida e pelas pessoas. Sorria mais e se desapegue de suas próprias opiniões, seja mais gentil com as pessoas do fundo do coração e não mais para ter que mostrar perfeição na conduta. Solte-se e sinta que você pode ser diferente e mais calmo de verdade. As preocupações exacerbadas pelo futuro e pelo dia a dia aceleram a produção de hormônios, de enzimas e de toxinas, prejudicando o bom funcionamento do corpo. Procure ajuda de profissionais que o auxiliem na sua autoestima e no seu autoconhecimento. Isso fortalecerá sua alma e trará alegria ao seu coração. Brinque, passeie e olhe o mundo com mais ternura, para que toda toxina do seu organismo seja eliminada para curar o problema da seborreia ou qualquer outro desequilíbrio orgânico. Jesus disse: *Quem não receber o reino de Deus como uma criança, de maneira nenhuma entrará nele.* (Marcos 10, 15).

Sonambulismo

O sonambulismo é uma reação inconsciente de caminhar e realizar determinados atos, durante o sono, em que a pessoa, ao acordar, não se recorda do que fez. É mais frequente em crianças, mas muitos adultos também são sonâmbulos.

Na psicologia, chamamos de ato falho quando alguém diz ou faz algo repentinamente, sem se dar conta, como, por exemplo, dizer "Meus parabéns" para uma viúva durante o velório ao invés de "Meus pêsames". Todo ato falho revela o sentimento mais verdadeiro e secreto da pessoa e vem tão rápido do inconsciente que não dá tempo de frear. Esses constrangimentos acontecem quando a pessoa não assume durante sua vida seus verdadeiros sentimentos ou opiniões sobre situações ou pessoas, reprimindo, até o inconsciente jogar para fora repentinamente. Exemplos de atos falhos: dizer prepúcio ao invés de crepúsculo, dizer tchau quando encontra alguém ao invés de oi, e muitas outras palavras que revelam seu verdadeiro desejo. O sonambulismo é uma espécie de ato falho durante o sono, revelando seus segredos, como dizer nomes de pessoas dos seus relacionamentos, ir até a cozinha e comer o que gosta ou o que está acostumado a comer, sair de casa e ir até a casa de outra pessoa de quem gosta muito ou com quem tem algo para resolver. Tem sonâmbulo que trabalha no computador de madrugada e quando acorda pensa que algum fantasma fez aquele serviço para ele.

O sonambulismo acontece em pessoas que vivenciaram fortes desarmonias na família, não conseguiram tirar o medo e a mágoa do coração e estão sempre fugindo do sono, pois não encontram paz para descansar à noite. Essa perturbação interna deixa a pessoa desligada completamente do consciente, a ponto de passar mal ou ter um ataque cardíaco se for acordada de repente e com um susto. Ela deve ser levada calmamente para a cama, com palavras suaves e carinhosas, e deve-se provar a ela, por meio de filmadora, seu sonambulismo, para que ela aceite ser tratada por um psicólogo até retirar do seu inconsciente os medos e culpas que carrega desde sua infância. Normalmente um sonâmbulo não acredita que faz essas coisas até que alguém prove sem humilhá-lo ou magoá-lo. O sonâmbulo precisa resgatar a verdadeira autoconfiança e paz interior, pois sempre acha que está bem e que os familiares ou o cônjuge são dramáticos ou mentirosos. Essa atitude de resistência contra a verdade é apenas um mecanismo de defesa do seu inconsciente para mantê-lo sonâmbulo, pois é a única forma de descarregar a energia da "bomba" que existe dentro dele.

A prática da meditação, yoga, terapias e autoconhecimento levarão ao equilíbrio interno e, consequentemente, à paz profunda que eliminará o sonambulismo para sempre. Lembre-se de que o sonambulismo põe a vida da pessoa em risco e também de quem mora com ela. O sonambulismo deve ser tratado com respeito e amor, pois esse desequilíbrio é o sofrimento mais secreto de sua alma.

Sopro cardíaco

O médico detecta o sopro pelo som anormal do coração através do estetoscópio. O sopro pode estar relacionado com deficiência das válvulas, ou defeitos estruturais congênitos. Muitos casos ocorrem devido a alguma lesão ou defeito cardíaco. Porém, muitas pessoas se curam naturalmente na vida adulta. Esse problema é considerado inofensivo.

Toda criança que nasce com esse problema revela a desarmonia dos seus pais com exacerbação das emoções da mãe. A criança de 0 a 7 anos e meio recebe da mãe toda carga energética de seus conflitos. O sopro significa que a mãe dessa criança estava escondendo mágoas profundas que a desmotivou no relacionamento com o marido ou com os homens durante a gravidez. Algo abalou o amor do casal e a mãe pensou em separação ou em vingança sem poder dizer nada.

Pela *Lei Universal do Semelhante que atrai Semelhante*, esse bebê foi atraído pela sintonia do casal e na vida adulta se tornará também magoável e rígido nos relacionamentos devido às mesmas características psíquicas dos pais.

Nada acontece por acaso e tudo tem um porquê no planeta e em nossas vidas, por isso não devemos culpar nossos pais por questão alguma e sim procurar melhorar e transmutar os defeitos de conduta que herdamos deles e dos nossos antepassados. Quando herdamos, é porque vibramos na mesma frequência e não porque alguém "no céu" sorteou nossos nomes e nossos destinos. Os resgates espirituais correspondem ao nosso grau de aprendizagem e autoconhecimento e, por mais que um fato seja dolorido, apenas mostra quanto ainda temos de aprender a lidar com aquele acontecimento. Tudo que aprendemos se torna fácil na segunda vez e nas próximas, até não precisarmos mais passar por aquilo.

Quanto mais acelerarmos, dentro de nós, a compreensão e a aceitação do poder do amor e do perdão, mais rápido será a eliminação dos nossos problemas pessoais, financeiros, familiares e dos relacionamentos. O amor nos liberta das energias estagnadas e abre as portas do destino positivo e da paz interior que é a verdadeira felicidade. O sopro é a perda da harmonia do casal e, portanto, a cura de todos os problemas cardíacos está na atitude doce e suave da maneira de falar e agir um com o outro, mesmo se estiverem separados. Os filhos são elos eternos de um casal e precisam da harmonia dos pais para que possam se desenvolver com saúde e prosperidade, mesmo que os pais morem separados e já estejam num novo relacionamento.

Sudorese

O suor excessivo pode ter como causas o distúrbio das glândulas sudoríparas, a eliminação dos líquidos retidos no organismo e até mesmo a queima das gorduras acumuladas nos músculos e na corrente sanguínea durante exercícios físicos. Fisiologicamente sabemos que o suor excessivo, independentemente dessas pequenas causas, deriva dos sentimentos de medos constantes por ter de enfrentar os acontecimentos da vida e pessoas dominantes.

Quando alguém precisa tomar uma decisão importante ou renunciar a algo o suor aparece devido às reações químicas do medo secreto.

As pessoas que produzem suor frio nas mãos são desprovidas do amor ao próximo e possuem carências afetivas e dependências emocionais que jamais admitem. O suor frio ou apenas mãos frias revelam pessoas frias no trato com outras pessoas e mesmo aparentando serem simpáticas e carinhosas, suas mãos mostram a falta de calor humano. Com certeza elas viveram ou vivem sob pressão de pessoas dominantes e controladoras de seus sentimentos e por isso, sentem muito medo de enfrentar a vida, pois não aprenderam a conhecer sua própria força interna. Estão sempre esperando ser amadas, mas não se entregam ao amor e nem se doam verdadeiramente em caridade.

Ao contrário, as mãos quentes, mesmo suadas, mostram amor verdadeiro e dedicação à caridade, mesmo não a praticando. O suor nas mãos revela medo, mas quando as mãos são quentes, o amor enfrenta esse medo secreto e avança sem temer a solidão.

Todas as pessoas passam por fases emocionais e podemos encontrar pessoas que sempre têm mãos frias e às vezes elas se tornam quentes, como também encontramos mãos sempre quentes que somente às vezes se tornam frias. Por que acontece isso? Exatamente porque quando se esfria o coração por medo ou ressentimentos as mãos esfriam e quando se perdoa e ama incondicionalmente, as mãos esquentam. Quando um reikiano ou um messiânico está doando energia divina, observe que suas mãos começam a esquentar muito.

Quando nos doamos amorosamente numa conversa, num relacionamento, num grupo, na família e até com pessoas estranhas, nossas mãos se tornam quentes porque estamos produzindo energia do coração. Pessoas racionais, que colocam o intelecto como fonte principal da vida, normalmente têm mãos frias e, se ficarem suadas, é porque desejam inconscientemente, que as pessoas se afastem delas. Pessoas emocionais e que valorizam o coração como fonte da vida, normalmente têm mãos quentes e se estiverem suadas é porque necessitam de privacidade.

Diversas pessoas suam demais pelas axilas e por todo corpo, constantemente, mostrando que enfrentam a vida sem paz interior.

O distúrbio das glândulas sudoríparas é acionado pela adrenalina que é comandada pelos pensamentos e sentimentos de tensão, crítica e medo. Quem sua demais precisa treinar a tranquilidade no trabalho e em todos os momentos difíceis do dia a dia. Deve praticar meditação e organizar os pensamentos e as emoções, pois está sempre ansioso e preocupado. Para acabar com o suor excessivo será necessário que a pessoa admita que tem medo e falta de fé, para poder começar a serenar a mente e escolher novos caminhos. A sobrecarga, a pressa, a responsabilidade com diversos setores da vida, a ansiedade e a falta de prazer acionam os hormônios e afetam o equilíbrio das glândulas tanto sudoríparas quanto endócrinas, produzindo excessos no sangue.

O amor é remédio para todos os males, seja para voltar a ter harmonia, curar doenças, produzir paz nos corações, unir povos, falar com os animais e até emagrecer. Portanto, acabar com esse suor indesejado é só questão de reajustar o seu amor em relação às escolhas que você fez e parar de culpar seja quem for.

Taquicardia

A taquicardia é o batimento anormal do coração que, devido a emoções fortes, doenças do coração ou mesmo exercícios físicos fortes, chega a bater de duas a três vezes mais rápido que o normal. Isso é frequente em pessoas muito nervosas, mesmo tendo o coração saudável. É fabuloso sentir o coração batendo no peito com tanta força e poder sentir sua existência, mas quando isso acontece é porque você o deixou furioso e isso não é bom para ele. O coração é um órgão sagrado que precisa de paz para conseguir se conectar com as energias cósmicas do amor. Quando o cérebro briga com a vida querendo tudo do seu jeito, o coração recebe a agitação do sistema nervoso central e se sobrecarrega. Ele é o órgão equilibrador de todo o organismo e, por isso, quando a perturbação psíquica é demasiada, as substâncias químicas emocionais forçam o coração a trabalhar dobrado para voltarmos ao equilíbrio.

Pessoas que têm taquicardias constantes são apegadas e controladoras, e jamais admitem que o são. Costumam ser muito críticas em relação às decisões que as pessoas do seu convívio tomam em suas vidas. Querem comandar os passos alheios para garantir uma vida melhor a todos, sem aceitar que cada pessoa tem que viver sua própria lição dolorida ou não. Normalmente acolhem pessoas da família, esquecendo-se de sua própria vida e mais adiante perceberão que limitaram a si mesmas e culpam os outros da invasão da sua privacidade. Ao mesmo tempo, não conseguem se desapegar ou conversar calmamente para que cada um cuide de sua própria vida. Quando sentem a necessidade de se libertar, mas, ao mesmo tempo, sentem medo de perder ou de errar, a taquicardia aparece, pois o sistema nervoso perdeu a paz. Os pensamentos desse conflito nem sempre são conscientes, basta perceber alguma mudança nas pessoas ou sofrimento nelas e seu coração entra em disparada.

Independentemente de ser portador de alguma doença do coração ou não, acabe com a taquicardia por meio da força milagrosa do amor incondicional. Ele nos acalma e nos faz ver saídas onde não há portas aparentes. Amar sem impor condições requer olhar as pessoas e as situações com olhos crísticos e não religiosos, mas sim cristalinos e transparentes, enxergando em tudo, os planos e a sabedoria do Grande Arquiteto do Universo.

Acalme-se, pois nada acontece por acaso e tudo tem começo, meio e fim. Acredite que existem sempre espíritos de Luz por trás dos bastidores dos seus sofrimentos e eles estão protegendo você e aqueles que você protege. Pratique meditação, yoga e faça terapia se for preciso mas não sacrifique mais o seu coração, pois ele é que dirige a sua vida quando você perde a razão. O amor cura todas as doenças físicas, psíquicas e espirituais e ainda soluciona problemas que pareciam não ter solução. Relaxe, respire profundamente e solte um pouco as rédeas das pessoas que você controla. Entregue-as aos braços de Deus para que tudo dê certo no final e lembre-se que no seu trabalho ou na sua empresa existem pessoas que precisam da sua paz e da sua liderança tranquila para que funcionem com satisfação, alegria e respeito por você. No momento do nervosismo ou do medo secreto, pratique o S.O.S. da PNL (Programação Neurolinguística): olhe para o alto durante cinco minutos e respire profunda e lentamente. Isso acalmará seu coração e a taquicardia desaparecerá.

Tártaro
(ver Dentes)

Tendão de Aquiles

Tendão grande e forte que liga os músculos da panturrilha (gêmeos ou gastrocnêmio) ao osso do calcanhar (calcâneo) localizado na parte posterior da perna. Quando ele se torna tenso ou ferido provoca dor no calcanhar e quando os músculos da perna se contraem por alguma razão, o tendão de Aquiles se contrai também produzindo dores na sola dos pés ou paralisando-os.

Esse tendão recebeu o nome de Aquiles devido à derrota do guerreiro Aquiles na guerra de Troia, quando foi atingido por uma flecha inimiga acima do seu calcanhar, imobilizando-o e o deixando vulnerável até a morte.

Os músculos da panturrilha representam a impulsão para o futuro e os calcanhares simbolizam a firmeza de propósitos, mas também o tratamento agressivo nos relacionamentos. Qualquer doença ou acidente nesses músculos revela os conflitos internos pela impossibilidade de ir avante com os sonhos e planos pessoais, devido a algum relacionamento ou situação que limita a pessoa, e toda dor ou ferimento no calcanhar revela alguém de comportamento grosseiro e agressivo diante de pessoas perturbadoras. O tendão de Aquiles une essas duas questões e quando inflama ou é ferido mostra rebeldia e pensamentos agressivos contra aqueles que limitam seus passos e suas escolhas de vida. Assim como o guerreiro Aquiles, determinado a vencer a qualquer custo baseado em suas constantes vitórias, sucumbiu diante do adversário, pois ignorava ter pontos fracos como todo ser humano.

Pessoas com problemas no tendão de Aquiles são de caráter difícil, duronas, determinadas e inflexíveis, e não descansam enquanto não atingem seus objetivos. Porém, enfraquecem quando são atingidas em algum ponto fraco de suas emoções e sentem-se feridas e sobrecarregadas por perceberem que estão lutando sozinhas por um ideal.

A perna e os pés, em sua totalidade, tornam-se saudáveis quando a pessoa se move em equipe e em harmonia.

Seja dócil e firme em seus propósitos e sinta o momento certo para ir avante, como também perceba a hora de esperar e de reajustar o leme da sua vida para outra direção.

Caminhe com paz e tranquilidade no coração, compreendendo que parar não significa desistir, pois todo guerreiro precisa de alguém para dividir a luta e enxergar o caminho na escuridão. Quebre o orgulho e sinta-se apenas um instrumento do mais alto grau do amor guiado pelas forças espirituais do bem.

Olhe para seus pés, para suas pernas e para seu tendão e os abençoe. Dê um descanso a eles, relaxando seus pensamentos e sua teimosia. A coragem se mede pela sensatez nos atos e não pela luta incessante.

Nada acontece por acaso. Aprenda a esperar com serenidade e desacelere a ansiedade e o perfeccionismo. Sinta amor onde você estiver e por onde você passar.

Tensão

A tensão nervosa ocorre desde a infância devido às primeiras frustrações e na vida adulta torna-se constante pelo aumento das pressões do dia a dia. As contrariedades, as perdas, a luta pelas conquistas, ambientes desarmônicos ou barulhentos, as indignações e as inseguranças geradas por tudo isso, causam a aceleração ou a diminuição do ritmo da corrente sanguínea: a hipertensão (tensão arterial elevada ou pressão alta) e hipotensão (tensão arterial baixa ou pressão baixa), respectivamente.

O acúmulo de tensão dia após dia provoca agressividade e explosões de ira e de violência física ou verbal, aumentando cada vez mais a tensão ao invés de descarregá-la ao extravasá-la. Internamente, a pessoa sente mais raiva e culpa quando deixa escapar sua agressividade sobre alguém que ama e torna-se mais tensa por tentar reparar o estrago.

Toda tensão se desenvolve lentamente no sistema nervoso central e a pessoa nem sabe que está tensa, pois os sintomas se confundem com a personalidade, muitas vezes agitada.

É importante estar atento aos sintomas sutis para controlá-los ou redirecioná-los para o esporte, exercícios físicos, yoga, trabalhos manuais, terapias, dança e até mesmo sublimá-los pela prática da meditação.

Todas as pessoas têm algum tipo de tensão e instintivamente descarregam através dos jogos, programas de TV, riem com os amigos, assoviam, batem os dedos das mãos sobre algo, balançam as pernas sem parar, outros praticam esportes radicais e as mulheres, se acalmam naturalmente após a menstruação. Contudo, não conseguem permanecer calmas por muito tempo, pois as tensões logo voltam.

Os diversos sintomas são: ansiedade, pressa, arroto, pernas inquietas, intolerantes, gases intestinais, comportamento crítico, falta de atenção nas conversas ou nas perguntas das pessoas, voz muito alta o tempo todo ou muito baixa, dores nas costas e nas pernas, artrite, artrose, dores nos joelhos, nevralgia, inchaço, obesidade, magreza excessiva, dor nos olhos, dor na nuca, intestinos presos, dores nos seios, cansaço, angústia, corpo pesado, falta de libido e até impotência e ejaculação precoce.

A tensão está sempre acompanhada de uma doença ou de uma alteração comportamental, por isso é necessário detectá-la para que seja interrompida antes de sua explosão.

Algumas terapias são adeptas dos exercícios provocativos para trazer a raiva e as tensões para fora, e serem tratadas pelo esvaziamento e queima dessa energia. Porém, toda raiva produz toxinas no organismo, mesmo que seja durante uma terapia para acalmar a pessoa. Alimentar a agressividade para que ela acabe é um engano dos leigos da espiritualidade, pois existem formas mais saudáveis para transformar a tensão em paz e satisfação. Lembre-se de que tensão é instinto de sobrevivência e não pode ser eliminada enquanto houver medo e apego.

A religação do ser humano com as dimensões cósmicas elevadas produz no organismo hormônios da alegria e da vontade de viver. *Hormo* significa "cadeia" que serve para "ligar" e os hormônios têm conexões eletromagnéticas com outros planos dimensionais através das mitocôndrias.

A serotonina, o lítio e outros hormônios são responsáveis pela euforia e o bom humor. Portanto, para eliminar as tensões, antes devemos buscar o autoconhecimento para fazermos novas escolhas e, em seguida, reaprendermos a caminhar pelos caminhos mais simples da vida.

Tensão é medo e a sensação do desamparo e a fé é a calma pela certeza de ser protegido e amparado por alguém ou algo que está sempre perto de nós.

Jesus disse: *Quem não receber o reino de Deus como uma criança, de maneira nenhuma entrará nele.* (Marcos 10,15).

Se você se sente tenso ou as pessoas ao seu redor dizem que você tem atitudes e palavras agressivas, procure no seu coração e no seu passado, quando você parou de brincar espontaneamente como criança e quando você passou a acreditar que adulto envelhece?

Suba numa árvore, dance escondido, cante no banheiro e brinque com crianças e animais, se quer evitar que o chamem de criança. Faça seu coração pulsar de amor e de alegria, mesmo que sua vida não esteja do jeito que você sonhou. Acredite que quando você voltar a ser criança, as portas divinas se abrirão e sua mente sentirá paz, conforto e prazer e nunca mais precisará de remédios, calmantes, bebidas e nem mesmo chás, pois seu organismo estará refletindo a mesma luz de sua alma.

Tétano

O tétano é uma doença infecciosa provocada por uma bactéria que se desenvolve em feridas causadas por pregos, lascas de madeira, facas, estilhaços de bala de revólver e ferros enferrujados e vidros. As toxinas fabricadas pelos bacilos do tétano se espalham pelo organismo e o sistema nervoso, produzindo espasmos musculares e enrijecimento da mandíbula.

Há séculos, até as décadas de 1940 e 1950, o tétano ocorria em boa parte da população rural, mas quando a imunização pela vacina foi difundida, os casos dessa doença diminuíram.

Pela psicologia profunda da Linguagem do Corpo, sabemos que o tétano acontece em pessoas de padrão mental agressivo e briguento. Toda pessoa que é invadida por bactérias revela uma personalidade que invade os direitos alheios e que permite ser invadida em sua privacidade até não suportar mais. Pela *lei universal do semelhante que atrai semelhante*, sabemos que bactérias causadas por ferro ou objetos cortantes se identificam com pessoas com excesso de ferro no comportamento, ou seja, agressivas internamente e de pensamentos e palavras cortantes que rasgam e ferem os relacionamentos.

Pessoas com esse comportamento mostram sofrimentos secretos

vindo de uma infância violenta e de muita desarmonia no lar e, por isso, aprenderam a se defender seguindo os primeiros modelos de educação que tiveram em casa e na escola: o sentimento agressivo.

Muita gente já se cortou e se feriu em metais e em outros objetos velhos e não desenvolveu o tétano, exatamente porque não vibrava na frequência da agressividade e da invasão. Pode ter acontecido apenas uma pequena infecção cutânea revelando um momento passageiro de raiva e indignação que o fez se atrair por um acidente desse tipo. O sistema imunológico depende das boas energias do coração para que o chacra cardíaco emane magnetismo à glândula timo, que também é responsável pelo combate às infecções.

Caso aconteça um ferimento em seu corpo, procure um médico, mas para que o tétano nunca aconteça, seja uma pessoa de amor e de serenidade no coração e nos pensamentos, com isso suas frequências vibracionais o afastarão dessa doença e de outras também.

Ferimentos por objetos cortantes, ou que queimam e perfuram, vibram na sintonia de pessoas que ferem e cortam com as palavras. Portanto, elogie e agradeça mais a todas as pessoas e acontecimentos da sua vida e pare de controlar as pessoas do seu convívio para que você só atraia bons amigos, saúde, prosperidade, alegria e harmonia onde quer que você vá. Lembre-se: *Semelhante atrai Semelhante.*

Tifo

Doença infecciosa causada por micro-organismos produzidos por fezes de piolhos, pulgas, ácaros, carrapatos e outros parasitas. São transmitidos de uma pessoa para a outra que vivem uma vida de promiscuidade e más condições higiênicas. O tifo acontece em regiões frias e não deve ser confundido com febre tifoide que ocorre em regiões quentes por meio de fezes de pulgas infectadas por ratos e outros roedores. Os sintomas são: violentas dores de cabeça, erupção da pele com hemorragia, febre, distúrbios emocionais, mentais e psíquicos. Essa doença é tratada pelos médicos com antibióticos e a prevenção é feita por vacina. Porém, pela linguagem psíquica, essa doença se desenvolve em pessoas dependentes e sem iniciativa. Procuram sugar tudo das pessoas que se oferecem para ajudá-las e não sentem gratidão e nem satisfação pela vida. Nunca estão satisfeitas, cobram e culpam outras pessoas pela sua pobreza ou sua forma de viver.

Pela *Lei Universal de Causa e Efeito*, tudo que vivemos hoje é consequência do que plantamos no passado ou em outras vidas. Os insetos e os animais são acusados de proliferarem doenças e pragas nos seres humanos, mas a verdade é que a falta de responsabilidade espiritual e emocional gera no ser humano pensamentos egoístas e comportamento semisselvagem, atraindo para si doenças que simbolizam sua falta de consideração pelo planeta e por todos os seres que vivem nele.

Quando estamos conectados com as energias sublimes do amor cósmico, automaticamente nos tornamos educados, calmos, sensíveis aos sentimentos alheios, higiênicos sem exageros, brandos nas palavras e nos julgamentos e emanamos paz por onde passamos, propagando saúde e equilíbrio no ecossistema. Mas aqueles que ignoram a existência do mundo invisível e de outras dimensões perdem-se em busca da satisfação própria, mesmo às custas do sofrimento de outras pessoas. Com isso, fecham os portais de Luz e se chocam na escuridão da alma.

Todas as doenças infecciosas revelam ao portador que está na hora de mudar de vida e fazer escolhas diferentes dos grupos em que vive. Procure levar tranquilidade aos corações sofridos, pense um pouco mais nas dores daqueles que desconhecem o poder da fé e nunca queira nada em troca após ter ajudado seja quem for. Infecção significa raiva e só existe um antídoto para curá-la: o amor. Permita-se amar incondicionalmente pela compreensão de que nada acontece por acaso e que tudo sempre melhora quando soltamos o passado e fazemos novos planos com alegria. Se você está lendo este livro é porque sua frequência vibracional está se elevando. Pessoas frias de coração não conseguem ler minhas obras. Que Deus o abençoe.

Traqueíte

Traqueíte é a inflamação da traqueia e normalmente afeta a garganta e os brônquios. A traqueia e a garganta simbolizam as realizações e a comunicação, enquanto os brônquios significam a aceitação das experiências da vida. Quando a traqueia e a garganta inflamam, revelam que a pessoa tem sido autoritária há muito tempo e tem dificuldade de aceitar opiniões das outras pessoas. Sente raiva quando é contrariada e se inflama com pessoas que não lhe obedecem. Na área da garganta está localizado o chacra laríngeo, que é responsável pela transmissão das ideias construtivas e a realização dos sonhos pessoais. Para que ele funcione, gerando energia de saúde nessa área, é necessário verbalizar somente palavras construtivas e de forma amorosa; elogiando e agradecendo as pessoas e os acontecimentos. As palavras têm poder energético e, por isso, ao sentir raiva, criticar o comportamento das pessoas, gritar e não aceitar mudanças produz inflamação no órgão correspondente à comunicação. Quando a inflamação é nos brônquios significa pessoa "bronqueada" com a forma que a vida está lhe respondendo.

Quando a vida não está lhe trazendo satisfação, pergunte a si mesmo se você fez as escolhas adequadas para sua personalidade. Será que você não está tentando colher maçã numa goiabeira? Será que você esqueceu que cada pessoa tem impressão digital diferente da sua?

Sinta alegria e aceite as diferenças para somar as suas ideias e procure ser mais calmo para conversar e colocar os seus pensamentos e opiniões. A era da ditadura acabou porque a natureza está em movimento e se renovando para viver. Tudo que é retrógrado, conservador e inflexível tenderá a sucumbir diante das novas gerações e do novo DNA.

Renove-se e seja criativo para se envolver, se diluir e renascer sem se despersonalizar. Deixe as pessoas do seu convívio serem elas mesmas e se você achar que essa nova atitude é negligência, sente para conversar e ouvir o que os outros têm a lhe dizer. Tenho certeza que com essa atitude dócil, amorosa e generosa todos compreenderão você e aceitarão sua forma de pensar. Sorria e solte as autocobranças e as exigências exageradas em relação às pessoas. Toda inflamação desaparecerá proporcionalmente à profundidade da sua paz interior. Relaxe e respire e solte um pouco as rédeas.

Triglicérides

Os triglicérides são óleos ou gorduras produzidos e armazenados nos organismos vivos para reserva alimentar. Essas gorduras presentes no sangue têm sido consideradas menos importantes do que certas frações do colesterol, mas em grande quantidade pode ocorrer risco de doença coronariana. Os médicos aconselham ter uma dieta sem gorduras e praticar exercícios aeróbicos para queimar o excesso de gordura acumulada tanto no sangue quanto no organismo.

Pela psicologia da correlação (Linguagem do Corpo) sabemos que o sangue representa a alegria de viver e de criar. Toda doença do sangue revela tristeza crônica e imperceptível a quem a carrega. Tanto o colesterol quanto os triglicérides altos mostram que a pessoa não resolveu suas mágoas do passado e costuma trazer de volta em seus pensamentos as perdas, traições, dificuldades e amarguras que sofreu. Sua vida não está fluindo do jeito que queria, mas não toma decisões corajosas e se anula perante os acontecimentos que a contrariam. Os triglicérides altos simbolizam a energia parada dos seus sonhos pessoais e a dificuldade de se libertar dos medos de ser livre.

Muitas pessoas fazem dietas perfeitas e mesmo assim têm problemas com essas gorduras no sangue, porque ainda não entendem que dieta não é tudo. Seu estado emocional é praticamente o principal elemento que impede o organismo de soltar as gorduras das paredes dos vasos sanguíneos e das artérias. As emoções produzem pela glândula hipotálamo substâncias tóxicas ou hormônios que são liberados para envenenar ou curar o corpo. O sangue precisa do adstringente que somente a alegria e a criatividade podem produzir dentro da medula óssea junto das hemácias, dos leucócitos e das plaquetas. Pessoa infeliz causa doenças que atacam o sangue: diabetes, anemia, leucemia, pressão alta e baixa, hemofilia, AIDS, linfoma, trombose, gangrena, plaquetas altas, enfartes, aneurisma, varizes e cãibras.

A felicidade não está nas coisas que compramos e nem nas pessoas que amamos; ela está em nosso contato íntimo com as experiências espirituais que temos no decorrer de nossas vidas. Por mais que você diga que só será feliz quando a família estiver em harmonia, ou quando você comprar sua casa própria, ou quando seus filhos forem felizes, apenas estará enganando a si mesmo, pois nada disso fará você feliz. Tudo acontece conforme o que plantamos e de nada adiantará você ficar esperando as coisas boas chegarem para que você se resolva. Cada pessoa da sua família plantou e está colhendo assim como você. Portanto, a verdadeira felicidade está em acreditar que tudo sobre a Terra é ilusão e que podemos mudar nosso destino por meio de visualizações positivas, caridade fora de casa, estudos sobre nossa mente, prática da meditação e, se preciso, terapia para desbloquear os medos que nos impedem de tomar decisões pessoais.

É claro que nos sentimos alegres e em paz quando todos aqueles que amamos estão indo bem na vida e quando temos prosperidade e saúde, mas centenas de pessoas têm aparentemente tudo que querem e não se sentem felizes. Por que será? Porque a felicidade é sentir que Algo Maior nos protege e nos ama sem que precisemos pedir. Essa felicidade é que nos impulsiona a seguir avante e querer ajudar outros seres sem querer nada em troca, pois Ela é a própria força divina trabalhando no Universo através de nós.

Todas as doenças e deficiências desaparecem diante dessa felicidade e só podemos senti-la se compreendermos que nada acontece por acaso, soltarmos o passado e aceitarmos todos os acontecimentos como lição, crescimento e evolução.

Aceite que você precisa ser uma pessoa melhor e que, apesar de você ter feito tanta coisa boa para tanta gente, esqueceu o que está nos mandamentos dos messias e profetas: *Ame ao próximo como a si mesmo.* Ser uma pessoa melhor significa se dar uma chance de ir atrás dos sonhos, sem culpa ou medo de perder, e ter mais bom humor para lidar com as pessoas difíceis.

Faça suas dietas, mas qualifique também suas emoções para que seu cérebro e seu coração se harmonizem e trabalhem juntos para a sua cura.

Entregue sua alma sofrida nas mãos de Deus e deixe-O cuidar de você e do seu sangue, pois é através dos líquidos que correm nas suas veias que a vida de Deus continua existindo por toda eternidade. Alegre-se e brinque mais no seu dia a dia e pare de achar um culpado para o que você viveu. Apenas você colheu o que plantou em outras existências, mas agora está livre. Sorria!

Trombose

A trombose é o bloqueio ou oclusão de um vaso sanguíneo devido a um coágulo sanguíneo. Se acontecer na artéria que leva o sangue para o braço ou para a perna, a trombose pode dar origem à gangrena (ler Gangrena). O ataque cardíaco e o derrame cerebral (Acidente Vascular Cerebral) são também coágulos sanguíneos que impedem a passagem do sangue nas artérias.

A trombose acontece em pessoas que estagnaram seus sonhos e sua vida pessoal para viver o que lhe foi imposto desde a infância. São pessoas rígidas consigo mesmas, perfeccionistas em tudo que fazem e não aceitam perder o controle sobre as pessoas e os acontecimentos. Os coágulos representam o apego às tradições e aos esquemas familiares, pois nunca permitem que as pessoas do seu convívio mudem de opinião ou tomem suas próprias decisões. Abandonam seus desejos pessoais para controlar os dos outros e depois de muito tempo percebem que foram dominadas pelas pessoas que pensava controlar. A trombose simboliza o momento em que a pessoa sentiu que tudo a que ela se dedicou foi em vão e que o tempo passou e levou sua juventude e seus sonhos. O coágulo revela a alegria estagnada por não ter deixado a vida fluir naturalmente. A personalidade das pessoas portadoras da trombose é crítica e sentem-se vítimas de pessoas dominantes.

Toda má circulação sanguínea mostra o medo de deixar a vida acontecer. As pessoas se agarram ao argumento de que a família é que não permite que ela se realize.

A prática da meditação, mesmo numa cadeira, promove a vasodilatação e a diluição dos coágulos sanguíneos. A mente serena permite o influxo da energia vital e prânica, que corrige todo o organismo e cura todas as doenças. A cura apenas depende da própria pessoa querer se curar e não depender de mais ninguém em qualquer idade. O medo de viver a própria vida, o medo da solidão ou de perder o controle sobre as pessoas, faz com que a doença não desapareça, para a pessoa continuar centralizando em si as atenções. O inconsciente precisa ser orientado a soltar os medos e os controles por psicólogos especializados na psicossomática e na Linguagem do Corpo, pois todas as doenças têm seus ganhos secundários, mesmo que a pessoa não tenha consciência disso. É importante querer libertar-se das prisões internas para que o sangue (alegria) volte a fluir livre e saudável. Não é a hereditariedade e nem o avanço da idade que causam essa doença e sim o medo de enfrentar o novo na vida.

Sinta amor por tudo que faz parte da sua vida e por tudo que você acha que erraram com você. Saiba que nada acontece por acaso e que tudo o que você viveu ou deixou de viver fez parte do plano divino para a sua evolução. Alegre-se e alimente seu bom humor e novos planos com toda a fé e esperança. Deus sabe o que faz.

Urticária

A urticária é uma reação alérgica que se manifesta sob a forma de bolhas com prurido e ardor. A medicina convencional atribui essa alergia a certos alimentos, penicilina, aspirina, outros medicamentos, pó, pólen e poucos acreditam que ela é causada pela tensão emocional.

O trabalho da recuperação da saúde, através dos conhecimentos das causas na psique e no emocional, revela que toda alergia de qualquer espécie é causada pela atitude de defesa constante contra pessoas que invadem sua privacidade. A urticária é originada pela raiva e perturbação por estar sendo limitado profundamente e por se sentir ameaçado na sua liberdade de pensar e decidir. Isso ocorre em pessoas sensíveis às brigas e desarmonias no lar ou no trabalho onde são obrigadas a viver sob pressão.

Costumo frisar alguns ensinamentos do antigo Egito no intuito de lembrar a humanidade que podemos nos autocurar, mergulhando em nossos medos mais secretos e com isso compreendermos sua origem e seu fim.

No templo de Kom Ombo, sempre mostro aos amigos da expedição os quatro medos básicos da humanidade em forma de hieróglifos, para que saibam o que há milhares de anos os sumos sacerdotes já ensinavam aos seus estudantes. Enquanto esses medos existirem nas crenças e nas culturas, sempre existirão pessoas doentes por não conseguirem escapar ou se resolver em seus relacionamentos familiares, conjugais, profissionais e sociais. Os quatro medos são: ser abandonado, perder, enfrentar e morrer. (Ver na pág. 121, os hieróglifos). Devido ao seu poder paralisante sobre as emoções, as pessoas permanecem estagnadas em seus sonhos e desejos verdadeiros, impedindo a vida de fluir, e culpam os outros de suas frustrações, pois não conseguem ter atitudes próprias com calma.

A pele é o primeiro órgão que revela as emoções negativas e positivas e é através dela que fazemos os primeiros diagnósticos: cor, manchas, hidratação, elasticidade, cicatrização, pintas, rugas, verrugas, espinhas, brilho, feridas e alergias.

Quem sabe o que quer não é perturbado por nada, pois encontra dentro de si a paciência para alcançar seus objetivos e sabe esperar com resignação ou com bravura, mas sempre com paz e tranquilidade. A urticária desaparece quando a pessoa busca de alguma forma a sua mansidão interna, mesmo durante os temporais.

As alergias revelam o sentimento de rejeição e repúdio dos acontecimentos e de certas pessoas, mas a sensação de amor pelas lições que aprendemos pelos problemas difíceis e doloridos faz nossos olhos enxergarem as qualidades das pessoas do nosso convívio, e isso nos faz chorar de emoção, amor e perdão. A cura acontece quando sentimos essa grandiosidade no peito e paramos de criticar e lamuriar, e passamos a abençoar e a entender os porquês.

Urticária é a doença dos impacientes e ansiosos que se esqueceram de olhar com olhos crísticos a família com que convivem. O crítico é a polaridade negativa do crístico. Acorde! Relaxe! Ame e cure-se! Medite a respeito e serene sua mente, sua pele e seu sofrimento. A felicidade já está perto!

Varíola

A varíola, segundo a medicina convencional, é causada por vírus e é contagiosa. Caracteriza-se por erupção da pele que depois deixa cicatrizes. Pode provocar a cegueira e a morte. Os sintomas são: febre, dor de cabeça, náuseas, manchas rosadas no rosto e no corpo que se transformam em crostas e caem. A vacina contra a varíola garante uma imunidade razoável a essa doença.

A varíola começou desde antes da era cristã, aproximadamente em 430 a.C., na Ásia e na Índia, matando grande parte da população. Nos séculos II e III destruiu o império Romano e enfraqueceu o seu sistema financeiro fazendo com que surgisse a época feudal. Mais tarde o vírus foi importado para a América pelo espanhol Cristóvão Colombo, matando noventa por cento da população nativa, o que levou ao declínio essa civilização, e a Espanha pôde então dominar o território. Mais tarde foi para a Europa, matando as crianças e na China destruiu o império Han.

Na Índia antiga adorava-se a deusa da varíola (Sitala) e foi desse continente que o vírus foi para a Europa.

Foi a varíola que destruiu a civilização asteca e inca após a invasão dos espanhóis, que a importaram propositadamente para acabar com a população e poder tomar o território.

No Brasil o vírus chegou em 1563 na Ilha de Itaparica, Bahia, matando também grande parte da população nativa.

Morreram mais de quinhentos milhões de pessoas só no século XX.

Em 1796 foi criada a primeira vacina por Eduard Jenner e, em 1980, a OMS (Organização Mundial da Saúde) erradicou completamente a varíola, sendo que, em Atlanta, nos Estados Unidos, e na Rússia, os cientistas se recusam a destruir as amostras do vírus que guardam em segurança.

Interessante que os líderes desbravadores eram imunes à

doença e a sua própria população não.

Todas as doenças contagiosas precisam antes ter um terreno fértil para proliferar, ou seja, um organismo despreparado à imunidade devido às toxinas provocadas pelas emoções da ira e da vingança. Todas as civilizações que foram dizimadas pela varíola estavam enfrentando guerras, invasões, perdas, tragédias e tentando sobreviver aos ataques dos bárbaros. Mesmo que a varíola tenha sido desenvolvida como uma arma química de guerra, pessoas sucumbiam porque vibravam na frequência do terror. Não basta ter fé para sobreviver às armadilhas de uma guerra, é preciso vibrar na sintonia do amor, da alegria e esperança para ser desviado ou protegido física e espiritualmente. Pela *Lei do Universo em que Semelhante atrai Semelhante* podemos compreender que tanto doenças quanto acidentes ocorrem devido às situações emocionais em que vive uma pessoa, um grupo ou uma civilização inteira.

Manter o coração sereno frente às grandes tragédias não é um trabalho fácil, mas se de pai para filho forem ensinadas as Leis do Universo e, principalmente, que nada acontece por acaso, teremos populações futuras que vibrarão na frequência da sabedoria e do amor, afastando qualquer predador visível ou invisível. O medo fez parte das grandes histórias do passado e a fé real foi minguando, causando uma variedade enorme de novas doenças.

A varíola foi só mais uma doença da história do planeta consumando as crenças do apocalipse, mas a gripe espanhola, na Primeira Guerra Mundial, também destruiu populações inteiras, sobrando terra para desbravar.

Amar é conhecer a história e olhar com compaixão mesmo aqueles que criaram as armas, pois cada um colherá sempre o que plantou mesmo secretamente. Os vírus não são os vilões e sim aqueles que os utilizam de forma inadequada. Quanto mais alegria e amor desenvolvermos no coração, menos seremos vítimas de quaisquer vírus e bactérias, porque a energia amorosa produz escudos imunológicos inacreditáveis no organismo. O amor cura e protege sempre. (Fonte da história da varíola: Wikipedia.)

Vertigem

A vertigem é uma tontura fortíssima, as vistas escurecem, tudo ao redor parece girar e pode ocorrer desmaio.

A vertigem acontece quando a pessoa se vê acuada e pressionada por um problema aparentemente sem solução e, inconscientemente, entra em estado de fuga.

Muitas doenças podem provocar vertigem, mas ela sempre tem o significado do medo de perder ou de enfrentar devido ao estresse. O cansaço excessivo, a estafa, o sol escaldante, a desidratação, o nervosismo, as emoções exacerbadas, a fome e a gravidez são alguns dos fatores que causam vertigem, pois esses fatores provocam a má circulação da corrente sanguínea no cérebro.

A melhor maneira de combater vertigens é manter a respiração calma e os pensamentos alegres e concentrados nos momentos bons da vida. Os pensamentos positivos têm o poder de controlar a corrente sanguínea, a pressão arterial, os batimentos cardíacos, a limpeza do sangue e o reequilíbrio orgânico, psíquico, emocional e espiritual.

A prática da meditação recupera a paz interior e, automaticamente, cura as doenças mais difíceis.

Aprenda a respirar corretamente e não leve a vida tão a sério. Divirta-se e brinque mais, faça caminhada ao ar livre em lugares bonitos e entregue suas preocupações nas mãos de Deus. Confie no futuro. Seja flexível consigo e com as outras pessoas, sem medo de ceder.

Querido leitor, quando você sentir-se acuado por alguma situação, procure aceitar que é apenas uma das fases da sua vida. São momentos preciosos para você elaborar novos planos e fazer sua vida voltar a circular. Quando nos perdemos nos labirintos é onde conhecemos o nosso grau de inteligência emocional. Boa sorte!

Vitiligo

Vitiligo é a despigmentação da pele, causada pelo desaparecimento da melanina que produz a cor da cútis. No jargão popular, é chamado de manchas brancas, cobrindo partes do rosto, pescoço, cotovelos, dorso das mãos e dos pés, quadris, pernas, peito e costas. Algumas pessoas as desenvolvem em pequenas partes e outras em quase todo o corpo.

A pele representa a comunicação verbal e a não verbal com o mundo e com as pessoas do nosso convívio. Ela revela quanto estamos envolvidos emocionalmente ou apartados dos sentimentos. Amor, ódio, medo, tristeza, ansiedade e tudo o que sentimos aparece na pele em forma de doenças, perturbações ou beleza e juventude.

O vitiligo acontece em pessoas que experimentaram uma

grande decepção ou uma grande perda e não conseguem mais se entregar e se envolver por medo ou por terem perdido a confiança no processo da vida. Sentem-se deslocadas e não participam integralmente dos sentimentos da família e dos grupos de amigos. São aparentemente sociáveis, mas se esquivam de compromissos mais profundos e duradouros, pois, inconscientemente, temem se envolver e sofrer ao perder novamente como no passado. É difícil marcarem algum encontro com amigos e, se marcam, se autossabotam e não comparecem, alegando que houve um imprevisto. Alguns comparecem, mas durante as conversas se mostram sempre do contra ou não acreditam em soluções mágicas dos problemas da vida. Aparentemente são sempre "pés no chão".

O vitiligo é a marca da dor emocional e da solidão secreta. A necessidade de privacidade e individualidade cresce a cada dia, tornando-se quase um eremita na alma. Disfarçam sua rejeição de se envolverem e participarem das trocas de conhecimentos e sentimentos e logo mudam de assunto ou escapam de alguma maneira voltando a atenção para o trabalho ou para outros afazeres. Somente pessoas detalhistas e observadoras é que percebem o quanto os portadores do vitiligo são "escorregadios".

A pele volta à cor natural e homogênea quando a pessoa se permite ser tratada pela hipnose e pela PNL (Programação Neurolinguística), pois essas terapias removem do subconsciente as distorções emocionais que a dor do passado produziu. Centenas de pessoas que passaram a praticar meditação também eliminaram o problema do vitiligo e outras recuperaram o amor incondicional pelas orações e pelo perdão, curando sua pele.

O vitiligo é um sinal para que as pessoas ao redor, inconscientemente, saibam de seus medos e não se aproximem demais dos seus sentimentos.

Porém, ninguém vive sozinho ou sem se envolver e, por isso, os portadores desse distúrbio carregam tristezas que não sabem explicar a si mesmos.

Saiba que nada acontece por acaso e que todos os traumas são gerados pela forma que os pais ou educadores demonstram seus sentimentos durante uma tragédia ou perda. As emoções são ensinadas pelos exemplos dos adultos, pois emoção é a forma de expressar a dor e a alegria. O drama e a exacerbação são desequilíbrios e distorções das sensações perante os exercícios da vida e não fazem parte da natureza do ser. Por exemplo: uma mãe que se assusta e grita com medo de uma borboleta na frente do seu filho pequeno construirá na aprendizagem dele a crença de que a borboleta é perigosa, e quando o filho se tornar adulto, terá medo e até matará ou fugirá de borboletas.

O vitiligo se desenvolve em qualquer idade devido ao terror demonstrado na face ou nas atitudes das pessoas da intimidade, ao passar por um sofrimento, sem qualquer preocupação com o que está causando na mente das crianças ao redor. Entretanto, com terapias específicas que citei acima a pessoa poderá se libertar desses medos inconscientes e conhecer seu verdadeiro eu e ser feliz.

O vitiligo não é hereditário e nem contagioso, é apenas o reflexo das emoções conturbadas e confusas dos antepassados, pais e educadores. O amor acalma e abre os olhos da verdade e a verdade é que o corpo e o mundo são manifestações da mente.

Cure-se através do amor que elimina o medo e se envolva com todas as coisas do céu e da terra por Deus.

Xerostomia

Xerostomia é a secura da boca relacionada à falta de saliva e pode causar mau hálito, cáries dentárias, infecções bucais e dificuldade em falar e comer. A medicina convencional atribui esse distúrbio a vários fatores: quimioterapia, cigarro, má alimentação, estresse e líquidos insuficientes.

Pelo diagnóstico da Linguagem do Corpo ou psicologia da correlação psíquica, a xerostomia acontece em pessoas que perderam o prazer pela vida e vivem no automático das emoções. A saliva representa o desejo de ter, experimentar, se envolver e gozar a vida e os prazeres pessoais. Quando a saliva desaparece é porque a indignação sofrida na vida é maior que o desejo de amar e perdoar. Pessoas que sofrem perdas, traições e grandes medos sentem a boca seca devido à perda momentânea da alegria e por sentir raiva da situação. O tratamento com quimioterapia causa tristeza e mal-estar, fazendo com que a pessoa perca o prazer pelo seu dia a dia, por isso as glândulas salivares que representam o prazer deixam de produzir saliva. O próprio câncer acontece em pessoas que foram traídas de alguma forma e a depressão e o desprazer invadem seus corações.

A xerostomia é o estado constante de repulsa e críticas contra pessoas e situações que lhe causam tristeza e desaprovação.

Voltar a ter alegria profunda e desejo de aceitar o novo na vida requer um esforço constante na observação do dia a dia. Ver o lado bom das pessoas, agradecer a Deus pelos alimentos de sua mesa, aceitar as pessoas com seus defeitos, ter bom humor para lidar com os opositores e, acima de tudo, acreditar que nosso corpo é obra-prima da Natureza. Nossa saúde depende do nosso estado emocional mais constante, por isso sorria e acredite que seus prazeres não foram tirados de você e sim reformulados. Seus valores continuam os mesmos? Será que suas vontades mudaram e você não percebeu? Procure sentir a água de uma cachoeira, andar descalço na terra, comer algo gostoso que há muito tempo você não come e tente voltar aos poucos para seus sonhos ou crie outros novos. Sua saliva voltará na proporção dos seus prazeres sem culpa. Ame outra vez, faça novos amigos e saia para dançar ou cantar. Você apenas está precisando se renovar e fazer as coisas de forma nova e diferente. Procure um psicólogo se for preciso, mas se resgate totalmente para a vida e sorria!

Orações

Oração do Perdão

Faça esta oração à noite, antes de dormir, para seu inconsciente absorvê-la totalmente. Atenção: Visualize o rosto da pessoa que você precisa perdoar ou ser perdoado(a) por ela, e diga cada palavra do fundo do coração, chamando-o(a) pelo nome quando sentir que precisa se aproximar dela durante a oração.

Eu perdoo você, por favor, me perdoe.
Você nunca teve culpa,
Eu também nunca tive culpa,
Eu perdoo você, me perdoe, por favor.
A vida nos ensina através das discórdias...
E eu aprendi a amá-lo(a) e a deixá-lo(a) ir de minha mente.

Você precisa viver suas próprias lições e eu também.
Eu perdoo você... me perdoe em nome de Deus.
Agora, vá ser feliz, para que eu seja também.
Que Deus o(a) proteja e perdoe os nossos mundos,
As mágoas desapareceram do meu coração e só há luz e paz em minha vida.
Quero você alegre, sorrindo, onde quer que você esteja...
É tão bom soltar, parar de resistir e deixar fluir novos sentimentos!
Eu perdoei você do fundo de minha alma, porque sei que você nunca fez nada por mal,
E sim, porque acreditou que era a melhor maneira de ser feliz...

Me perdoe por ter nutrido ódio e mágoa por tanto tempo em meu coração.
Eu não sabia como era bom perdoar e soltar; eu não sabia como era bom deixar ir o que nunca me pertenceu.
Agora sei que só podemos ser felizes quando soltamos as vidas, para que sigam seus próprios sonhos e seus próprios erros.
Não quero mais controlar nada, nem ninguém. Por isso, peço que me perdoe e me solte também, para que seu coração se encha de amor, assim como o meu.
(Mensagem inspirada por Cristina Cairo, num momento de perdão em 05/04/2003.)

Oração de São Francisco de Assis

Senhor, fazei-me instrumento de vossa paz.
Onde houver ódio que eu leve o amor,
Onde houver ofensa, que eu leve o perdão,
Onde houver discórdia, que eu leve a união,
Onde houver dúvidas, que eu leve a fé,
Onde houver erro, que eu leve a verdade,
Onde houver desespero, que eu leve a esperança,
Onde houver tristeza, que eu leve a alegria,
Onde houver trevas, que eu leve a luz.

Ó mestre, fazei com que eu procure mais consolar que ser consolado
Compreender que ser compreendido
Amar, que ser amado.
Pois é dando que se recebe
É perdoando que se é perdoado
E é morrendo que se vive para a vida eterna...

Oração do Amanhecer

Senhor, no silêncio desta prece, venho pedir-te a paz, a sabedoria e a força.
Quero sempre olhar o mundo com os olhos cheios de amor, quero ser paciente, compreensivo, prudente,
quero ver além das aparências, teus filhos como tu mesmo os vês, e assim, Senhor, ver somente o bem em cada um deles.
Fecha meus ouvidos a todas as calúnias, guarda minha língua de todas as maldades, para que só de bênçãos se encha minh'alma.
Que eu seja tão bom e tão alegre, que todos aqueles que se aproximem de mim, sintam tua presença, reveste-me de tua beleza, Senhor, e que no decurso deste dia, eu te revele a todos.

Relatos de Leitores e Ouvintes

A cura do câncer de mama

"Olá, meu nome é Ema. Em novembro de 2003, tive diagnóstico de carcinoma ductal invasivo na mama direita, de 4,5 cm, com indicação de mastectomia total radical.

Procurei todo tipo de ajuda para não me submeter à mutilação, e todos, homeopatas, medicina chinesa, e-mails para o mundo todo, e todos foram unânimes em afirmar que não havia saída a não ser a cirurgia. Familiares e amigos também insistiram para que eu me submetesse à cirurgia.

Contra tudo e contra todos me neguei terminantemente. Como já conhecia a Linguagem do Corpo e já havia curado um mioma que me provocava hemorragias (retirada do útero), curado uma inesperada paralisia do pé do meu marido, resolvi que seguiria este caminho novamente.

Em novembro de 2006, fiz um exame no Hospital do Câncer "Petscan" e nada foi encontrado. Todos me disseram "Não tem outro jeito", mas eu sabia que havia a Metafísica."

Professora e mãe curam criança

"Sou professora do Ensino Fundamental ciclo I da rede Estadual e também da APAE de minha cidade (Indaiatuba), iniciei em 2003, logo me identifiquei com os alunos e realizei um trabalho bastante produtivo, tanto para mim, como para eles. No primeiro semestre uma de minhas alunas com Síndrome de Down tinha uma pequena ferida no meio da testa, onde acredito que dizem estar o nosso terceiro olho. Como já havia lido o livro da Cristina, sabia que alguma coisa estava mal resolvida para ela, todos diziam que aquilo era normal nela, porém passei a observar melhor, apliquei uma pomada de calêndula e hamamélis, orientando-a para que fizesse uma higiene mais apurada naquela ferida. Passaram-se duas semanas e nada, resolvi conversar com a direção e outros especialistas que a atendiam para conseguir mais dados. Em seguida procurei conversar com a mãe. Iniciei perguntando se estava acontecendo alguma coisa na casa, se o comportamento da aluna estava diferente, procurando investigar para saber se havia algo que eu ainda não havia observado. Ela de início disse que não havia nada, porém quando eu disse que acreditava que ela, aluna, sabia o que estava acontecendo, ou percebendo que algo estava errado em casa, a mãe desabou literalmente, e aí sim, me disse que o irmão de quem a minha aluna gostava muito, estava ausente por motivos que aqui não nos interessa, e que não contara o porquê de ele estar ausente. Disse-lhe então que era muito importante que a mãe explicasse o que estava acontecendo, mesmo que na sua opinião ela não fosse entender.

Procurei a psicóloga da APAE, contei-lhes as minhas observações e pedi que conversasse com a mãe no sentido de orientá-la para que tivéssemos uma melhora naquela ferida. Passaram-se mais duas semanas e nada. Cobrei novamente a mãe e só então ela conversou com a filha. Qual não foi a minha surpresa quando na segunda-feira seguinte o ferimento havia desaparecido. Neste ano ela não é mais minha aluna, e o ferimento tornou a aparecer, contei superficialmente para a nova professora dela e orientei-a para que conversasse com a mãe. Na semana seguinte, a professora me contou que conseguiu que a mãe conversasse com a aluna e novamente o ferimento sumiu."

Um grande abraço,
Silvia

A cura das plaquetas salva feto

"Querida Cristina! Talvez você não se recorde de mim. Estivemos juntas em outubro de 2000, no espaço da Elza, em Ibiúna. Na ocasião, eu estava terminando minha formação psicanalítica com o Dr. Shlomo Zekhry e o Jurandir promoveu esse encontro para uma vivência dirigida por você. Logo que chegamos, eu tirei muitas fotos ao seu lado e mostrei-lhe o seu livro que já tinha desde 1999. Já a conhecia através do livro e conhecê-la pessoalmente foi maravilhoso. Você autografou o meu livro com as seguintes palavras: "A você querida Ione, que Deus fortaleça a sua meta". Isso aconteceu em 09/10/2000.

Naquele mesmo dia eu adquiri um exemplar para minha irmã, de Santos, e ela o divulgou entre suas clientes, amigos e continua sendo um sucesso. Bem, querida amiga, o motivo desse e-mail é para expressar a você minha gratidão, pois tenho usado muito com minhas clientes durante a análise e consequentemente alcançado muito sucesso. O volume 2 do *Linguagem do Corpo* eu recebi de presente de uma cliente que hoje está muito bem e o seu livro colaborou muito em sua melhora. O mais importante disso tudo, é que minha filha que vai ser mãe pela primeira vez, no próximo dia 24, estava com as plaquetas baixas e isso aconteceu no 8º mês de gestação. Ela mora no Rio de Janeiro e por telefone eu fiz uma análise com ela perguntando sobre a hemorragia. Finalmente ela mesma elaborou que era pelo medo de perder seu bebê. Pois bem, em menos de dez dias suas plaquetas subiram de 50.000 para 280.000, causando surpresa nos próprios médicos e também nela, no marido, enfim, todos que estavam acompanhando o caso. Eu fiquei muito feliz, agradeci a Deus por tudo que estava acontecendo e principalmente a você por ter presenteado a humanidade com esses ensinamentos.

Sou eternamente grata a você e jamais poderia deixar de testemunhar esse acontecimento tão importante na minha vida como mãe e psicanalista."

Que Deus continue iluminando seu caminho.

Com afeto e gratidão,

Ione

O poder da autocura de um acidente no pé

"Olá, amo o livro *Linguagem do Corpo*, empresto para todo mundo. Divulgo o quanto posso esta sabedoria. Meu irmão não acreditava, mas um prego cortou seu pé de fora a fora e ele teria que ficar alguns dias sem trabalhar, mas não aceitou, leu o livro, sabia o que o corpo queria lhe dizer. No dia seguinte, não existia mais o furo, e o pé estava perfeito, como se nada tivesse acontecido.

Eu também tinha uma verruga na perna, utilizei os conhecimentos do livro e em poucos dias ela sumiu.

Tudo o que se manifesta em meu corpo, é curado através dos ensinamentos do livro.

Cristina, você é o máximo."

Giuliana.

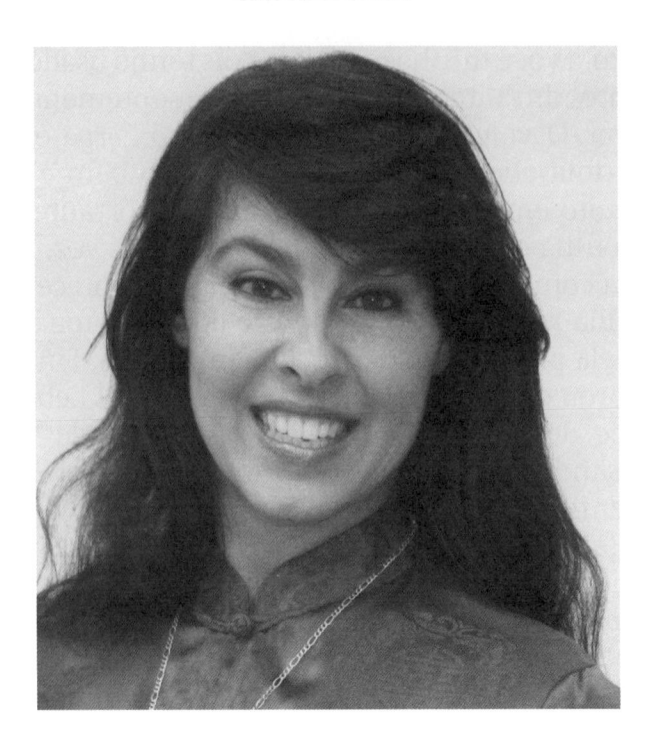

Conclusão

Apenas transcreverei o que um espírito de Luz me falou enquanto eu acordava numa manhã. Guardei essa mensagem durante sete anos somente em meu coração para colocá-la hoje neste livro que fala de amor. Foi na manhã do dia 20 de dezembro de 2005, quando senti uma Presença de Grande Poder e Paz que sussurrou em minha mente. Na época eu não tinha entendido muito bem, mas hoje recebi o esclarecimento espiritual sobre essa mensagem que fala para toda a Humanidade e somente quando todas as pessoas conhecerem e sentirem o poder da mente e do próprio espírito saberão o que essa frase diz.

Mensagem do mestre:

"Louvados sejam os que viveram na Terra e tiveram contido o Universo na palma das mãos."

Cristina Cairo

Indicação de livros

Adrião, Vitor Manuel. *História Secreta do Brasil (Flos Sanctorum Brasiliae)*, Ed. Madras, São Paulo, 2004.

Amen, Dr. Daniel G. *Transforme seu cérebro transforme sua vida*, Ed. Mercuryo, São Paulo, 1998.

Baker, Dr. Douglas. *Anatomia Esotérica*, Ed. Mercuryo, São Paulo, 1995.

Benederi, Marcel. *Todos os Animais são nossos irmãos*, Ed. Mundo Maior, São Paulo, 2005.

Bosco, José. Grafologia - *A ciência da Escrita*, Manual teórico e prático com mais de 500 exemplos de escritas, Ed. Madras, São Paulo, 2001.

Capra, Fritjof. *O Tao da Física*, Ed. Cultrix, São Paulo, 1983.

Chopra, Dr. Deepak. *A Cura Quântica*, Ed. Best Seller, São Paulo, 1989.

Cairo, Cristina. *A Cura pela Meditação*, São Paulo, 2008.

Cairo, Cristina. *Acabe com a Obesidade*, São Paulo, 2009.

Cairo, Cristina. *A Lei da Afinidade*, São Paulo, 2007.

Cairo, Cristina. *DVD Linguagem do Corpo e Leis Universais*, São Paulo, 2008.

Cairo, Cristina. *Linguagem do Corpo (vol. 1) – Aprenda a ouvir seu corpo para uma vida saudável*, São Paulo, 1999.

Cairo, Cristina. *Linguagem do Corpo (vol. 2) – Beleza e saúde*, São Paulo, 2001.

Cairo, Cristina. *Linguagem do Corpo (vol. 3) – A Cura pelo Amor*, Cairo Editora, São Paulo, 2016.

Cairo, Cristina. *O poder dos gatos na cura das doenças*, Cairo Editora, São Paulo, 2015.

Glas, Norbert. *As mãos revelam o homem*,
Ed. Antroposófica, São Paulo, 1966.

Hay, Louise L. *Vida*, Ed. Best Seller, São Paulo, 1995.

Hay, Louise L. *Você pode Curar a sua Vida*,
Ed. Best Seller, São Paulo, 1999.

Hay, Louise L. *Cure seu Corpo*, Ed. Best Seller, São Paulo, 1988.

Henrique, Isilda M. A (des) *Proteção dos animais*,
Ed. Comunicar, Santos, SP, 2006.

Khan, Hazrat Inayat. *O Coração do Sufismo*,
Ed. Cultrix, 1999, São Paulo.

Krystal, Phyllis. Sai Baba - *A experiência Suprema*,
Ed. Nova Era, Rio de Janeiro, 1995.

Kurts, Ron e Prestera, Hector. *O corpo revela* - Um guia para a leitura corporal, Summus Editorial, São Paulo, 1976.

Lin, Henry B. *O que seu rosto revela* (Os segredos Chineses da leitura do rosto), Ed. Pensamento, São Paulo, 1998.

Martinez, Valquíria. *Os mistérios do rosto* - manual de fisiognomonia, Ed. Madras, São Paulo, 1997.

Mattos, Dr. Victor. *Medicina Quântica*,
Ed. Corpo mente, Curitiba, PA, 2001.
e-mail:corpomente@avalon.sul.com.br

Menezes, M.R. A Gruta - *Memórias da Amada Imortal*,
Barany Editora (ex-ProLíbera), São Paulo, 2008.

Murakami, Kazuo, *O Código Divino da Vida*,
Barany Editora (ex-ProLíbera, São Paulo), 2008.

Ohashi, Wataru e Monte, Tom. *Como Leer El Cuerpo* - Manual de Diagnosis Oriental, Ed. Urano, Argentina, 1995.

Pacheco, Claudia Bernhardt de Souza. *História Secreta do Brasil* (Millennium e o Homem Universal), Ed. Próton, São Paulo, 2000.

Page, Christine R. *Anatomia da Cura*, Ed. Ground, São Paulo, 1992.

Pearsall, Dr. Paul. *A Memória das células*,
Ed. Mercuryo, São Paulo, 1998.

Pert, PhD, Candace. *Conexão mente corpo espírito – para o seu bem-estar – uma cientista ousada avaliza a medicina alternativa*, Barany Editora (ex-ProLíbera), São Paulo, 2009.

Scott, Cyril. *O jardim secreto de Jesus de Nazaré*,
Barany Editora, São Paulo, 2012.

Smith, Penelope. *Linguagem Animal - Comunicação interespécies*,
Ed. Mercuryo, São Paulo, 1999.

Taniguchi, Mestre Masaharu. A Chave da Beleza e da Saúde,
Seicho-No-Ie do Brasil, 1974.

Taniguchi, Mestre Masaharu. *A Verdade e a Saúde*
(aplicação na vida prática), Seicho-No-Ie do Brasil, 1975.

Taniguchi, Mestre Masaharu. *Namoro, Casamento e Maternidade*,
Seicho-No-Ie do Brasil, 1974.

Yokoyama, Seiji. *Sensibilidade – a linguagem da Alma*,
Grupo Editorial Scortecci, São Paulo, 2000.

Assista ao DVD *Merkaba - Viagem Espiritual*,
sobre o poder da meditação e a prática.

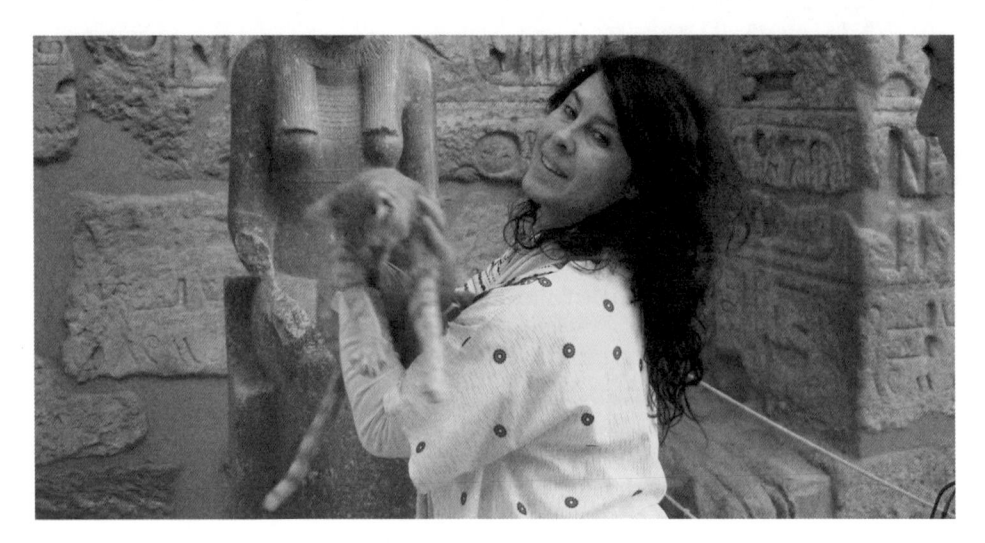

Indicação de profissionais
Terapeutas

Dr. José Álvaro da Fonseca
Médico psicossomático, psiquiatra, psicólogo,
doutor em psicologia da saúde e homeopata
Site: http://psicossomatica.med.br
Rua Coronel Lisboa, 526, Vila Clementino, São Paulo/SP
Tel.: (11) 5084-6250
Av. Papa Pio XII, 1026, Macedo, Guarulhos/SP - Tel.: (11) 2409-4149
Celular: (11) 98225-1526 / (11) 7725-9148 (Nextel)

Joséh Ferreira
Quiropraxia, acupuntura, radiestesia, massagens,
drenagem linfática
Tel.: (11) 2275-5412 / (11) 99673-2434 (Vivo) / (11) 98078-5247 (Oi)

Maria Luiza Lima
Psicóloga, hipnose, regressão, acupuntura, cromoterapia,
auriculoacupuntura, numerologia, reflexologia,
relaxamento facial e corporal e Linguagem do Corpo
Tel.: (11) 5082-2822 / (11) 99776-8506
E-mail: marialuisa.lima@gmail.com

Élen Natis
Psicóloga, com Linguagem do Corpo
Tel.: (11) 5082-2822 e (11) 98508-7888
E-mail: elementao2016@gmail.com

Osvaldo Higa Senaga
Terapeuta e instrutor de balanceamento muscular (kinesiologia aplicada), práticas de bem-estar, shiatsu e massagens de desbloqueio corporal, acupuntura, equilíbrio mente/corpo e Linguagem do Corpo.
Tel.: (13) 3224-6634 / (11) 97044-8765
E-mail: praiastos@gmail.com

Suely Maejima de Moura Magalhães
Terapeuta e professora Practicioner e Master de PNL (Programação Neurolinguística), instrutora de ginástica cerebral e neoróbica, consultoria pessoal, educacional e empresarial. Ministra palestras, cursos, seminários e workshops.
Terapeuta dos Hospitais: Day Hospital, Hospital e Maternidade São Miguel.
Tel.: (11) 99995-7188
E-mail: suelymmmagalhaes@hotmail.com
Site: www.mapspnl.com.br

Nelson Donisete
Naturopata, instrutor de Pranic Healing (Cura Prânica), licenciado pelo Ins¬titute For Inner Studies – Filipinas, terapeuta floral, instrutor de bioenergética e Água da Vida, radiestesista, terapeuta Reiki.
Desenvolve aparelhos para estudo e pesquisa de energias sutis. Ministra cursos, palestras, análises pela foto Kirlian e pesquisas. Autor do livro Desvendando os Segredos pela foto Kirlian.
Tel.: (11) 5082-2822 e (11) 97676-3865 (Vivo)
E-mail: doni@setekirlian.com

Leandro Heck Gemeo
Terapeuta de Bioconexão e sincronicidade, acupunturista, de equilíbrio estético e corporal para a cura das doenças, acupuntura facial para o rejuvenescimento, regressão, eliminação de traumas, fobias, síndrome do pânico e obesidade.
Instituto Semente da Vida
Rua Il Sogno Di Anarello, 83 (Alt. 512 da Rua Pelotas) - Vila Mariana - São Paulo/SP
Tel.: (11) 3297-0120
www.bioconexao.com.br

Andrea Darco
Aromaterapeuta com Linguagem do Corpo e florais de Bach,
Master em PNL (Programação Neurolinguística).
Tel.: (11) 5082-2822 e (11) 98736-2807 (Vivo)
E-mail: contato@andreadarco.com.br
Site: www.andreadarco.com.br

Sueli Gallego Garcia
Numeróloga com Linguagem do Corpo
Tel.: (11) 98567-8835 e (11) 2675-1131
E-mail: sueli.gallego@yahoo.com.br

Rosana Martins Navarro
Terapeuta de reflexologia, metafísica da saúde,
Linguagem do Corpo, Florais de Bach e cromoterapia.
Tel.: (11) 99121-8121
E-mail: rosanamnavarro@gmail.com

Paulo Miranda e Rosana Navarro
Consultoria e treinamento em finanças pessoais
com orientação para a pros¬peridade.
Tel: (11) 5082-2822, (11) 2934-2847 e (11) 99121-8121
E-mail: financas@mirandaenavarro.com.br
www.mirandaenavarro.com.br

Fábio M. Pellozzo
Especialista em fisiognomonia, ferramenta
para o autoconhecimento e crescimento.
Tel.: (11) 98272-5668 (celular)
E-mail: fabio@pellozzo.com.br
Site: www.leituraderosto.com.br

Cristiane Bazzon de Paiva (Monte Alto/SP)
Cris Estética Facial e Corporal
Esteticista formada há 25 anos pelo
Centro de Estética Payot de São Paulo
Estética com Linguagem do Corpo
Tel.: (16) 3242-4159 e (16) 99606-1315
E-mail: crisesteticamontealto@hotmail.com

George Jorge
Escola Santista de Astrologia
Astrólogo. Ministra cursos, palestras e atendimentos.
Rua Goitacazes, 8 altos, Gonzaga - Santos/SP
Tel.: (13) 3284-9714
E-mail: esa@escolasantistadeastrologia.com.br
www.escolasantistadeastrologia.com.br

Pousada Soyndara (São Tomé das Letras - MG)
Um espaço acolhedor para quem quer relaxar, entrar em contato com a natureza e aproveitar uma alimentação vegetariana saborosa e saudável, preparada com os produtos da horta orgânica. Também oferecem o espaço para grupos realizarem vivências, cursos e workshops.
Tel.: (35) 3237-1240 e (11) 97613-2101
E-mail: soyndara@uol.com.br
Site: www.soyndara.com.br

Médicos metafísicos

Clínica Pineal Mind
Dr. Sérgio Felipe de Oliveira
Rua Paulo Orozimbo, 916 – Aclimação - São Paulo/SP
Tel.: (11) 3209-5531 e (11) 3209-5371
E-mail: falecompinealmind@uol.com.br
Site: www.uniespirito.com.br

Dr. João Vicente Dorgam (otorrinolaringologista)
Médico cirurgião com Linguagem do Corpo
Rua Loefgreen, 1291 – conj. 91 – 9°andar
Vila Clementino – São Paulo
Tel.: (11) 5084-9685 e (11) 2538-2708
E-mail: clinica.otoface@gmail.com

Dr. Luiz Torloni (cirurgião dentista)
Com leitura da personalidade pelos dentes
Comunicador da Rádio Mundial – 95.7 FM, toda 4ª feira, às 9h
Tel.: (11) 2959-9577 e (110 2972-2209
www.radiomundial.com.br

Alimentação saudável

Recanto Vegetariano
Rua Flórida, 1442, Brooklin, São Paulo/SP
Tel.: (11) 5506-8944 e 5507-2704
Site: www.recantovegetariano.com.br

SweetCake
Rua Barão de Jaceguai, 1209 - Campo Belo, SP
Tel: (11) 5533-7873 e (11) 5041-5829
E-mail: comercial@sweetcake.com.br
Site: www.sweetcake.com.br
Com o nosso agradecimento pelo seu patrocínio no lançamento desta obra.

Fontes de algumas fisiologias

Wikipedia, Dr. Drauzio Varella, o Livro da Saúde (Enciclopédia Médica Familiar), dicionário Aurélio, livro *Código Divino da Vida*, do geneticista Kazuo Murakami, Barany Editora (ex-ProLíbera) SP. ; livro *Transforme seu cérebro transforme sua vida*, do dr. Daniel G. Amen, ed. Mercuryo, SP. e da minha formação em anatomia e fisiologia pela educação física, psicologia e medicina chinesa.

Bibliografia

Shearer, Alestair. Enciclopédia *Mitos – Deuses- Mistérios*, Ed. Del Prado.

Amen, Dr. Daniel G. *Transforme seu Cérebro Transforme sua Vida*, Ed. Mercuryo, São Paulo, 2000.

Chopra, Dr. Deepak. *A Cura Quântica*, Ed. Best Seller, São Paulo, 2010.

Mattos, Professor Dr. Victor José Freire. *Medicina Quântica*, Ed. Corpo Mente, Curitiba, PA, 2001.

Lopes, Wilson, e Magnavita, Monica. *Evangelho e Saúde*, Ed. Mercuryo, São Paulo, 2003.

Evangelho de Lucas

Evangelho de Mateus

Alcorão

Ohashi, Wataru. *Cómo Leer el Cuerpo: Manual de Diagnósis Oriental*, Con Tom Monte. Ed. Urano, SA Barcelona

Obras da autora Cristina Cairo

Livros

Linguagem do Corpo (vol. 1) – Aprenda a ouvir seu corpo para uma vida saudável (com acréscimo de Dor de Cabeça, Síndrome do Pânico e Depressão), São Paulo, 2013 (1ª edição em 1999).

Linguagem do Corpo (vol. 2) – Beleza e saúde (com acréscimo de como acabar com a intolerância ao glúten e lactose), São Paulo, 2013 (1ª edição em 2001).

Linguagem do Corpo (vol. 3) – A Cura pelo Amor, Cairo Editora, São Paulo, 2016 (1ª edição em 2012).

A Cura pela Meditação, São Paulo, 2014 (1ª edição em 2008).

Acabe com a Obesidade, São Paulo, 2014 (1ª edição em 2009).

A Lei da Afinidade: como atrair o amor, a saúde e a prosperidade para a sua vida, São Paulo, 2013 (1ª edição em 2007).

O poder dos gatos na cura das doenças, Cairo Editora, São Paulo, 2015.

Thoth: O Hospital do Futuro, Cairo Editora, São Paulo, 2022.

*Impresso em São Paulo, SP, Brasil,
em abril de 2025,
com miolo em papel offset 75g,
nas oficinas da gráfica Assahi.
Composto em Swift, corpo 12 pt.*

*Cairo Editora – A Chave da Vida
Rua Pelotas, 98 – Vila Mariana
04012-000 – São Paulo/SP – Brasil
Tel.: 55 (11) 5082-2822 | 5083-8295
comercial@cairoeditora.com
www.cairoeditora.com*